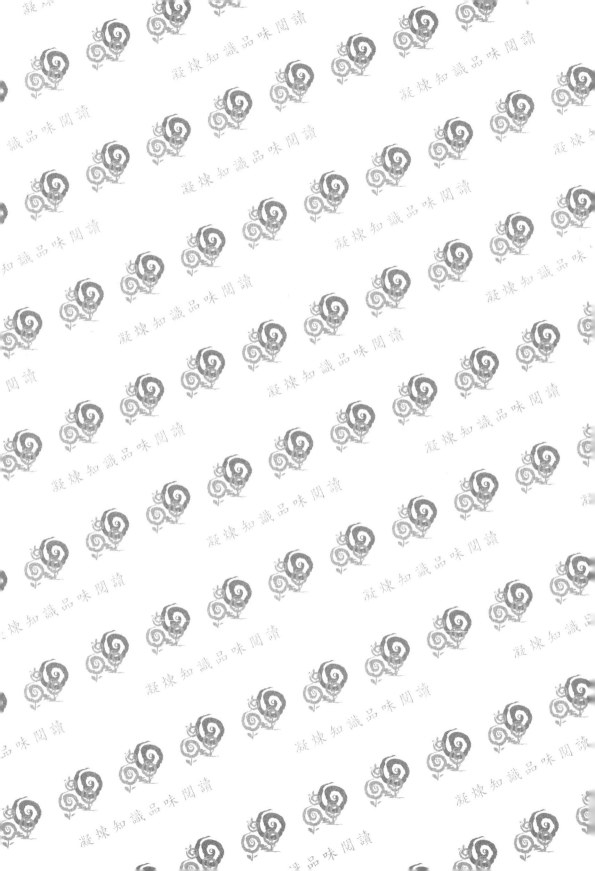

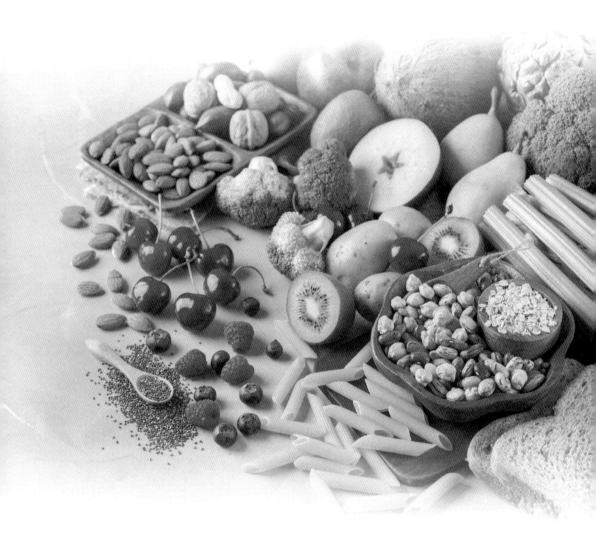

營養與美容

Nutrition and cosmetic

張效銘、高益添

五南圖書出版公司 印行

作者序

　　活得健康、活得美麗是人類所共同追求的。從生理的觀點來看，美麗需由內而外散發出來，方能持久，因此均衡的飲食是獲得健康美麗的第一要件。應用營養學的知識，在我們的生活上提供均衡的飲食，使細胞、肌膚健康有活力，並持之以恆的運動，保持開朗的心情，就能保持青春活力。很多疾病可以影響皮膚的組織結構和生理功能，導致皮膚顏色、質地等外觀的改變，如型態顏色各異的色素斑、丘疹、膿泡、結節等皮損。此外，系統性急慢性疾病也會影響人體外觀，很多損容性疾病的病因、預防和治療都與營養直接相關。合理的營養可以預防疾病的發生，特定的膳食可以改善和消除疾病的症狀。學習營養與美容的知識，掌握美容與健康的食物營養素，充分認識改善和利用食物，調節和改善人體的內在環境，實現營養促進美容與人體健康的目的。本書是針對化妝品相關科系設計的中高階課程，同時可以作爲高職、大學、成人教育之化妝品專業教材，亦可作爲美容護膚從業人員的參考用書。在本書編排架構上，共分「**營養在美容保健上的基礎**」、「**皮膚生理與營養**」、及「**皮膚疾病的營養保健**」等三個部分。首先，針對營養學基礎應用在美容保健的概念進行介紹，建立營養學的基礎知識，以及了解營養素與美容保健的關係。接著，從皮膚生理的觀點，介紹皮膚生理與營養的關係，及利用合理的營養與膳食，以維持正常的皮膚生理。最後，針對與營養有關的化妝品皮膚疾病、損容性疾病、慢性疾病，引導讀者如何利用合理的營養改善疾病症狀。

　　本書中所採用的國內外網站之網頁、圖片，乃爲配合整體課文說明及版面編輯所需，其著作權均屬原各該公司所有，作者絕無侵權及刻意宣傳廠商之意圖，特此聲明。科學日新月異，資料之取捨難免有遺漏，尚祈國內外專家學者不吝指正。最後，希望《營養與美容》一書提供讀者對於營養如何促進美容與健康，能有全面性的了解！

張效銘、高益添

二〇一九年於臺北

目錄

第二篇 皮膚生理與營養

第三篇　皮膚疾病的營養保健

第一篇　營養在美容保健上的基礎

　　活得健康、活得美麗是人類所共同追求的。隨著社會的進步，追求美麗的方法也越來越多。從生理的觀點來看，美麗需由內而外散發出來，方能持久，因此均衡的飲食是獲得健康美麗第一要件。**營養（nutrition）**是指人體攝入、消化、吸收和利用食物中營養成分，維持生長發育、組織更新和良好狀態的動態過程。**營養素（nutrients）**是在人體生物代謝與環境進行物質交換循環過程中，能夠為生命正常活動提供熱能，以及構成、修補、更新生物體成分，維持正常生理功能的物質。這類物質包括碳水化合物、脂肪、蛋白質、維生素、礦物質、水和膳食纖維等。應用營養學的知識，在我們的生活上提供均衡的飲食，使細胞、肌膚健康有活力，並持之以恆的運動，保持開朗的心情，就能保持青春活力。學習營養與美容的知識，掌握美容與健康的食物營養素，充分認識改善和利用食物，是促進美容與健康的關鍵。在本篇編排上，是針對營養學基礎應用在美容保健的概念進行介紹，共分七個章節。第一章概述「**營養與健康、美容的關係**」，第二章介紹「**營養學的基本知識**」。第三章至第七章是以營養素與美容保健的觀點，介紹營養素的類型、生理功能、來源與營養代謝等特性，以及缺乏營養素時與美容的關係，包括「**碳水化合物、膳食纖維與美容**」、「**脂肪與美容**」、「**蛋白質與美容**」、「**維生素與美容**」及「**礦物質、水與美容**」等。

第一章　營養與健康、美容的關係

　　人類為了維持人體內各器官及組織的正常功能，從事各種活動以及生長發育。延續生命需持續不斷的從食物中獲得所需之營養物質。營養物質進入人體經過代謝，有些合成體內重要物質；有些成為人體組織或器官的組成分；有些則提供身體需要的熱能。由此可知，營養與人體健康有密切關係。從生理的觀點來看，美麗需由內而外散發出來，方能持久。因此，均衡的飲食是獲得健康美麗首要要件。本章節針對「**營養與美容的意義**」、「**營養對健康的影響**」、「**營養對美容的的影響**」等內容，進行詳細的介紹。

第一節　營養與美容的意義

一、營養學的基礎概念

　　營養（nutrition）是生物體攝取、吸收和利用食物中營養素維持生命活動的整個過程。這一過程是指正常的生理、生化、免疫功能以及生長發育、新陳代謝等生命活動。

　　營養學（nutriology）是生命科學的一個分支，是研究人體營養過程需要和來源，以及營養與健康相關係的一門學科。營養學主要包括人體對營養的需要，即指營養學基礎，不同人群的營養需要、各類食物的營養價值、臨床上的營養需要、營養的流行病學等各方面。

二、美容的概念

　　美容是一種改變原有不良行爲和疾病（面部），使之成爲文明的、高素質的、具有可被人接受之外觀形象的活動和過程，或爲達到此目的而使用的產品和方法。

三、營養與美容的概念

　　營養與美容（nutrition and cosmetic）也可以稱爲**美容營養學（aesthetic nutriology）**或是**美容與營養（cosmetic and nutrition）**，是以營養學爲基礎，透過制定健康平衡的膳食，預防、治療人體營養素缺乏或過剩所致的症狀，以及與美容相關的疾病，合理利用美容食物和膳食內服或外用，由內到外達到美容美髮、減肥瘦身、美膚健體、延衰駐顏，維護人體整體美，增進人的活力美感和提高生命質量的應用科學。

四、美容與營養的關係

　　隨著科技的發展、社會的進步，人們對美容的認知也逐漸加深。主要因素爲：**第一，美容範圍的擴大**。美容的範圍不再只局限於眼、臉、皮等顏面美容護膚與整形，而是透過美容外科與美容化妝技術的完美結合，擴展到整個身體和健康，或是全身皮膚的護理，發揮整體美的改造效果。**第二，美容方式、方法的改變**。很多消費者都意識到美容沒有速成法，想要擁有眞正的美白肌膚，一定要持之以恆地做好清潔和保養。**第三，生物活性物質的應用**。美容護膚品已經從化學美容、植物美容發展到生物美容、基因美容的階段，在護膚品中添加生物活性物質，已是美容界的潮流。在接觸與使用大量人工合成的化學品以後，越來越多人發現，回歸自然、用天然食物來美容健體，是美容業發展的必然趨勢，天然食物才能達到內外兼修、美貌與健康並重，合理地運用美容營養，從日常膳食中加以營養調

理，才能達到事半功倍的效果。

現代美容行業注重人體的調養，也就是「**食療美容**」，透過天然食物的營養成分和特殊功能成分，改善人體的環境，透過「**內調外養、表裡通達**」的方式而達到美麗健康的一種美容方法。美麗的顏面與體內環境的調養密不可分，例如具有紅潤、光滑且富有彈性的皮膚，顯示人體內在環境是健康的；有失眠、便秘、營養不良、貧血等症狀困擾的人，膚色、顏面一定是病態的，身體也不會充滿活力。美容除了外在的美容技術外，離不開內在的營養調理，只有內外結合，才能打造健康美麗的形象。

五、學習營養與美容的目的

學習營養與美容的目的是「**以內養外**」的概念，調節和改善人體的內在環境，實現營養促進美容與人體健康的目的。面對營養專業、美容專業的社會需求，以基礎理論和實際應用相結合的原則，使讀者掌握必要的專業理論知識和實際操作技能，以及從事營養學、美容保健服務應具備的方法和技能。主要學習目的如下：

1. 學習營養與美容的基礎知識，掌握影響美容與健康的食物營養素，充分利用食物營養素促進美容與健康。
2. 建立「**以內養外**」的基本概念，學會利用營養學基本理論、方法和技能，應用到營養學專業、美容專業的實際工作中。
3. 掌握各種人群的美容需求，包括皮膚、體型、內分泌疾病、衰老、眼口唇等營養理論與實踐，透過檢測人群營養狀況，研究解決美容保健問題的途徑、方法和措施。

第二節　營養對健康的影響

　　人類在生活上所追求的**生命或生活品質（quality of life, QOL）**，是指健康與長壽。世界衛生組織（WHO）對健康所下的定義爲：「**健康是指身體、精神上及社會面的完全安寧狀態**」。均衡的營養、適度的運動、充足的休息是促進健康的三大支柱，良好的營養與健康有著極密切的關係。

一、營養狀態

　　營養狀態（nutritional status）是指身體利用營養素後所得之結果。營養狀態可以分爲**理想狀態（desirable nutrition）**和**營養不良（malnutrition）**。

(一) 理想的營養狀態

　　理想的營養是指身體得到的營養素均衡充裕。身體各組織得到充足夠的營養素以維持正常的代謝功能，並有餘裕可供儲存必需的營養素，以因應不時之需，對抗疾病並延長生命。

　　理想的營養狀態亦表示個體發展良好，包括理想的身高、體重、身體組成（肌肉與脂肪的比值）、良好的肌肉發展以及氣色良好、皮膚光滑、潔淨、頭髮有光澤、眼睛明亮、清澈、姿態良好、面部表情靈活、食慾、消化、排泄均正常，並能促進生長發育、對疾病的抵抗力強、一旦生病或受傷時，能迅速恢復健康。每日廣泛而均衡的攝取各種食物，理想的營養狀態是可達到的。

(二) 營養不良

　　營養不良包括**營養不足（undernutrition）**及**營養過多（overnutrition）**。

1. 營養不足

(1) 營養狀態處於臨界狀態的人，由於體內沒有預先儲存的營養素，當遇到生理活動量增加，或因疾病、創傷所引起的代謝需求增加，或懷孕、嬰幼兒成長，增加營養素需求時，將不敷所需。

(2) 營養不足是指每日攝取的總熱量不足、某一種或數種營養素不足或缺乏，依其成因可分為原發性營養不足與續發性營養不足。**原發性營養不足（primary malnutrition）**是指每日飲食不均衡，缺乏某種或數種營養素，經過一段時間後，出現缺乏症，如壞血症、腳氣病等。**續發性營養不足（secondary malnutrition）**是指每日飲食中含有足夠的營養素，但因消化、吸收、代謝發生障礙，或因疾病發生營養不足之狀況。

2. 營養過多

　　長期攝取營養素超過身體需要，日積月累逐漸形成營養過多。攝取的總熱量超過所需，或某一種或數種營養素超量，使身體發生營養過多的現象。如果短期攝取營養素過多，例如一週或兩週之間，並不會出現過多的症狀。但長期攝取某些營養素過多，達到中毒量，則可能引起疾病。例如：鐵過量會使肝衰竭；維生素 A 過量引起中毒；總熱量超過需要量會導致肥胖等。

二、營養不良的影響

1. 降低生化功能

　　體內儲存的營養素一旦耗竭，營養素持續不足，則釋出體組織中之營養成分，提供細胞代謝作用。血液及體組織之營養素成分逐漸下降，過程中會出現營養缺乏症，酵素功能降低，體內的代謝逐漸緩慢，長期缺乏會

損及健康。

2.膳食中熱能不足影響身體的效率，長期熱能不足使肌肉的強度及耐力均受影響

蛋白質不足使肌肉軟弱，容易疲倦，工作效率降低。各種維生素、礦物質不足或缺乏，影響生理功能、心智的正常發育及神經系統的正常功能。

3.飲食中營養素過量，則體內儲存營養素過多，超過儲存之極限時，可能干擾某些細胞的代謝功能，使身體產生不適或出現臨床狀態

攝取熱量過多，則使體重過重，容易導致糖尿病、心血管病、關節疾病、痛風等。脂溶性維生素過多，影響生理功能，並會導致中毒。

第三節　營養對美容的影響

營養是人體賴以生存的基礎，人體主要依靠從體外攝取營養物質來維持正常的生理功能，食物的營養也是影響人體和皮膚、毛髮健美的重要因素。人體健美要有科學合理的營養，在營養素方面，不僅要注意攝入量，更要注意品質。人人都希望自己的皮膚滋潤、細膩、柔嫩且富有彈性，然而有些人的皮膚卻不盡如人意，顯得粗糙、缺乏光澤。分析其原因，一方面與遺傳和疾病影響有關，另一方面則與後天的營養和保養有關。所以，**皮膚的美容保健應從「營養」開始**。

一、膚色與營養

人類膚色隨著種族不同而異，有白、黃、棕、紅、黑等不同顏色，這主要是由皮膚所含色素的數量及分布不同所致。不同的人種有著不同的膚

色，同一人種的不同個體間，膚色也有差異。即使同一個體，膚色也因環境、部位、健康狀況而異。人體膚色的主要由四個因素決定，一是皮膚內色素的含量，影響皮膚色澤的色素，主要有皮膚內黑色素、胡蘿蔔素，以及皮膚血液中氧化及還原血紅蛋白的含量。二是皮膚的解剖學差異，主要是指皮膚的厚度，尤其是角質層和顆粒層的厚薄。三是健康狀態，病理情況下膚色會出現改變，如黃疸、貧血、睡眠不好等。四是所處環境，主要是與光照強度、風沙、氣溫等有關。

二、滋潤與營養

　　滋潤是指皮膚溼潤度和光澤度，健康的皮膚應該顯得溼潤、細膩而有光澤。皮膚表面有一層皮脂膜，是由皮脂腺分泌的皮脂、汗液和表皮細胞分泌物互相乳化而成的半透明乳狀薄膜，含有脂肪酸、固醇類、中性脂肪、游離脂肪酸、乳酸、尿酸、尿素等成分。皮脂膜中的胺基酸、乳酸鹽、尿酸、尿素等為天然保溼因子，可對皮膚產生保溼作用，而保持皮膚的溼潤，則是皮膚滋潤有光澤的前提。皮脂膜中脂質能滋潤皮膚，健康的皮膚排泄功能正常，皮脂膜形成適度，皮膚自然顯得滋潤舒展有光澤。病態或衰老時，皮脂膜形成不足，皮膚保水力減弱，滋潤度下降，皮膚自然會失去光澤而變得乾燥、粗糙、皺縮甚至脫屑，皮膚紋理加深。皮脂腺的分泌與內分泌、神經功能、免疫狀況等體內環境有關，也與氣象、光照、生活方式（如常用鹼性清潔液）等外在環境有關。外在環境中，攝入之營養也會影響，高脂肪、高熱量、高糖飲食以及食物辛辣、過熱等，均可在一定程度上促使皮脂腺的分泌。因此，依據皮脂腺分泌的情況，採用正確的方式維護皮脂，可以保持皮膚的滋潤度。

三、細膩與營養

皮膚的細膩主要是指皮膚的紋理狀況，健美的皮膚質地細膩、毛孔細小。皮膚皮下組織與深部附著，深受真皮纖維的排列和牽拉，形成多走向的皮溝和皮脊並構成了皮膚紋理。皮溝將皮膚表面劃分成許多菱形、三角形、不規則形的微小皮丘。皮溝的深淺因人種、年齡、性別、營養狀況、生活勞動條件而不同，同一個體不同部位的皮溝也有所差異。總體而言，健康皮膚的表面紋理細小表淺、走向柔和、光滑細膩，否則皮膚紋理粗而深、皮面粗糙。美容的目的在於透過保溼、防曬及合理營養等手段，使皮膚質地細膩光滑，予人美感。

四、彈性與營養

皮膚的彈性是指皮膚的豐滿度、溼度、韌性和彈力程度。正常情況下，皮膚的真皮層有彈性纖維、膠原纖維皮下組織有豐富的脂肪，皮膚角質層含水量充足，這一系列因素使皮膚富有一定的彈性，顯得光滑、平整、潤澤、豐滿。隨著年齡增長或身患疾病，表皮層及真皮層的保溼因子減少，皮脂膜形成不充分，角質層含水量下降，真皮層萎縮變薄，皮膚的彈力纖維和膠原纖維退化變性、彈力減低、透明質酸減少，皮膚就失去彈性，皮膚鬆弛，出現皺紋，使皮膚逐漸老化。從營養美容的角度，應該做到食物多樣化並搭配合理，保證各種營養素的充足供應，同時常食用一些富含營養肌膚功能成分的食物，如富含膠原蛋白、維生素 E、維生素 C、精胺酸、幾丁質的食物等。

五、微量營養素與皮膚健康

1. 維生素與皮膚健康

維生素對維護皮膚的正常代謝與健康十分重要。維生素的營養平衡合

理，具有美容保健的功效，如維生素 A 具有保護皮膚和黏膜的作用，有助於骨骼和牙齒的發育，是維護夜間視力的必需物質。當維生素 A 缺乏時，則毛囊中角蛋白栓塞，致使皮膚表面乾燥、粗糙，甚至出現皸裂。維生素 B_1 參與糖代謝，是丙酮酸氧化脫羧酶的輔酶組成成分，對膽鹼酸酶有抑制作用，可維護正常的消化功能。當維生素 B_1 缺乏時，可引起腳氣病、食慾缺乏、消化不良等。維生素 B_2 是黃素蛋白的輔酶成分，可促進細胞內生物氧化的進行，參與糖、蛋白質和脂肪代謝。當維生素 B_2 缺乏可引起口唇炎、舌炎、口角潰瘍、面部痤瘡等疾病。維生素 B_6 與胺基酸代謝有密切關係，能促進胺基酸的吸收和蛋白質的生成，為細胞生長所必需，並能影響組織內氨基丁酸（GABA）和 5- 羥色胺的合成。當維生素 B_6 缺乏可引起周圍神經炎和皮炎。維生素 B_{12} 是紅血球形成和健康組織所必需的。當維生素 B_{12} 缺乏時，可引起惡性貧血，以及手、足部色素沉著等。維生素 C 是構成細胞間質的必要成分。當維生素 C 缺乏可引起皮膚乾燥、粗糙、皮下出血、牙齦出血及痤瘡等。維生素 D 具有調節鈣、磷代謝的作用，從促進鈣的吸收，對骨組織中的沉鈣、成骨有直接促進作用。當維生素 D 缺乏可引起佝僂病。維生素 E 具有抗氧化、促進新陳代謝、改善皮膚血液循環、維持毛細血管正常通透性、防止皮膚老化和衰老的作用。當維生素 E 缺乏可引起皮膚粗糙、老化。

2. 礦物質與皮膚健康

　　礦物質也會影響皮膚健康，如鋅參與體內各種酵素的合成，維持皮膚黏膜的彈性、韌性、緻密度和使其細膩滑潤。當缺鋅時，皮脂溢出增加，面部易患痤瘡，易使皮膚化膿。鐵是血紅蛋白的基本成分。在血液中輸送氧氣和二氧化碳，是構成血液的重要成分。當缺鐵時，可引起貧血、皮膚蒼白、皮膚乾燥、嘴角裂口等症狀。

六、水與皮膚健康

水是人體的重要成分，占人體重量的 75% 左右，皮膚內水分占人體中水分的 18%～20%。大部分水分儲存在眞皮內，女性皮膚儲水量比男性多。水在人體內以三種形式存在：一是細胞內的水分（稱細胞液）。二是組織液，主要是存在細胞與細胞間。三是在血液中。水在人體內扮演著溶劑和運輸養分、排泄廢物、調節體溫等作用，是人體必需的物質。

習題

一、簡答題

1. 請簡述學習營養與美容的意義爲何？
2. 請舉例說明營養對健康的影響？
3. 請舉例說明營養對美容的影響？

參考文獻

1. 蕭寧馨著，食品營養概論，**時新出版有限公司**，2004。
2. 黃玲珠編著，美容營養學，**華立圖書股份有限公司**，2006。
3. 賈潤紅主編，美容營養學，**科學出版社**，2011。
4. 王素華著，黃純宜總校閱，美容營養學修訂版，**新文京開發出版股份有限公司**，2013。
5. 張效銘著，化妝品概論，**五南圖書出版股份有限公司**，2015。
6. 蔡秀玲、張振崗、戴瑄、葉寶華、鍾淑英、蕭清娟、鄭兆君、蕭千祐合著，謝明哲總校閱，實用營養學（七版）修訂版，**華格那出版有限公司**，2017。

7. 蔡秀玲、張振崗、戴瑄、葉寶華、鍾淑英、蕭清娟、鄭兆君、蕭千祐合著，許青雲總校閱，營養學概論（六版），**華格那出版有限公司**，2017。

8. Mahan L K, and Escott-Stump S: Krause's Food, Nutrition and Diet Therapy. 14th ed. **W. B. Saunder Co.**, 2016.

9. Robinson, C. H. Lawler, W. L. Chenoweth, and A. E. Garwick: Normal and Therapeutric Nutrition. 17th ed. NewYork: **MacMillan Pubishing Co. Inc.**, 1990.

第二章 營養學的基礎知識

營養學主要研究人體營養的過程、需要和食物來源，以及營養與健康的關係。從生理的觀點來看，美麗需由內而外散發出來，方能持久。因此，均衡的飲食是獲得健康美麗第一要件。學習營養與美容的知識，是為了掌握美容與健康的食物營養素，充分利用食物營養素促進美容與健康的關鍵。本章節主要針對營養學應用在美容保健的基礎知識，進行詳細的介紹，包括「營養與營養素」、「能量與熱量計算」、「食物中的營養成分」、「合理營養與膳食」、「國民每日飲食建議」等。

第一節　營養與營養素

一、營養

生物自從食物中獲得必要的營養物質後，轉變成身體的組成、促進生長、完成各種生理作用並取得熱能，以維持生命。這種利用食物以維持生命的一連串過程稱為營養。

二、營養素

營養素（**nutrients**）分布在各種食物中，是人體所必需的化學物質。目前已知的必要營養物質有 40 多種，還有一些未被發現。人體必需的營養物質，依需要量可分為「巨量營養素」及「微量營養素」。「巨量營養素」包括醣類、脂質、蛋白質等，主要提供能量及建造身體組織。「微量營養素」包括維生素與礦物質等，微量營養素只需少量即能調節並控制體內的

代謝作用。水分是提供身體代謝作用進行時所必要的液態環境，具有調節與代謝的機能，是維持生命過程所必須的營養素。因此，營養素可歸類爲醣類、脂肪、蛋白質、礦物質、維生素與水等六大類。在人體內營養素具有：(1) 提供熱能；(2) 建構、維持與修補組織；(3) 調節代謝及生理機能等功能。如表 2-1。

表 2-1 營養素的主要功能

(1) 提供熱能	由醣類、脂肪、蛋白質所供應，三者合稱「熱量營養素」。
(2) 建構、維持與修補組織	脂肪、蛋白質、礦物質等。
(3) 調節代謝及生理機能	脂肪、蛋白質、礦物質、維生素與水等。

食物中還有許多營養素以外之成分，其中最爲重要的是**植物性化學物質（phytochemicals）**，約有二千多種，其中有些與健康有關且具有保健功能。在人體中，所有維持生命、促進健康的化學過程，稱爲「**代謝（metabolism）**」。每一種營養素均有多種特殊的代謝功能，包括主要的以及支持性的功能，且所有的營養素與代謝物之間，都有緊密的代謝相關性。人體內的多種生化反應，必須在和緩的狀態下均衡運作，並維持恆態，否則將會使體內系統發生紊亂，嚴重時會造成死亡。

第二節　能量與熱量計算

人體於生長、活動及維持生命而進行的各種生理功能時，均需消耗熱能。人體內的能量來源，最起始來自日光中的光能。植物進行光合作用，合成醣類貯存於植物體內。動物攝食植物性食物，得到植物體貯存之能量。身體將攝取的營養素組合所需的物質，以供組織生長、發育、修補之用，此同化過程需要能量。

　　動植物性食物之能量，均爲化學鍵能，被人體攝取後，可轉變成其他形式的能量，如肌肉收縮時之動能，腦神經活動時之電能，維持體溫時之熱能，此種能量變化，稱爲**能量代謝（energy metabolism）**。人體將體內的大分子物質分解成小分子物質，並釋出能量過程，稱爲異化作用。

　　食物中的碳水化合物、脂肪、蛋白質，在人體細胞內氧化後產生二氧化碳、水，並釋出能。此能用以形成腺嘌呤核苷三磷酸（ATP），腺嘌呤核苷三磷酸（ATP）中高能鍵所含之能，爲一般化學鍵之數倍。ATP 中之能可隨時釋出，以供機械性工作（肌肉收縮）、運送物質進入細胞及合成化合物所需。ATP 釋出能後，自身變成腺嘌呤核苷二磷酸（ADP）。ADP又可由氧化反應中得到能量，再磷酸化成 ATP，這種過程在體內會不斷進行著。

一、能量的需求

(一) 熱能單位

　　營養學上計算熱能是以**仟卡（kilocalories, kcal）**爲單位，仟卡或稱爲**大卡（Cal）**。一仟卡是指能使一公升的水，升高攝氏一度所需的熱能。

(二) 能量的需要

　　正常健康的人，每日所需的總能量是基礎代謝量、活動所需熱能及食物特殊動力所需熱能之總和。成長期、懷孕期還需要額外的熱能，以提供建構新組織。

1.基礎代謝率

　　人體在適當的環境中，清醒、靜臥並空腹（經過 12 小時禁食）狀態下所需要的熱能，稱爲**基礎代謝率（basal metabolic rate, BMR）**。即個體維持生命所需之熱能，主要用於呼吸、細胞代謝、血液循環、心跳、腺

體活動、腎臟過濾排泄、肌肉緊張度、神經傳導、維持體溫等功能。基礎代謝率可以代表人體細胞的代謝能力，細胞的生理功能與代謝能力相關。瘦肉組織細胞的代謝作用較脂肪組織、骨骼組織強。因此，基礎代謝率與瘦肉組織成正比，即瘦肉組織越多，基礎代謝率越高。

(1) **基礎代謝率的測量**：基礎代謝率的測量多用間接測熱法，方法是測定某人在一定時間內所消耗的氧及產生的二氧化碳，再推算其相當之熱量。一般正常成年男人，每公斤體重每小時所需要的基礎代謝率約為 1 仟卡，女性約為 0.9 仟卡。正常體重的成人，平均每日基礎代謝率所需之熱量約為 1,200～1,600 仟卡之間。

(2) **影響基礎代謝率的因素**：年齡、性別、體內組織、體型、氣候、分泌荷爾蒙狀態等因素都會影響基礎代謝率。

　　a. **體內組織**：體內脂肪組織、骨骼、體液等代謝活性低，需氧量少，基礎代謝率低。肌肉、腺體組織等代謝活性高，需氧量多，則基礎代謝高。因此，在體內組織的比例上，肌肉組織多者，例如運動員、勞力者，基礎代謝率較脂肪組織多者高。

　　b. **體表面積**：人體醣、脂肪氧化後產生的熱量約有 80% 以熱發散。身體作功後產生的熱，約 85% 從身體的皮膚發散，其餘由肺及排便時隨同排出。因此，身體的表面積（皮膚表面積）越大，熱的散失也多，基礎代謝率較高。在同樣體重下，高瘦者體表面積比矮胖者大，前者基礎代謝率較後者高。

　　c. **性別**：同樣體重身高下，女性的基礎代謝率較男性低 5～10%。原因為女性體內代謝活性低之脂肪組織較男性多，而肌肉組織較男性少。此外，基礎代謝率受荷爾蒙影響，男女性體內分泌荷爾蒙不同之故。

　　d. **年齡**：迅速生長期之嬰幼兒之基礎代謝率高，尤其出生一至二

年間基礎代謝率最高。成年後漸減，至老年期基礎代謝率逐年
下降。兒童期因基礎代謝率高，故較不畏寒。

e. **懷孕**：懷孕期由於子宮、乳腺、胎盤、胎兒之發育及母體呼吸
速率、腎、心等內臟器官的工作負擔增加，因此懷孕婦女的基
礎代謝率每公斤體重平均增加 13%，又因體重增加，基礎代謝
率至懷孕第三期，即最後三個月時約增加 15～25%。

f. **內分泌影響基礎代謝率**：

- 甲狀腺素分泌過多，基礎代謝率高。甲狀腺素分泌不足，則
  基礎代謝率降低。

- 男性荷爾蒙能增加基礎代謝率。

- 生長激素刺激新組織的合成，因而增加基礎代謝率。此為生
  長期的嬰幼兒、兒童及青少年基礎代謝量較高的原因之一。

- 其他荷爾蒙對基礎代謝率有暫時性影響，例如激動、恐懼或
  情緒承受壓力時，腎上腺素迅速分泌，增加細胞活動，隨後
  肝糖分解加速，基礎代謝率因而增高。女性月經期基礎代謝
  率降低，排卵前一週降至最低，其後逐漸回升。

g. **營養狀況**：明顯的營養不良，或長時間飢餓時，基礎代謝率明
顯下降，較正常時低。

h. **睡眠**：睡眠時由於交感神經系統活動減少，肌肉放鬆，因此基
礎代謝率較清醒時低。影響的多寡與睡眠時間的長短及肌肉放
鬆的程度成正相關。

i. **氣候**：生活在熱帶地區與寒冷地區的人，基礎代謝率不同，生
活在熱帶地區的人較寒冷區的人低。

j. **體溫**：體溫在攝氏 37 度以上，每升高一度，基礎代謝率增加
13%。

2. 活動

工作或活動所需熱能的多寡，需視活動性質、活動時使用肌肉多少、活動速度、活動時間的長短及個體體重之多少等因素而定。越激烈的活動，需要的能量越多。同樣的工作，每個人的活動度不同，且工作效率亦異，各種體能活動的熱量消耗如表 2-2 所示。

表 2-2　各種體能活動的熱量消耗

身體活動	消耗熱量 （仟卡／公斤體重／小時）
走路 　慢走（4 公里／小時） 　快走、健走（6.0 公里／小時）	 3.5 5.5
爬樓梯 　下樓梯 　上樓梯	 3.2 8.4
跑步 　慢跑（8 公里／小時） 　快跑（12 公里／小時） 　快跑（16 公里／小時）	 8.2 12.7 16.8
騎腳踏車 　騎腳踏車（一般速度，10 公里） 　騎腳踏車（快，20 公里／小時） 　騎腳踏車（很快，30 公里／小時）	 4 8.4 12.6
家事 　拖地、掃地、吸地 　園藝	 3.7 4.2
工作 　使用工具製造或修理（如水電工） 　耕種、牧場、漁業、林業 　搬運重物	 5.3 7.4 8.4

身體活動	消耗熱量 （仟卡／公斤體重／小時）
其他運動	
瑜伽	3
跳舞（慢）、元極舞	3.1
跳舞（快）、國際標準舞	5.3
飛盤	3.2
排球	3.6
保齡球	3.6
太極拳	4.2
乒乓球	4.2
棒壘球	4.7
高爾夫	5
溜直排輪	5.1
羽毛球	5.1
游泳（慢）	6.3
游泳（較快）	10
籃球（半場）	6.3
籃球（全場）	8.3
有氧舞蹈	6.6
網球	6.6
足球	7.7
跳繩（慢）	8.4
跳繩（快）	12.6

資料來源：衛生福利部國民健康署（http://www.hpa.gov.tw/Home/Index.aspx）。

(三) 食物熱效應

食物熱效應（thermic effect of food, TEF）或稱**食物特殊動力作用**（specific dynamic action, SDA），空腹者進食含蛋白質、脂肪、醣等食物後，約一小時左右，體內代謝率增加，約維持數小時，此種進食食物後，食物刺激組織、促進代謝而使氧氣消耗量增加，熱量代謝增加的現

象，稱爲「**食物產生的熱效應**」。所刺激的組織以肝臟爲主，肝臟代謝增加，包括脫胺作用，產生中間代謝產物，其次包括咀嚼、腺體分泌消化液、腸胃蠕動以及腎臟進行代謝作用。

熱量營養素中以蛋白質的熱效應最高，占所含熱量的 30%，即單獨進食蛋白質 25 公克，攝入之熱量爲 100 仟卡（kcal），進食後數小時所增加的代謝總量（產生之熱量）約爲 30 仟卡。脂肪與醣的熱效應較低，各爲 4～14% 及 6%。混合食物的熱效應比單一成分的平均值低，約爲 6%～10%。由食物熱效應所產生的熱，提供高體溫，故進食後體溫較飢餓時稍高，尤其進食高蛋白質食物時，影響最明顯。混合食物時，食物熱效應爲全部食物熱量的 6%，但計算熱量需要時，通常將食物熱效應計算爲基礎代謝量及活動需要熱量總和的 10%。

二、熱能之計算

成人每日需要的熱能，包括基礎代謝量、活動所需之熱量及食物熱效應所產生的熱量。

(一) 基礎代謝量

基礎代謝是維持人體最基本生命活動所需要的能量消耗，占人體所需要總能量的 60%～70%。其中 50% 用於維持基本功能，例如肌肉張力、心臟搏動及血液循環、肺呼吸、腎臟功能活動、生化轉變及維持體溫等。測定機代謝必須是在空腹 12～15 小時、室溫保持在 26～30℃、清醒、靜臥、全身肌肉放鬆的情況下進行，此時熱量僅用於維持體溫和呼吸、血液循環及其他器官活動的生理需要。正常成年男人，每公斤體重每小時所需的基礎代謝率約爲 1 仟卡，女性約爲 0.9 仟卡。WHO 建議的計算基礎代謝率公式見表 2-3。

表 2-3　WHO 建議的計算基礎代謝率公式

年齡（歲）	男性 BMR/kJ/（kg.h）	女性 BMR/kJ/（kg.h）
0～3	$(60.9 \times W) - 54$	$(61.0 \times W) - 51$
4～9	$(22.7 \times W) + 495$	$(22.7 \times W) + 499$
10～17	$(17.5 \times W) + 651$	$(12.2 \times W) + 746$
18～29	$(15.3 \times W) + 679$	$(14.7 \times W) + 496$
30～60	$(11.6 \times W) + 879$	$(8.7 \times W) + 829$
＞60	$(13.5 \times W) + 487$	$(10.5 \times W) + 596$

註解：W 表示體重，單位為 kg。0～3 表示大於或等於 0 歲、小於 3 歲，其餘類推。

(二) 勞動所需熱量即體力活動消耗的熱量

　　體力活動是人體熱量消耗變化最大，也是人體控制熱量消耗、保持能量平衡、維持健康最重要的部位。體力活動所需熱量，包括肌肉的活動及心智的活動所需熱量。**1. 在肌肉的活動上**，肌肉越發達者，活動時消耗熱量越多。體重越重者，做相同的運動所消耗的熱量也越多。活動時間越長、強度越大，消耗熱量越多。勞動強度越大，消耗熱量越大，所需要食物也越多。每日飲食中供應的能量見表 2-4。**2. 在心智的活動上**，是持續不斷進行所需能量約為基礎代謝量的 20%。以較簡單的方法計算活動所需的熱能，是將不同的活動量分為不活動或靜坐者、輕度工作者、適度工作者及重工作等四等級。不活動或靜坐的人，每日約需增加基礎代謝量 30% 的熱能，輕度工作者約增加基礎代謝量的 50%，適度工作者增加 75%，重工作者增加 100%。計算方法如表 2-5 所示。

表 2-4 每日飲食中供應的能量

年齡	勞動強度	性別	熱量／kcal	年齡（歲）	勞動強度	性別	熱量／kcal
18歲以上，60歲以下	極輕勞動（辦公室職員）	男	2400	60～80	極輕勞動	男	2000
		女	2100			女	1700
	輕勞動（老師）	男	2600		輕勞動	男	2200
		女	2300			女	1900
	中等勞動（學生日常活動等）	男	3000		中等勞動	男	2500
		女	2700			女	2100
	重勞動（農業生產等）	男	3400	70～79	極輕勞動	男	1800
		女	3000			女	1600
	極重勞動（搬運、採礦等）	男	4000		輕勞動	男	2000
						女	1800
				80歲及以上		男	1600
						女	1400

表 2-5 活動所消耗的熱量之計算

活動別	活動所消耗的熱量
不活動或靜坐的人	基礎代謝率×30%
輕度工作者	基礎代謝率×50%
適度工作者	基礎代謝率×70%
重工作者	基礎代謝率×100%

(三) 食物熱效應

　　食物熱效應是指因攝食而引起生物體能量代謝的額外消耗，也稱為**食物特殊動力作用（specific dynamic action, SDA）**。攝食後，人體對

食物中的營養素進行消化、吸收、代謝運轉及儲存等，都需要額外消耗能量。這種因攝食而引起的熱量額外消耗，稱爲「**食物熱效應（thermic effect of food, TEF）**」。它只是增加生物體能量消耗，並非增加能量來源。食物熱效應與食物成分有關，不同成分的食物有不同的促進作用。例如，攝食 25g 蛋白質可產生 418 kJ 能量，但 SDA 占去了 30%。所以，生物體可利用的熱量只有 70%。一般混合食物的 SDA 爲 6%～10%。食物熱效應與食物營養成分、進食量和進食頻率有關。一般來說，含蛋白質豐富的食物最高，蛋白質的 SDA 可高達 30%，其次是富含碳水化合物的食物，碳水化合物爲 5%～6%，最後才是富含脂肪的食物，脂肪爲 4%～5%。混合型食物其食物熱效應占其基礎代謝能量的 10%，吃得越多，能量消耗也越多。進食快比進食慢者食物熱效應高，這是因爲進食快的人中樞神經系統的活動更活躍，激素和酶的分泌速度快、分泌量更多，吸收和儲存的速率更高，其能量消耗也相對更多。

食物熱效應所消耗的熱量 =（基礎代謝量＋活動需要熱量）×10%

(四) 每日所需要熱量的計算方法

　　一般成人每日所需總熱量爲基礎代謝量減去睡眠時所減少的代謝量，加上活動所需熱能，再加上食物熱效應所需熱量。亦即：

每日所需總熱量＝基礎代謝量－睡眠時所減少的代謝量＋活動所需熱能＋食物熱效應

1. **首先計算出理想體重（body mass index, BMI）：**

$$理想體重＝身高的公尺平方（公尺^2）×22$$

2. **決定基礎代謝量**：男性每公斤理想體重 1 仟卡 / 每小時，女性理想體重每公斤 0.9 仟卡 / 每小時。

3. **睡眠時所降低的代謝量**：每公斤理想體重每小時 0.1 仟卡。

4. **活動所需的熱能：**

不活動或靜坐者：基礎代謝量 ×30%。

輕度工作者：基礎代謝量 ×50%。

中等度工作者：基礎代謝量 ×75%。

重度工作者：基礎代謝量 ×100%。

5. **熱效應所產生熱能**：（基礎代謝量＋活動所需之熱能）×10%。

6. **全日所需熱能 =** (2) − (3) + (4) + (5)。

第三節　食物中的營養成分

能提供充分的營養素以維持個體健康，並能促進生長發育的飲食稱為均衡飲食。要均衡飲食必須攝取足夠的六大類食物。依據衛生福利部國民健康署於民國一零年修訂之「**國人膳食營養素參考攝取量（dietary reference intakes, DRIs）**」第七版及民國一零柒年修訂版草案爲指標（請參見附錄一）及飲食換算表（請參見附錄二），對各種不同生理狀況者，每日攝取建議的食物量。爲便於充分了解食物中所含營養素的狀況，作爲選取食物，達到均衡飲食之目的，將食物分類。依據我國衛生福利部國民健康署頒布的六大類基本食物分類及其所含營養成分、功能，介紹如下：

一、全穀雜糧類食物

1. 全穀雜糧類食物簡介

　　全穀雜糧類食物除了大家熟知的各種穀類外，還包括富含澱粉的雜糧類，如食用其根莖的薯類、食用其種子的豆類和食用其果實的富含澱粉食物。例如：糙米飯、紫米飯、胚芽米飯、全麥麵包、全麥麵、全麥饅頭及其他全麥製品、燕麥、全蕎麥、全粒玉米、糙薏仁、小米、紅藜（藜麥）、甘藷、馬鈴薯、芋頭、南瓜、山藥、蓮藕、紅豆、綠豆、花豆、蠶豆、皇帝豆等澱粉含量豐富的豆類，以及栗子、蓮子、菱角等。建議三餐應以「**維持原態**」的全穀雜糧為主食，或至少應有 1/3 為未精製全穀雜糧。

2. 全穀雜糧類食物的營養成分及功能

　　全穀雜糧類食物富含澱粉，所以主要功能為提供熱量。由於目前國人生活多趨向靜態，熱量需求不高。必須由富含熱量食物中同時吃入人體必須之維生素、礦物質、膳食纖維等微量營養素，才能達到「**營養均衡**」的目標。未精製全穀雜糧類中，含有各種維生素、礦物質和膳食纖維，然而這些有益於健康的營養素和成分常於精製加工過程大量流失。以稻穀為例，稻穀碾去稻殼即為糙米，糙米再經碾磨去掉米糠層，即為胚芽米。若是碾磨時將米糠層及胚芽一起碾掉，只剩下胚乳部分，即為精製白米。精製白米中只含大量澱粉，其他營養素含量非常少。而未精製全穀雜糧類則為我們提供熱量以及豐富的維生素 B 群、維生素 E、礦物質及膳食纖維等。相反地，各式各樣可口的加工食品多以碾白之精製穀類為原料，且加入許多糖和油脂，不但吃不到未精製全穀的營養成分，還容易吃進過多的熱量，長期下來可能造成肥胖和相關的各種慢性疾病，不可不慎。因此，三餐應選擇以全穀為主食，或至少應有 1/3 為未精製全穀雜糧。

二、豆魚蛋肉類食物

1. 豆魚蛋肉類食物簡介

(1) **豆類**：豆魚蛋肉類中的「豆」類，指的是提供豐富植物性蛋白質的黃豆及黃豆製品，如豆腐、豆干、豆皮、素肉等。為素食者主要的飲食蛋白質來源。黃豆蛋白質雖然甲硫胺酸（人體的必需胺基酸之一）含量稍低，但同時與其他植物性食物混食，例如豆類和穀類、豆類和堅果種子類等一起搭配食用，就可以達到互補的效果，滿足蛋白質營養需求。非素食者藉豆類食物得到飲食蛋白質，可避免吃太多肉類而同時吃入過多脂肪，尤其是飽和脂肪，以減少身體的負擔。

(2) **高鈣豆製品**：傳統豆腐是以含鈣之凝固劑加入於豆漿製成，這類豆製品乃成為飲食中鈣質的豐富來源。每 7 公克蛋白質的鈣質含量大於 75 毫克之豆製品，稱為高鈣豆製品。例如：大豆干、傳統豆腐、小三角油豆腐、臭豆腐、五香豆干、素肉羹、凍豆腐、豆棗、豆干絲等。若以高鈣豆製品取代原本攝取豆製品的種類，並提高豆製品於豆魚蛋肉類攝取總量之比例（由 1/5 提高至 1/3），一份豆魚蛋肉類的鈣含量可從 30.3 毫克提升至 57.4 毫克。應注意目前市面上許多「嫩豆腐」類產品，並非採用含鈣之凝固劑所製造宜注意其成分標示。此外，由分離黃豆蛋白所製造之「素肉」類產品，亦不屬於「高鈣豆製品」。

(3) **魚類**：豆魚蛋肉類中的「魚」類，包括各種魚、蝦、貝類、甲殼類、頭足類等俗稱「海鮮」的水產動物性食物。魚類食物含有豐富的動物性蛋白質，但脂肪含量平均較禽畜肉類低，且其脂肪酸之組成較肉類更為健康。一般而言，紅色肉質的魚在腹部肌肉所

含的脂肪量較高，白色肉質魚肉的脂肪量較低，而蝦類、貝類、頭足類（如烏賊、章魚）的脂肪量都較低。可以連骨頭一起食用的魚類，同時為良好的鈣質來源，如小魚乾或帶骨的魚罐頭等。蛋類主要指各種家禽的蛋，其中又以雞蛋最為普遍。它含有豐富的蛋白質，而且是所有食物蛋白質中品質最佳的。除了蛋白質，蛋黃中也含有脂肪、膽固醇、豐富的維生素 A、維生素 B_1、B_2 和鐵、磷等礦物質，因此蛋可說是既便宜又營養的食物。建議一般健康人（無高血脂、家族性心臟血管疾病、脂肪肝及肝指數 GOT、GPT 偏高、肥胖者或醫囑特別吩咐者）可以每天吃一個蛋，但是一個蛋黃含有約 250 毫克的膽固醇（蛋白部分不含膽固醇），血液膽固醇過高、曾罹患動脈血管梗塞、肥胖或是脂肪肝患者等，建議還是要注意蛋的攝取，一天應少於一顆蛋黃的攝取量。

(4) **肉類**：肉類食品包括家禽和家畜的肉、內臟及其製品，是飲食中重要的蛋白質來源。但是肉類食物中一般也含有較多的脂肪，對心血管的健康較不利，故應適量選用較瘦的肉。一般而言，禽肉之脂肪含量少於畜肉，而畜肉中又以牛羊等反芻類動物之脂肪酸組成較不利於健康。另一方面，顏色越紅的肉鐵質含量較多，利用率也好，需要補充鐵質者可適量選擇。近年研究指出，加工肉類對健康較為不利，宜少吃。

2. 豆魚蛋肉類食物的營養成分及功能

豆魚蛋肉類為富含蛋白質的食物，主要提供飲食中蛋白質的來源。包含：黃豆與豆製品、魚類與海鮮、蛋類、禽類、畜肉等。為避免同時吃入不利健康的脂肪，尤其是飽和脂肪，選擇這類食物時，其優先順序為豆類、魚類與海鮮、蛋類、禽肉、畜肉。此外，應避免油炸和過度加工的食品，才不會攝取過多的油脂和鈉。

三、乳品類食物

1. 乳品類食物簡介

　　乳類食品為哺乳動物的乳汁及其製品，市面上最多是牛乳製品，其次為羊乳製品。乳品類食品包括鮮乳、低脂乳、脫脂乳、保久乳、奶粉、優酪乳、優格、各式乳酪（起司）等。優酪乳是在牛乳或羊乳中加入乳酸菌經發酵製成，乳酸菌將乳糖轉換為乳酸，乳酸的酸性使原本乳中的蛋白質凝固，成為凝態。但也同時造成酸味，故產品中常加入較多的糖，增加適口性，故熱量較鮮乳高。選擇各種乳品時，應注意避免同時吃入過多添加糖。

2. 乳品類的營養成分及功能

　　乳品類食物主要提供鈣質，且含有優質蛋白質、乳糖、脂肪、多種維生素、礦物質等。國人飲食中鈣質攝取量大多不足，而每日攝取 1～2 杯乳品是最容易滿足鈣質需求的方法，故將乳製品於六大類食物中單獨另列一類。不吃乳品（如全素者）必須特別注意每天都要選擇其他高鈣食物，如高鈣豆製品、深色葉菜類、芝麻或鈣強化食品等，以得到充足的鈣質。

四、蔬菜類食物

1.蔬菜類食物簡介

　　臺灣的蔬菜種類很多，根據食用的部分可區分為：葉菜類、花菜類、根莖類、果菜類、豆菜類、菇類、海菜類等。蔬菜類食物種類繁多，每日三餐的蔬菜，宜多變化，並選擇當季在地新鮮蔬菜為佳。

　　(1) **葉菜類**我們食用莖葉部分：例如菠菜、高麗菜、大白菜。

　　(2) **花菜類**：例如綠花椰菜、白花椰菜、韭菜花、金針花等。

　　(3) **根菜類**：例如蘿蔔、胡蘿蔔。

(4) **果菜類是植物的果實**：例如青椒、茄子、多瓜、絲瓜、苦瓜、小黃瓜等。

(5) **豆菜類是一些豆科植物的新鮮果實或芽**：例如四季豆、豌豆夾、綠豆芽等。

(6) **菇類**：例如香菇、洋菇、杏鮑菇、金針菇、雪白菇、鴻禧菇等。

(7) **海菜類，是富含碘的食物**：例如紫菜、海帶等。

(8) **高鈣深色蔬菜**：包括地瓜葉、小白菜、青江菜、菠菜、芥蘭菜、莧菜、空心菜、油菜、紅鳳菜、山芹菜、龍葵（黑甜菜）、紅莧菜、山茼蒿（昭和草）、千寶菜（多菜）、荷葉白菜、川七、豆瓣菜等深色葉菜，比一般的蔬菜含有較多的鈣質（每份 100 公克深色蔬菜之鈣含量大於 75 毫克）。不能攝取乳品類的人，或鈣質需求較大的青少年，應該多選擇這些高鈣深色蔬菜，以確保攝取夠多的鈣質。

2. 蔬菜類的營養成分及功能

　　新鮮蔬菜的水分含量很高，約占 90% 以上，蛋白質和脂肪含量很少，但維生素、礦物質、膳食纖維以及植化素含量卻很豐富。蔬菜的顏色越深綠或深黃，含有的維生素 A、C 及礦物質鐵、鈣也越多。蔬菜的礦物質多為鹼性礦物質，例如鉀、鈣等，可用來中和主食和肉類在體內所產生的酸性，維持體內酸鹼平衡。膳食纖維可增加飽足感、幫助排便，維持腸道的健康。腸道是我們身體與吃入食物直接接觸並發生交互作用的器官。腸道健康身體才能順利消化吸收食物，規則排便並且對伺機入侵的病菌具有抵抗力。蔬菜亦含有許多已知對健康有益的植化素，例如花青素、含硫化合物、胡蘿蔔素、茄紅素、類黃酮、多醣體等，具有抗發炎、抗癌、抗老化等活性。許多研究重複指出，每天吃到足夠量的蔬菜與水果，對身體健康具有保護作用，千萬不可忽略。

五、水果類食物

1. 水果類的食物簡介

　　水果類的水分含量很高，蛋白質和脂肪的含量很低，主要的熱量來源為醣類，通常是生食。深色水果（橙紅色或橙色、紅色）含有各種類胡蘿蔔素、花青素等有益健康的植化素。水果類食物主要是植物的果實，採收後於室溫貯存，逐漸發生「後熟」現象，質地逐漸軟化、並產生特殊的香味且甜度大增。不希望吃入過多糖分者，可選擇食用「未後熟」或「後熟程度較低」的水果。臺灣地處亞熱帶，盛產各類水果，如：芒果、木瓜、鳳梨、芭樂、番茄、葡萄、香蕉、橘子、西瓜等，最好選擇當季在地水果。

2. 水果類的營養成分及功能

　　水果主要提供維生素，尤其是維生素 C。提供的礦物質較少，只有桃、李、葡萄、桑葚、草莓、黑棗、葡萄乾、黑棗乾含有較多的鐵質；橙、草莓中含有適量鈣質。水果外皮含有豐富的膳食纖維，所以口感比較粗糙。由於膳食纖維具有預防便秘、腸癌、腦血管疾病等功能，所以可以連皮吃的水果，如蘋果、水梨、番茄、桃子、李子等水果時，應盡量洗乾淨連果皮一起吃。

六、油脂與堅果種子類食物

1. 油脂與堅果種子類食物簡介

　　油脂類食物包括一般食用油，例如將植物種子壓榨或萃取製成的花生油、黃豆油、葵花油、芝麻油、橄欖油、苦茶油、芥花油、油菜籽油、高油酸葵花油等。一般富含不飽和脂肪的植物油在室溫下為液體，是較為健康的選擇。少數富含飽和脂肪的植物油（例如椰子油、棕櫚油），或是經

過氫化處理的氫化油，如：人造奶油、人工奶油、人造植物奶油等，飽和
程度提高，在室溫下呈現固態。氫化油與含氫化油脂的加工食品，如：餅
乾、薯條、甜甜圈、洋芋片等油炸或烘焙食品，都可能含有反式脂肪酸。
來自動物脂肪組織的動物油，例如豬油、牛油等，飽和脂肪含量較高，在
室溫下也爲固體。飽和脂肪與反式脂肪皆對心血管健康較爲不利。此外，
利用這些植物油或動物油做成的抹醬或醬料，如：奶油（鮮奶油）、美乃
滋、沙拉醬、乳瑪琳、花生醬、芝麻醬、沙茶醬等，也均屬油脂類食物，
應計入每日飲食油脂類之攝取份數。堅果種子類食物爲脂肪含量較高的植
物果實和種子，例如花生、瓜子、葵瓜子、芝麻、腰果、杏仁、核桃、夏
威夷豆等。這些食物以原來的型態吃入，可同時攝取到各式各樣有利健康
的必需營養素與植化素，比起經過精煉的食用油，爲營養更豐富的飲食油
脂來源。其中黑芝麻更是一種富含鈣質的食物，不吃乳製品的人，可以選
用。比較特別的是，常被當成水果販賣的酪梨，因富含脂肪，亦屬油脂與
堅果種子類。

2. 油脂與堅果種子類營養成分及功能

　　油脂與堅果種子類食物含有豐富脂肪，除提供部分熱量和必需脂肪
酸以外，有些還提供脂溶性維生素 E。動物脂肪含有較多的飽和脂肪和膽
固醇，較不利於心血管的健康。故日常飲食應選擇富含不飽和脂肪酸的植
物油爲油脂來源。如：含單元不飽和脂肪酸較多的橄欖油、苦茶油、芥花
油、油菜籽油、高油酸葵花油、花生油等。由於一般食用油皆經過精煉製
成，微量營養素偏低。而原態堅果種子類食物不但富含脂肪，且含有豐富
之各類營養素。建議每日飲食中的油脂與堅果種子類，應包含至少一份爲
來自原態的堅果種子類食物。注意選擇堅果種子類食物時，其分量係以堅
果種子來「取代」精製過的食用油，而非在使用食用油之外，再「多加」
攝取堅果種子，以免吃入過多脂肪。

第四節　合理營養與膳食

一、合理的營養

　　合理營養（rational nutrition）即全面而均衡的營養，是指膳食中能量和營養素充足，能量和各種營養素之間比例適宜，符合正常生命活動的需要。合理營養包括兩方面：一是滿足生物體對營養素的需要。二是不同營養素之間比例適宜。

　　合理膳食也稱為**平衡膳食**（balanced diet）或健康膳食，是指膳食所提供的能量及各種營養素在數量上能滿足不同條件下用膳者的要求，並且膳食中不同營養素之間比例適宜。合理營養是透過合理膳食來實現的。

二、合理膳食的基本要求

　　1. 滿足生物體對營養素的需要，不同營養素之間比例適宜。

　　2. **攝取的食物應保持各種營養素之間的平衡，即食物多樣**：合理膳食，應包括穀類、動物類及豆類、蔬菜類和油脂等食物，並且這幾種食物在膳食中要有適當的比例，能量來源比例中蛋白質、脂肪、碳水化合物的產熱量占總熱量的比例分別為 10%～15%、20%～25%、60%～70%，蛋白質攝取量中，優質蛋白質（動物蛋白和大豆蛋白）應占 50% 以上，各種營養素之間的關係，如維生素 B_1、維生素 B_2 與菸鹼酸對能量消耗的平衡；必需胺基酸之間的平衡；飽和與不飽和脂肪酸的平衡等。

　　3. **科學的膳食制度**：是指每天食物定質、定量、定時食用，使大腦的興奮與抑制過程形成規律的一種制度。在正常情況下，一日三餐，兩餐相隔 5～6 小時，各餐食物能量分配上，最好是早餐占全天總能量的 25%～30%，午餐占 40%，晚餐占 30%～35%。早餐食物可選擇體積小又富含

熱量的食物。午餐食物應含熱量最高，可選富含蛋白質、脂肪的食物。晚餐選熱量稍低且易消化的食物。

4. **合理加工烹調，減少營養素的損失**：食物經烹調加工後，具有良好的色、香、味、形等感官特性，能增加食慾，易於消化吸收。同時應殺死有害微生物，預防食源性疾病，並且有一定的飽食感，在加工烹調中，應盡量減少營養素的損失。

5. **食物必須對人體無毒、無害**：要保證食物的衛生安全，要求保持食物的清潔衛生、烹調過程的衛生，防止食源性疾病，並注意避免因烹調中有害物質形成而危害健康。食物要保持清潔，防止食物中毒，並且要注意避免農藥殘留、食物添加劑過量和食品汙染等問題，保證食物的安全性。

三、營養平衡

人體對營養最基本的要求如下：

■ 可供給熱能，以維持體溫，滿足生理活動等需要。

■ 構成身體組織，供給生長、發育及組織自我更新所需要的材料。

■ 保護器官機能，調節代謝反應，使身體各部分工作能正常進行。

已知人體必需的物質約有 50 種。在現實中沒有一種食物能按照人體所需的數量和所希望的適宜比例提供營養素。因此，為了滿足營養的需要，必須攝取多樣的食物。

膳食所提供的營養和人體所需的營養恰好一致，即人體消耗的營養與從食物獲得的營養達成平衡，這稱為「**營養平衡**」。要保證合理營養，食物的品種應盡可能多樣化，使能量和各種營養素數量充足、比例適宜，過度和不足都將造成不良後果。營養過度其後果比肥胖本身還嚴重。營養缺乏會造成營養性水腫和貧血、夜盲症、腳氣病、糙皮病、壞血病、佝僂病

等一系列疾病。總之，營養不良（營養過度和營養缺乏）所造成的後果是嚴重的。因此，飲食必須有節度，講究營養科學。

那麼怎樣才算合理營養呢？從營養學觀點來看，就是一日三餐所提供的營養素能夠滿足人體的生長、發育和各種生理、體力活動的需要，也就是膳食調配合理，達到膳食平衡的目的。主食有粗有細，副食有葷有素，既要有動物性食物和豆製品，也要有較多的蔬菜，還要經常多吃些水果。這樣才能構成合理營養。

四、膳食平衡

要有健康的體魄。首先，必須在人體的生理需要和膳食營養供給之間建立平衡的關係，也就是膳食平衡。膳食平衡需要同時在幾個方面建立營養供給與生物體生理需要之間的平衡，如熱量營養素即三大營養素構成的平衡、必需胺基酸之間的平衡、各種營養素攝取量之間的平衡、酸鹼平衡及動物性食物和植物性食物的平衡、飽和與不飽和脂肪酸之間的平衡等，否則就會影響身體健康，進而導致某些疾病發生。

1. 熱量供給平衡

碳水化合物、脂肪、蛋白質均能為生物體提供熱量。熱量供給過多，可引起肥胖、高血脂和心臟病。熱量供給過少，會造成營養不良。同樣可誘發多種疾病，如貧血、結核病等。

2. 胺基酸平衡

食物中蛋白質的營養價值，基本上取決於食物中所含有的 8 種必需胺基酸的數量和比例。只有食物中所提供的 8 種必需胺基酸的比例與人體所需要的比例接近時，才能有效地合成人體的組織蛋白，比例越接近，生理價值越高，生理價值接近 100 時，即 100% 被吸收，此類食物稱為胺基酸

平衡食物。除人奶和雞蛋之外，多數食物都是胺基酸不平衡食物。所以，應提倡食物的合理搭配，糾正胺基酸構成比例的不平衡，提高蛋白質的利用率和營養價值。

3. 各種營養素攝取量之間的平衡

不同的生理需要、不同的活動，營養素的需要量不同，加上各種營養素之間存在著錯綜複雜的關係，造成各種營養素攝取量間的平衡難以把握。一般來說，只要各種營養素在一定的週期內不偏離標準供給量的10%，營養素攝取量的平衡就算達到了。

4. 酸鹼平衡

正常情況下的血液 pH 值保持在 7.35～7.45，略偏鹼性。應當食用適量的酸性食物和鹼性食物，以維持體液的酸鹼平衡，當食物搭配不當時會引起生理上的酸鹼失調。

(1) **食物的酸鹼性**：食物按元素成分可分為鹼性食物和酸性食物兩大類。含鉀、鈉、鈣、鎂等元素的食物一般為鹼性食物，如豆腐、豌豆、大豆、綠豆、油菜、芹菜、甘薯、蘑菇、牛奶等。含磷、氯、硫、非金屬等元素的食物一般為酸性食物，如肉類、魚類、家禽、蛋類、穀類、油脂、酒類等。梅子、檸檬、橘子、葡萄吃起來有酸味，容易被認為是酸性食物，但它們是鹼性食物，因為經人體吸收後，它們變成了鹼性。各種食物儘管營養成分不同、味道不同，但進入人體後，都可分為酸性食物和鹼性食物，只有這兩類食物合理搭配，才會對人體有利。

(2) **食物的酸鹼性與人體健康**：食物的酸鹼性與人體健康密切相關，維持生物體的酸鹼平衡，能使生物體各臟器組織有良好的、能發揮正常功能的體液環境，從而使人體更健康。在維持酸鹼平衡中，應科學合理地攝取酸性食物和鹼性食物，主要防止酸性食物攝取過多而鹼性食物攝取不足

的現象。酸性食物攝取過多，血液偏酸性、顏色加深、黏稠度增加，嚴重時會引起酸中毒。同時會增加體內鈣、鎂、鉀等離子的消耗而引起缺鈣。米、麵粉、肉類、蛋類、食用油碳水化合物、酒類屬於酸性食物，長期進食過多會使血液偏酸性，形成酸性體質，使免疫力下降，容易患病。應該適當多吃一些鹼性食物，使血液保持正常的微鹼性。建議鹼性食物進食量應占膳食總量的 61.8%。

5. 動物性食物和植物性食物平衡

動物性食物和植物性食物也可分別稱為葷、素食物，前者含有後者較少甚至缺乏的營養成分（如維生素 B_{12}），常吃素食者易患貧血、結核病。素食中含纖維素多，可抑制鋅、鐵、銅等重要微量元素的吸收，含脂肪過少。常吃素食，可危害兒童發育（特別是腦部的發育），導致少女月經出潮延遲或停經，老年人長期吃素食可因膽固醇含量過低而遭受感染與癌症的侵襲。只有養成合理的葷素搭配習慣，才有利於人體酸鹼平衡和整體健康，建議葷素比例以 1：4 為宜，即吃一口葷菜搭配吃四口素菜。但葷食也不可過量，高脂肪與心臟病、乳腺癌、中風等因果關係早有定論。葷素平衡，以脂肪在每日三餐熱量中占 20%～25% 為宜。

第五節　國民每日飲食建議

世界衛生組織指出，不健康飲食、缺乏運動、不當飲酒及吸菸是非傳染病的四大危險因子。為強化民眾健康飲食觀念、養成良好的健康生活型態、均衡攝取各類有益健康的食物，進而降低肥胖盛行率及慢性疾病，國民健康署係參考國際飲食指標趨勢及我國國民營養攝取狀況，並經多場公聽會及專家會議，以促成各界對健康飲食傳播議題之角度聚合，發展出符合國人營養需求現況及國際飲食指標趨勢之各項國人膳食營養相關建議。

一、國人每日飲食指南

　　我國衛生福利部國民健康署為維護國人的健康，使國人每日攝取的飲食有所依循，訂定「**國人每日飲食指南**」，作為國人每日選用食物之指南，同時作為計畫各種飲食之依據。依國人每日飲食所指定之食物種類及分量供應之飲食，除熱量以外，各種營養素量均能滿足一般人的需要。國人每日飲食指南建議，如圖 2-1 及表 2-6 所示。

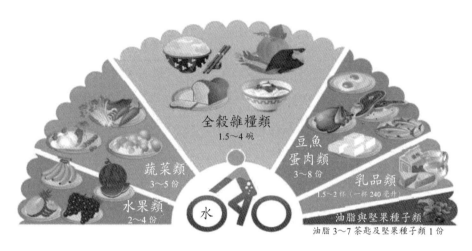

圖 2-1　國人每日飲食指南建議

圖片來源：衛生福利部國民健康署 http://www.hpa.gov.tw/Home/Index.
　　　　aspx。

表 2-6　國人每日飲食指南

六大類食物	主要營養素	營養素功能	每日建議的分量	分量單位說明與食物列舉
全穀雜糧類	醣類（碳水化合物）	供應身體活動所需的熱量	1.5～4 碗	全穀雜糧類 1 碗（碗為一般家用飯碗、重量為可食重量）＝糙米飯 1 碗、雜糧飯 1 碗或米飯 1 碗＝熟麵條 2 碗、小米稀飯 2 碗或燕麥粥 2

六大類食物	主要營養素	營養素功能	每日建議的分量	分量單位說明與食物列舉
				碗＝米、大麥、小麥、蕎麥、燕麥、麥粉、麥片80公克＝中型芋頭4/5個（220公克）或小番薯2個（220公克）＝玉米2又2/3根（340公克）或馬鈴薯2個（360公克）＝全麥饅頭1又1/3個（120公克）或全麥吐司2片（120公克）
乳品類	鈣質蛋白質	維持骨骼健康，供應細胞生長發育	1.5～2杯	乳品類1杯（1杯＝240毫升全脂、脫脂或低脂奶＝1份）＝鮮奶、保久乳、優酪乳1杯（240毫升）＝全脂奶粉4湯匙（30公克）＝低脂奶粉3湯匙（25公克）＝脫脂奶粉2.5湯匙（20公克）＝乳酪（起司）2片（45公克）＝優格210公克
豆魚蛋肉類	蛋白質維生素	供應細胞生長發育及修補組織	3～6份	豆魚蛋肉類1份（重量為可食部分生重）＝黃豆(20公克)、毛豆(50公克)或黑豆（25公克）＝無糖豆漿1杯＝雞蛋1個＝傳統豆腐3格（80公克）、嫩豆腐半盒（140公克）或小方豆干1又1/4片（40公克）＝魚（35公克）或蝦仁（50公克）＝牡蠣（65公克）或文蛤（160公克）或白海參（100公克）＝去皮雞胸肉（30公

六大類食物	主要營養素	營養素功能	每日建議的分量	分量單位說明與食物列舉
				克）或鴨肉、豬小里肌肉、羊肉、牛腱（35公克）
蔬菜類	維生素	調節生理機能	3～5份	蔬菜類 1 份（1 份為可食部分生重約 100 公克）＝生菜沙拉（不含醬料）100 公克＝煮熟後相當於直徑 15 公分盤 1 碟，或約大半碗＝收縮率較高的蔬菜如莧菜、地瓜葉等，煮熟後約占半碗＝收縮率較低的蔬菜如芥蘭菜、青花菜等，煮熟後約占 2/3 碗
水果類	礦物質維生素	幫助細胞新陳代謝	2～4份	水果類 1 份（1 份為切塊水果約大半碗～1 碗）＝可食重量估計約等於 100 公克（80～120 公克）＝香蕉（大）半根 70 公克＝榴槤 45 公克
油脂與堅果種子類	脂肪	供應身體活動所需熱量、保護內臟、潤滑皮膚	3～7湯匙	油脂與堅果種子類 1 份（重量為可食重量）＝芥花油、沙拉油等各種烹調用油 1 茶匙（5 公克）＝杏仁果、核桃仁（7 公克）或開心果、南瓜子、葵花子、黑（白）芝麻、腰果（10 公克）、各式花生仁（13 公克）或瓜子（15 公克）＝沙拉醬 2 茶匙（10 公克）或蛋黃醬 1 茶匙（8 公克）

資料來源：衛生福利部國民健康署 http://www.hpa.gov.tw/Home/Index. aspx。

二、國人每日飲食指標

　　行政院衛生福利部為保障國人充足的營養，維護健康，研議並訂定可促進健康與預防疾病的飲食原則，提供國人作為日常飲食之參考。國人每日飲食指標有下列十二項原則：

　　1. 飲食應依「每日飲食指南」的食物分類與建議分量，適當選擇搭配：人體之營養需求，包括熱量及共約 40 種的必需營養素，均需由日常飲食中攝取足量，才不致發生營養缺乏。所謂均衡飲食，即指每種必需營養素都攝取到需求量，且熱量攝取與熱量消耗達到平衡。每日飲食指南乃根據食物中營養素分布情形，將食物分類，只要依此分類由每類中選擇食物達建議分量，即可達到「**均衡**」之要求！為使營養均衡，應依「每日飲食指南」的食物分類與建議分量，選擇食物搭配飲食！攝取足量的蔬菜、水果、乳品類、全穀、豆類與豆製品以及堅果種子類，可減少罹患多種慢性疾病的危險。每日攝取的蔬菜水果中，至少應 1/3 以上是深色（包括深綠和黃、橙紅色等）。

　　2. 了解自己的健康體重和熱量需求，適量飲食，以維持體重在正常範圍內：熱量攝取多於熱量消耗，會使體內囤積過多脂肪，使慢性疾病風險增高。了解自己的健康體重和熱量需求，適量飲食，以維持體重在正常範圍內（身體質量指數在 18.5～23.9）。認識自身之熱量需求並將飲食熱量攝取控制於需求範圍內，乃體重管理之第一步。健康體重目標值＝〔身高（公分）/100〕×〔身高（公分）/100〕×22。

　　3. 維持多活動的生活習慣，每週累積至少 150 分鐘中等費力身體活動，或是 75 分鐘的費力身體活動：日常生活充分之身體活動為保持健康所不可或缺，並可藉此增加熱量消耗，達成熱量平衡及良好之體重管理。與單純減少熱量攝取相較，藉由身體活動增加熱量消耗是更健康的體重管

理方法。因為總熱量攝取過低時，非常不易達到維生素與礦物質的營養需求攝取量。培養多活動生活習慣，活動量調整可以從每次 10 分鐘開始，結合日常生活作（息通勤、購物等），運用分段累積的方式，達到每天 30 分鐘的身體活動量。

4. 母乳哺餵嬰兒至少 6 個月，其後並給予充分的副食品：以全母乳哺餵嬰兒至少六個月，對嬰兒一生健康具有保護作用，是給予嬰兒無可取代的最佳禮物。嬰兒六個月後仍鼓勵持續哺餵母乳，同時需添加副食品，並訓練嬰兒咀嚼、吞嚥、接受多樣性食物，包括蔬菜水果，並且養成口味清淡的飲食習慣。媽媽哺餵母乳時，應特別注意自身飲食營養與水分的充分攝取。

5. 三餐應以全穀達到雜糧為主食：全穀（糙米、全麥製品）或其他雜糧含有豐富的維生素、礦物質及膳食纖維，更提供各式各樣的植化素成分，對人體健康具有保護作用。

6. 多蔬食少紅肉，多粗食少精製：飲食優先選擇原態的植物性食物，如新鮮蔬菜、水果、全穀、豆類、堅果種子等，以充分攝取微量營養素、膳食纖維與植化素。盡量避免攝食以大量白糖、澱粉、油脂等精製原料所加工製成的食品，因其大多空有熱量，而無其他營養價值。

7. 飲食多樣化，選擇當季在地食材：每種食物之成分均不相同，增加食物多樣性，可增加獲得各種不同種類營養素及植化素之機會，也減少不利於健康食物成分攝入之機會。當季食材乃最適天候情況下所生產，營養價值高，最適合人們食用。因為盛產，價錢較為便宜，品質也好。而選擇在地食材不但較為新鮮，且減少長途運輸之能源消耗，亦符合節能減碳之原則。

8. 購買食物或點餐時注意分量，避免吃太多或浪費食物：購買與製

備餐飲，應注意分量適中，盡量避免加大分量而造成熱量攝取過多或食物廢棄浪費。

9. 盡量少吃油炸和其他高脂高糖食物，避免含糖飲料：盡量避免高熱量密度食物，如油炸與其他高脂高糖的食物。甜食、糕餅、含糖飲料等也應該少吃，以免吃入過多熱量。每日飲食中，添加糖攝取量不宜超過總熱量的 10%。

10. 口味清淡、不吃太鹹、少吃醃漬品、沾醬酌量：飲食口味盡量清淡。重口味、過鹹、過度使用醬料及其他含鈉調味料、鹽漬食物，均易吃入過多的鈉，而造成高血壓，也容易使鈣質流失。注意加工食品標示的鈉含量，每日鈉攝取量應限制在 2,400 毫克以下，並選用加碘鹽。

11. 若飲酒，男性不宜超過 2 杯／日（每杯酒精 10 公克），女性不宜超過 1 杯／日：每公克酒精提供 7 大卡熱量，長期過量飲酒不但容易攝入過多熱量、造成營養不均衡，也容易傷害肝臟，甚至致癌。但孕期絕不可飲酒。酒類每杯的分量是指：啤酒約 250 毫升，紅、白葡萄酒約 100 毫升，威士忌、白蘭地及高粱酒等烈酒約 30 毫升。

12. 選擇來源標示清楚，且衛生安全的食物：食物應注意清潔衛生，且加以適當貯存與烹調。避免吃入發霉、腐敗、變質與汙染的食物。購買食物時應注意食物來源、食品標示及有效期限。

三、均衡飲食的意義與設計

營養飲食的設計上，是按人體需要，根據各類食物中營養素的含量，以一天、一週或一個月為週期，設計相應的搭配食譜。它所包含的蛋白質、脂肪、碳水化合物、礦物質以及維生素等各種營養物質，不僅種類齊全，而且比例合理，以達到飲食營養平衡的目的。

1. 均衡飲食的意義

每日由飲食中獲得足量的身體所需每種營養素，且吃入與消耗的熱量達到平衡，就是「**均衡營養**」，這是維持健康的基礎。六大類食物中的每類食物提供不同的營養素，每類食物都要吃到建議量，才能達到均衡。而每大類食物中，則宜有多樣化的選擇，力求變化。飲食搭配應依據每日飲食指南建議，依照個人年齡、性別和活動強度，找出合適的熱量需求及建議份數，均衡攝取六大類食物，才能得到均衡的營養，維持健康。根據衛生福利部國民健康署最新修訂「**每日飲食指南**」版本建議，以預防營養素缺乏為目標（70% DRIs），也同時參考最新的流行病學研究成果，將降低心臟血管代謝疾病及癌症風險的飲食原則列入考量，建議以合宜的三大營養素比例〔蛋白質 10～20%、脂質 20～30%、醣類（碳水化合物）50～60%〕。

2. 均衡飲食設計原則

每日飲食指南三大營養素占總熱量比例範圍為蛋白質 10～20%、脂質 20～30%、醣類（碳水化合物）50～60%，營養素攝取需達 70% DRIs以上。食物份數分配以近似的大卡數食物分配比例向上或向下調整。均衡飲食的熱量階層以 1,500、1,800、2,000、2,200、2,500、2,700 大卡涵蓋多數國人之熱量需求量範圍；並考慮某些熱量需求較低的民眾，增加 1,200大卡的設計供其參考使用。

3. 均衡飲食設計步驟

(1) **找出自己的健康體重**：根據健康體重與範圍表（如表 2-7 所示），找出自己的健康體重的範圍。

(2) **查出自己的生活活動強度**：根據生活活動強度表（如表 2-8 所示）、運動健康金字塔分類（如圖 2-2 所示），了解自己的生活活動強度範圍。

表 2-7 健康體重與範圍

身高 （公分）	健康體重 （公斤）	正常體重範圍 （公斤） 18.5 ≤ BMI* < 24	身高 （公分）	健康體重 （公斤）	正常體重範圍 （公斤） 18.5 ≤ BMI* < 24
145	46.3	38.9～50.4	169	62.8	52.8～68.4
146	46.9	39.4～51.1	170	63.6	53.5～69.3
147	47.5	40.4～51.8	171	64.3	54.1～70.1
148	48.2	40.5～52.5	172	65.1	54.7～70.9
149	48.8	41.1～53.2	173	65.8	55.4～71.7
150	49.5	41.6～53.9	174	66.6	56.0～72.6
151	50.2	42.2～54.6	175	67.4	56.7～73.4
152	50.8	42.7～55.3	176	68.1	57.4～74.2
153	51.5	43.3～56.1	177	68.9	58.0～75.1
154	52.2	43.9～56.8	178	69.7	58.6～75.9
155	52.9	44.4～57.6	179	70.5	59.3～76.8
156	53.5	45.0～58.3	180	71.3	59.9～77.7
157	54.2	45.6～59.1	181	72.1	60.6～78.5
158	54.9	46.2～59.8	182	72.9	61.3～79.4
159	55.6	46.8～60.6	183	73.7	62.0～80.3
160	56.3	47.4～61.3	184	74.5	62.6～81.2
161	57.0	48.0～62.1	185	75.3	63.6～82.0
162	57.7	48.6～62.9	186	76.1	64.0～82.9
163	58.5	49.2～63.7	187	76.9	64.7～83.8
164	59.2	49.8～64.5	188	77.8	65.4～84.7
165	59.9	50.4～65.2	189	78.6	66.1～85.6
166	60.6	51.0～66.0	190	79.4	66.8～86.5
167	61.4	51.6～66.8	* 身體質量指數（Body mass index, BMI）＝體重（公斤）/ 身高 ^{2}（公尺 ^{2}）		
168	62.1	52.2～67.6			

資料來源：衛生福利部國民健康署 http://www.hpa.gov.tw/Home/Index.aspx。

表 2-8　生活活動強度

生活活動強度		
低		
生活動作	時間（小時）	日常生活的內容
安靜	12	靜態活動、睡覺、靜臥或悠閒的坐著（例如：坐著看書、看電視……等）。
站立	11	
步行	1	
快走	0	
肌肉運動	0	
稍低		
生活動作	時間（小時）	日常生活的內容
安靜	10	站立活動，身體活動程度較低、熱量較低，例如：站著說話、烹飪、開車、打電腦。
站立	9	
步行	5	
快走	0	
肌肉運動	0	
適度		
生活動作	時間（小時）	日常生活的內容
安靜	9	身體活動程度為正常速度、熱量消耗較低，例如：在公車或捷運上站著、用洗衣機洗衣服、用吸塵器打掃、散步、購物……等強度。
站立	8	
步行	6	
快走	1	
肌肉運動	0	
高		
生活動作	時間（小時）	日常生活的內容
安靜	9	身體活動程度較正常速度快或激烈、熱量消耗較多，例如：上下樓梯、打球、騎腳踏車、有氧運動、游泳、登山、打網球、運動訓練……等運動。
站立	8	
步行	5	
快走	1	
肌肉運動	1	

資料來源：衛生福利部國民健康署 http://www.hpa.gov.tw/Home/Index. aspx。

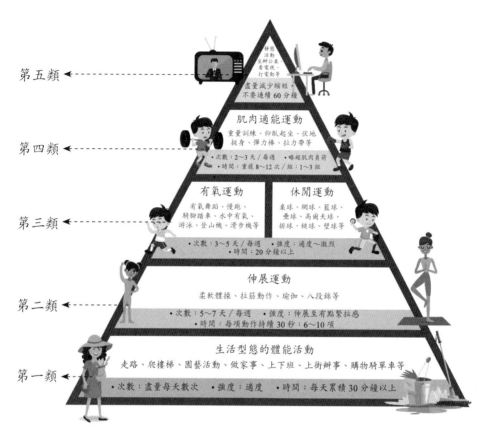

圖 2-2 運動健康金字塔分類。

圖片來源：lucashawk.pixnet.net、國立成功大學醫學中心家庭醫學部社區醫學科編印，2004。

(3) **查出自己的熱量需求**：根據各性別、年齡與生活活動強度之每日熱量需求（如表 2-8 所示），查出自己的熱量需求。

(4) **依熱量需求，查出自己的六大類飲食建議份數**：根據衛生福利部國民健康署熱量需求的六大類飲食建議份數（如表 2-10 所示），即可得到個人六大類食物每日飲食建議份數。

表 2.9　各性別、年齡與生活活動強度之每日熱量需求

查出自己的熱量需求						
性別	年齡	*熱量需求（仟卡）				*身高（公分）	*體重（公斤）
		活動強度					
		低	稍低	適度	高		
男	19～30	1,850	2,150	2,400	2,700	171	64
	31～50	1,800	2,100	2,400	2,650	170	64
	51～70	1,700	1,950	2,250	2,500	165	60
	71+	1,650	1,900	2,150		163	58
女	19～30	1,500	1,700	1,950	2,150	159	55
	31～50	1,450	1,650	1,900	2,100	157	54
	51～70	1,400	1,600	1,800	2,000	153	52
	71+	1,300	1,500	1,700		150	50

＊以 94～97 年國民營養健康狀況變遷調查之體位資料，利用 50th 百分位身高分別計算身體質量指數（BMI）=22 時的體重，再依照不同活動強度計算熱量需求。

資料來源：衛生福利部國民健康署 http://www.hpa.gov.tw/Home/Index.aspx。

表 2.10　熱量需求的六大類飲食建議份數

依熱量需求，查出自己的六大類飲食建議份數							
	1,200 仟卡	1,500 仟卡	1,800 仟卡	2,000 仟卡	2,200 仟卡	2,500 仟卡	2,700 仟卡
全穀雜糧類（碗）	1.5	2.5	3	3	3.5	4	4
全穀雜糧類（未精製＊）（碗）	1	1	1	1	1.5	1.5	1.5
全穀雜糧類（其他＊）（碗）	0.5	1.5	2	2	2	2.5	2.5
豆魚蛋肉類（份）	3[註1]	4[註2]	5	6	6	7	8
乳品類（杯）	1.5	1.5	1.5	1.5	1.5	1.5	2

依熱量需求，查出自己的六大類飲食建議份數							
	1,200 仟卡	1,500 仟卡	1,800 仟卡	2,000 仟卡	2,200 仟卡	2,500 仟卡	2,700 仟卡
蔬菜類（份）	3 (註3)	3	3	4	4	5	5
水果類（份）	2	2	2	3	3.5	4	4
油脂與堅果種子類（份）	4	4	5	6	6	7	8
油脂類（茶匙）	3	3	4	5	5	6	7
堅果果子（份）	1 (註4)	1	1	1	1	1	1

＊「未精製」主食品，如糙米飯、全麥食品、燕麥、甘薯等，請依據「六大類食物簡介」。「其他」指白米飯、白麵條、白麵包、饅頭等。以「未精製」取代「其他」則更佳。

（註1）高鈣豆製品至少占 1/3 以保確鈣質充裕；（註2）攝取 1500 仟卡的青少年，高鈣豆製品至少占 1/3 以確保鈣質充裕；（註3）深色蔬菜比例至少占 1/2 以確保鈣質充裕；（註4）選擇高維生素 E 堅果種子的種類，包括花生仁、杏仁片、杏仁果、葵瓜子、松子仁。

資料來源：衛生福利部國民健康署 http://www.hpa.gov.tw/Home/Index.aspx。

習題

一、選擇題

1. 一般人每公斤體重每小時之基礎代謝量約為：

   (A) 1 Kcal　(B) 2 Kcal　(C) 3 Kcal　(D) 4 Kcal

   答案：(A)

2. 下列有關基礎代謝之敘述那一項為正確：

   (A) 懷孕期的人基礎代謝率高　　(B) 慢性營養不足者之基礎代謝率低

   (C) 男性較女性高　　　　　　　(D) 以上皆是

   答案：(D)

3. 成人體溫在攝氏 37 度下，每升高一度，則基礎代謝熱即增加

(A) 7%　(B) 13%　(C) 20%　(D) 25%

答案：(B)

4. 人體體表面積愈大：

(A) 基礎代謝率愈高　　　　　(B) 基礎代謝率愈低

(C) 基礎代謝率與體表面積無關　(D) 以上皆是

答案：(A)

5. 衛生福利部公布之國人「每日飲食指南」所建議之飯一碗約相當於多少公克？

(A) 140　(B) 160　(C) 200　(D) 240

答案：(C)

6. 衛生福利部公布之國人「每日飲食指南」所建議之牛奶一杯約相當於多少 c.c.？

(A) 140　(B) 160　(C) 200　(D) 240

答案：(D)

7. 衛生福利部公布之國人「每日飲食指南」，建議成人每日宜攝取多少量的全穀雜糧類？

(A) 6～8 份　(B) 1～2 碗　(C) 7～12 份　(D) 3～6 碗

答案：(D)

8. 主食類一個單位約含：

(A) 醣類 10 克，蛋白質 2 克　(B) 醣類 12 克，蛋白質 2 克

(C) 醣類 15 克，蛋白質 2 克　(D) 醣類 12 克，蛋白質 4 克

答案：(C)

9. 黃小姐攝食一份水果，二份全穀雜糧類，請問她共攝取幾仟卡熱量：

(A) 196　(B) 78　(C) 68　(D) 176

答案：(A)

10. 我國飲食指標中，三大營養素所占全天總熱量之百分比為：醣類：脂肪：蛋白質＝

(A) 52：30：18　(B) 55：30：15　(C) 63：25：12　(D) 30：55：15

答案：(C)

11. 一位男性每天攝取 2,000 仟卡的熱量，若蛋白質攝取量為每日熱量的 15%，則這位男性每天應攝取多少克的蛋白質？

(A) 75　(B) 100　(C) 150　(D) 200

答案：(A)

12. 三大營養素的食物產熱效應（thermic effect of food）以何者最高？

(A) 蛋白質　(B) 脂肪　(C) 醣類　(D) 三者差不多

答案：(A)

13. 下列有關能量消耗的敘述，何者錯誤？

(A) 食物產熱效應為每日熱量消耗量的 5～10%

(B) 攝取極低熱量的飲食時，基礎代謝率會降低 10～20%

(C) 當計算每日熱量需要量時，一定需要知道體重及年齡

(D) 計算每日熱量需求量時，同體重活動量相當的男性較女性高

答案：(C)

14. 張先生晚餐吃進 60 公克醣類，28 公克蛋白質，40 公克油脂，又喝下 100 ml 的紅酒，其酒精度為 15%（v/v），且比重為 0.8。請問此餐約攝取多少仟卡的熱量？

(A) 847　(B) 817　(C) 796　(D) 712

答案：(C)

15. 下列健康男性何者的基礎代謝率最低？

(A) 5 歲兒童　(B) 15 歲青少年　(C) 55 歲中年人　(D) 75 歲老年人

答案：(D)

二、簡答題

1. 請簡述營養的意義為何？

2. 人體必需營養素有哪幾種？可提供熱量的營養素是哪幾種？

3. 如何估算一個人每日熱能的需要量？

4. 你（妳）認為影響基礎代謝率的因素有哪些？

5. 行政院衛生福利部公布之國人「每日飲食指南」中，將食物分成那幾類？

6. 「每日飲食指南」中，各類食物每日應攝取各幾份為宜？

7. 合理膳食的基本要求是什麼？

8. 平衡膳食應注意哪些平衡？

參考文獻

1. 蕭寧馨著，食品營養概論，**時新出版有限公司**，2004。

2. 黃玲珠編著，美容營養學，**華立圖書股份有限公司**，2006。

3. 王素華著，黃純宜總校閱，美容營養學修訂版，**新文京開發出版股份有限公司**，2013。

4. 蔡秀玲、張振崗、戴瑄、葉寶華、鍾淑英、蕭清娟、鄭兆君、蕭千祐合著，謝明哲總校閱，實用營養學（七版）修訂版，**華格那出版有限公司**，2017。

5. 蔡秀玲、張振崗、戴瑄、葉寶華、鍾淑英、蕭清娟、鄭兆君、蕭千祐合著，許青雲總校閱，營養學概論（六版），**華格那出版有限公司**，2017。

6. 王英偉發行，黃青眞、周怡姿、潘文涵、許文音、彭巧珍、陳巧明、呂紹俊、翁瑤棼、鄭裕耀、王果行編輯，游麗惠、林莉茹、陳秀玫、

謝佩君、黃莉婷、周少鼎編審，國民飲食指標手冊第二版，**衛生福利部國民健康署**，2018。

7. 王英偉發行，黃青眞、周怡姿、潘文涵、許文音、彭巧珍、陳巧明、呂紹俊、翁瑤棽、鄭裕耀、王果行編輯，游麗惠、林莉茹、陳秀玫、謝佩君、黃莉婷、周少鼎編審，每日飲食指南手冊第二版，**衛生福利部國民健康署**，2018。

8. Byrd-Bredbenner, C., Moe, G., Beshgetoor, D., and Berning, J 原著，蕭寧馨編譯，透視營養學——導讀版 Wardlaw's Perspectives in Nutrition, 8/e，**藝軒圖書出版社**，2013。

9. Smith, A. M., and Collene, A. L. 原著，蕭寧馨編譯，蕭慧美、黃惠玲、湯雅理、林士民、李亦臻精編，當代營養學 Wardlaw's Contemporary Nutrition, 10e，**東華書局暨新月圖書公司**，2018。

10. Robinson, Lawler, Elizabeth, Chenoweth 原著，連潔群、楊又才翻譯，丘志威、許瑞芬、駱菲莉、盧義發、蔡淑芬校閱，新編實用營養學 Normal and Therapeutic Nutrition.，**藝軒圖書出版社**，1995。

11. Mahan L K, and Escott-Stump S: Krause's Food, Nutrition and Diet Therapy, **W. B. Saunder Co**. 14th ed. 2016.

12. Robinson, C. H. Lawler, W. L. Chenoweth, and A. E. Garwick: Normal and Therapeutric Nutrition, **MacMillan Pubishing Co. Inc.**, New York. 17th ed. 1990.

13. 衛生福利部國民健康署 http://www.hpa.gov.tw/Home/Index.aspx。

第三章　碳水化合物、膳食纖維與美容

　　醣類是綠色植物透過光合作用吸收日光能的產物，是人類衣、食、住、行所必需的自然資源。例如，食用糖、糧食（澱粉）、棉花、木柴都屬於醣類。由於人們最初發現的這一化合物是由碳、氫、氧三種元素組成，分子中氫和氧的比例恰好是 2：1，如葡萄糖（$C_6H_{12}O_6$）、蔗糖（$C_{12}H_{22}O_{11}$），因此又稱為碳水化合物。從化學結構看，醣類一般是多羥基醛或多羥基酮，水解後可以生成多羥烴基醛或多羥基酮。醣類分解的最終產物是葡萄糖，才可能被腸道吸收——人體每日所需熱量有 50% 仰賴醣類供應。葡萄糖對人體相當重要，中樞神經系統以葡萄糖作為能量來源，血液中的醣類以葡萄糖型態存在。本章節針對「**碳水化合物的類型及其生理功能**」、「**碳水化合物的來源及營養代謝**」、「**碳水化合物與美容保健**」、「**膳食纖維與美容保健**」等內容，進行詳細介紹。

第一節　碳水化合物的類型及其生理功能

　　碳水化合物是為人體提供熱量的三種主要營養素之一。

一、碳水化合物的分類

　　醣類是由碳、氫、氧三種元素以 1：2：1 之比例所組成的有機化合物，氫與氧的比例和水一樣，為 2：1 的比例，因此又稱碳水化合物。醣類的通式為 $C_n(H_2O)_n$。

- **醣類**：醣類中不具甜味的纖維素、澱粉及具有甜味的糖，總稱為醣。
- **糖類**：則為醣類中具有甜味者，例如葡萄糖、果糖、麥芽糖等。

醣類依其結構之不同可分四大類，即單醣類、雙醣類、寡醣類及多醣類等。

1. 單醣類（monosaccharides）

醣類的基本單位是單醣類，單醣類不能再分解為更簡單的醣類單位。單糖中最重要的是葡萄糖（glucose）、果糖（fructose）及半乳糖（galactose）。它們是同分異構體，分子式都是 $C_6H_{12}O_6$。葡萄糖是有甜味的白色晶體，易溶於水，在人體組織中具有非常重要的作用。

(1)葡萄糖（glucose）：又稱右旋糖，是醣類中最普遍、同時是人體內主要的單醣類。可溶於冷水及熱水中，甜度次於蔗糖。葡萄糖是雙醣類或多醣類水解後的主要物。葡萄糖是人體血液中主要的醣類，是人體細胞所能利用的醣類。葡萄糖存在於水果及蔬菜內。

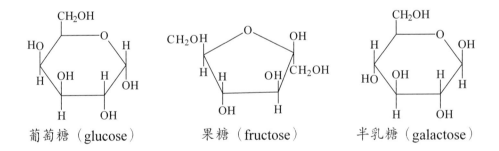

葡萄糖（glucose）　　　果糖（fructose）　　　半乳糖（galactose）

(2)果糖（fructose）：又稱左旋糖，果糖易溶於水，不易結晶，果糖與葡萄糖同時存在於許多種水果及蜂蜜中，有些蔬菜亦含果糖。果糖為天然醣類中最甜的糖。若以蔗糖甜度為標準（以蔗糖甜度為 100 時），則其他醣類之相對甜度如表 3-1 所示。

表 3-1　糖的甜度（以蔗糖為基準比較之相對甜度）

種類	甜度值
蔗糖	100
果糖	173
轉化糖	130
葡萄糖	74
甘露糖醇	70
山梨糖醇	60
半乳糖	32
麥芽糖	32
乳糖	15

(3)半乳糖（galactose）：天然食物中很少單獨存在，一般均與葡萄糖結合成乳糖存在乳汁中。半乳糖在人體肝臟內可與葡萄糖互相轉換，哺乳期母體能將葡萄糖轉變成半乳糖，再合成乳糖。

2. 雙醣類（disaccharise）

水解後生成兩個分子單醣的叫做「**雙醣**」。蔗糖、麥芽糖及乳糖都是雙醣，它們是同分異構體，分子式 $C_{12}H_{22}O_{11}$。

(1)蔗糖（sucrose）：經水解後產生一分子葡萄糖與一分子果糖，存在甘蔗、甜菜、楓樹糖漿中。人體消化道上之蔗糖酵素，可水解蔗糖成葡萄糖及果糖。此項分解在實驗室進行，則水解成 50：50 葡萄糖與果糖的混合物，此混合物稱爲轉化糖，轉化糖的甜度較蔗糖高。

(2)麥芽糖（maltose）：經水解後產生二分子葡萄糖。麥芽糖是澱粉水解成葡萄糖時之中間產物。食物在腸道內，如果經過細菌作用而發酵，所產生的氣體會刺激腸壁，導致腹瀉。麥芽糖較蔗糖不

易被細菌作用而發酵，消化率也較澱粉好，因此常與糊精混合添加至嬰兒奶粉中。

(3)乳糖（lactose）：經水解後產生一分子葡萄糖與一分子半乳糖，乳糖是乳汁中唯一的醣類。天然食物中除乳汁及乳製品外，其他食物均不含乳糖。牛奶中約含 4～6% 的乳糖，人乳中含 5～8%。乳糖較其他雙醣不溶於水，甜度也較低。

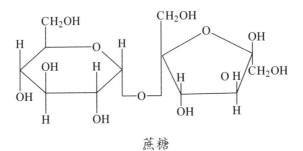

蔗糖

麥芽糖

乳糖

3. 寡醣類（oligosaccharides）

寡醣類是由三至十個單醣聚合成的醣類，天然食物中寡醣類分布較雙醣類、單醣類少。食物中常見的寡醣類有植物蜜糖（raffinose）及茭豆糖（stachyose）、果寡糖（fructooligosaccharide）等。植物密糖及茭豆糖等存在豆類及莢豆類中，植物密糖及茭豆糖都是由葡萄糖、半乳糖與果糖等單醣組成。寡醣類不能被人體消化吸收，但在消化道內被腸道細菌分解發酵，產生氣體與其他產物。黃豆、豆類等食物內含有這些寡糖類，因此進食過多此類豆類食物後會脹氣。

4. 多醣類（polysaccharides）

由多數單醣聚合成大分子量的醣類，多醣類有澱粉、肝醣、糊精、纖維素、果膠、海藻多醣類（洋菜）、植物膠質物及植物黏質物等。澱粉、肝醣、糊精、纖維素等均由一種單醣聚合成，稱為單純多醣類。果膠、海藻多醣類（洋菜）、植物膠質物及植物黏質物均由二種以上單醣聚合成的多醣類，稱為複合多醣類。多醣類較不溶於水，也較其他醣類安定。澱粉、糊精與肝醣可被完全消化，纖維素、半纖維素、果膠、洋菜、植物膠質物及植物黏質物等則不能被消化。

(1) **澱粉（starch）**：是綠色植物進行光合作用的產物，主要存在於植物的種子裡。例如，大米約含澱粉 80%，小麥約含 70%，馬鈴薯約含 20% 等。澱粉是由許多 α-D- 葡萄糖分子脫水縮合而成的多醣。澱粉可以分成直鏈澱粉及支鏈澱粉兩種。

a.直鏈澱粉：一般由 250～300 個 α-D- 葡萄糖以 α-1, 4 鍵結相連而成的長鏈聚合物，支鏈很少。由於分子內氫鍵的作用，結構並非直線型而是有規律地捲曲成螺旋狀，每一圈螺旋有 6 個 α-D- 葡萄糖單元，如圖 3-1 所示。

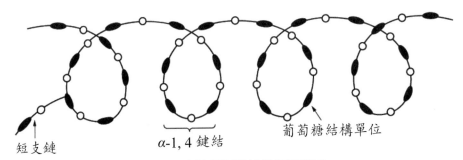

α-1, 4 鍵結

短支鏈　　　　　　　α-1, 4 鍵結　　　葡萄糖結構單位

圖 3-1　直鏈澱粉及其螺旋結構圖

b.支鏈澱粉：一般由 6,000～40,000 個 α-D- 葡萄糖聚合而成，帶
有許多支鏈，其主鏈以 α-1, 4 鍵結相連，在分支點上則以 α-1, 6
鍵結相連。在支鏈澱粉分子的主鏈上，每隔 20～25 個 α-D- 葡
萄糖單元就有一個以 α-1, 6 鍵結的分支，因此支鏈澱粉的結構比
直鏈澱粉複雜，結構如圖 3-2 所示。

(2)糊精（dextrin）：澱粉經過澱粉酵素分解，產生麥芽糖之過程中所
產生的中間產物，均稱糊精，分子量大之糊精，不具甜味，分子
量愈小愈甜，糊精較澱粉易溶於水。

(3)肝醣（glycogen）：是動物體內貯存的醣類，故又稱動物澱粉。
肝醣貯存在動物的肝臟及肌肉中。肝醣每隔 8～12 個葡萄糖單體
就會有一個分支，每個分支有 6～7 個葡萄糖單位。肝醣主鏈上的
葡萄糖以 α-1, 4 鍵結，支鏈以 α-1, 6 鍵結。動物一旦被屠殺或死亡
後，體內貯存的肝醣即迅速分解成乳酸，因此動物性食物中含肝

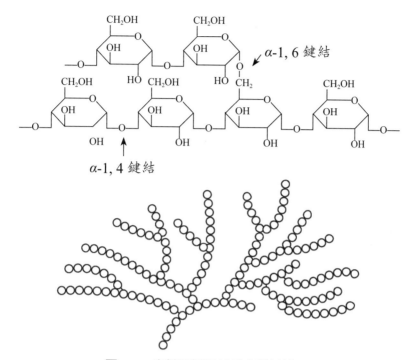

圖 3-2 支鏈澱粉及其分支狀結構圖

醣量微少。

(4)纖維素（cellulose）：是構成細胞壁的基礎物質。木材約有一半是纖維素。較純粹的纖維素，含纖維素 92%～95%。纖維素是白色、無臭、無味的物質，不溶於水，也不溶於一般有機溶劑。纖維素不顯示還原性。纖維素之結構與澱粉類似，但鍵結方式不同。纖維素中葡萄糖分子之間以 β-1,4 鏈結結合而成（如圖 3-3 所示），人體消化道內缺乏分解此種 β-1,4 鏈結之葡萄糖聚合物，因此纖維素不能被消化吸收。纖維素在稀酸和一定壓強下長時間加熱，可發生水解，水解的最後產物是的水解比澱粉困難得多。

(5)**半纖維素（hemicellulose）**：在化學成分上與纖維素不同，半纖維素是由木質糖、阿拉伯膠糖、其他醣類及酸結合成的複合多醣

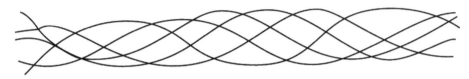

β-1,4 鍵結

圖 3-3　纖維素結構圖

類，不能被消化吸收，無熱能價值。

(6)果膠（petcin）：果膠是由半乳糖醛酸脫水聚合而成的複合多醣類，結構如圖 3-4 所示。果膠是植物細胞壁的重要結構物質，為細胞間的接合物。一般為白色粉末，或為糖漿狀的濃縮物。果膠可溶於熱水，具有保水性。一般為白色粉末，或為糖漿狀的濃縮物。果膠的一般特性是在適當條件下，能凝結成膠凍狀。

圖 3-4　果膠結構圖

(7)海藻多醣（alginate polysaccharides）：俗稱洋菜，為紅藻類細胞壁之成分，是半乳糖的直鏈聚合物。主要成分為海藻酸鈉，又稱藻朊酸鈉或褐藻酸鈉，主要成分為醣類鈉鹽，結構式如圖 3-5 所示。

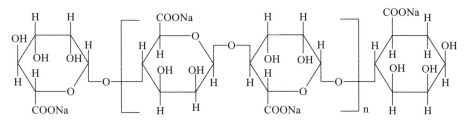

圖 3-5　　海藻多醣結構圖

是海藻以淡鹼液浸取而得，再以過濾法除去纖維素並經過漂白而精製之。在化妝品中用作膠合劑、懸浮劑、增厚劑和乳化劑等。

二、碳水化合物的生理功能

1. 供給熱能

每公克醣可產生四大卡（Kcal）的熱能。成人體內約有 350～450 公克的肝醣貯存在肝臟與肌肉，其中約 100 公克貯存在肝臟，約有 350 公克貯存在肌肉中，血液中則約含 30 公克的葡萄糖。這些醣氧化後產生熱能約 1,800 大卡，只能滿足一般成人一天所需要的熱能，因此每天必須有規律的攝取適量醣類，以滿足人體的能量需求。

2. 節省蛋白質的功能

每日膳食中攝取足夠的醣類，則人體會優先使用醣類作為能量來源。使得大部分的蛋白質用來構造或修補組織細胞，如果攝取的醣類不足，則脂肪與蛋白質即被供為能量來源。

3. 調節脂肪代謝

飲食中有適量的醣，則能使脂肪正常的氧化，以供給熱能調節脂肪代謝，以免體內酮體（ketone body）形成過量。酮體包括雙醋酸、β- 羥丁酸、丙酮等，是脂質分解時的中間產物，在肝臟形成，經血液循環運送之

肝臟以外的組織，少量酮體可被肝臟以外組織分解利用。當醣類攝取不足或利用不佳時，脂肪的分解會加速，並產生過多酮體，以致身體不能完全氧化，因而引起**酮酸中毒（ketosis）**。因此每日飲食中必須攝取適量醣，以防酮體形成過多或堆積過多。

4. 碳水化合物在各器官內的特殊功用

(1)在消化道上：乳糖能促進腸內細菌叢的生長。這些細菌叢在腸道內能合成維生素 K 及多種維生素 B。此外，膳食纖維具有保水性及吸附有機物之特性，在腸道內形成實體，促進腸道蠕動，有利排泄作用。對於腸道憩室症、大腸癌、高血脂症、血管硬化症有預防效果，並能延緩血糖上升，穩定糖尿病病患的病情。

(2)在中樞神經系統方面：葡萄糖是腦（中樞神經）的主要能量來源，葡萄糖（及少量酮體）以外的熱能來源較少被腦部利用，且腦部組織不能貯存糖，而腦的新陳代謝極其快速。人體在休息狀態下，腦部占氧氣消耗量的 25%，因此必須不斷由血液中供應葡萄糖，缺乏葡萄糖及氧可供氧化產能時，會導致腦部不可恢復性的傷害。

第二節　碳水化合物的來源及營養代謝利用

一、碳水化合物的來源和供給量

1. 醣類的食物來源

　　常見食物中含醣量最多的是純糖、蜂蜜等，一般穀類食物中含醣量約 68～84% 之間。飲食中醣類的主要來源爲植物性食物，植物性食物中含多醣類最多的是五穀類、豆類（綠豆、豌豆、紅豆、花豆等），其次爲薯類。動物性食物中，奶類含乳糖。但動物一經死亡，肝醣即迅速分解成乳

酸及丙酮酸。

2. 醣類的建議攝取量

蛋白質與脂肪在人體內代謝後，均能轉換成葡萄糖。因此醣類攝取量應與蛋白質及脂質的攝取量相互有關，適量攝取能避免過多的蛋白質及脂肪分解。三大熱量素中醣類、蛋白質、脂肪的建議攝取量分別占全天總熱量之 63%、12% 及 25% 為理想。醣類之容許範圍為 58～68%。為了防止體內因醣類不足造成脂肪不完全氧化，引起之酮酸中毒。根據衛福部 DRIs 107 年修訂版草案，成人每日碳水化合物**攝取建議量（recommeded dietary allowance, RDA）**為 130 g。懷孕婦女需另加 45 g。

二、碳水化合物的消化、吸收與代謝

碳水化合物在人體內的營養代謝，如圖 3-6 所示。碳水化合物的消化、吸收與代謝，敘述如下。

1. 碳水化合物的消化

(1)澱粉酵素（amylase）：澱粉在口腔內經唾液澱粉酵素作用，一部分被分解成麥芽糖及糊精。食物進入胃後，澱粉酵素繼續作用，與胃酸充分混合。食糜變成酸性，唾液澱粉酵素逐失去活性，澱粉的分解才停止胃內沒有分解醣類的酵素。胃內沒有分解醣類的酵素，醣類主要消化作用在小腸內進行，胰液中胰澱粉酶為分解澱粉的主要酵素，可以水解澱粉及肝醣，使其變成麥芽糖及糊精，最後均水解成麥芽糖。

(2)雙醣酵素：當雙醣類到達小腸黏膜接觸到刷狀緣時，雙醣酵素立刻水解雙醣使成單醣，單醣被攝入黏膜細胞內。食物中之澱粉、蔗糖、乳糖、麥芽糖等最後均被分解成葡萄糖、半乳糖、果糖等

　　單醣。至於纖維素、半纖維素、果膠、海藻等多醣類，因人體消

化道沒有分解此類多醣類酵素，無法被消化而經大腸排出體外。

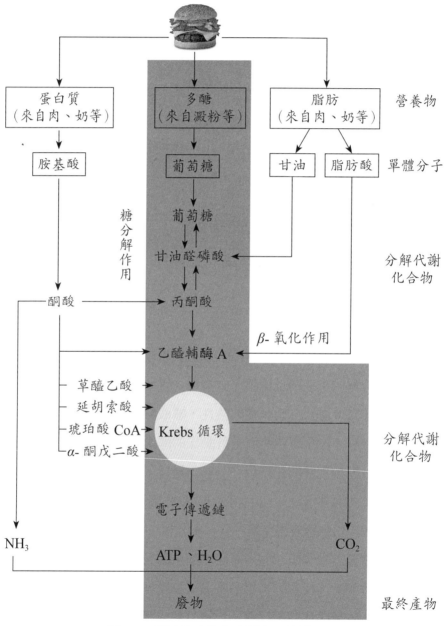

圖 3-6　碳水化合物在人體內的營養代謝

2. 醣類的吸收

　　葡萄糖及半乳糖藉由主動運輸的機制吸收，過程需攜帶者（蛋白質）及**鈉-鉀質子泵（Na⁺-K⁺ proton pump）**的協助主動運輸是逆著化學濃度梯度的運輸方式，主動運輸都需要膜蛋白的參與。在膜的兩側，物質從低濃度的一側向高濃度一側運輸，需要消耗 ATP。主動運輸最重要的作用是維持細胞內部的一些帶電離子的濃度與周圍環境相比有較大的差別。質膜借助於主動運輸將鈉離子泵出膜外，而將鉀離子泵入膜內，如圖 3-7(a) 所示。此外，質子泵參與 H⁺ 的運輸，由 Na⁺-K⁺ 泵和質子泵工作增加的電位和貯存的能量還可以被直接用於細胞做功，包括可用來將葡萄糖、果糖、胺基酸等分子逆濃度梯度方向跨膜運輸，這種運輸是間接地消耗 ATP，又稱為協同運輸，如圖 3-7(b) 所示。在協同運輸系統，質子泵首先消耗 ATP，將 H⁺ 泵到膜外，造成 H⁺ 在膜外的濃度高於膜內，由於

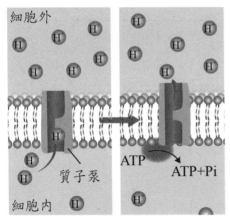
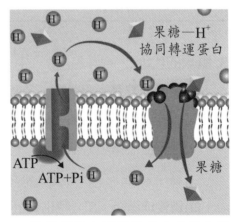

(a) 質子泵中，載體蛋白利用 ATP 進行 H⁺ 的運輸。

(b) 協同運輸由質子泵產生的電化學梯度所蘊藏的能量，可協助果糖分子等跨膜運輸。

圖 3-7　主動運輸——質子泵與協同運輸

圖片來源：Campbell and Farrell 原著，生物化學，2011。

化學滲透作用，透過特殊的跨膜蛋白（此處爲果糖 -H⁺ 協同轉運蛋白），再次回到膜內側時，同時協助果糖分子透過膜進入細胞中。同樣地，動物細胞依靠 Na⁺-K⁺ 泵排出的 Na⁺ 所產生的電位梯度作用，也可對葡萄糖和胺基酸進行協同運輸。

果糖藉由擴散及促進擴散的機制吸收。葡萄糖、果糖及半乳糖由黏膜細胞吸收，經毛細血管、門靜脈至肝臟。單醣類吸收速度是以葡萄糖爲基準，其餘糖類相對吸收速度如表 3-2 所示，以半乳糖最快，其次爲葡萄糖，再其次爲果糖。

表 3-2　單醣類的吸收速度

醣的種類	吸收速度比
葡萄糖	100
半乳糖	110
果糖	48
甘露糖	19

3. 醣類的代謝

(1)醣類的貯存：葡萄糖、果糖、半乳糖進入肝臟內，經由酵素作用轉變成葡萄糖。部分葡萄糖在肝臟或肌肉內轉變成肝醣貯存，部分經血液循環送至全身各組織細胞氧化釋能。一般成人體內肝醣儲存量總計約 350～450 公克。

(2)轉變成脂肪：部分轉化成脂肪酸及甘油，以備不時之需。

(3)轉變成胺基酸：經轉胺作用形成非必需胺基酸，提供身體合成蛋白質。

(4)血糖的維持：肝臟是調節葡萄糖代謝的主要器官，肝臟藉著肝醣合成，肝醣分解、糖質新生、脂質合成與分解等機轉，調節及控

制葡萄糖維持血糖值恆定。空腹時（禁食 12 小時後）的血糖濃度約為每 100 毫升血液中含糖 70～110 毫克（即 70～110 毫克／100 毫升），平均約為 80 毫克／100 毫升。餐後吸收的糖經由肝臟釋入血液，因此餐後約 1 小時血糖濃度上升，約達 120～150 毫克／100 毫升。血糖升高時，胰臟迅速分泌胰島素釋入血液，以促進血糖進入各組織細胞或轉變成肝糖貯存；因此餐後 2 小時內血糖又恢復空腹血糖值。血糖濃度過高，超過 160～180 毫克／100 毫升以上，尿液中出現糖，即稱尿糖。空腹或絕食時血糖降低，此時肝臟中之肝醣即分解成葡萄糖（肝醣分解），或胺基酸代謝成葡萄糖（糖質新生）進入血流，以維持血糖恆定。

(5)葡萄糖的分解：是在全身細胞內持續不斷的進行，葡萄糖分解最終產物為二氧化碳、水與熱能。釋出的熱能以腺嘌呤核苷三磷酸（ATP）的型式，被存在細胞內粒腺體中，依身體需要釋出熱能。

第三節　碳水化合物與美容保健

一、醣類攝取與健康相關的問題

過多的甜食會影響健康，蔗糖、葡萄糖、糖漿等純糖食物僅含醣，除了供熱能外，並無其他營養素，因此被視為**空熱能來源（empty calories）**。此類食物攝食過多，會影響蛋白質、維生素及礦物質等營養素的攝取。

1. 血糖指數與血糖負荷

(1)血糖指數（glycemic index, GI）：定義為食用含 50 公克醣類食物使血糖上升的數值，比對含等量醣類的標準實務，對血糖的上升效應之比例值。對照之標準食物通常採用葡萄糖或白吐司，進食

含有較多糖或澱粉之食物，會影響血糖濃度的變化速率，使血糖快速上升高，形成**高血糖指數（high glycemic index）**。血糖指數以葡萄糖為指標，葡萄糖之血糖指數為 100。血糖指數高於 70 以上之食物為高血糖指數（GI）食物，介於 50～70 之間者為中血糖指數（GI）食物，低於 55 以下者為低血糖指數（GI）食物（如表 3-3 所示）。

血糖指數受澱粉的結構與性質、膳食纖維含量、食物製備的方法及食物的物理性狀、蔬果的成熟度、食物中油脂含量與酸度等影響。原則上，進食單醣時，不需消化就可吸收，雙醣的消化步驟較簡短，因此進食的食物中含有單醣與雙醣都會使血糖快速升高。多醣則需要較長的消化時間，如果飲食中含有膳食纖維，則可延緩吸收，因此有助於延緩血糖上升。

(2)**血糖負荷（glycemic load, GL）**：血糖負荷之計算方法是某食物中含醣量乘以該食物之血糖指數（如表 3-3 所示），更能反應進食後血糖升高之實際狀況。進食高血糖負荷之食物會刺激胰臟分泌較多的胰島素，使血液中維持高胰島素，結果餐後不久就感到飢餓。同時使血液中三酸甘油酯升高，低密度脂蛋白變小（此狀況容易導致心血管疾病），脂肪沉積在脂肪組織並促進肝臟合成脂肪。

2. 糖與心血管疾病

攝取過多的糖容易使血中三酸甘油酯量升高，而高三酸甘油酯血症為冠狀動脈硬化危因之一。

3. 肥胖

攝取總熱量過多，同時有過多的糖（空熱量），則形成肥胖的機率增加。

表 3-3 一般食物的血糖指數與血糖負荷

對照之標準食物：葡萄糖=100 低血糖指數（GI）食物：低於 35 中血糖指數（GI）食物：55～70 高血糖指數（GI）食物：高於 70 以上	低血糖負荷（GL）食物：低於 15 中血糖負荷（GL）食物：15～20 高血糖負荷（GL）食物：高於 20 以上

食物	分量	血糖指數（GI）	含醣量（g）	血糖負荷（GL）
白吐司	1 片	70	10	7
全麥麵包	1 片	13	13	9
短米	1 杯	72	53	38
長米	1 杯	56	45	25
全脂牛奶	1 杯	27	11	3
低脂優格	1 杯	33	17	6
冰淇淋	1 杯	61	31	19
蔗糖	1 小匙	65	5	3
果糖	1 小匙	23	5	1
乳糖	1 小匙	46	5	2
蜂蜜	1 小匙	73	6	4
橘子	1 個（中）	44	15	7
葡萄	1 個（中）	25	32	8
香蕉	1 個（中）	55	29	16
蘋果	1 個（中）	38	22	8
水煮胡蘿蔔	1 杯	49	16	8
甜玉米	1 杯	55	39	21
烤馬鈴薯	1 杯	85	57	48
橘子汁	1 杯	46	26	13
蘋果汁	1 杯	40	29	12

4. 糖與蛀牙

蛀牙之形成係齒縫中的食物殘渣，尤其是精緻糖或澱粉，被口腔中細菌分解形成酸，侵蝕牙齒表面之琺瑯質。此外，細菌可形成牙菌斑，黏住牙齒表面及齒縫，形成齒垢繼續傷害牙齒。蛀牙的發生與否，跟細菌可否代謝糖形成酸及口腔衛生習慣有關。為減少蛀牙，最好少吃含糖多、黏性高及容易代謝成酸的醣類。醣類的甜度與生酸能力之比較，如表 3-4 所示。木糖醇（xylitol）、山梨糖醇（sorbitol）及甘露糖醇（mannitol）等糖醇類具有甜味、熱量低（每公克約可供 1.5～3 仟卡熱量）、不黏牙，不被口腔細菌分解，因此常被作為甜味劑，添加在口腔清涼劑及口香糖中。

表 3-4　醣類之甜度與生酸能力比較

醣類			甜度	生酸速度
單醣類	六碳醣	果糖	170	80～100
		葡萄糖	70	100
		半乳糖	32	
	五碳糖	山梨糖	60	10～30
		甘露糖	70	0
		木糖醇	90～100	0
雙醣類		蔗糖	100	100
		麥芽糖	40	
		乳糖	20	40～60

二、排毒

1. 促進排便：人體便秘時，糞便滯留在腸道中，有害物質反被人體吸收，會引起胃腸神經功能紊亂而導致食慾缺乏、腹部脹氣、口苦及放屁

等。糞便的長期滯留會因爲毒素的吸收導致臉上長斑、面色灰暗等一些損美性疾病。多糖類的聚合物及膳食纖維等具有促進排便的作用，機制是使糞便因含水較多體積增加、變軟、刺激和加強腸蠕動、營養腸道等，最終使消化吸收和排泄功能得到加強，以減輕直腸內壓力，降低糞便在腸道中的停留時間，最終達到排毒及美容養顏的作用。

　　2. 解毒作用：糖類代謝過程中產生的葡萄糖醛酸殘基在肝臟參與和重金屬等某些物質的解毒，肝糖原（glycogen）不足時，動物對四氯化碳、乙醇、砷等有害物質，及對伴有細菌毒素疾病的抵抗力顯著下降。攝取足夠的糖類時，保持肝臟含有豐富的糖原，即可保護肝臟本身免受有害因素的毒害，又能保持肝臟正常的解毒功能。

三、控制體重

　　糖類是提供生物體熱能的主要來源，所以人體活動的熱能有 70% 是由其供應的。如果糖類攝取過多且超過生物體需要時，多餘能量會在肝臟轉換成中性脂肪進入血液循環。大部分又轉變成皮下脂肪儲存在體內，使體重增加，導致肥胖發生及影響體型。糖類包括兩大類，一類是人體能夠消化吸收的多醣，主要是指澱粉。另一類是人體不能消化吸收的多醣，包括膳食纖維、抗性澱粉、低聚醣類等。這類物質不能被人體消化酶所分解，不能直接給人體提供能量，但能透過增強飽食感，促進排便，抑制脂肪酸的吸收，促進能量代謝，抑制澱粉酶的活性等作用達到體重控制。

　　膳食纖維、全麥麵、豆類、水果和蔬菜中含有豐富的纖維素，增加食物的體積，使人易產生飽食感，從而減少攝食量，避免攝食過多引起能量過剩而導致肥胖。同時，膳食纖維還能抑制澱粉酶作用，延緩糖類的吸收，降低空腹和餐後血糖數值。果膠能抑制脂肪的吸收，有助於肥胖、糖尿病和高脂血脂症的預防。

四、提高免疫力和抗輻射

多糖是有效的免疫調節劑，部分具有抗輻射等保健功效。

五、其他

1. 抗生酮作用與美容：部分肥胖者，尤其是女性肥胖者，在減肥的過程中方法不當，糖類限制過於嚴格或不食澱粉類主食，結果使脂肪分解過快，產生大量生酮，超過人體代謝速度，此時會出現煩渴、尿多、明顯脫水、極度乏力、噁心、嘔吐、食慾不振等。從美容的角度，由於失水較多會表現為皮膚乾燥、彈性減低、眼球下陷等現象。這時患者呼吸常深而快，呼出氣中帶有爛蘋果味。

2. 食糖性脫髮：糖在人體的新陳代謝過程中，會形成大量的酸，可破壞維生素 B 群，擾亂頭髮的色素代謝，導致頭髮逐漸因失去黑色的光澤而枯黃。過多的糖在人體內可使皮脂增多，可誘發頭皮發生**脂溢性皮炎**（**seborrheic dermatitis**），繼而大量脫髮。

糖類是人體熱量的主要來源，如果糖類攝取不足，則攝取的蛋白質會大量作為熱源被消耗掉，不能充分發揮這些優質蛋白質的營養作用。還因蛋白質代謝產生過量的磷酸根、硫酸根等酸性物質，對皮膚有較強的刺激作用，會引起皮膚早衰。如果攝取過量糖類，會引起肥胖及血脂增高，不利美體，故應適當控制。

第四節　膳食纖維與美容保健

膳食纖維（**dietary fiber**）是指不能被人體消化道內之酵素分解的多醣類及木質素。木質素不屬於醣類，是存在植物的木質部分或蔬果、全穀類的表層。膳食纖維主要來自植物的細胞壁、細胞間質或植物的分泌物。

一、膳食纖維分類

依據溶解性不同，可分為可溶性及不可溶性兩大類，如表 3-5 所示。

- **可溶性膳食纖維**：包括果膠、部分半纖維素、海藻多醣類、植物膠及植物黏質物。

- **不可溶性膳食纖維**：包括纖維素、部分纖維素及木質素。

表 3-5　膳食纖維之分類與食物來源

類別		生理功能	食物來源
可溶性膳食纖維		• 果膠 • 半纖維素 • 植物膠 • 植物黏質物	延緩胃排空、延緩葡萄糖吸收及血糖上升、降低血液中膽固醇	• 柑橘、蘋果、柳丁、梨 • 木耳 • 愛玉、大麥、花椰菜、綠花椰菜、馬鈴薯、胡蘿蔔
不可溶性膳食纖維	多醣類	• 纖維素 • 半纖維素	增加腸道內實體、促進腸道蠕動	• 糙米、全麥、小麥麩皮、燕麥大麥植物 • 堅果類、豆類、黃豆 • 花椰菜、綠花椰菜、馬鈴薯、胡蘿蔔 • 蘋果、柳丁、梨 • 、香蕉
	非多醣類	• 木質素	增加腸道內實體	• 小麥麩皮、全穀類

二、膳食纖維的功用

人體消化道內缺乏分解膳食纖維的酵素，因此膳食纖維不能被吸收，雖然無熱量價值，但對人體有下列功用：

1. 預防及舒解便秘：具有吸著水分、增加腸道內實體，進而促進腸道蠕動，縮短廢物停留在腸道的時間，且能使腸道廢物溼潤容易排出，因此有助舒緩便秘。

2. 能抑制血液中膽固醇上升：果膠、植物膠、黏質物等水溶性膳食纖維具有吸附有機物之特性，能吸附膽酸使其排出體外，增加體內膽固醇分解成膽酸，排出體外的機會。能抑制血液中膽固醇上升，減少心血管疾病與膽結石的機率。

3. 改善耐糖能力：能延緩葡萄糖吸收速度，使餐後血糖升高速度緩慢，因而能改善耐糖能力。

4. 降低大腸癌發生率：會增加腸道內的實體，減少致癌源與腸黏膜接觸，降低大腸癌發生率。

5. 預防憩室病及痔瘡：可增加腸道實體，減少因腸壁局部壓力增加所導致的痔瘡及因腸壁肌肉缺乏刺激而變弱，腸道內乾硬的廢物壓迫腸壁而形成憩室病。

6. 減少毒性物質的吸收：吸附有毒物質排出體外，減少毒性物質的吸收。

三、膳食纖維的建議攝取量

根據衛福部 DRIs 107 年修訂版草案，國人男女膳食纖維建議**攝取足夠量**（adequate intakes, AI）如表 3-6 所示。懷孕婦女需另外增加 5 g。

表 3-6　膳食纖維建議量

膳食纖維	公克（g）		膳食纖維	公克（g）	
	男	女		男	女
1～3 歲 （稍低） （適度）	16 19	16 19	16～18 歲 （低） （稍低） （適度） （高）	30 35 41 47	23 27 32 36
4～6 歲 （稍低） （適度）	22 25	20 23	19～30 歲 （低） （稍低） （適度） （高）	26 30 34 38	20 23 27 29
7～9 歲 （稍低） （適度）	25 29	23 27	31～50 歲 （低） （稍低） （適度） （高）	25 29 34 37	20 23 27 29
10～12 歲 （稍低） （適度）	29 33	27 32	51～70 歲 （低） （稍低） （適度） （高）	24 27 32 35	20 22 25 28
13～15 歲 （稍低） （適度）	34 39	29 33	71 歲 （低） （稍低） （適度）	23 27 30	18 21 24

（註）「低、稍低、適度、高」表示生活活動強度之程度。

習題

一、選擇題

1. 天然醣類中最甜的是

   (A) 乳糖　(B) 果糖　(C) 葡萄糖　(D) 肝糖

   答案：(B)

2. 下列何者是不可溶性飲食纖維

   (A) 果膠、樹膠　　　　　　　(B) 海藻多醣類

   (C) 木質素、纖維素　　　　　(D) 以上皆是

   答案：(C)

3. 麥芽糖經水解後，產生

   (A) 一分子的半乳糖與一分子的葡萄糖

   (B) 一分子的果糖與一分子的葡萄糖

   (C) 二分子的葡萄糖

   (D) 一分子的半乳糖與一分子的果糖

   答案：(C)

4. 腦神經及中樞神經細胞的熱能主要來源是

   (A) 半乳糖　(B) 葡萄糖　(C) 脂肪酸　(D) 胺基酸

   答案：(B)

5. 調節血糖恆定的主要器官是

   (A) 腎　(B) 肌肉　(C) 肝　(D) 腎、肝

   答案：(C)

6. 下列敘述，何者為是

   (A) 葡萄糖及半乳糖是以主動運送之方式吸收，因此吸收速度較快

   (B) 葡萄糖及果糖是以促進擴散之方式吸收，因此吸收速度較慢

(C) 果糖是以主動運送之方式吸收

(D) 半乳糖是以促進擴散之方式吸收

答案：(A)

7. 下述有關乳糖之敘述，那一項是正確的

(A) 人體腸道內缺乏乳糖酶的人，進食含乳糖的食物，會引起腸脹氣、痙攣、腹瀉等乳糖不耐的症狀

(B) 乳糖不耐與人種族有關

(C) 部分人在長期不喝含乳糖的食物後，乳糖酶會逐漸減少，以致形成後天性乳糖不耐

(D) 以上皆是

答案：(D)

8. 下述有關醣類的消化，何者為是

(A) 醣類的消化作用主要在小腸內進行

(B) 雙醣酶存在小腸絨毛的刷狀緣上

(C) 醣類消化最終產物是葡萄糖，半乳糖及果糖

(D) 以上皆是

答案：(D)

9. 下述有關膳食纖維之敘述，何者為是

(A) 不能被人體消化吸收亦不能供熱能

(B) 在腸道內可形成實體，促進排便，並能促進膽固醇及有害人體之成分排泄

(C) 攝取過多會干擾鈣、鐵、鋅等營養成分之吸收

(D) 以上皆是

答案：(D)

10.食物之升糖指數（glycemic index, GI）值常作為糖尿病患者或減重個

案之食物選擇參考，若以葡萄糖液作爲對照值計算之，所謂低 GI 是指 GI 值小於多少？

(A)55　(B)65　(C)75　(D)85

答案：(A)

11. 食物之血糖負荷（Glycemic Load）達多少以上時，即列爲高血糖負荷（GL）

(A)50　(B)20　(C)10　(D)75

答案：(B)

12. 進食高血糖負荷之醣類食物會

(A) 使血液中維持高胰島素，餐後不久就感到飢餓

(B) 低密度脂蛋白（LDL）變大，易導致心血管疾病

(C) 脂肪沉積在脂肪組織，並使肝臟合成脂肪減少

(D) 以上皆是。

答案：(A)

13. 下列有關糖醇類之敘述，何者爲是

(A) 熱量低（每公克約可供 1.5～3 仟卡熱量）

(B) 具有甜味

(C) 不黏牙，不被口腔細菌分解，因此常被作爲甜味劑，添加在口腔清涼劑及口香糖中

(D) 以上皆是

答案：(D)

14. 食用下列何種食物，有助於延緩葡萄糖吸收及血糖的控制？

(A) 燕麥　(B) 白吐司　(C) 米粥　(D) 米飯

答案：(A)

15. 下列何者不屬於水溶性膳食纖維？

(A) 果膠質　(B) 木質素　(C) 關華豆膠　(D) 蒟蒻多醣

答案：(B)

16.下列有關多醣類的敘述，何者錯誤？

(A) 含有數百到數千個葡萄糖　(B) 澱粉、肝醣和纖維都屬於多醣類

(C) 有直鏈與支鏈型式的多醣類　(D) 人體無法消化支鏈型的多醣類

答案：(D)

17.細胞的穿膜蛋白質（transmembrane proteins）可以藉由下列何種離子進出細胞，以控制細胞體積大小？

(A) 鈣與鎂　(B) 磷及鉀　(C) 鈉及鈣　(D) 鉀及鈉

答案：(D)

18.當食物來源不足，導致血糖過低時，人體會將貯存於體內之多醣類分解成葡萄糖，以維持正常血糖值，此作用稱為：

(A) 糖解作用　(B) 發酵作用　(C) 肝醣合成　(D) 肝醣分解

答案：(D)

19.下列何種糖與心血管疾病發生的風險為正相關性最高？

(A) 果糖　(B) 麥芽糖　(C) 乳糖　(D) 寡糖

答案：(A)

20.關於膳食纖維降低血液膽固醇之機轉，下列敘述何者錯誤？

(A) 減少腸肝循環之膽汁回收

(B) 促進腸道細菌利用可發酵纖維質，產生可抑制膽固醇合成的短鏈脂肪酸

(C) 與膽固醇及膽酸結合，促進其排泄於糞便中

(D) 促進腸道細菌將膽固醇分解

答案：(D)

二、簡答題

1. 簡述碳水化合物的分類？

2. 碳水化合物在人體內有何功用？

3. 碳水化合物的食物來源及每日建議攝取量？

4. 常進食高血糖負荷的食物對人體有何影響？

5. 請說明糖類在腸道吸收的方式？

6. 請簡單舉例說明碳水化合物對美容保健的影響？

7. 請簡述膳食纖維的分類及在人體內的功用為何？

參考文獻

1. 蕭寧馨著，食品營養概論，**時新出版有限公司**，2004。

2. 黃玲珠編著，美容營養學，**華立圖書股份有限公司**，2006。

3. 王素華著，黃純宜總校閱，美容營養學修訂版，**新文京開發出版股份有限公司**，2013。

4. 王志凡、萬巧英主編，營養與美容保健，**科學出版社**，2015。

5. 張效銘、趙坤山著，化妝品原料學第二版，**滄海圖書資訊股份有限公司**，2015。

6. 蔡秀玲、張振崗、戴瑄、葉寶華、鍾淑英、蕭清娟、鄭兆君、蕭千祐合著，謝明哲總校閱，實用營養學（七版）修訂版，**華格那出版有限公司**，2017。

7. 蔡秀玲、張振崗、戴瑄、葉寶華、鍾淑英、蕭清娟、鄭兆君、蕭千祐合著，許青雲總校閱，營養學概論（六版），**華格那出版有限公司**，2017。

8. Byrd-Bredbenner, C., Moe, G., Beshgetoor, D., and Berning, J 原著，蕭

寧馨編譯，透視營養學——導讀版 Wardlaw's Perspectives in Nutrition, 8/e，**藝軒圖書出版社**，2013。

9. Campbell and Farrell 原著，生物化學，**偉明圖書股份有限公司**，2011。

10. Smith, A. M., and Collene, A. L. 原著，蕭寧馨編譯，蕭慧美、黃惠玲、湯雅理、林士民、李亦臻精編，當代營養學 Wardlaw's Contemporary Nutrition, 10e，**東華書局暨新月圖書公司**，2018。

11. Robinson, Lawler, Elizabeth, Chenoweth 原著，連潔群、楊又才翻譯，丘志威、許瑞芬、駱菲莉、盧義發、蔡淑芬校閱，新編實用營養學 Normal and Therapeutic Nutrition.，**藝軒圖書出版社**，1995。

12. Mahan L K, and Escott-Stump S: Krause's Food, Nutrition and Diet Therapy, **W. B. Saunder Co**. 14th ed. 2016.

13. Robinson, C. H. Lawler, W. L. Chenoweth, and A. E. Garwick: Normal and Therapeutric Nutrition, **MacMillan Pubishing Co. Inc.**, New York. 17th ed. 1990.

第四章　脂質與美容

　　脂肪類是一大類不溶於水的化合物，是中性脂肪（也稱三酸甘油酯）和類脂（磷脂、膽固醇和糖脂質）的統稱，主要有碳、氫、氧等。部分脂質同時含有磷和氮。脂質與醣比較，脂質中所含碳數較多，含氧數較少，故脂質經燃燒後產生較多的熱能。它有兩個特性：一是均溶於有機溶劑。二是在活細胞結構中有極重要的作用。脂肪類在人體內的功能主要是作為細胞中能量的儲存形式或作為細胞膜的成分。本章節針對「**脂質的類型及其生理功能**」、「**脂質的來源及營養代謝**」、「**脂質與美容保健**」等內容，進行詳細的介紹。

第一節　脂質的類型及其生理功能

一、脂質的分類

　　依照化學結構之不同，脂質可以分為簡單脂質、複合脂質、衍生脂質等三大類。

(一) 簡單脂質（simple lipids）

1. 中性脂肪（neutral fat）

　　是指脂肪酸與甘油酯化而成，例如一般食用油（玉米油、黃豆油、葵花油、奶油）及人體皮下組織等。依據甘油結合的脂肪酸數目做區分：

　　(1)三酸甘油酯（triglycerides）：是三分子脂肪酸與一分子甘油酯化之化合物。

(2)**雙酸甘油酯**（**diglycerides**）：是二分子脂肪酸與一分子甘油酯化之化合物。

(3)**單酸甘油酯**（**monoglycerdes**）：是一分子脂肪酸與一分子甘油酯化之化合物。

2. 蠟（wax）

脂肪酸與高級醇結合之酯，呈固體且不被消化吸收。

(二) 複合脂質（compound lipids）

是中性脂肪與其他基團（磷酸、糖、蛋白質基團）之化合物。

1. 磷脂質（**phospholipids**）：是由甘油、二分子脂肪酸、磷酸結合而成之化合物。例如卵磷脂（lecithin）或腦磷脂（cephalin）等。磷脂質是生物體細胞膜的主要組成，因此若飲食中攝取足量的磷脂質，可幫助修復受損的細胞膜，有助於生物體細胞結構正常化。

2. 醣脂質（**glycolipids**）：脂肪酸與糖（葡萄糖或半乳糖）之化合物，主要存在腦、神經組織之膜外層。例如，腦糖苷（cerebroside）及含半乳糖的脂質是神經髓鞘及腦中白質的構成要素。神經節糖苷（ganglioside）及含葡萄糖或半乳糖的脂質則為腦組織及突觸膜的成分之一。

3. 脂蛋白（**lipoprotein**）：中性脂肪、膽固醇酯、磷脂質及蛋白質所形成的複合型態。血液中之脂蛋白是血液運輸油脂的型態，包含乳糜微粒、極低密度脂蛋白、中密度脂蛋白、低密度脂蛋白及高密度脂蛋白。

(三) 衍生脂質（derived lipids）

中性脂肪或複合脂質經水解產生的產物，如脂肪酸、膽固醇。

二、脂肪酸（fatty acid）

是脂質的基本單位，自然界的脂肪酸多數是直鏈偶數碳之碳氫化合物，結構如圖 4-1 所示。其碳鏈一端為甲基（-CH₃），另一端為羧基（-COOH）。化學式為 $CH_3(CH_2)_nCOOH$，n = 偶數。

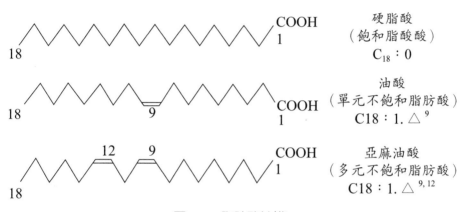

圖 4-1　脂肪酸結構

1. 脂肪酸的分類

(1)依碳鏈之長短：

- **短鏈脂肪酸**：含 6 個碳原子以下者，例如丁酸或己酸。
- **中鏈脂肪酸**：含 8～10 個碳原子者，例如辛酸或葵酸。
- **長鏈脂肪酸**：含 12 個以上碳原子者，例如月桂酸或棕櫚酸。

(2)依碳鏈之飽和情形：

- **飽和脂肪酸（saturated fatty acid, SFA）**：脂肪酸碳鏈上碳與碳之間的結構，均為單鍵者，稱為「**飽和脂肪酸**」。化學通式為 $C_nH_{2n+1}COOH$，例如丁酸、己酸等短鏈飽和脂肪酸，葵酸、月桂酸等中鏈飽和脂肪酸。肉豆蔻酸、棕櫚酸、硬脂酸等長鏈飽和脂肪酸。一般動物性食物中所含脂質，以長鏈飽和脂肪酸占

較多，尤其以 16～18 碳數者占最多。

- 不飽和脂肪酸（**unsaturated fatty acid, USFA**）：脂肪酸的碳鏈上，碳原子之間除單鏈外，尚有雙鍵的結合。依雙鍵數目又可以分為：

a. 單元不飽和脂肪酸（**monounsaturated fatty acid, MUFA**）：脂肪酸碳鏈上只有一個雙鍵。例如，油酸。

b. 多元不飽和脂肪酸（**polyunsaturated fatty acid, PUFA**）：脂肪酸碳鏈上有兩個或兩個以上的雙鍵。例如，**亞麻油酸（linoleic acid, LA）**、**次亞麻酸（gamma linoleic acid, GLA）**、**二十碳五烯酸（eicosapentaenoic acid, EPA）**、**二十二碳六烯酸（docosa hexaenic acid, DHA）**。一般植物性食物中所含脂質，以長鏈多元不飽和脂肪酸占較多（如表 4-1 所示）。

表 4-1　油脂中重要脂肪酸

類別	名稱	化學結構式	碳數及雙鍵數	ω 位置	熔點°C
飽和脂肪酸	月桂酸	$CH_3(CH_2)_{10}COOH$	12:0		
	肉桂蔻酸	$CH_3(CH_2)_{12}COOH$	14:0		
	軟脂酸	$CH_3(CH_2)_{14}COOH$	16:0		
	硬脂酸	$CH_3(CH_2)_{16}COOH$	18:0		
	花生酸	$CH_3(CH_2)_{18}COOH$	20:0		
不飽和脂肪酸	棕櫚油酸	$CH_3(CH_2)_5CH=CH(CH_2)_7COOH$	16:1		16.3
	油酸	$CH_3(CH_2)_7CH=CH(CH_2)_7COOH$	18:1	ω-9	16.3
	亞麻油酸	$CH_3(CH_2)_4(CH=CHCH_2)_2(CH_2)_6COOH$	18:2	ω-6	-5.0
	次亞麻油酸	$CH_3(CH_2CH=CH)_3(CH_2)_7COOH$	18:3	ω-3	-11.0
	花生四烯酸	$CH_3(CH_2)_4(CH=CHCH_2)_4(CH_2)_2COOH$	20:4	ω-6	-49.5

(3)依氫原子的位置分類：不飽和脂肪酸可形成雙鍵的幾何異構物，依氫原子的位置可分爲順式脂肪酸及反式脂肪酸，如圖 4-2 所示。

- **順式脂肪酸（*cis* fatty acid）**：氫原子在雙鍵的同一側。分子較彎曲，天然脂質中脂肪酸大部分爲順式型態。
- **反式脂肪酸（*trans* fatty acid）**：氫原子在雙鍵的不同側。分子較接近直線，不飽和脂肪酸經氫化及長時間加熱後亦變成反式脂質酸。例如，人造奶油、酥油等。

順式脂肪酸

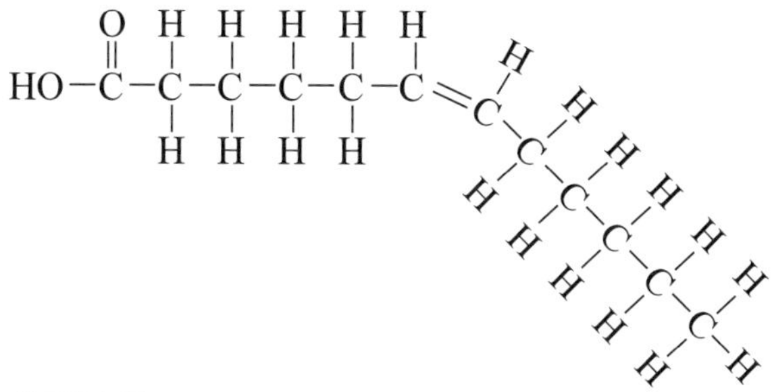

反式脂肪酸

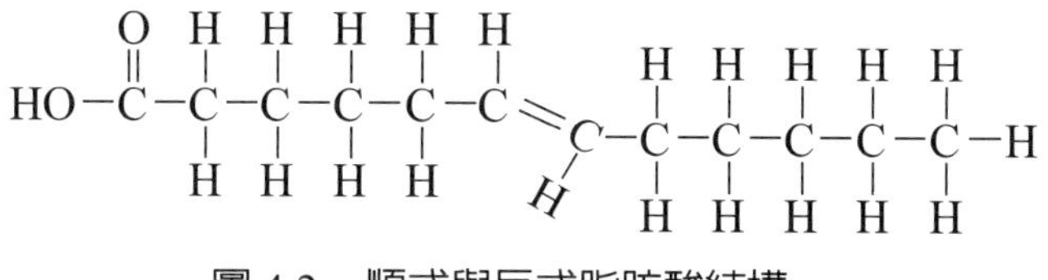

圖 4-2　順式與反式脂肪酸結構

(4)依 ω 命名方式分類：依 ω（omega）命名方式可將不飽和脂肪酸分爲三類，ω-3、ω-6 及 ω-9 脂肪酸（雙鍵出現在甲基數起的位置）。其一爲 ω-3 脂肪酸，另一方爲 ω-6 脂肪酸，二者均不能由其他脂肪酸轉變成（人體無法合成），且具有特殊的生理功能。α- 次亞麻油酸是主要的 ω-3 脂肪酸，亞麻油酸是主要的 ω-6 脂肪酸。人體細胞能將脂肪酸上之碳鏈加長，並去飽和將雙鍵加入脂肪酸中，

但僅限於碳鏈上從甲基算起第九個碳位之後。因此，除亞麻油酸
及次亞麻油酸外，大部分脂肪酸在人體內均可以合成。

(5)依營養價值分類：

- **非必需脂肪酸**：體內可自行合成不需從食物中提供，例如油酸
（ω-9）。

- **必需脂肪酸**：體內無法自行合成或合成量不足，需從食物中提
供，例如亞麻油酸（ω-6）或次亞麻油酸（ω-3）。

三、脂質的生理功用

(一) 油脂的功用

1. 供給熱能：脂肪是高能量來源，每公克脂肪經氧化後可產生 9 仟
卡熱量。脂肪細胞內含脂質約 80%，水及蛋白質約占 20%。一般成人體
內所儲存的脂肪可供數週的熱能需要（體內儲存的肝醣，則約可供一日所
需的熱能）。肌肉組織所需要的熱能大部分來自脂肪酸，但熱量使用順序
是先脂肪後蛋白質，因為脂肪可以節省蛋白質，使蛋白質能充分被利用在
合成組織蛋白質上。

2. 構成身體的組織：人體以脂肪型態儲存能量於脂肪細胞內，以備
不時之需。飲食中攝取過多熱量時，均會轉變成脂肪，貯存在皮下組織及
內臟各器官中。人體內脂肪組織有白色脂肪組織及棕色脂肪組織，而以白
色脂肪組織為主。棕色脂肪組織僅少量儲存在肩胛骨間、頸背及腋下。棕
色脂肪組織中之脂肪在天寒時釋放熱能以維持體溫；皮下脂肪有隔絕作用
減少體溫散失。皮下脂肪層及內臟各器官周圍的脂肪可以保護血管及神經
系統，減緩外力撞擊而受傷。

3. 提供必需脂肪酸：亞麻油酸（ω-6）或次亞麻油酸（ω-3）等多元

不飽和脂肪酸，人體內無法自行合成，需從食物中提供。因此，亞麻油酸或次亞麻油酸又稱為人體**必需脂肪酸（essential fatty acid, EFA）**。

(1)必需脂肪酸在人體內的主要功能

- 為磷脂質中之脂肪酸：形成細胞膜成分。

- 與膽固醇酯化成膽固醇酯。

- 有降低血清膽固醇之作用。

- 在人體細胞膜上之**類花生四烯酸（eicosanoids）**，有如荷爾蒙類似物，此荷爾蒙類似物具有重要的生理功能。轉變成白三烯素及前列腺素，與調節血壓、肌肉收縮、發炎反應、血小板凝集等有關。

(2)必需脂肪酸之缺乏症：皮膚乾燥、溼疹、皮膚成薄片剝落、腹瀉、感染、生長遲緩及傷口癒合延遲等。

4. 視網膜及腦部發育所需：二十二碳六烯酸（DHA）為視網膜及腦發育所需。

5. 防止血栓形成：二十碳五烯酸（EPA）代謝產物 TXA_3（thromboxane A_3）及 PGI_3（prostacyclin I_3）具抗血小板凝集作用，能在血液中防止血栓形成。

6. 絕緣與保護作用：脂肪是熱的不良導體，在皮膚下脂肪可以防止體內熱量散失過多而保持體溫。脂肪存在皮下及臟器周圍，有保護血管、神經及臟器等功能，避免因受撞擊、振動等造成的傷害。

7. 促進脂溶性維生素的吸收：脂溶性維生素的吸收及運送需要脂肪。

8. 潤滑腸道之作用：潤滑腸道促使廢物排出。

9. 減緩胃排空時間並抑制胃酸分泌：增加飽足感及減緩胃排空時間，

並抑制胃酸分泌。脂肪、蛋白質停留在胃的時間較醣類食物更長，因此更能使人有飽足感。此外，食物中脂肪有抑制胃酸分泌及減緩胃排空之作用。

10. 增加食物美味：烹製食物時使用油脂，可增加食物美味。

(二) 其他脂質的功用

1. 磷脂質（phospholipids）：是體內次多的脂質，是構成細胞膜、粒腺體膜及脂蛋白之重要成分，磷脂質結構如圖 4-3 所示。例如卵磷脂（lecithin）或腦磷脂（cephalin）等。磷脂質是生物體細胞膜的主要組成，因此若飲食中攝取足量的磷脂質，可幫助修復受損的細胞膜，有助於生物體細胞結構正常化。

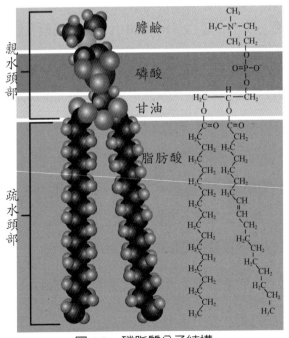

圖 4-3　磷脂質分子結構　　　　圖 4-4　脂蛋白的構造

圖片來源：Campbell and Farrell 原著，生物化學，2011。

2. 醣脂質（glycolipids）：爲神經組織及某些細胞膜的成分。例如，腦糖苷（cerebroside）及含半乳糖的脂質是神經髓鞘及腦中白質的構成要素。神經節糖苷（ganglioside）及含葡萄糖或半乳糖的脂質則爲腦組織及突觸膜的成分之一。

3. 脂蛋白（lipoprotein）：脂蛋白是由三酸甘油酯、膽固醇酯、蛋白質及磷脂質所構成，如圖 4-4 所示。是血液運送脂質之型態，同時也是構成細胞膜及粒腺體膜之重要成分。血液中的脂蛋白有下列五種：

(1)乳糜微粒（chylomicrons）：是飲食中之長鏈脂肪酸（即外生性脂質）吸收後所形成之型態，主要在小腸黏膜形成，經淋巴管、胸腔進入血液循環。是血液中運送外生性脂肪至肌肉、脂肪組織時之型態。

(2)極低密度脂蛋白（very low density lipoprotein, VLDL）：在肝臟形成，是將肝臟內的脂肪（即內生性脂質）、膽固醇等運送至周邊組織時之型態。

(3)中密度脂蛋白（intermediate density lipoprotein, IDL）：是極低密度脂蛋白轉變成低密度脂蛋白時之型態。

(4)低密度脂蛋白（low density lipoprotein, LDL）：是由血液中極低密度脂蛋白轉變成，含脂肪較少，膽固醇酯較多，是運送膽固醇酯至周邊組織時之型態。

(5)高密度脂蛋白（high density lipoprotein, HDL）：主要是由周邊組織運送膽固醇酯至肝臟時之型態，也有清運周邊組織中膽固醇至肝臟之作用。

4. 固醇類：主要的有膽固醇（steroids）及麥角固醇（ergosterol）。膽固醇上沒有脂肪酸，膽固醇僅存在動物體內，是脊椎動物細胞膜結構上

必須的成分，同時是腦及神經細胞的成分，在腎上腺中含量多。肝臟是合成及儲存膽固醇之主要器官，膽固醇可被合成膽酸、腎上腺皮質激素及性荷爾蒙（動情激素，雄性激素、黃體激素）等。可轉變成 7- 去氫膽固醇，7- 去氫膽固醇爲維生素 D_3 之先質，如圖 4-5 所示。

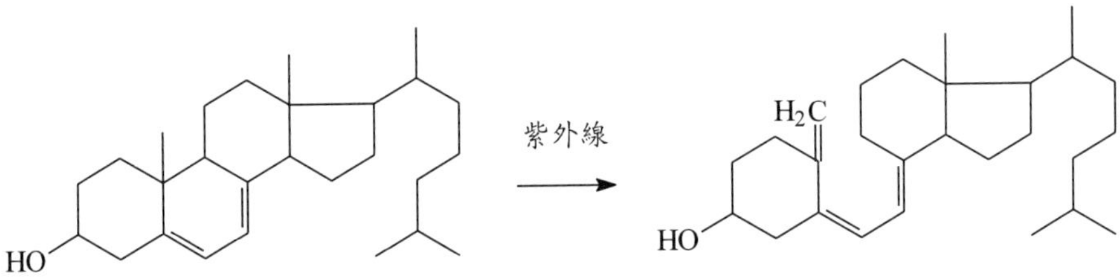

7-脫氫膽固醇　　維生素 D_3

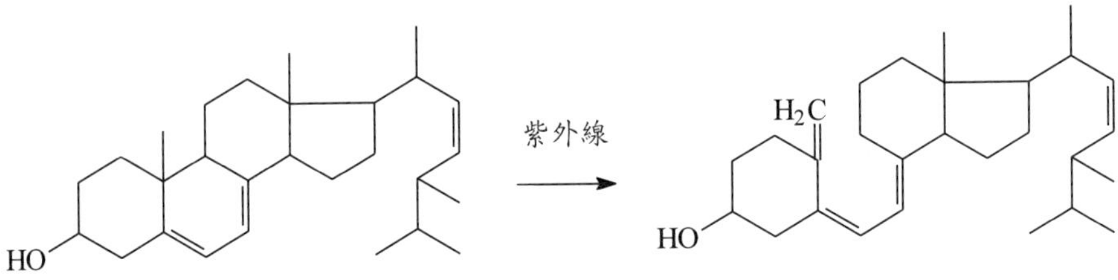

麥角固醇　　維生素 D_2

圖 4-5　膽固醇及麥角固醇

第二節　脂肪的來源及營養代謝利用

一、脂質的食物來源

含有脂質的食物來源，可分爲可見性油脂及不可見性油脂。

1. 可見性油脂

- **動物性來源**：例如豬油、牛油、奶油等。

- **植物性來源**：例如花生油、黃豆油、菜子油、紅花子油、葵花油、橄欖油、麻油、米糠油等。
- **氫化油脂**：例如人造奶油、氫化油脂、烤酥油、白油等。

2. 不可見性油脂

- 動物性食物中之肥肉、蛋黃、牛奶、魚、豬肉、牛肉、家禽肉等。
- 植物性食物之堅果類（瓜子、花生、腰果、栗子、胡桃）、芝麻、黃豆等。

脂質普遍存在各種動植物性食物中，各類食物之膽固醇含量如表 4-2 所示。一般動物性食物中含飽和脂肪酸多，且均含膽固醇。攝取食物中含 12、14、16 個碳化的飽和脂肪酸多的食物，容易使血液中膽固醇上升。植物油中以多元不飽和脂肪酸多，且植物性食物中不含膽固醇。

表 4-2　各類食物之膽固醇含量（每 100 公克食物中含膽固醇之毫克數）

食物名稱	膽固醇量	食物名稱	膽固醇量
豬腦	2,000 以上	鮑魚	182
雞蛋黃	1,500	鰻魚	189
豬腎	804～250	墨魚	180
雞肝	748	章魚	173
魷魚	615	蝦	150～241
火雞肝	599	干貝	145
雞全蛋	504～416	蛤、蠔	50～200
豬牛羊胰	466	龍蝦、海蜇皮	85
蜆	454	蟹	80
豬牛羊肝	438	一般淡水魚	60～80
魚卵	360	巧克力蛋糕	47
豬牛羊心	274	蔬菜、水果類	0
雞蛋白	0	五穀類	0

資料來源：整理自行政院衛生福利部，國民營養手冊，1986。

二、脂質的建議攝取量

每日脂肪攝取量最好占總熱能之 20～30%。其中，多元不飽和脂肪酸、單元不飽和脂肪酸與飽和脂肪酸之比值以 1：1：1 為適宜。根據 DRIs 第七版（100 年修訂）建議每日必需脂肪酸攝取上，亞麻油酸（n-6 脂肪酸）的攝取至少為總熱量的 1%，而次亞麻油酸（n-3 脂肪酸）的攝取至少為總熱量的 0.5%。國人 n-6 與 n-3 脂肪酸的建議攝取量（RDA）占總熱量之百分比，如表 4-3 所示。膽固醇的建議攝取量以 400 毫克以下為宜。

表 4-3　國人 n-6 與 n-3 脂肪酸的建議攝取量

範圍 （% 熱量）	男 （0～6 月，7～12 月， 1 歲以上）	女 （0～6 月，7～12 月，1 歲以上， 懷孕期、哺乳期）
n-6 脂肪酸 （亞麻油酸）	4～8	4～8
n-3 脂肪酸 （次亞麻油酸）	0.6～1.2	0.6～1.2

三、脂質的消化、吸收與代謝

脂肪在人體內的營養代謝，如圖 4-6 所示。脂質的消化、吸收與代謝，敘述如下。

(一) 脂質的消化、吸收

1. 脂質的消化

(1)**口腔**：進入口腔後能刺激舌腺（serous gland）分泌解脂，此酵素在口腔內不具活性，進入胃後才被活化。

(2)**胃**：脂的消化分解作用始自胃。胃中之脂肪分解作用主要來自舌解脂酶及胃解脂酶。舌解脂酶主要是分解短鏈及中鏈三酸甘油

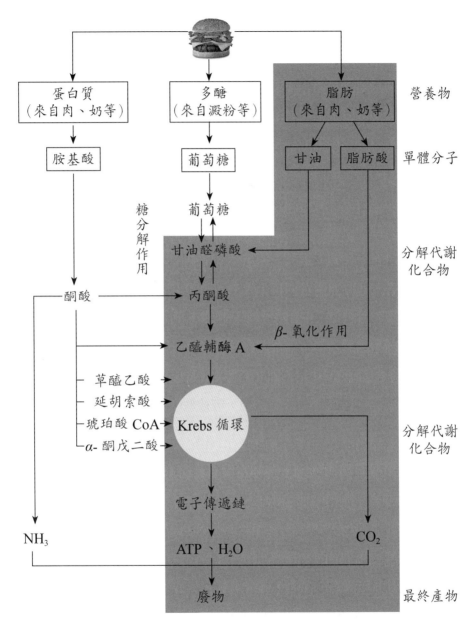

圖 4-6　脂肪在人體內的營養代謝

酯，胃本身分泌的解脂酶之作用力弱，只能分解短鏈三酸甘油酯
（存在奶油內）成脂肪酸及甘油，脂肪在胃內停留的時間約 2〜4
小時。

(3)**小腸**：食糜進入十二指腸，十二指腸細胞分泌膽囊收縮素（chole-cystokinin）及腸抑胃素（enterogastrone）。腸抑胃素抑制胃液分泌，並降低蠕動而控制食糜流速，延長食糜滯留在胃內時間，以配合胰液及膽汁分泌（含脂肪之食糜留在胃內約 2 小時）。因此攝食脂肪性食物後，較有飽食感。膽囊收縮素由血液循環送至膽囊及胰臟，刺激膽囊收縮，促使膽汁經膽管進入十二指腸，並刺激胰臟分泌胰解脂酶。十二指腸內之脂肪受膽鹽作用，乳化成脂肪微粒（小脂肪球），表面張力降低，使解脂酶與脂肪微粒的接觸更緊密。脂肪微粒受胰液內之解脂酶逐步分解三酸甘油酯。三酸甘油酯釋出脂肪酸，形成脂肪酸及雙酸甘油酯，繼之自雙酸甘油酯再釋出一分子脂肪酸。經兩次水解後，形成脂肪酸及中間位上帶有脂肪酸的 β- 單酸甘油酯，經酵素再水解後，形成脂肪酸及甘油。僅有 1/2～1/4 的三酸甘油酯能被完全分解成脂肪酸及甘油。單酸甘油酯與膽鹽形成複合微膠粒，經擴散吸收進入腸黏膜上皮細胞。

2. 脂質的吸收

三酸甘油酯的消化吸收，會因為長鏈、中鏈各有不同。長鏈三酸甘油酯會形成微脂粒被小腸上皮細胞吸收，而後形成乳糜微粒進入淋巴管。而中鏈三酸甘油酯則不會形成微脂粒，反而會直接被小腸上皮細胞所吸收，進入門脈，如圖 4-7 所示。

(1)**長鏈脂肪酸、單酸甘油酯**：在小腸黏膜細胞內，再酯化成三酸甘油酯。膽固醇則酯化成膽固醇酯。三酸甘油酯、膽固醇酯、磷脂質、蛋白質及吸收之脂溶性維生素在小腸黏膜細胞內形成乳糜微粒。乳糜微粒進入絨毛上之乳糜管，如圖 4-8 所示。經淋巴管、胸管再由左鎖骨下靜脈進入全身血液循環。乳糜微粒中之三酸甘油酯由血流送至肌肉組織、脂肪組織或肝臟，供代謝與貯存。

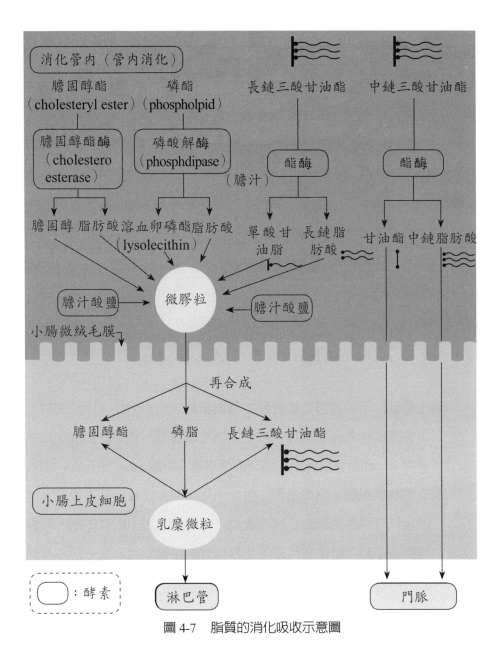

圖 4-7　脂質的消化吸收示意圖

圖片來源：travel.ettoday.net、川島由起子，看得見的營養學，大是文化
　　　　出版社，2016。

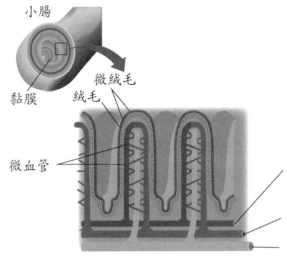

圖 4-8　脂質透過絨毛吸收

資料來源：Campbell and Farrell 原著，生物化學，2011。

(2) 十個碳以下的短鏈脂肪酸及中鏈脂肪酸：爲水溶性，因此在絨毛
上黏膜細胞內直接進入腸絨毛內之毛細血管，依附在血液中之白
蛋白上，由白蛋白運送，經門脈循環進入肝臟。

(3) 乳化狀的脂肪：例如蛋黃、牛奶中之脂肪，比較容易被吸收，能
直接以三酸甘油酯的型態被吸收。體內的脂質由血液運送、肝臟
與脂肪組織則是脂質代謝的主要器官。脂質的合成及分解是持續
不斷的在進行。

3. 脂質之運送

血液中之脂質均以脂蛋白的型態運送。脂蛋白是一種複合脂質，內含
三酸甘油酯、膽固醇酯，並以磷脂質及蛋白質（apolipoprotein）包被在外
圍，形成與水親和之球狀物在血液中運送，如圖 4-9 所示。

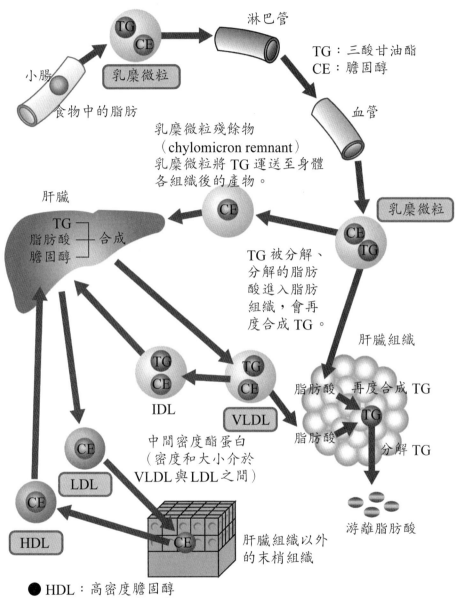

圖 4-9　體內脂質的運輸方式

圖片來源：health.ettoday.net、川島由起子，看得見的營養學，大是文化
　　　　　出版社，2016。

　　乳糜微粒是飲食中之長鏈脂肪酸（即外生性脂肪）被吸收後所形成，一般人進食含脂肪之餐食後，血液中的乳糜微粒即上升。此時周邊組織血管壁上之脂蛋白解脂酶即分解脂蛋白中之脂肪成為脂肪酸及甘油，並分別進入脂肪細胞，乳糜微粒中之脂肪遂逐漸減少，最後乳糜微粒之殘餘物進入肝臟，由肝臟分解。餐後 2～10 小時後，乳糜微粒即已逐漸離開血液，空腹 12 小時後檢查血液時已無乳糜微粒。

　　肝臟所形成之脂質最多，是全身之冠。肝臟將所形成脂質及血液循環送回之脂質，以磷脂質及蛋白質包被在外圍，形成與水親和之極低密度脂蛋白（VLDL）。極低密度脂蛋白進入血液中，周邊組織血管壁上之脂蛋白解脂酶即進入極低密度脂蛋白，分解其中之脂肪，使成游離脂肪酸，游離脂肪酸進入組織細胞內。極低密度脂蛋白中脂肪逐漸減少，遂轉變成中密度脂蛋白，再轉變成含膽固醇（相對）較多之低密度脂蛋白（LDL- 膽固醇）。低密度脂蛋白將其中之膽固醇分別送至周邊組織細胞，有一部分送回肝臟。由肝臟及腸所形成之高密度脂蛋白（HDL- 膽固醇），在血液循環中將死亡細胞殘留的膽固醇及其他末梢組織中之膽固醇送回肝臟處理或排出。血液中含有少量的游離脂肪酸，釋入血液後，依附在白蛋白上，隨著血液循環運送至其他組織細胞。

　　一般成人經過十二小時空腹後之三酸甘油酯值，約為每百毫升 140 毫克（mg）以下，總膽固醇值約為每百毫升 150 毫克至 250 毫克（150～250/dl）之間。

二、脂質的代謝

　　人體內除腦、血液中之細胞、皮膚及腎髓質以外，體內各組織均能利用脂肪酸作為熱能來源。肝臟與脂肪組織是調節體內脂肪代謝的重要器

官，脂質的合成與分解作用是不斷在進行的。肝臟在脂肪代謝上具有下列
作用：

1. 將醣、蛋白質代謝產物合成三酸甘油酯。

2. 合成磷脂質、膽固醇。

3. 分解脂肪酸使其產生熱能。

4. 脂肪酸脫飽和作用（desaturation），使飽和脂肪酸變成不飽和之油
酸。

5. 將脂肪酸碳鏈加長，使脂肪酸轉變成另一脂肪酸。

6. 肝臟內有膽鹼、甲硫胺酸、甜菜鹼、肌醇及維生素 B_{12} 等趨脂質
（lipotorpic factor），能將脂質送離肝臟，以免脂肪堆積在肝臟。

1. 脂肪的分解

(1) 甘油的氧化：甘油在細胞由 ATP 取得磷酸後，轉變成甘油醛 -3-
磷酸，經醣解作用分解產生能量。醣類攝取不足時，甘油醛 -3- 磷酸轉變
成葡萄糖，此作用稱為糖質新生。

(2) 脂肪酸的氧化：除紅血球及中樞神經系統外，全身細胞均能氧化
脂肪酸。脂肪酸氧化作用是在細胞粒腺體內進行，脂肪酸經 - 氧化最後產
生乙醯輔酶 A，並在細胞粒腺體內經過克氏循環（檸檬酸循環）代謝產
生能量 ATP。一部分脂肪酸在肝細胞內轉變成雙醋酸（acetoacetic acid）、
β-基丁酸（β-hydroxybutyric acid）及丙酮（actone）等酮體（ketone bod-
ies）。肝細胞內沒有氧化酮體的酵素，因此酮體經血液循環送至周邊組織
氧化釋能。當分解過多脂肪酸（例如：糖尿病或長期飢餓），所產生的酮
體過多，超過周邊組織所能氧化的量，則血液中堆積大量的酮體，此現象
稱為**酮酸中毒（ketosis）**。酮體堆積過多，則血液中之 pH 值下降，最後
形成**酸毒症（acidosis）**。

2. 脂肪酸及三酸甘油酯的合成

(1) 脂肪酸的合成：在粒腺體外的細胞質內進行，合成脂肪酸的是醣類、脂肪、部分胺基酸及酒精等代謝產物，即乙醯輔酶 A（acetyl co-enzyme A）。

(2) 三酸甘油酯的合成：小腸黏膜上皮細胞、脂肪組織及肝臟是體內合成三酸甘油酯的主要組織。合成三酸甘油酯需要脂肪酸及α-甘油磷酸鹽（活化之甘油）。醣、脂肪及胺基酸代謝形成乙醯輔酶A，在細胞內合成脂肪酸。從食物中吸收的甘油及葡萄糖代謝所產生的甘油，在細胞內被甘油激酶活化成α-甘油磷酸鹽。最後，脂肪酸與α-甘油磷酸鹽即酯化形成脂肪。

3. 脂肪的儲存

在皮下及腹腔內的脂肪組織中，儲存相當量的脂肪。脂肪組織具有合成、儲存脂肪及釋出脂肪酸的作用。脂肪細胞的數目在嬰幼兒期會增生，因此嬰幼兒期攝取的總熱量一旦超過需要時，脂肪細胞數增生，容易形成增生型肥胖。一般成人脂肪細胞數則維持恆定。

4. 膽固醇的代謝

人體內的膽固醇有一部分來自食物，一部分是體內自行合成。體內合成的膽固醇與飲食中膽固醇量，在某一範圍內有互補作用。飲食中攝取量高時，體內合成率降低，反之，則合成率高。每日自食物中攝取的膽固醇約為 180～325 毫克，吸收率約為 40～60%，體內細胞每日合成的膽固醇約有 875 毫克。每日約有 400 毫克的膽固醇轉變成膽酸，50 毫克的膽固醇用來合成固醇荷爾蒙。

肝臟是體內合成膽固醇的主要組織。此外腸、皮膚、睪丸、副腎、動脈壁等細胞均能合成膽固醇。膽固醇在肝臟中被氧化成膽酸，以鹽類的型

態排入膽囊，與一部分未被氧化的膽固醇形成膽汁經腸道排出體外。

腸內膽鹽約 95% 在迴腸被再吸收，少部分在結腸被再吸收，其餘則隨糞便排出體外。重新吸收的膽鹽經門脈循環進入肝臟，並在肝臟、膽囊、十二指腸等重複循環利用，此稱**腸肝循環（enterohepatic circulation）**。

第三節　脂質與美容保健

一、脂肪是皮下組織的重要組成部分

脂肪是人類必需的營養素之一，它能維持人體的溫度、固定組織和保護器官。人體內適當儲存脂肪，有利於保持皮膚中的水分，保障健美的體型，使皮膚光亮潤澤，富有彈性，利於消除和延緩皮膚皺紋的出現。

脂溶性維生素，如維生素 E、D 和 A 等，在生物體內具有抗氧化、增強免疫、維護上皮組織健康方面具有重要作用，在美容方面顯得尤其重要。這些脂溶性維生素的吸收必須藉助脂肪的參與。如脂肪長期攝取量不足時，便會出現脂溶性維生素缺乏、蛋白質及糖類代謝障礙，引起身體發育緩慢、骨骼生長障礙、大腦反應遲鈍、免疫功能低下、內分泌系統異常及生育功能喪失等。還可以引起皮膚粗糙、失去彈性。當脂肪攝取量超過人體所需量時，會引起**動脈粥狀硬化（atherosclerosis）**，影響皮膚營養的供給，從而促使皮膚老化。過量的脂肪會從皮膚的皮脂腺孔排出表面或儲存於毛孔內，而毛孔內的脂肪又常是痤瘡丙酸桿菌（*propionibacteriums acnes*）和化膿菌繁殖的地方，故脂肪攝取過多時易長粉刺（comedone）、毛囊炎及酒糟鼻（rosacea），甚至引起脂溢性脫髮（androgenic alopecia）等。

飲食中的脂肪分為兩種，一種為動物性脂肪，另一種是植物性脂肪。

雖然植物脂肪含有較多的不飽和脂肪酸，是人體無法自行合成的必需脂肪酸，例如亞油酸及亞麻油酸，不僅不會誘發冠狀動脈狹心症，且可降低血清膽固醇，並有強身壯體、滋潤皮膚、抗皮膚衰老等作用，從美容的角度分析，脂肪對於人體是不能過少，但也不可過多，每日不應超過 50 g 爲宜。食物中脂肪最好由多種類型構成，才有利於健康，從來源上以植物性脂肪爲主。從脂肪酸的特性方面，飽和脂肪酸、單元不飽和脂肪酸、多元不飽和脂肪酸之間的比例最好是 1：1：1，雖然不飽和脂肪酸較飽和脂肪酸好，但絕不是越多越好。如果不飽和脂肪酸攝入量過多，在人體會形成更多脂質過氧化物，對血管內皮、表皮組織都有明顯損傷，愛美的女士、尤其是減肥的人群更不能「**聞脂變色**」，要保證適當的攝取量即可。

二、磷脂

磷脂是三酸甘油酯分子中一分子或兩個分子的脂肪酸被含有磷酸的其他官能基團取代後的產物，例如與美容密切關係的**卵磷脂（lecithin）**，在魚類、魚仔、大豆、蛋黃中含量比較豐富。卵磷脂的分子類似甘油爲骨架，有兩條碳鏈，另一端爲磷酸連接的含膽鹼的基團，爲親水性。天然卵磷脂的同一分子既帶有疏水性基團又帶有親水性基團，是雙親水性分子，在美容應用上具有獨特的效用。

1. 卵磷脂是局部美容的活性成分：能維持和激發細胞活力。天然卵磷脂富含不飽和脂肪酸，在和皮膚接觸過程中，因爲脂質交換，替代細胞膜上飽和的卵磷脂，增加卵磷脂雙層膜的流動性，更好發揮細胞膜上的蛋白質等活性基團的作用。因此皮膚色澤光鮮、健康。大豆來源的卵磷脂亞油酸含量超過 50% 以上，可以作爲亞油酸的來源，發揮角質溶解的作用、更新表皮細胞，使皮膚表皮細胞內的黑色素顆粒脫落，嫩白肌膚。此

外，卵磷脂作為生物膜的結構成分，在細胞更新過程中，可提供細胞再生所需的骨架成分，參與護膚與皮損修復。

2. 卵磷脂具有深層保溼作用：卵磷脂具有吸溼性，並且容易滲透進入皮膚中，可束縛皮膚中的水分，防止皮膚脫水乾燥。卵磷脂可滲入角質層補充脂質，可以修復或保護其結構的完整性。卵磷脂具有一定的解毒作用，人體腸道內的毒素含量高時，會隨著血液循環沉積在皮膚上，從而形成色斑或粉刺。卵磷脂能分解體內過多的毒素，臉上的斑點和粉刺就會慢慢消失。卵磷脂的親水特性可增加血紅蛋白的數量，能為皮膚提供充足的水分和氧氣，使皮膚細膩光滑，延緩肌膚的衰老。另外，卵磷脂所含的肌醇是毛髮的主要營養物，能抑制脫髮，使白髮慢慢變黑。

3. 卵磷脂具有乳化性：能使泡沫穩定，分散性好，促進有效能分滲透，產生保溼和抗氧化等作用。許多化妝品中都會使用卵磷脂，既可以改善潤溼感、營養效果、塗抹感及附著效果，也可改善皮膚之觸感、降低油膩感、提高保水性，是化妝品的重要添加劑。如在肥皂，洗髮精、護髮精、雪花膏、護手霜、髮蠟、口紅、防曬油等化妝品中，均可使用卵磷脂。

三、膽固醇

膽固醇（cholesterol）又稱膽甾醇，廣泛存在動物體內，尤以腦及神經組織中最為豐富，在腎、脾、皮膚、肝及膽汁中含量也很高。膽固醇參與形成細胞膜且是合成膽汁酸，維生素 D 及類固醇激素的原料，並透過這些產物在生物體中發揮相應作用。

膽固醇是細胞膜的基本組成，占質膜類 20% 以上。在動物試驗中餵食缺乏膽固醇的食物，動物的紅血球細胞脆性增加，容易引起細胞的破

裂，顯然忌食含膽固醇的食物易造成貧血。研究結果顯示，溫度高時膽固醇能阻止雙方子層的無序化，溫度低時又可干擾其有序化，阻止液晶的形成，保持其流動性。因此，可以想像要是沒有膽固醇，細胞就無法維持正常的生理功能，生命也將終止。但長期大量攝取過多的膽固醇也不利於身體健康，會使血清中的膽固醇含量升高，增加罹患心血管疾病的風險。所以從飲食中攝取的膽固醇需適量。

四、脂肪酸

在此主要討論的是多元不飽和脂肪酸，包括**亞麻油酸（linoleic acid, LA）、次亞麻油酸（gamma linoleic acid, GLA）**、DHA、EPA 等。攝取充足的不飽和脂肪酸可以增加細胞膜的流動性、加強和修復細胞膜的天然屏障功能、減少經皮水分散失、改善皮膚保溼狀態、防護環境有害物質、增加有益的消炎和抗炎成分，並且緩解皮膚疾病。

1. 必需脂肪酸（essential fatty acid, EFAs）參與抗老化的作用：在老化的皮膚中，生理學變化主要表現在皮膚屏障功能的異常，即皮膚的通透性改變。EFAs 缺乏通常與其異常的新陳代謝有關（低活性的脫氫酶），從而使其抵抗疾病的能力降低，受傷後屏障功能恢復緩慢，經皮膚散失異常，限制皮膚正常的功能，並且導致嚴重的皮膚乾燥病，藥物滲透性異常和接觸性皮炎易感性的增強。這種效果在**光老化（photoaging）**的皮膚上表現得更加嚴重。透過對皮膚屏障功能的改善，EFAs 可以恢復皮膚功能正常化和改善老化皮膚的外觀。

2. 多元不飽和脂肪酸能防護紫外線照射所引起的皮膚損傷：皮膚短期暴露在紫外線輻射中會導致曬傷和光過敏，長期則會引起皮膚**光老化（photoaging）**和癌症。紫外線輻射會引起脂肪酸的變異，激活皮膚中

的酶，使精胺琥珀酸（argininosuccinic acid, AA）衍生的前列腺素（prosta-glandin, PG）產物增加，導致皮膚發炎。EPA 和 GLA 與環氧合酶基底透過競爭作用來減少 AA 的產生和 PG 的合成，並生成具有抗炎效果的 PGs 和 LTs。GLA 中含有多種油類（如琉璃菊油和月見草油）和 EPA（如魚油），可減輕皮膚對紫外線的反應，降低紫外線導致的紅斑，並且能預防曬傷。經過 1～6 個月口服魚油和月見草油試驗，發現可減少紅斑的產生。GLA 補充法可以明顯降低紫外線損傷。由於 EPAs 具有潤澤、防護等多種效用，特別是在外用劑型和內服劑型方面，越來越多應用於皮膚護理產品、美容產品和醫療等級化妝品中。

五、脂溢性脫髮

脂溢性脫髮（androgentic alopecia） 是在皮脂溢出過多的基礎上發生的一種脫髮，常伴有頭皮屑、頭皮油膩、痛癢明顯。容易發生於皮脂腺分泌旺盛的青年、頭髮細軟者，有的伴有頭皮皮脂溢性皮炎，開始逐漸自頭頂開始，發展蔓延至額部。頭皮油膩而亮紅，有橘黃色油性痂。脂溢性脫髮的治療首先注重頭髮的保健護理，少食油膩及辛辣食物，勤於洗頭，局部用藥去除油脂、減少皮屑、消炎止癢。

習題

一、選擇題

1. 天然食物中之脂質以

    (A) 三酸甘油酯（triglyceride）占多數

    (B) 磷脂質占多數

    (C) 游離脂肪酸占多數

(D) 以上皆是

答案：(A)

2. 下列何者爲 omega-3 脂肪酸？

(A) 亞麻油酸、花生四烯酸

(B) 棕櫚酸，硬脂酸

(C) 次亞麻油酸、二十碳五烯酸（EPA）、二十二碳六烯酸（DHA）

(D) 油酸

答案：(C)

3. 油脂在血液中運送時之型態爲

(A) 脂蛋白　　(B) 硬脂酸　　(C) 油酸　　(D) 磷脂質

答案：(A)

4. 人體必需之脂肪酸是

(A) 亞麻油酸，次亞麻油酸　　　　(B) 亞麻油酸，硬脂酸

(C) 棕櫚酸，次亞麻油酸　　　　　(D) 亞麻油酸，花生四烯酸

答案：(A)

5. 血液中之乳糜微粒是

(A) 腸道吸收脂質後形成的脂蛋白　　　(B) 肝臟合成的脂蛋白

(C) 脂肪組織合成的脂質　　　　　　　(D) 以上皆是

答案：(A)

6. 下列有關磷脂質之敘述，何者爲是？

(A) 具有乳化性　　　　　　(B) 在體內磷脂質不作爲熱能來源

(C) 磷脂質是細胞膜的成分　　(D) 以上皆是

答案：(D)

7. 被認爲能清除周邊組織與血管壁上之膽固醇返回肝臟之脂蛋白是

(A) 低密度脂蛋白（LDL）　　　(B) 極低密度脂蛋白（VLDL）

(C) 高密度脂蛋白（HDL） 　　　(D) 乳糜微粒（chylomicrons）

答案：(C)

8. 液態油脂經氫化反應後轉變成固態油脂（半固態油脂）

(A) 此油脂中之脂肪酸有一部分由轉式變成順式

(B) 攝取此油脂會影響人體細胞膜之功能

(C) 此油脂中原來所含人體必需脂肪酸沒有損失

(D) 以上皆是

答案：(B)

9. 下列有關脂肪的敘述，何者為是？

(A) 飲食中的脂肪有延長胃內容物滯留時間，使人有飽腹感

(B) 飲食中的脂肪有促進胃酸分泌的作用

(C) 每日攝取 50～100 公克之脂肪有防止酸中毒的作用

(D) 以上皆是

答案：(A)

10.下列有關人體血液中所含 LDL 之敘述，何者為是？

(A) 愈高，動脈硬化的危險性愈低

(B) 愈低，動脈硬化的危險性愈低

(C) 愈高，則清除血液中膽固醇的能力愈強

(D) 愈高，則清除血液中脂肪的能力愈強

答案：(B)

11.血液中何種脂蛋白，會因用膳後不久而驟增，再經三、四個小時又下降，約經 12 小時可自血中清除

(A) 乳糜微粒（chylomicrons） 　　(B) 極低密度脂蛋白（VLDL）

(C) 低密度脂蛋白（LDL） 　　(D) 高密度脂蛋白（HDL）

答案：(A)

12.缺乏何種脂肪酸會出現皮膚脫屑、癢、腹瀉等症狀

(A) 亞麻油酸，次亞麻油酸 　　(B) 棕櫚酸、油酸

(C) 硬脂酸、油酸 　　(D) 硬脂酸、花生四烯酸

答案：(A)

13.可防止血栓形成的脂肪酸是

(A) 硬脂酸 　　(B) 二十碳五烯酸（EPA）

(C) 二十二碳六烯酸（DHA） 　　(D) 花生四烯酸

答案：(B)

14.哪些器官無法利用脂質作為能量之來源？(1) 肝 (2) 紅血球 (3) 神經系統 (4) 肌肉？

(A)(1)(2)　(B)(2)(3)　(C)(3)(4)　(D)(1)(4)

答案：(B)

15.攝食下列何種飽和脂肪酸與血液膽固醇高（hypercholesterolemia）較無關？

(A)lauric acid（12:0） 　　(B)myristic acid（14:0）

(C)plamitic acid（16:0） 　　(D)stearic acid（18:0）

答案：(D)

16.下列有關磷脂質的敘述，何者錯誤？

(A) 脂蛋白不含磷脂質

(B) 乳磷脂是大豆主要的磷脂質

(C) 在食品製造業中，常作為乳化劑使用

(D) 分子結構中有膽鹼（choline）的磷脂質，又稱卵磷脂

答案：(A)

17.食品中所存在的反式脂肪酸，主要是由食品在加工的過程中，脂肪酸發生何種化學變化？

(A) 飽和脂肪酸進行過氧化作用轉變而來

(B) 飽和脂肪酸進行氫化作用轉變而成

(C) 多元不飽和脂肪酸進行過氧化作用而來

(D) 多元不飽和脂肪酸進行氫化作用而來

答案：(D)

18. 有關食物中脂肪酸的敘述，下列何者正確？

(A) 碳數大於 12 者為長鏈脂肪酸，消化吸收後，由淋巴系統運送

(B) 椰子油或棕櫚油所含之脂肪酸，碳數大多為落在 6 至 16 之間的不飽和脂肪酸

(C) 奶油、全脂奶等乳製品所含之脂肪酸，碳數大多為落在 4 至 24 間之飽和脂肪酸

(D) 脂肪酸的吸收率，不論碳數長短，均比葡萄糖慢

答案：(A)

19. 下列何種油脂為水溶性，只需極少量膽汁即可吸收，吸收後直接進入肝門循環？

(A) 游離膽固醇　　(B) 磷脂質　　(C) 中鏈三酸甘油酯　　(D) 必需脂肪酸

答案：(C)

20. 高油脂飲食中與下列何種疾病較無關聯？

(A) 乳癌　　(B) 胃潰瘍　　(C) 大腸癌　　(D) 膽結石

答案：(B)

二、簡答題

1. 請簡述脂肪的分類？

2. 脂肪的主要生理功能有哪些？

3. 脂肪的食物來源及每日建議攝取量？

4. 請簡述脂肪如何被人體吸收？

5. 請舉例說明脂肪對美容保健的影響？

參考文獻

1. 蕭寧馨著，食品營養概論，**時新出版有限公司**，2004。

2. 黃玲珠編著，美容營養學，**華立圖書股份有限公司**，2006。

3. 王素華著，黃純宜總校閱，美容營養學修訂版，**新文京開發出版股份有限公司**，2013。

4. 王志凡、萬巧英主編，營養與美容保健，**科學出版社**，2015。

5. 川島由起子著，林思吟、高宜汝譯，看得見的營養學，**大是文化出版社**，2016。

6. 蔡秀玲、張振崗、戴瑄、葉寶華、鍾淑英、蕭清娟、鄭兆君、蕭千祐合著，謝明哲總校閱，實用營養學（七版）修訂版，**華格那出版有限公司**，2017。

7. 蔡秀玲、張振崗、戴瑄、葉寶華、鍾淑英、蕭清娟、鄭兆君、蕭千祐合著，許青雲總校閱，營養學概論（六版），**華格那出版有限公司**，2017。

8. Byrd-Bredbenner, C., Moe, G., Beshgetoor, D., and Berning, J 原著，蕭寧馨編譯，透視營養學——導讀版 Wardlaw's Perspectives in Nutrition, 8/e，**藝軒圖書出版社**，2013。

9. Campbell and Farrell 原著，生物化學，**偉明圖書股份有限公司**，2011。

10. Smith, A. M., and Collene, A. L. 原著，蕭寧馨編譯，蕭慧美、黃惠玲、湯雅理、林士民、李亦臻精編，當代營養學 Wardlaw's Contemporary Nutrition, 10e，**東華書局暨新月圖書公司**，2018。

11. Robinson, Lawler, Elizabeth, Chenoweth 原著，連潔群、楊又才翻譯，丘志威、許瑞芬、駱菲莉、盧義發、蔡淑芬校閱，新編實用營養學 Normal and Therapeutic Nutrition.，**藝軒圖書出版社**，1995。

12. Mahan L K, and Escott-Stump S: Krause's Food, Nutrition and Diet Therapy, **W. B. Saunder Co**. 14th ed. 2016.

13. Robinson, C. H. Lawler, W. L. Chenoweth, and A. E. Garwick: Normal and Therapeutric Nutrition, **MacMillan Pubishing Co. Inc.**, New York. 17th ed. 1990.

第五章　蛋白質與美容

　　蛋白質能與醣類、無機質及水分以一定比例結合形成膠質狀態，以維持細胞型態與功能。促進新陳代謝反應的酵素、調節生理的荷爾蒙（如胰島素、生長激素）及對抗抗外來病毒產生的各種抗體都是蛋白構成的。具有保護身體作用的皮膚、毛髮及指甲等，都是蛋白質為主要成分。當生物體熱能不足時，蛋白質也可當作熱能來源。蛋白質是身體最重要的構成成分，本章節針對「**蛋白質的類型及其生理功能**」、「**蛋白質的來源及營養代謝**」、「**蛋白質與美容保健**」等內容，進行詳細的介紹。

第一節　蛋白質的類型及其生理功能

一、組成及結構

　　蛋白質係由碳、氫、氧、氮等元素構成的有機化合物。蛋白質中的含氮量依據蛋白質中的胺基酸之不同，含氮量約在 15～19%。構成蛋白質的基本單位是 **L-α- 胺基酸（L-α-amino acid）**，人體內的胺基酸約有二十種，數百個以上胺基酸縮合成生物體特異的無數種蛋白質。

二、胺基酸的結構、分類及特性

(一) 胺基酸的結構

　　胺基酸是含有胺基（NH_2）的有機酸，胺基酸上至少有一胺基（-NH）及一羧基（-COOH），同一碳位上除有一胺基、羧基外，另有一氫原子及一官能基（radical group，簡稱 R 基）。α- 胺基酸之分子式一般以下列方

式表示。依 R 基的不同而有各種性質、功能不同的胺基酸，結構如圖 5-1 所示。

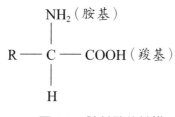

圖 5-1　胺基酸的結構

(二) 胺基酸的分類

1. 依構造不同分類

(1)中性胺基酸（胺基酸含有一個胺基及一個羧基者）。

(2)酸性胺基酸（胺基酸中含有一個胺基及二個羧基，使胺基酸呈現酸性者）。

(3)鹼性胺基酸（胺基酸中含有二個胺基及一個羧基，或者一個胺基及另一個鹼基與一個羧基，使胺基酸呈現鹼性者）。

組成蛋白質的 20 種 α- 胺基酸，如表 5-1 所示。

表 5-1　組成蛋白質的 20 種 α- 胺基酸

中英文名稱		結構式	英文縮寫	等電點
中性胺基酸	甘胺酸 （glycine）	H—CH—COOH ｜ NH₂	Gly	5.97
	丙胺酸 （alanine）	CH₃—CH—COOH ｜ NH₂	Ala	6.02
	纈胺酸 （valine）	CH₃—CH—CH—COOH ｜　　｜ CH₃ NH₂	Val	5.96

中英文名稱	結構式	英文縮寫	等電點
異白胺酸 （isoleucine）	$CH_3-CH_2-\overset{\overset{CH_3}{\mid}}{CH}-\underset{\underset{NH_2}{\mid}}{CH}-COOH$	Ile	6.02
白胺酸 （leucine）	$CH_3-\overset{\overset{CH_3}{\mid}}{CH}-CH_2-\underset{\underset{NH_2}{\mid}}{CH}-COOH$	Leu	5.98
絲胺酸 （serine）	$HO-CH_2-\underset{\underset{NH_2}{\mid}}{CH}-COOH$	Ser	5.68
半胱胺酸 （cysteine）	$HS-CH_2-\underset{\underset{NH_2}{\mid}}{CH}-COOH$	Cys	5.05
苯丙胺酸 （phenylalanine）	$C_6H_5-CH_2-\underset{\underset{NH_2}{\mid}}{CH}-COOH$	Phe	5.46
蛋胺酸 （methionine）	$CH_3-S-CH_2-CH_2-\underset{\underset{NH_2}{\mid}}{CH}-COOH$	Met	5.74
酥胺酸 （threonine）	$CH_3-\underset{\underset{HO}{\mid}}{CH}-\underset{\underset{NH_2}{\mid}}{CH}-COOH$	Thr	5.6
脯胺酸 （proline）		Pro	6.3
酪胺酸 （tyrosine）	$HO-C_6H_4-CH_2-\underset{\underset{NH_2}{\mid}}{CH}-COOH$	Tyr	5.68
天冬胺酸 （asparagine）	$H_2N-\overset{\overset{O}{\|\|}}{C}-CH_2-\underset{\underset{NH_2}{\mid}}{CH}-COOH$	Asn	5.41
谷胺醯酸 （glutamine）	$H_2N-\overset{\overset{O}{\|\|}}{C}-CH_2-CH_2-\underset{\underset{NH_2}{\mid}}{CH}-COOH$	Gln	5.63
色胺酸 （tryptophan）		Try	5.89

中性胺基酸

中英文名稱		結構式	英文縮寫	等電點
酸性胺基酸	天門冬胺酸（aspartic acid）	$H_2N-CH-COOH$ $\quad\quad\ \ \mid$ $\quad\quad CH_2-COOH$	Asp	2.77
	谷胺酸（glutamic acid）	$HOOC-CH_2-CH_2-CH-COOH$ $\quad\quad\quad\quad\quad\quad\quad\quad\quad\ \mid$ $\quad\quad\quad\quad\quad\quad\quad\quad\quad NH_2$	Glu	3.22
鹼性胺基酸	精胺酸（arginine）	$H_2N-C-NH-CH_2-CH_2-CH_2-CH-COOH$ $\quad\quad\ \ \parallel\quad\quad\quad\quad\quad\quad\quad\quad\quad\ \mid$ $\quad\quad NH\quad\quad\quad\quad\quad\quad\quad\quad\quad NH_2$	Arg	10.76
	組胺酸（histidine）	$CH_2-CH-COOH$ $\quad\quad\quad\quad\ \mid$ $N\diagup\diagdown NH\quad NH_2$	His	7.59
	離胺酸（lysine）	$CH_2-CH_2-CH_2-CH_2-CH-COOH$ $\mid\quad\quad\quad\quad\quad\quad\quad\quad\quad\ \mid$ $NH_2\quad\quad\quad\quad\quad\quad\quad\quad NH_2$	Lys	9.74

2. 必需與非必需胺基酸

20 種胺基酸中，僅有 10 種在人體內不能合成，只能由食物中攝取。這 10 種胺基酸被稱爲人體**必需胺基酸（esseatial amino acid）**，它們是組胺酸（histidine）、白胺酸（leucine）、異白胺酸（isoleucine）、纈胺酸（valine）、離胺酸（lysine）、精胺酸（arginine）、甲硫胺酸（methionine）、苯丙胺酸（phenylalanine）、色胺酸（tryptophan）、酥胺酸（threonine）。甲硫胺酸轉變成半胱胺酸，苯丙胺酸可以轉變成酪胺酸。因此半胱胺酸及酪胺酸稱爲**半必需胺基酸（semiessential amino acid）**，如果飲食中含有充足的半胱胺酸及酪胺酸時，可以減少甲硫胺酸及苯丙胺酸的攝取量。其餘胺基酸可由人體合成，稱爲**非必需胺基酸（nonessential amino acid）**。

(三) 胺基酸的成肽特性

蛋白質是由二十種胺基酸相互以**胜肽鍵（peptide bond）**（-CO・NH-）結合成高分子化合物，如圖 5-2 所示。一胺基酸之胺基與另一胺基酸之羧基釋出一分子水，縮合成雙胜肽（dipeptide），三分子胺基酸縮合成三胜肽類（tripeptide），多分子胺基酸縮合多胜肽類（poly-

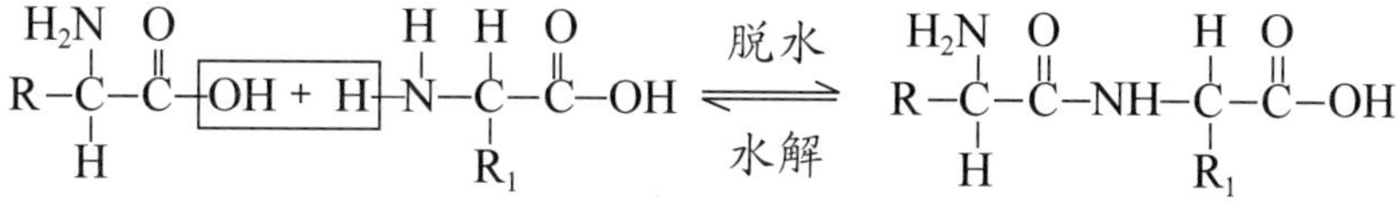

$$R-\underset{\underset{H}{|}}{\overset{\overset{H_2N\ \ O}{|\ \ \ ||}}{C}}-\boxed{OH+H}-\underset{\underset{R_1}{|}}{\overset{\overset{H\ \ H\ \ O}{|\ \ |\ \ ||}}{N-C-C}}-OH \underset{水解}{\overset{脫水}{\rightleftharpoons}} R-\underset{\underset{H}{|}}{\overset{\overset{H_2N\ \ O}{|\ \ \ ||}}{C}}-C-NH-\underset{\underset{R_1}{|}}{\overset{\overset{H\ \ O}{|\ \ ||}}{C-C}}-OH$$

圖 5-2　胜肽鍵結合

peptide）。自然界中一般蛋白質是由100～1,000個胺基酸以胜肽鍵結合成的。

　　人體內多種蛋白質，這些蛋白質的特性及功能依照構成蛋白質之胺基酸的種類及排列順序，形成的立體構造因而不同。蛋白質的分子量從數萬至數百萬，構造也極為複雜，除了胜肽鍵結合，構成聚胜肽鏈的骨架外，還形成許多不同的旁鏈，有些旁鏈之間以氫鍵或雙硫鍵交叉連結，形成三度空間結構。

三、蛋白質的結構、分類及特性

(一) 蛋白質的結構

　　每一類蛋白質的特性是由其結構來決定的，也就是由其三度空間的構造來決定。因此，纖維狀蛋白質（fibrous protein）是由多胜肽鏈沿著一長軸結合而成，形成纖維狀的蛋白質，例如：膠原蛋白.（collagen）、角蛋白（keratin）、彈性蛋白（elastin）及絲蛋白（fibroin）等。另一方面，球狀蛋白質（globular protein）則是一條或數條多胜肽鏈摺疊而形成三度空間的結構。有些分子則同時有纖維狀蛋白質及球狀蛋白質的特性，例如：肌動蛋白（actin）及纖維蛋白原（fibrinogen）。蛋白質結構通常可以分成一級結構、二級結構、三級結構和四級結構。一級結構是指蛋白質之胺基酸分子的鍵結順序；二級和三級結構是有關多胜肽鏈之三度空間的結構；四級結構則有關於多條多胜肽鏈經由非共價鍵結合之立體排列情形，如圖5-3 所示。

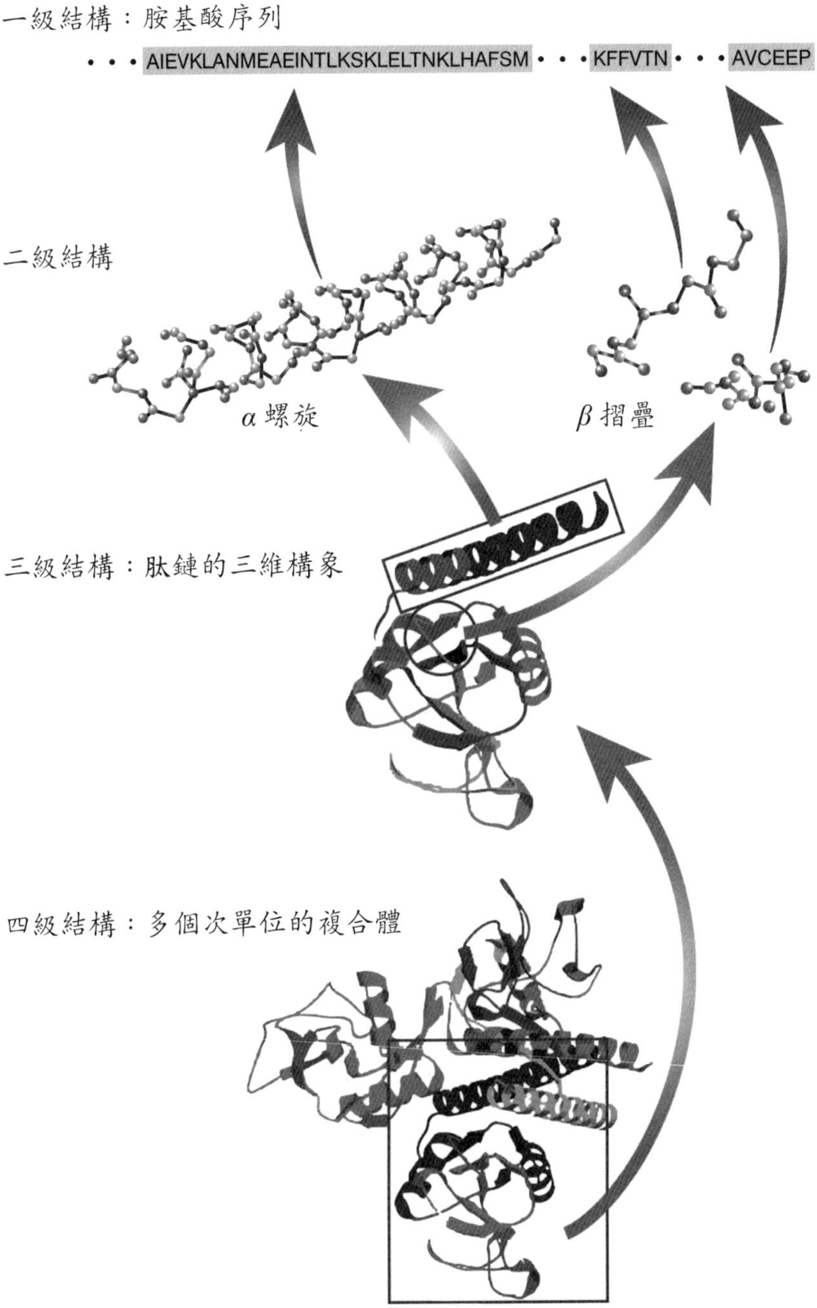

一級結構：胺基酸序列

‧ ‧ ‧ AIEVKLANMEAEINTLKSKLELTNKLHAFSM ‧ ‧ ‧ KFFVTN ‧ ‧ ‧ AVCEEP

二級結構

α 螺旋　　　　　　　　　β 摺疊

三級結構：肽鏈的三維構象

四級結構：多個次單位的複合體

圖 5-3　蛋白質的四級模型

圖片來源：Campbell and Farrell 原著，生物化學，2011。

1. 一級結構

是指多胜肽鏈中胺基酸的排列順序。胜肽鍵是維持一級結構的主要化學鍵。有些蛋白質分子是由一條多胜肽鏈組成，有些蛋白質分子是由兩條或多條胜肽鏈組成。

2. 二級結構

指多胜肽鏈藉由**氫鍵（hydrogen bond）**沿一維方向排列成具有週期性的結構，主要有 α- 螺旋、β- 摺疊等形式。

(1)阿爾發 - 螺旋（α-helix）：每個 α- 螺旋週期包含 3.6 個胺基酸殘基，殘基側鏈伸向外側，同一胜肽鏈上的每一個胺基酸殘基之胜肽鍵上的氫原子，都和位於它後面的第 4 個胺基酸殘基胜肽鍵上的羧基氧原子之間形成氫鍵，這種氫鍵大致與螺旋軸平行。氫鍵是維繫二級結構的主要作用力。

(2)貝塔 - 摺疊（β-sheet）：可以分成平行式和反平行式兩種，它們是透過胜肽鏈間或胜肽段間的氫鍵維繫。可以把它們想像為摺疊的條狀紙片側向並排而成，每條紙片可以看成是一條胜肽鏈。

3. 三級結構

蛋白質的多胜肽鏈在各種二級結構上，再進一步捲曲或摺疊形成具有一定規律的三維空間結構，稱為蛋白質的三級結構。維繫蛋白質三級結構的主要作用力是疏水鍵，其次為氫鍵（hydrogen bond）、離子鍵（ionic bond）、凡得瓦引力（van der waals force）及雙硫鍵（disulfide bond）等。具有三級結構的蛋白質分子，分子表面存在具有生物功能的區域，具有一定的生理活性。如果蛋白質僅由一條多胜肽組成，三級結構就是它的最高結構層次。

4. 四級結構

　　蛋白質的四級結構是指由兩個或兩個以上具有獨立三級結構的多胜肽鏈透過非共價鏈（noncovalent bond）相互作用形成的三維空間結構。每條具有獨立結構的多胜肽鏈稱為次單元體（subunit），四級結構就是次單元體的立體排列、相互作用及接觸部位的位置。四級結構的蛋白質可分離成組成的次單元體，而次單元體本身結構不會改變。

(二) 蛋白質的分類

1. 根據分子形狀分類

(1)纖維狀蛋白質（fibrous protein）：這類蛋白質的分子形狀類似細棒狀纖維，根據在水中溶解度的不同，分為可溶性纖維狀蛋白質和不溶性纖維狀蛋白質。如肌肉的結構蛋白和血纖維蛋白原等屬於可溶性纖維狀蛋白質，彈性蛋白、膠原蛋白、角蛋白和絲心蛋白等屬於不溶性纖維狀蛋白質。

(2)球狀蛋白質（globular protein）：這類蛋白質的分子類似於球狀或橢圓球狀，在水中溶解度較大，如血紅蛋白、肌紅蛋白、人體中的抗體都屬於球蛋白。

2. 根據功能分類

(1)活性蛋白質（active protein）：是指在生命運動中一切有活性的蛋白質，例如酶、激素蛋白、運輸蛋白、運動蛋白及防禦蛋白。

(2)結構蛋白質（structural protein）：是指一大類擔負生物之保護或支持作用的蛋白質，例如角蛋白、彈性蛋白和膠原蛋白等。

3. 根據化學組成和理化性質分類

(1)簡單蛋白質（simple protein）：是由基本單位胺基酸組成的，因此，水解的最終產物是 α-胺基酸。在這類蛋白質中，又可按其理

化性質的不同進一步分類，見表 5-2。

(2)結合蛋白質（conjugated protein）：是由簡單蛋白質與非蛋白質的輔基（prosthetic group）兩部分結合而成。結合蛋白質又可根據輔基的不同進行分類，見表 5-3。

表 5-2　簡單蛋白質的分類

種類	性質	存在實例
白蛋白（albumin）	溶於水和稀酸、稀鹼及中性鹽溶液中，不溶於 $(NH_4)_2SO_4$ 飽和溶液，受熱凝固	血清蛋白、乳清蛋白、卵清蛋白等
球蛋白（globulin）	微溶於水，溶於稀酸、稀鹼及中性鹽溶液中，不溶於半飽和 $(NH_4)_2SO_4$ 溶液，受熱凝固	免疫球蛋白、纖維蛋白、肌球蛋白等
穀蛋白（glutelin）	不溶於水、乙醇及中性鹽溶液中，溶於稀酸、稀鹼溶液	米穀蛋白、麥穀蛋白等
醇溶穀蛋白（prolamin）	不溶於水、中性鹽溶液，溶於 70%～80% 的乙醇中	玉米醇溶蛋白、麥醇溶蛋白等
精蛋白（protamin）	溶於水、稀酸溶液，呈鹼性，受熱不凝固	魚精蛋白、蛙精蛋白等
硬蛋白（scleroprotein）	不溶於水、稀酸、稀鹼、中性鹽溶液和一般有機溶劑	角蛋白、膠原蛋白、彈性蛋白等
組蛋白（histone）	溶於水、稀酸，不溶於氨水中，受熱不凝固	球蛋白

表 5-3　結合蛋白的分類

種類	輔基	存在實例
核蛋白（nucleoprotein）	核酸	動植物細胞核和細胞漿內，如病毒、核蛋白
脂蛋白（lipoprotein）	脂類	血漿和生物膜成分，如低密度脂蛋白、乳糜微粒等

種類	輔基	存在實例
糖蛋白 （glucoprotein）	糖類	生物體組織和體液中，如唾液中的糖蛋白、免疫球蛋白、蛋白多糖等
色蛋白 （chromoprotein）	鐵、鎂	動物血液中的血紅蛋白，植物葉中的葉綠蛋白和細胞色素 C 等
磷蛋白 （phosphoprotein）	磷酸	乳汁中的酪蛋白，卵黃中的卵黃蛋白、染色質中的磷蛋白等
金屬蛋白 （metalloprotein）	金屬離子	激素胰島素、鐵蛋白、銅蛋白等

4. 根據蛋白質的營養性質區分

(1) 完全蛋白質：蛋白質中含有人體必需的各種胺基酸，且各種人體必需的胺基酸含量及相互間的比率能滿足人體的需要。因此攝取此種蛋白質可維持氮之正平衡，且可促進生長發育；此種蛋白質稱**完全蛋白質**（**complete proteins**）或稱**高品質蛋白質**（**high quality proteins**）。

(2)部分完全蛋白質：蛋白質中所含胺基酸，有某些必需胺基酸含量不足，如果單獨且長期攝食此種蛋白質，雖可維持生命，但不能促進生長發育，稱部分完全蛋白質。

(3)不完全蛋白質：某種食物中之蛋白質，所含某種必需胺基酸量不足，或缺乏某種必需胺基酸，單獨且長期攝食此種蛋白質不足以維持氮的平衡。因此不能促進生長發育，亦不能維持生命，此種蛋白質稱**不完全蛋白質**（**incompleted proteins**）或稱**低品質蛋白質**（**low quality proteins**），如動物膠。

四、蛋白質的生理功能

蛋白質在人體內具有構成新細胞、新組織、形成荷爾蒙與酵素、調節

各種生理機能、形成抗體、抵抗細菌侵入等功用。每日飲食中同時攝取足夠的醣類、脂肪、蛋白質時，則蛋白質能充分的發揮其效益，否則胺基酸被分解供為熱能來源。

(一) 構成組織並促進生長

食物中的蛋白質所含各種胺基酸，經吸收後被合成蛋白質，提供構成及維持身體組織並促進生長發育。

1. 構成新細胞：生長期的兒童、孕婦運動員及受傷的人，需要足夠的胺基酸合成身體的新細胞新組織。例如，生長迅速的嬰兒每天約以飲食中 1/3 的蛋白質來構成新細胞。因此，若飲食中蛋白質不足，將影響胎兒及嬰兒的腦、肌肉、血液量等之形成，使其生長遲緩。運動員需要蛋白質以構成增加的肌肉組織。嚴重的出血、燒燙傷、開刀等病人，需要大量蛋白質構成血液成分及提供組織癒合之用。

2. 維持身體的組織：每一細胞均含有蛋白質。肌肉、結締組織、黏膜、酵素、免疫球蛋白、荷爾蒙、脂蛋白、骨基質等，均以蛋白質為主要成分。成人體內不斷的進行新陳代謝，某些組織細胞新陳代謝，某些組織繼續生長著，例如頭髮、指甲。人體內組織不斷在更新。例如，更新速度快的腸道內壁細胞約 2～5 天更新一次；紅血球細胞約 120 天更新。事實上，身體內組織蛋白質並非靜止的，而是分解與合成不斷的進行著。因此，每天必須從食物中得到足夠的胺基酸，合成身體組織所需要的蛋白質，以維持正常的組織結構及功能。

(二) 調節生理機能

體內的酸鹼平衡，如構成酵素，催化體內各種反應；構成荷爾蒙調節各種生理機能；形成抗體，抵抗細菌侵入；血紅素、肌紅蛋白等可運送氧氣、二氧化碳；脂蛋白具有運送脂質的功能。

(三) 熱能的來源

蛋白質在體內分解後可釋放出熱能，每公克蛋白質約可產生 4 仟卡（Kcal）的熱能。在醣類攝取不足時，蛋白質在體內分解後，部分產物可轉變成葡萄糖以維持血糖濃度。

第二節　蛋白質的來源及營養代謝

一、蛋白質的食物來源

主要來自動植物性食物，動物性食物中之蛋白質含量較高，品質也較佳。但動物性食物所含膽固醇及飽和脂肪酸一般亦較高，兩者皆會使血液中低密度脂蛋白及總膽固醇上升，增加罹患心血管疾病的危險。選擇動物性食物時，應多選擇瘦肉、去皮家禽、海鮮魚貝類。一般魚類中所含脂肪酸大多屬於不飽和脂肪酸，是良好的蛋白質來源。

一般植物性食物中之蛋白質含量較少、蛋白質生物價也較低。植物性食物中所含蛋白質量，由多至少依序為：

- 麥胚芽、酵母、黃豆、花生最多。
- 硬殼果。
- 穀類含量不多。

二、飲食中蛋白質的需要量與攝取

衡量飲食中蛋白質需要量常用**氮平衡法（nitrogen balance method）**，即飲食中氮攝取量減去糞便、尿液、皮膚等途徑流失的氮量，所得的氮值。即：

氮的平衡值=飲食中氮攝取量－氮排出量（糞便、尿液、皮膚）

(一) 氮平衡狀態（nitrogen equilibrium）

是指攝取的氮量與排出氮量恰好達到平衡之狀態，且組織處於恆定狀態，一般成人均呈平衡狀態。

(二) 正氮平衡（positive nitrogen equilibrium）

是指氮的攝取量高於排出的氮量，同時表示體內有新的蛋白質合成。此狀況出現在成長中之孩童、青少年或孕婦、運動員接受訓練時之肌肉增加期、生病或受傷後組織修復期。

(三) 負氮平衡（negative nitrogen equilibrium）

是指排出的氮量高於攝取的氮量，表示體內的蛋白質流失。可能原因為下列狀況：

- 飲食中攝取的總熱量不足，以致身體必須分解組織以供能量。
- 攝入蛋白質之量不足或質不佳，不適於組織合成或更新之用。
- 受傷或臥病在床導致組織過度分解。
- 人體處在壓力情況之下，會促進交感神經的反應，以致體內激素分泌改變，增加升糖激素，糖皮質酮及腎上腺素的分泌，使血糖濃度上升。

三、蛋白質的攝取量

一般成人每日所需蛋白質約為每公斤體重 0.8～1 公克，每日所需總熱量中，來自蛋白質的熱量占 12% 為理想，10～14% 為容許範圍。蛋白質是成長期最重要的營養素，年齡越小的嬰幼兒，每公斤體重所需的蛋白質量越多，同時需選擇蛋白質生物價較高的蛋白質食物來源。國人蛋白質建議攝取量，如表 5-4 所示。根據衛福部 DRIs 第七版（100 年修訂）建議成年男性每日建議攝取量（RDA）為 55～60 g，成年女性 RDA 為 50 g。

表 5-4   國人蛋白質建議攝取量

營養素	蛋白質 *	
單位 年齡	公克（g）	
0～6 月	2.3／公斤	
7～12 月	2.3／公斤	
1～3 歲	20	
4～6 歲	30	
7～9 歲	40	
	男	女
10～12 歲	55	50
13～15 歲	70	60
16～18 歲	75	55
19～30 歲	60	50
31～50 歲	60	50
51～70 歲	55	50
71 歲	60	50

* 動物性蛋白在總蛋白中的比例，1 歲以下的嬰兒以占 2/3 以上為宜。

四、蛋白質的品質評估

1. 蛋白質的品質：人體合成蛋白質時，需要足夠的各種胺基酸，因此食物中蛋白質的營養價值取決於所含有之胺基酸種類、含量及消化吸收率。品質優良的蛋白質容易消化、吸收率高、所含人體必需的胺基酸含量齊全、比率適當、足夠提供人體生長生育，並可以維持生命。如果某一種必須胺基酸不足，則無法合成蛋白質，此稱為「**全或無定律（all or none principle）**」。

2. 蛋白質的營養價值評定法：常用的蛋白質品質評估方法有蛋白質生物價、蛋白質淨利用率、蛋白質利用效率及胺基酸評分等四種，分別敘述如下：

(1)胺基酸評分（amino acid score）：是某食物中之蛋白質所含胺基酸與高品質蛋白質中胺基酸組成相較而得之。評分方式為欲評定食物中的蛋白質所含胺基酸除以高品質蛋白質中同一胺基酸之百分比值。胺基酸評分未考慮蛋白質的吸收率，因此與實際利用情況仍有差異。計算公式如下：

$$胺基酸評分 = \frac{每公克欲評定之蛋白質中所含某特定胺基酸量之毫克數}{每公克高品質蛋白質中所含該胺基酸毫克數} \times 100\%$$

(2)蛋白質淨利用率（net protein utility, NPU）：攝食蛋白質後，被消化吸收的氮，一部分在體內被利用以合成身體的組織，稱保留氮素，一部分經代謝後，由腎臟排出，稱尿素氮。蛋白質淨利用率為保留氮素與氮攝取量之比，再乘以 100% 所得之數值。蛋白質淨利用率之計算公式如下：

$$NPU = （保留氮量 / 氮總攝取量）\times 100\%$$

如果兩種食物中所含蛋白質均能完全被消化，則蛋白質淨利用率（NPU）與蛋白質生物價（BV）相同。如果其中某一食物中含有較多的纖維，消化率低，則蛋白質淨利用率（NPU）較蛋白質生物價（BV）低。

(3)蛋白質生物價（biological value, BV）：是指蛋白質經攝取後，胺基酸被吸收，供體內生長或維持所需而保留的氮與吸收的氮之百

分比。生物價是保留氮素與吸收氮素之比，再乘以 100%。蛋白質生物價之計算公式如下：

蛋白質生物價（BV）=（保留氮素／吸收氮素）×100%

飲食中所含熱能足夠身體需要，則蛋白質的生物價達 70 以上即能促進生長。

(4)蛋白質利用效率（protein efficiency ratio, PER）：是指在實驗期間每 1 公克蛋白質可使實驗的動物增加體重之公克數。計算公式如下：

PER= 體重增加之公克數／實驗期間所攝取的蛋白質公克數

發育中之幼小動物進行實驗，在熱量及其他營養素充足之情況下餵食飼料（含蛋白質 10%），經過 28 天後，觀察其增加之體重。當蛋白質利用效率大於 2.0，即為優質蛋白質。

3. 改善蛋白質的營養價值：蛋白質中因某種必須胺基酸含量不足或缺乏，影響蛋白質的利用率。在某種蛋白質中胺基酸評分最低的必須胺基酸，即稱為該蛋白質的**限制胺基酸（limiting amino acid）**，而其分數即代表該蛋白質之評分。例如，米中的蛋白質，第一限制胺基酸為離胺酸，第二限制胺基酸為羥丁胺酸。如果在此蛋白質食物中添加該蛋白質之限制胺基酸，則可提高蛋白質的利用率，此稱**胺基酸補足效果（supplementary effect of amino acid）**（如表 5-5 所示）。例如，牛奶中所含離胺酸及羥丁胺酸較多，如果米與牛奶同時食用，則可達到胺基酸補足效果而提高蛋白質利用率。

表 5-5　植物性食物之限制胺基酸及蛋白質補足效應

食物	限制胺基酸	含此限制胺基酸多之食物	蛋白質補足效應
莢豆類	甲硫胺酸	穀類、堅果類、種子	紅豆與米飯
穀類	離胺酸、蘇胺酸	莢豆類	米飯與紅豆
堅果類、種子	離胺酸	莢豆類	黃豆與芝麻、花生與米飯、豌豆與葵花子
蔬菜	甲硫胺酸	穀類、堅果類、種子	豌豆與堅果
玉米	色胺酸、離胺酸	莢豆類	玉米餅與莢豆類

五、蛋白質的營養代謝

蛋白質在人體內的營養代謝，如圖 5-4 所示。蛋白質的消化與吸收，敘述如下。

(一) 蛋白質的消化

唾液中沒有蛋白質的酵素，因此含蛋白質的食物在口腔中僅能進行機械性消化作用，而蛋白質的化學性消化作用主要在胃及小腸進行。人體消化道分泌的蛋白質分解酵素，包括胃蛋白酶、凝乳蛋白酶、胰蛋白酶、胰凝乳蛋白酶、羧胜肽酶、胺基胜酶及雙胜肽酶等。

1. 蛋白質在胃中之消化

胃內主要的蛋白質消化酵素有胃蛋白酶及凝乳酶。由胃主細胞分泌之胃蛋白酶元不具活性，分泌後經胃酸（由胃壁細胞分泌）激活，變成具有活性之胃蛋白酶（pepsin），胃蛋白酶在酸性環境下分解蛋白質成多胜類。食糜藉由胃的蠕動，使食物與消化液充分混合，並逐步推向十二指腸。

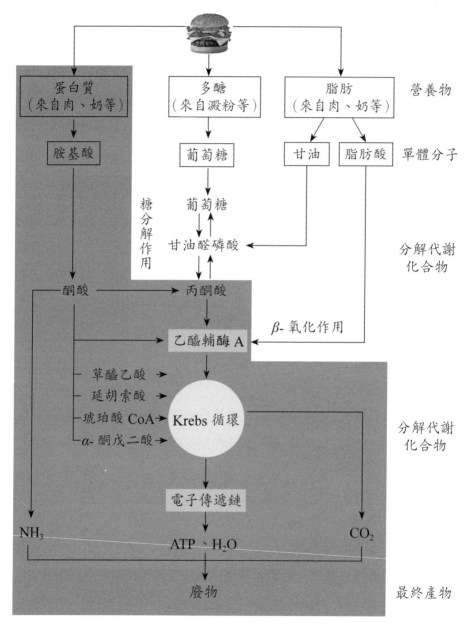

圖 5-4　蛋白質在人物體內的營養代謝

2. 蛋白質在腸道內之消化

(1)胰蛋白酶及胰凝乳蛋白酶：胰蛋白酶（trypsin）及胰凝乳蛋白酶（chymotrypsin）均由胰臟分泌進入十二指腸。不具活性的胰蛋白酶元，在十二指腸受到胰蛋白酶激活成胰凝乳蛋白酶。不具活性的胰凝乳蛋白酶元，經胰蛋白酶激活成胰凝乳蛋白酶。胰蛋白酶及胰凝乳蛋白酶可以分解多胜類成為更短之多胜類。

(2)羧胜肽酶：胰臟分泌之羧胜肽酶（carboxypeptidase），可自多胜肽鏈之羧基末端逐步釋出胺基酸。

(3)胺基胜肽酶及雙胜肽酶：在小腸刷狀緣上之胺基胜酶（amino peptidase）及雙胜肽酶（dipeptidase）作用於三胜肽以上之多胜類。能水解多胜類鏈上含游離胺基酸末端側之胜鍵結合，逐步釋出胺基酸。雙胜肽可水解雙胜類之胜鍵結合，使水解成二分子胺基酸。

(二) 胺基酸的吸收

在小腸內胺基酸經主動運輸的方式進入黏膜細胞，此過程需消耗能量，且需有鈉離子之幫助，如圖 5-5 所示。部分胺基酸可藉擴散方式吸收。胺基酸進入黏膜細胞後，經毛細血管、門靜脈進入肝臟。有些胺基酸留在上皮細胞內用以合成小腸內酵素及新細胞，幾乎所有的胺基酸在到達空腸末端時均被吸收。攝取的蛋白質僅有 1% 出現在糞便中，小腸內分泌的內生性蛋白質及脫屑的上皮細胞，均可在腸道內被分解並再被吸收。此外，蛋白質可能經胞飲作用吸收，初生嬰兒腸道內的胞飲吸收作用非常活躍。因此餵食母乳的嬰兒，能從母乳中得到蛋白質抗體，以增強嬰兒的免疫能力。

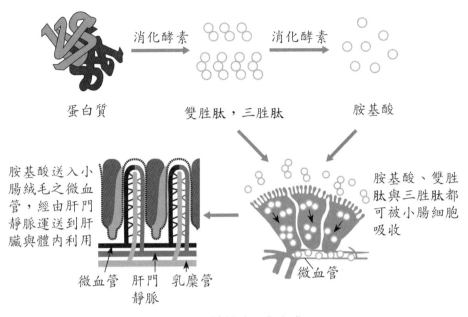

消化酵素

消化酵素

蛋白質　　　　　雙胜肽，三胜肽　　　　　胺基酸

胺基酸送入小
腸絨毛之微血
管，經由肝門
靜脈運送到肝
臟與體內利用

胺基酸、雙胜
肽與三胜肽都
可被小腸細胞
吸收

微血管　肝門　乳糜管
　　　　靜脈

微血管

圖 5-5　　胺基酸吸收方式

圖片來源：professorcslin.com。

(三) 蛋白質的代謝

　　肝臟是代謝蛋白質的重要器官，在腸道內食物中的蛋白質分解成胺基酸後，經門靜脈進入肝臟。有一部分胺基酸在肝臟細胞內代謝，部分胺基酸則經血液循環進入全身各組織細胞內，而被合成為各細胞所需之蛋白質，此稱胺基酸代謝池。血液中經常保持 5～10 毫克／100 毫升濃度之游離氨基酸，全身各細胞合成蛋白質之際，即由胺基酸代謝池取得胺基酸。胺基酸代謝池中之胺基酸超過某一定量時，即在肝臟、腎臟被分解。

1. 蛋白質的分解

　　蛋白質的分解是在肝臟、腎臟等細胞內進行，細胞內所含蛋白質分解酵素，將蛋白質分解成胺基酸，胺基酸的代謝包括脫胺作用及轉胺基作用，如圖 5-6 所示。

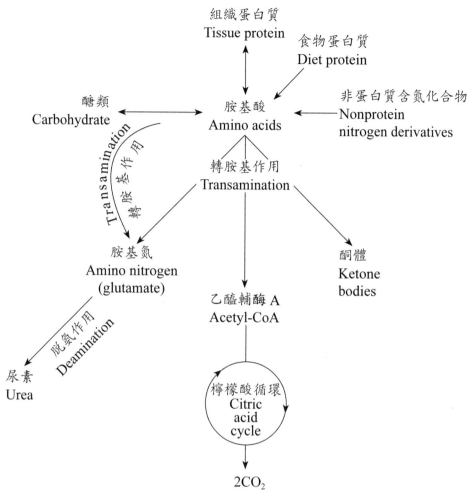

圖 5-6　胺基酸的代謝反應

(1)脫胺作用（deamination）：主要在肝臟內進行，部分在腎臟進
行。胺基酸經脫胺作用產生氨（由 NH 轉變成的）及 α- 酮酸，首
先 α- 酮酸代謝成乙醯輔 A（acetyl CoA），或代謝成檸檬酸環之中
間代謝物，最後釋出能量、二氧化碳及水。另一方面胺基（NH）
分解成的氨，大多數用以合成尿素，肝臟是合成尿素的主要器
官，所形成的尿素經腎排出。

(2)轉胺基作用（tansamination）：有些胺基酸之胺基經轉胺基作用，轉移至其他 α- 酮基上，特別是酮基戊醯酸及丙酮酸上，形成新的胺基酸，此過程稱轉胺基作用。所形成的新胺基酸就是人體非必需胺基酸，此作用在肝臟內進行。

2. 蛋白質的合成

蛋白質的合成是在細胞內進行，依各細胞內遺傳因子 DNA 之信號而合成。體內每一細胞均可將胺基酸合成自己需要的各種蛋白質。例如：激素、酵素、結構蛋白質等。

合成蛋白質時，必須同時獲得所需之各種胺基酸，以便在短暫時間內完成胜鍵結構。沒有被利用的胺基酸又隨血液循環至其他組織或至肝臟分解，不被貯存在細胞內，此即蛋白質合成上之**全或無定律（All or none principle）**。因此每日攝取的蛋白質必須質佳量足，方能充分合成需要之蛋白質。

第三節　蛋白質與美容保健

一、蛋白質是構成皮膚的重要成分

(一) 蛋白質是構成毛髮和指（趾）甲的主要成分

蛋白質是指（趾）甲頭髮的重要組成部分，毛髮和指（趾）甲主要由角蛋白構成，它們提供頭髮生長所需的營養與成分。構成角蛋白的胺基酸主要有胱胺酸、半光胺酸等。各種胺基酸透過螺旋式、彈簧式的結構相互纏繞交聯，形成角蛋白的強度和柔韌，從而賦予頭髮和指（趾）甲獨特的剛韌特性。攝入充足時，可以使頭髮烏黑、發亮、光滑而有彈性、不分叉、不脫髮。頭髮的生長速度較快，每天生長 0.27～0.4 mm，指（趾）甲平均每星期生長 0.5～1.2 mm。如果缺乏蛋白質時，頭髮和指（趾）甲

生長速度減慢，失去光澤，也會伴隨脫髮現象。腸黏膜及分泌消化液的腺體首先受累，引起消化不良，進而會導致腹瀉、脫水、電解質不平衡等，使皮膚失去光澤與彈性。長期缺乏蛋白質，會使生物體的營養不良和貧血等，此時會出現面色蒼白、皮膚失去光澤，影響容貌和精神氣質。黑米、黑豆、黑芝麻、燕麥、麵筋、黃豆、花生、葵花子、西瓜子、南瓜子、魚、蝦等食物中，一般都含有較豐富的胱胺酸和半光胺酸，可以經常選用。

(二) 蛋白質是構成皮膚的主要成分

　　蛋白質不僅是人體器官生長發育必需的營養物質，也是皮膚組織中許多活性細胞及組織的構成成分，包括酶、腺體、膠原蛋白、彈性蛋白等。皮膚的生長、修復和營養均離不開蛋白質。蛋白質營養充足可以維持皮膚彈性、保溼除皺，使肌膚充盈，具有彈性與潤澤，細膩光滑，皺紋舒展，呈現質感和透明感，並有效防止皮膚老化。此外，膠原蛋白可以潤澤頭髮。缺乏膠原蛋白會導致頭髮分叉，指（趾）甲易斷裂、灰暗、無光澤。含豐富膠原蛋白的食物有豬蹄、豬皮等。長期蛋白質攝入不足，不但會影響生物體器官功能，降低抵抗力，而且會導致皮膚的生理功能衰退，彈性降低，失去光澤，出現皺紋。成年人每日膳食中蛋白質攝取量不應少於 1 g/kg。雞肉、兔肉、魚類、雞蛋、牛奶、豆類及其製品中均有優質蛋白質，經常食用有利於生物體內蛋白質的補充，又利於美容護膚。

二、蛋白質參與皮膚的新陳代謝活動

　　皮膚每天進行新陳代謝，由於角質層脫落而失去蛋白質。人體若缺乏蛋白質，不僅可導致發育遲緩、消瘦、憔悴，還會導致皮膚粗糙、彈性降低、鬆弛，產生皺紋。此外，頭髮稀疏、失去光澤、乾枯易稀也與蛋白質不充足有關。長期蛋白質攝入不足，不但會影響生物體器官功能，降低

抵抗力，而且會導致皮膚的功能功能衰退、彈性降低、失去光澤，出現皺紋。成年女子每日膳食中蛋白質攝取量不應少於 1 g/kg。雞肉、兔肉、魚類、雞蛋、牛奶、豆類及其製品中均有優質蛋白質，經常食用有利於生物體內蛋白質的補充，又利於美容護膚。

皮膚每天都處於新陳代謝狀態，在這個過程中，皮膚會由於角質層脫落而失去蛋白質，所以必須加以補充。雖然鹼性食品有益於美容，但如果只食用蔬菜，也會使皮膚的組織細胞退化、功能減退。因為皮膚的營養成分是以蛋白質為中心，當它缺乏時，不只是皮膚，連整個生物個體的機能都會衰退。蛋白質能促進生長發育，構成生長與修補身體組織、維持血管內的正常流通，並補充代謝的消耗，同時還提供身體所需能量。

三、吸收紫外線

胺基酸的一個重要光學特性是對光有吸收作用。胺基酸在可見光區域均無光吸收能力，但在遠紫外線區域（< 220 nm）均有光吸收，其中苯丙胺酸、酪胺酸、色胺酸三種胺基酸在近紫外線區域（220～300 nm）也具有光吸收能力，苯丙胺酸最大光吸收在 259 nm、酪胺酸在 278 nm、色胺酸在 279 nm，多數食物中都含有這三種胺基酸，所以其最大光吸收在大約 280 nm 波長處。這些胺基酸充足時，可以保護紫外線對皮下組織的影響。日曬會使角質層增厚，此為防護紫外線的保護性反應。皮膚和毛髮表面凹凸不平、部分細胞呈剝離狀態，可反射光線，減少可見光的損害。

四、蛋白質參與重要生理功能，發揮間接美容作用

1. 蛋白質參與視覺功能的維護：在暗光條件下，參與人體視覺的上皮桿狀細胞中視網醇和視網蛋白結合形成視紫紅質，是暗光下參與視覺的感光物質。如果缺乏維生素 A 和蛋白質時，不僅會誘發**夜盲症（night**

blindness），使眼睛失去神采，嚴重時，還會引起角膜上皮細胞脫落，造成全身表皮組織毛囊角化的發生。

2. 提高免疫力：蛋白質是免疫物質的基礎，抗體的合成、免疫細胞的增殖等都需要蛋白質。所以補充蛋白質可以提高免疫力，增強對外來病毒及細菌的感染。蛋白質或胺基酸缺乏時，免疫系統會處於遲鈍狀態。另外，某些胺基酸能激活巨噬細胞的吞噬功能，增強淋巴系統的功能，有效阻斷外界有害物質對皮膚的侵害。也可提高皮膚抗過敏能力，並對生物體內有害物質及老化細胞進行分解及排出體外。

3. 有助於減肥：補充足夠的胺基酸可以增加去甲腎上腺素的表現量，提高交感神經的興奮性，促進脂肪燃燒轉化成能量，有利於減肥。

4. 維護皮膚彈性：部分胺基酸可與皮膚內二價金屬離子發生螯合反應（chelating reaction），阻止過多的二價金屬離子與皮膚內的膠原蛋白發生交聯作用，維持足夠的膠原纖維和彈性纖維，使皮膚柔滑細膩富有彈性。

5. 參與酶的合成：生物體內參與抗氧化的酶類，如超氧化物歧化酶（superoxidase dismutase, SOD）、過氧化氫酶（hydroperoxidase）、谷胱甘肽還原酶（glutathione reductase）等，可以去除皮膚內細胞過剩的自由基，有效延緩皮膚衰老，這些酶就是蛋白質。

6. 增強肌肉力量：補充胺基酸也有助於鍛鍊肌肉，提高運動耐力。肌肉是身體中保持運動的組織，肌肉之所以可以運動，是由於其中的胺基酸發揮作用，如白胺酸（leucine）、異白胺酸（isoleucine）及纈胺酸（valine）可以抑制肌肉的分解，促進肌肉的合成，從而達到健身和提高運動耐力的作用。同時，還可以阻止運動後中樞神經系統疲勞的發生。因此，提高運動耐力、加強鍛鍊、防止肌肉衰老，補充胺基酸是非常重要的。

7. 精胺酸參與尿素合成：精胺酸（arginine）參與鳥胺酸循環（ornithine cycle），丙胺酸、谷氨醯胺參與氨的運輸，在合成尿素過程中都發揮重要的作用，而透過汗液排出的少量尿素是皮膚自然保溼因子的成分。

8. 酪胺酸參與黑色素形成：皮膚白不白主要取決於黑色素細胞合成黑色素的能力，在人的表皮基底層細胞間分布著黑色素細胞，它含有酪胺酸酶，可以將酪胺酸氧化成多糖，中間再經過一系列的代謝過程，最後便可生成黑色素。黑色素含量越多，膚色就越深，反之則皮膚就越白皙。酪胺酸酶具有獨特的雙重催化功能，是生物體內黑色素合成的關鍵酵素，與人的衰老有密切關係，其異常過量表現可能會導致人體的色素沉著性疾病。酪胺酸酶抑制劑可以治療目前常見的色素沉著性皮膚疾病，如雀斑、黃褐斑、老年斑。市場上流行的美白化妝品中的熊果苷、維生素 C 衍生物、麴酸及其衍生物、綠茶及甘草萃取物等，均為酪胺酸酶抑制劑，主要是透過抑制酪胺酸酶的活性而達到抑制黑色素合成，進而發揮美白的作用。

當然蛋白質的攝入也不是越多越好，如果蛋白質攝入過多，在體內可以產生含磷酸根的酸性物質，也會對皮膚產生刺激作用，甚至出現面皰、痤瘡等，引起皮膚早衰，並加重肝、腎負擔，不利於健康。所以應避免蛋白質食用過多，應食用混合膳食，努力提高蛋白質的利用率，減少蛋白質引起的皮膚衰老及多皺現象。從蛋白質的選擇上，動植物性食物合理搭配，優質蛋白應占 1/3 以上。

習題

一、選擇題

1. 半胱胺酸、酪胺酸是：

   (A) 人體必需胺基酸　　　　　(B) 人體半必需胺基酸

   (C) 人體非必需胺基酸　　　　(D) 限制胺基酸

   答案：(B)

2. 下列何種胺基酸的結構中有硫？

   (A) 異白胺酸　 (B) 清丁胺酸　 (C) 半胱胺　 (D) 色胺酸

   答案：(C)

3. 下列敘述，何者為是？

   (A) 蛋白質需經消化成胺基酸，方能被吸收

   (B) 小分子蛋白質可被腸黏膜吸收並在體內形成抗體

   (C) 膽汁有利於蛋白質的吸收

   (D) 以上皆是

   答案：(A)

4. 食物中所含蛋白質，生物價最高者依序為：

   (A) 蛋、魚、牛奶、肉　　　　(B) 牛奶、蛋、魚

   (C) 蛋、牛奶、魚　　　　　　(D) 牛奶、牛肉、蛋

   答案：(C)

5. 某食物之蛋白質所含胺基酸中，所含人體必需胺基酸有一種或多種不

   足缺乏，影響蛋白質利用率，此胺基酸稱：

   (A) 限制胺基酸　　　　　　　(B) 非必需胺基酸

   (C) 半必需胺基酸　　　　　　(D) 必需胺基酸

   答案：(A)

6. 某食物之蛋白質所含必需胺基酸不足，長期食用此蛋白質不能維持氮的平衡，亦不能促進生長發育，此蛋白質稱：

(A) 完全蛋白質　　　　　(B) 部分完全蛋白質

(C) 不完全蛋白質　　　　(D) 限制蛋白質

答案：(C)

7. 食物中蛋白質所含某胺基酸不足或缺乏，攝食時如果同時攝取含此胺基酸多之食物，則能提高蛋白質的利用率，此作用稱：

(A) 胺基酸補足效果　　　(B) 限制胺基酸

(C) 胺基酸生物價　　　　(D) 脫胺作用

答案：(A)

8. 人體藉由何種作用，可以合成非必需胺基酸？

(A) 轉氨基作用　　　　　(B) 脫胺基作用

(C) 氮的平衡作用　　　　(D) 氮的合成作用

答案：(A)

9. 轉胺基作用是在人體：

(A) 肝、腎　(B) 腎　(C) 肝　(D) 肝、肌肉內進行的

答案：(C)

10. 下列敘述，何者為是？

(A) 牛奶中的蛋白質為部分完全蛋白質

(B) 動物膠中的蛋白質為不完全蛋白質

(C) 蛋中的蛋白質為部分完全蛋白質

(D) 以上皆是

答案：(B)

11. 人體內蛋白質是在下列何處合成的？

(A) 肌肉　(B) 血液　(C) 肝臟　(D) 全身各組織細胞

答案：(D)

12.蛋白質生物價（BV）是指：

(A) 食物中被人體吸收的氮與保留的氮之百分比

(B) 攝食的總氮量與被人體保留的氮的百分比

(C) 攝食的蛋白質公克數與體重增加的公克數之比

(D) 以上皆是

答案：(A)

13.下列有關瓜希奧科兒症又稱幼兒患紅毛小兒（Kwashiorkor），常見症狀之敘述，何者為是？

(A) 脂肪肝、水腫、毛髮變紅　　(B) 發生年齡在一歲以上

(C) 血漿蛋白質非常低　　　　　(D) 以上皆是

答案：(D)

14.玉米宜與何種食物搭配食用，方可發揮蛋白質之補足效果？

(A) 莢豆類、豆類　　　　　　　(B) 小麥類、穀類

(C) 米、芝麻　　　　　　　　　(D) 堅果類

答案：(A)

15.若與尿液尿素、非尿素以及糞便、脫落皮屑與毛髮之總氮量相較，下列何者正確？

(A) 健康孕婦飲食的氮含量應與題目所述之總氮量相同

(B) 健康青少年飲食的氮含量應高於題目所述之總氮量

(C) 健康中年人飲食的氮含量應高於題目所述之總氮量

(D) 由疾病恢復之患者飲食的氮含量應低於題目所述之總氮量

答案：(B)

16.利用生物價、蛋白質效率、化學積分法評估蛋白質品質時，下列何者為共同的評估依據？

(A) 蛋白質中胺基酸的總量

(B) 蛋白質中必需胺基酸與非必需胺基酸的比例

(C) 蛋白質的消化率

(D) 人體對必需胺基酸的需求量

答案：(D)

17.血液中蛋白質濃度不足時，最可能引起下列何種現象？

(A) 高血壓　　(B) 酸中毒　　(C) 鹼中毒　　(D) 水腫

答案：(D)

18.一位健康女性，體重為 60 公斤，則每日蛋白質需要量為多少公克？

(A)48　　(B)60　　(C)66　　(D)72

答案：(A)

19.當蛋白質長期攝取不足時，易發生下列何種狀況？

(A) 細胞免疫功能增加　　　　　(B) 自體免疫功能增加

(C) 細胞內液增加　　　　　　　(D) 細胞外液增加

答案：(D)

20.下列何者是決定蛋白質品質的重要因素？

(A) 價格與方便性　　(B) 生產履歷　　(C) 衛生安全　　(D) 胺基酸組成

答案：(D)

二、簡答題

1. 蛋白質在人體內有何功用？

2. 必須胺基酸的種類有哪些？

3. 簡述蛋白質的分類？

4. 影響蛋白質營養吸收的因素有哪些？

5. 請舉例說明蛋白質對美容保健的影響？

參考文獻

1. 蕭寧馨著，食品營養概論，**時新出版有限公司**，2004。

2. 黃玲珠編著，美容營養學，**華立圖書股份有限公司**，2006。

3. 王素華著，黃純宜總校閱，美容營養學修訂版，**新文京開發出版股份有限公司**，2013。

4. 張效銘、趙坤山著，化妝品基礎化學，**滄海圖書資訊股份有限公司**，2014。

5. 王志凡、萬巧英主編，營養與美容保健，**科學出版社**，2015。

6. 張效銘、趙坤山著，化妝品原料學第二版，**滄海圖書資訊股份有限公司**，2015。

7. 蔡秀玲、張振崗、戴瑄、葉寶華、鍾淑英、蕭清娟、鄭兆君、蕭千祐合著，謝明哲總校閱，實用營養學（七版）修訂版，**華格那出版有限公司**，2017。

8. 蔡秀玲、張振崗、戴瑄、葉寶華、鍾淑英、蕭清娟、鄭兆君、蕭千祐合著，許青雲總校閱，營養學概論（六版），**華格那出版有限公司**，2017。

9. Byrd-Bredbenner, C., Moe, G., Beshgetoor, D., and Berning, J 原著，蕭寧馨編譯，透視營養學——導讀版 Wardlaw's Perspectives in Nutrition, 8/e，**藝軒圖書出版社**，2013。

10. Campbell and Farrell 原著，生物化學，**偉明圖書股份有限公司**，2011。

11. Smith, A. M., and Collene, A. L. 原著，蕭寧馨編譯，蕭慧美、黃惠玲、湯雅理、林士民、李亦臻精編，當代營養學 Wardlaw'sContemporary Nutrition, 10e，**東華書局暨新月圖書公司**，2018。

12. Robinson, Lawler, Elizabeth, Chenoweth 原著，連潔群、楊又才翻譯，

丘志威、許瑞芬、駱菲莉、盧義發、蔡淑芬校閱，新編實用營養學 Normal and Therapeutic Nutrition. ，**藝軒圖書出版社**，1995。

13.Mahan L K, and Escott-Stump S: Krause's Food, Nutrition and Diet Therapy, **W. B. Saunder Co**. 14th ed. 2016.

14.Robinson, C. H. Lawler, W. L. Chenoweth, and A. E. Garwick: Normal and Therapeutric Nutrition, **MacMillan Pubishing Co. Inc.**, New York. 17th ed. 1990.

第六章　維生素與美容

維生素（vitamin）是維持生物體正常代謝和生理功能所必需的一類小分子有機化合物的總稱。維生素不能像碳水化合物、蛋白質及脂肪那樣產生能量和組成細胞，但對生物體的新陳代謝具有調節作用。缺乏維生素會導致嚴重的健康問題，適量攝取維生素可以保持身體強壯健康，過量攝取維生素會導致中毒，尤其是脂溶性維生素。本章節針對「**維生素的基礎概念**」、「**脂溶性維生素與美容保健**」、「**水溶性維生素與美容保健**」等內容，進行詳細介紹。

第一節　維生素的基礎概念

一、定義

是人體所必需的微量有機化合物，具有維持人體正常生理功能，並參與蛋白質、脂肪、醣類等營養素的新陳代謝。人體只能合成菸鹼酸及維生素 D，腸內細菌合成某些維生素，其餘的維生素必須仰賴食物供給。各種維生素都有其特定結構與功用，大部分維生素具有下列共同的功用：

- 促進生長。
- 維持健康。
- 促進能量代謝。
- 促進活力、使精神旺盛。
- 促進食慾及維持正常的消化功能。
- 增強對疾病的抵抗力。

二、維生素的分類

人體必須的維生素有十餘種，另有多種與維生素相似之因子（維生素類似物質）。維生素可分成脂溶性維生素與水溶性維生素二大類：

- **脂溶性維生素（fat soluble vitamin）**：有維生素 A、維生素 D、維生素 E 以及維生素 K 等四種。
- **水溶性維生素（water soluble vitamin）**：包括維生素 C 及維生素 B 群。維生素 B 群，包括維生素 B_1、維生素 B_2、菸鹼酸、泛酸、維生素 B_6、生物素、葉酸及維生素 B_{12} 等。

三、維生素的一般特性

(一) 脂溶性維生素

1. 消化吸收，需仰賴膽汁及脂肪。
2. 脂溶性維生素吸收的過程與長鏈脂肪酸相同，首先在腸黏膜細胞內成為乳糜微粒的成分，經乳糜管、胸管進入血循環。
3. 主要貯存在肝臟內，部分蓄積在脂肪組織。
4. 維生素 A 及維生素 D 之代謝速度緩慢，因此長期攝入高劑量會引起過多症（中毒）。
5. 脂溶性維生素比較不容易透過胎盤進入胎兒體內。
6. 維生素 D 以非活性型貯存在肝、皮膚等處。
7. 腸內細菌能合成維生素 K。

(二) 水溶性維生素

1. 水溶性維生素較容易被吸收，吸收途徑係經毛細血管，門靜脈至肝臟。
2. 除維生素 B_{12} 外，水溶性維生素容易隨尿液排泄，因此體內貯存量

少，必須每日從食物中得到。

3. 腸內有益菌（例如乳酸菌）能合成維生素 B_6、泛酸、生物素、葉酸及維生素 B_{12} 等水溶性維生素。因此，此類維生素較少發生缺乏症。但是長期服用抗生素或磺胺藥物者，會使腸內細菌死滅，影響維生素的合成，故必須補充此等維生素。

4. 維生素 B 群在人體內需先經活化成活性型，才能在酵素系統中作為輔酶而發揮生化功能。

5. 人類長時期飲食不當，將導致維生素缺乏症。有些維生素缺乏症經過一段時間給予高劑量維生素治療後即可痊癒，但有些缺乏症進行一嚴重階段後，會造成永久性傷害。例如，嚴重缺乏菸鹼酸，將會導致智能方面永久性傷害。

6. 維生素 B 群缺乏所引起的缺乏症，通常都是同時缺乏數種維生素的結果。因此維生素 B 群中缺乏任何一種維生素 B 而出現缺乏症時，必須同時攝取多種維生素 B，方能達到較理想的治療效果。

第二節　脂溶性維生素與美容保健

一、維生素A

(一) 結構

維生素 A（vitamin A）是指一群構造相似而具有維生素 A 功能之群屬名稱。包括視網醇（retinol）、視網醛（retinal）、視網酸（retinoic acid）等三種具維生素 A 活性者，稱視網狀物（retinoids），結構如圖 6-1 所示。

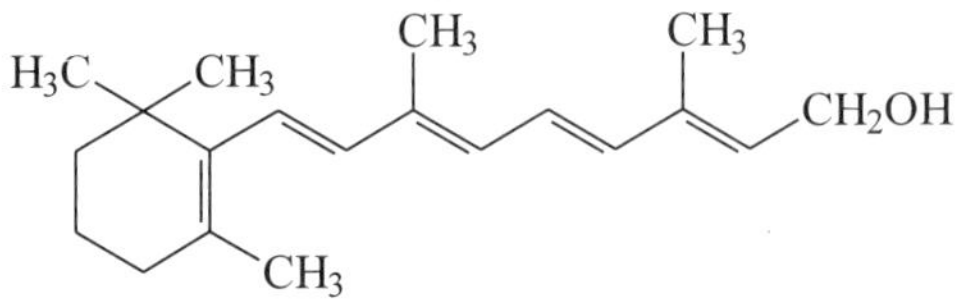

視網醇（retinol）

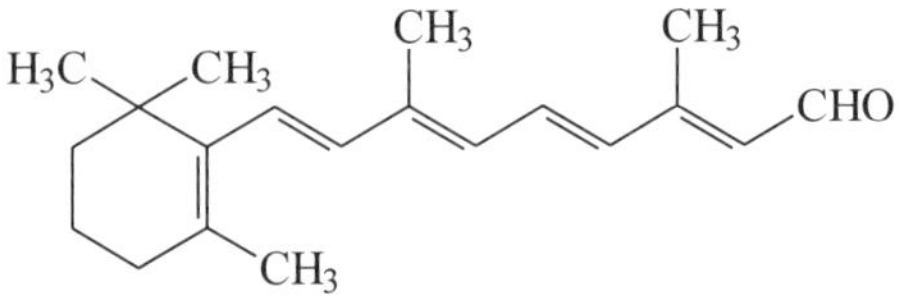

視網醛（retinal）

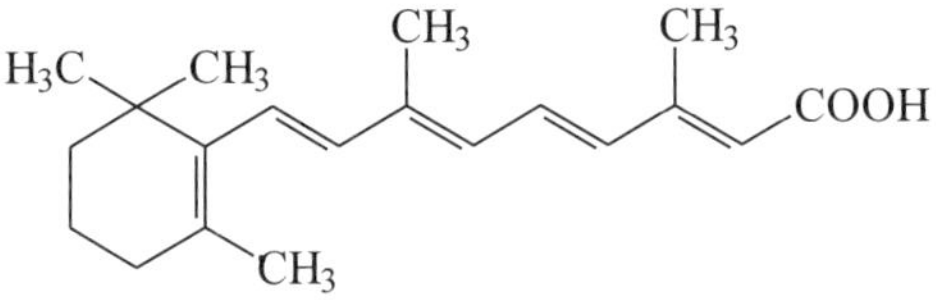

視網酸（retinoic acid）

圖 6-1　維生素 A 的結構

　　在體內視網醇可以轉變成視網醛及視網酸。視網醛亦可以轉變成視網醇、視網酸，則視網酸無法變成視網醛或視網醇。植物性食物中含有類胡蘿蔔素，類胡蘿蔔素是橘黃色、黃色或紅色的色素。食物中含有之 α- 胡蘿蔔素（α-carotene）、β- 胡蘿蔔素（β-carotene）、γ- 胡蘿蔔素（γ-carotene）、茄紅素（lycopene）、黃色素（lutein）、玉米黃質（zeaxanthin）、β- 隱黃質（β-cryptoxanthin）等均屬類胡蘿蔔素。胡蘿蔔素在人體內可以轉變成視網醇及視網醛，具有維生素 A 的功能，反應式如圖 6-2。因此，胡蘿蔔素被稱為維生素 A 的先質。

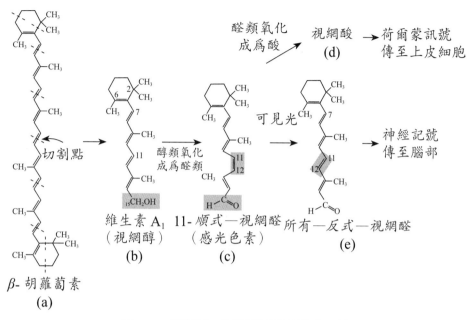

圖 6-2　視網醇、視網醛及視網酸之互換

圖片來源：林榮耀著，生物化學，歐亞圖書，2011。

(二) 維生素A的性質與單位

　　維生素 A 是淡黃色的結晶，不溶於水，溶於脂肪或脂溶劑。在光及酸的環境下不穩定，容易被氧化。暴露在高溫空氣中、紫外線照射、置於酸敗的脂肪中等，均會被破壞。維生素 A 的計量單位為國際單位（IU），美國食品衛生局建議使用**視網醇當量（retinol equivalent, RE）**為計量單位，維生素 A 的計量單位逐漸改為視網醇當量。換算值請參見表 6-1。

(三) 吸收、運送、儲存及排出

　　食物中之視網酯經膽汁及消化酵素的作用，水解成脂肪酸及視網醇之後，經小腸細胞吸收。被吸收之視網醇立刻與一分子脂肪酸形成視網酯，並進入乳糜微粒中，經淋巴系統進入組織及肝臟。視網狀物之吸收率可達90%，類胡蘿蔔素之吸收率則較差，可能僅達 3%。膽鹽及脂肪之存在有

表 6-1　國際單位（IU）與視網醇當量（RE）換算值

1 國際單位維生素 A（IU）	=0.3 μg 視網醇 =1.8 μg β-胡蘿蔔素 =0.3 視網醇當量（RE）
1 視網醇當量（RE）	=1 μg 視網醇（0.3 國際單位） =6 μg β-胡蘿蔔素 =3.33 國際單位活性維生素 A（來自視網醇） =10 國際單位活性維生素 A（來自其他類胡蘿蔔素）

助於類胡蘿蔔素之吸收。類胡蘿蔔素進入乳糜微粒中，經淋巴系統進入肝臟，在腸道細胞內有一部分類胡蘿蔔素轉變成視網狀物。在肝臟中視網狀物與蛋白質結合成視網醇結合蛋白（retinol binding protein）釋入血液循環中，類胡蘿蔔素則由 VLDL 從肝臟中運送至標的組織。

維生素 A 約有 90% 儲存在肝臟，部分視網狀物儲存在脂肪組織、腎臟、骨髓、睪丸及眼睛。肝臟儲存的維生素 A 可供數月之需，因此攝取量稍微不足，不致立刻出現缺乏症。類胡蘿蔔素儲存在肝臟及脂肪組織中，需要類胡蘿蔔素時，由脂肪組織中釋出，並送至肝臟，在肝臟中轉變成視網狀物。

(三) 維生素A的生理功能

維生素 A 在視覺、生長、骨骼的發育、上皮組織的成長與維持完整、免疫功能及維持正常的生殖功能等所必需。

1. 維持上皮組織的完整：視網酸與上皮細胞（皮膚及黏膜）分化、增殖與成熟、細胞凋零，以及型態之形成有關。

2. 促進黏膜細胞合成黏液醣蛋白：視網酸可促進黏膜正常形成，黏膜分泌黏液，黏液吸附在上皮細胞表面，以維持上皮細胞（皮膚、角膜、口腔、消化道、呼吸道、泌尿道及生殖道等黏膜）的正常生理功能，提高

黏膜對細菌的抵抗能力。

3. 促進骨骼、牙齒及軟組織的正常發育：維生素 A 是蛋白質合成及骨細胞分化時所必需，因此能促進骨骼、牙齒及軟組織的正常發育。

4. 維持正常的視覺機能：視網醛能維持正常視覺機能。視網膜上的桿狀細胞內之**視紫質（rhodopsin）**是視網醛與**視蛋白（opsin）**結合成的感光性色素。當光線進入視網膜刺激視紫質時，視紫質中的視網醛構形改變，由 11- 順式視網醛（11-*cis*-retinal）變成全反式視網醛（all *trans*-retinal），而與視蛋白分離，視紫質褪色轉變成視黃。此變化刺激神經衝動，由視神經傳遞至腦產生視覺。11- 順式視網醛自視蛋白分離過程，稱為**漂白過程（bleaching process）**。全反式視網醛轉變成視網醇，接著再轉成 11- 順式視網醇，最後轉變成 11- 順式視網醛。但此過程中，會有部分視網醛被消耗。在黑暗光線下，因為由血液中適時補充視網醛，視紫質不斷的再生，使眼睛適應光線的變化，以維持良好的黑暗光線下的適應力（dark adaptation）。如果體內視網醛不足，視紫質的再生受阻，正常的視覺即會受影響，且黑暗光線下的適應力就會較差。

5. *β*- 胡蘿蔔素具有強力的抗氧化作用：*β*- 胡蘿蔔素具有強力抗氧化能力，與維生素 C 及維生素 E 被認為是天然抗氧化物。許多研究發現，維生素 A 不足，與皮膚、肺、食道、膀胱等部位之癌症有關。

6. 視網狀物：具有抗角化作用，被廣泛使用在乾癬及皮膚毛囊角化症的藥物。

(四) 維生素A的缺乏症

■ **夜盲症（night blindness）**：維生素 A 缺乏時，導致視紫質補充發生障礙，因此產生黑暗適應不佳，逐漸形成夜盲症，如圖

6-3(a)。

- **乾眼症（xerophthalmia）**：長期缺乏維生素 A，使淚腺上皮組織角質化，角膜及結膜乾燥硬化，即為乾眼症，如圖 6-3(b)。視網膜機能受損、抵抗力減弱或經細菌感染，會導致發炎、潰爛，嚴重時**角膜軟化（keratomalacia）**，如圖 6-3(c)，最終可導致失明。

- **上皮組織細胞角質化（keratinization）**：長期缺乏維生素 A，皮膚、黏膜表層細胞凋零，形成角質化。如果皮膚堆積過多角質化的細胞，造成毛孔被阻塞，皮膚粗糙不平，皮脂腺分泌的油脂無法分泌到達皮膚表面，因此皮膚乾燥、粗糙、表皮呈現鱗片狀脫屑，有時會全身發癢。皮脂腺角質化，皮膚呈現丘疹，有如起雞皮疙瘩（goose flesh），即為**毛囊角化症（follicular hyperkeratosis）**，如圖6-3(d)。毛囊角化症開始時容易發生於前臂、大腿，其後擴散至全身（此狀況亦可發生在人體必需脂肪酸不足或缺乏維生素 A，或因皮膚清潔處理不當時），皮膚細胞變硬，毛孔被死亡細胞阻塞而擴大，油脂分泌增多，形成黑頭或白頭粉刺。這些細胞一經感染即形成青春痘。消化道、呼吸道、泌尿道、生殖道等黏膜及皮膚角化，防止細菌侵入之障壁受損，抵抗力降低，容易受細菌感染。

- **缺乏維生素 A 使皮膚粗糙、老化，頭髮乾燥，失去光澤，頭皮屑增多。**

- **缺乏維生素 A 影響指甲，指甲變成容易斷裂。**

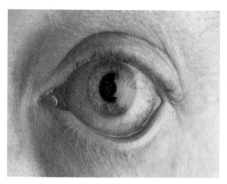

(a) 夜盲症（night blindness）

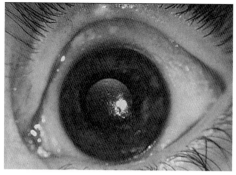

(b) 乾眼症（xerophthalmia）

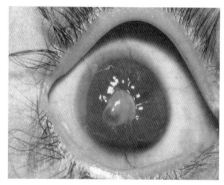

(c) 角膜軟化（keratomalacia）

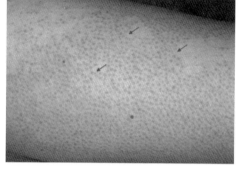

(d) 毛囊角化症（follicular hyperkeratosis）

圖6-3　維生素 A 缺乏症的疾病

圖片來源：www.vitaminsestore.com 、jamanetwork.com 、flickr.com 、
https://healthylives.tw/Article/565 。

(五) 維生素A攝取過多中毒

　　根據衛福部DRIs第七版（100年修訂），維生素A建議RDA值如表6-2
所示。成年男性 RDA 值爲 600 μg，成年女性 RDA 值爲 500 μg，懷孕女
性需另外增加100 μg，哺乳期需增加400 μg。但孕婦攝取維生素 A 過量，
會有形成畸形兒的疑慮。

表 6-2　維生素 A 的需要量

維生素 A	微克（μg RE）	
0～6 月	AI = 400	
7～12 月	AI = 400	
1～3 歲	400	
4～6 歲	400	
7～9 歲	400	
	男	女
10～12 歲	500	500
13～15 歲	600	500
16～18 歲	700	500
19～30 歲	600	500
31～50 歲	600	500
51～70 歲	600	500
71 歲～	600	500

當攝取量長期過多（超過成人每日攝取上限 3,000 μg），則會堆積在體內引起中毒，稱為維生素 A 中毒。維生素 A 中毒，可分急性及慢性兩種。急性中毒，是一次（或少數幾次）吃很大劑量者，如小孩一次給 90,000 μg RE（300,000IU）維生素 A。慢性中毒，則是指每天給 21,000～30,000 μg RE（70,000-100,000 IU）維生素 A，持續幾個月以上，才發生中毒現象。症狀為疲倦、軟弱、頭痛、視力降低、複視、吐氣、嘔吐、厭食。慢性中毒症狀包括骨骼關節疼痛，骨膜下骨質增生。一般會食慾不振、表皮脫落、皮膚粗糙、毛髮脫落、局部性表皮色素沉著。停止食用維生素 A，經過一段時間後，症狀會消失。長期服用過量的胡蘿蔔素，引起柑黃症（黃疸現象），停止攝食胡蘿蔔素經過一段時間，症狀會自然消失。

(六) 維生素A的主要食物來源

1. 動物性食物中蛋黃、肝、魚肝油、牛奶及乳酪。

2. 植物性食物中深綠色蔬菜（菠菜、番薯葉等），以及胡蘿蔔、南
   瓜、木瓜、芒果及黃紅心番薯等含有豐富的胡蘿蔔素。

二、維生素D

(一) 維生素D的性質與單位

維生素 D（**vitamin D**）可溶於有機溶劑，微溶於油脂，不溶於水，對酸、鹼、熱相當穩定。維生素 D 有多種不同的型態，較重要的是維生素 D_3（無色結晶），另一是維生素 D_2（白色結晶）等二種，結構如圖 6-4 所示。維生素 D 的計算單位為微克（μg）或國際單位（IU）。1 微克（μg）的維生素 D 等於 40 國際單位的維生素 D。

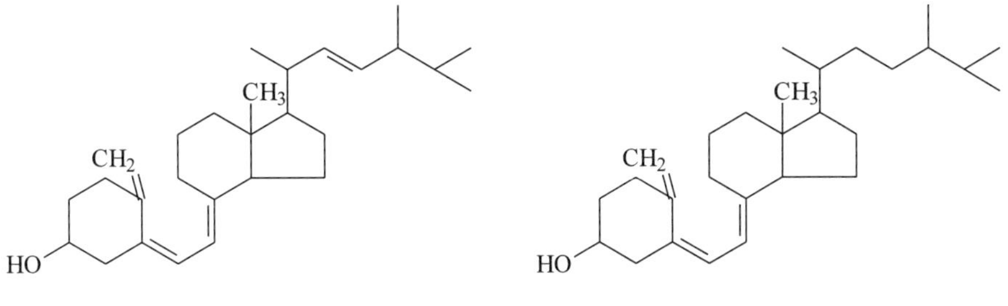

麥角鈣化醇（維生素 D_2）　　　　膽鈣化醇（維生素 D_3）
Ergo-calciferol（vitamin D_2）　　Cholecalciferol（vitamin D_3）

圖 6-4　維生素 D 的結構

維生素 D_3 是動物體內的 7- 脫氫膽固醇經紫外線照射轉變而得，維生素 D_2 則是植物中的麥角固醇經紫外線照射轉變而成的白色結晶。7- 脫氫膽固醇與麥角固醇二者均為維生素 D 的先質，如圖 6-5 所示。

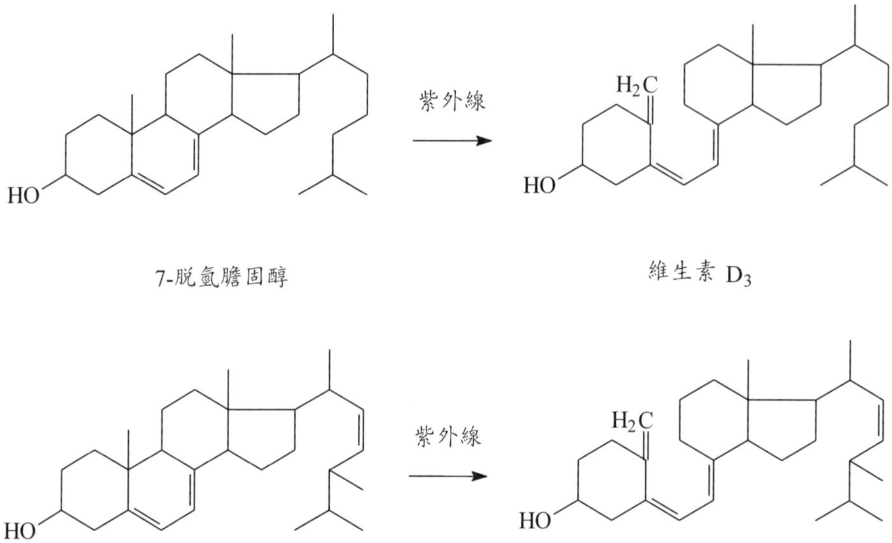

7-脫氫膽固醇　　　紫外線　→　　維生素 D₃

圖 6-5　膽固醇及麥角固醇

(二) 維生素D的代謝

攝取之維生素 D 在腸道內經膽汁及胰解脂酶之作用，與脂肪形成微膠粒進入乳糜微粒中，被運送至肝臟，再經血液循環送至各組織。維生素 D 主要隨著膽汁排出體外。

(三) 維生素D的生理功用

1. 促進鈣質的吸收：從腸道吸收的維生素 D 不具活性，在人體內必須被活化才有作用。活化維生素 D 作用在肝臟及腎臟內進行。在肝臟內維生素 D 可被羥基酵素活化成 25- 羥基維生素 D_3（即 25-OH. Vit. D_3），再隨血液循環至腎臟，在腎臟再被羥基化成具有活性之 1.25- 雙羥基維生素 D_3〔1.25-(OH)₂Vit.D_3〕，又稱維生素 D 荷爾蒙或**鈣三醇（calcitriol）**。活化的維生素 D_3 經由下列機轉維持血液中鈣、磷量之恆定：

- 活化之維生素 D_3 在小腸內促進腸黏膜細胞合成攜鈣蛋白，因而增加鈣、磷之吸收。

- 促進骨中磷、鈣之釋出。

- 增加腎小管對鈣之再吸收。

2. 促進骨齒中磷酸鈣之沉積，使骨齒堅實。

3. 維持神經、肌肉正常生理所需。

(四) 維生素D的缺乏症

1. 嬰幼兒軟骨症：嬰幼兒期缺乏維生素 D 則骨骼鈣化不完全，以致長骨無法支撐身體重量，腿部受壓變形，出現 X 型或 O 型腿，肋骨與軟骨結合處肥大，形成球形串珠狀，稱念珠狀突起。脊椎彎曲變形呈駝背，胸骨變形呈雞胸狀突出，腹部肌肉鬆弛，形成壺腹。髖骨發育不佳。嬰兒囟門閉合緩慢，頭顱變形。稱**軟骨症**或**佝僂病（ricket）**，如圖6-6(a)所示。

2. 成人骨質軟化症：成人缺乏維生素 D ，會使骨骼中之鈣質游離釋出，以補充血液鈣濃度的不足，造成**骨質軟化症（osteomalacia）**，如圖6-6(b) 所示。

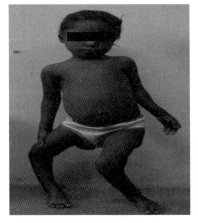
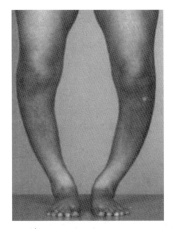

(a) 軟骨症（ricket）　　　(b) 骨質軟化症（osteomalacia）

圖 6-6　維生素 D 缺乏症的疾病。

圖片來源：www.thachers.org 、www.orthopaedicsone.com 。

(五) 維生素D過多症

長期攝取過多的維生素 D 會引起中毒，初期症狀包括噁心、嘔吐、腹瀉、多尿、口渴、體重減輕，嚴重時骨骼中的鈣、磷游離出，造成軟組織鈣化，影響組織器官的功能，尤其腎臟鈣化的情況最嚴重。

(六) 維生素D的需要量

維生素 D 的需要量與照射陽光的多寡有關，照射陽光較少的人，需由飲食補充的量就越多。根據衛福部 DRIs 107 年修訂版草案，成人每日建議足夠攝取量（AI）為 10 μg，50 歲以上成人為 15 μg。

(七) 維生素D的主要食物來源

魚肝油、肝、蛋黃、奶油、魚類、乳酪、添加維主素 D 之牛奶，都是維生素 D 的好來源。此外，照射陽光可以使皮膚下的 7- 脫氫膽固醇轉變為維生素 D。

三、維生素E

維生素 E（vitamin E）會影響生殖能力，又稱**生育醇（tocopherol）**，有 α- 生育醇、β- 生育醇、γ- 生育醇及 δ- 生育醇等四種，以及 α-、β-、γ- 及 δ- 生育三烯醇等共計八種不同的天然型態，結構如圖 6-7 所示。其中 α- 生育醇的生物活性最強，也占最多，約占 85%。維生素 E 經人工合成的有 dl-α- 生育醇（dl-α-tocopherol）及 dl-α- 生育醇醋酸鹽（dl-α-tocopheryl acetate）。

(一) 維生素E的性質與單位

維生素 E 是淡黃色脂溶性物，不受熱、光、氧之分解。但容易被紫外光所破壞，具有抗氧化效果。維生素 E 的計量單位為國際單位（IU），或以生育醇的毫克數（mg）表示，參見表 6-3。

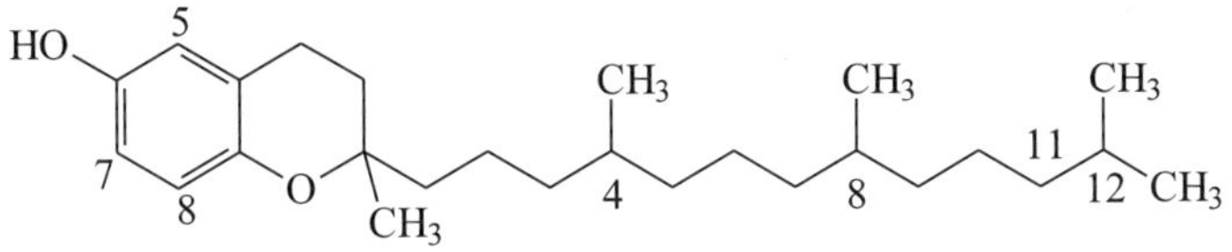

生育醇結構

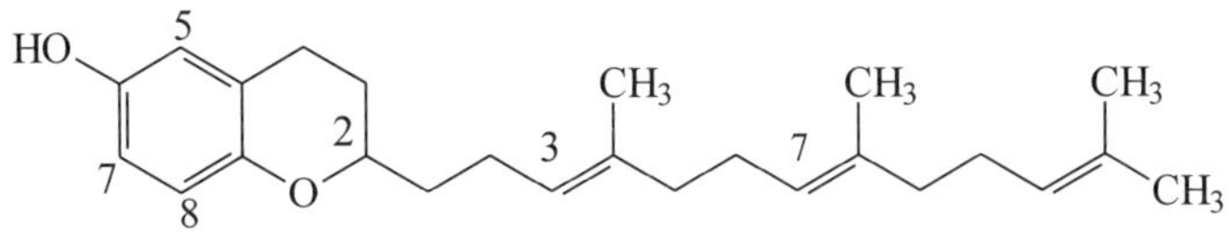

生育三烯醇結構

甲基之位置	生育酚（T）	生育三烯醇（T-3）
5, 7, 8	α-T	α-T-3
7, 8	β-T	β-T-3
7, 8	γ-T	γ-T-3
8	δ-T	δ-T-3

圖 6-7　維生素 E 的結構

表 6-3　國際單位（IU）與微克生育醇的換算值

1 mg d-α- 生育醇	=1.49 國際單位
1 mg dl-α- 生育醇	=0.74 國際單位
1 mg d-α- 生育醇醋酸鹽	=1.39 國際單位
1 mg dl-α- 生育醇醋酸鹽	=1 國際單位

(二) 維生素E的代謝

　　維生素 E 在腸道被吸收，當腸道內同時有脂肪及膽鹽時，有利維生素 E 的吸收。維生素 E 的吸收率約為 20～80%。被吸收的維生素 E 進入乳糜微粒，隨血液運送至全身。維生素 E 儲存在肝臟、脂肪組織中。

(三) 維生素E的生理功用

1. 抗氧化作用。

2. 維持肌肉的正常功能。

3. 維持動物正常生殖機能。

(四) 維生素E的缺乏症

會導致生物膜上的抗氧化能力降低，生物體膜受自由基的攻擊而引起損傷。

- **溶血性貧血（hemolytic anemia, HA）**：缺乏維生素 E 的孕婦所生的嬰兒，因為維生素 E 不足，會導致紅血球膜被破壞而發生溶血性貧血。

- 某些動物因維生素 E 的不足，導致肌肉萎縮、組織病變。

- 動物因維生素 E 的不足，導致雄鼠睪丸受損萎縮不育，雌鼠則卵胞閉鎖、黃體退化性變性，喪失排卵功能。

(五) 維生素E的食物來源及需要量

1. 維生素 E 的食物來源

(1)植物性食物：小麥胚芽、堅果類、豆類、植物油（葵花油、黃油、玉米油）。

(2)動物性食物：母乳內含足夠嬰兒所需，牛奶含量少。

2. 維生素 E 建議攝取量

根據衛福部 DRI 第七版（100 年修訂），維生素 E 建議足夠攝取量（AI），如表 6-4 所示。成人建議攝取 12 mg，懷孕女性需另外增加 2 mg，哺乳期需增加 3 mg。

3. 維生素 E 的安全性

維生素E的毒性雖然非常低，但攝取過多時將導致維生素 A 的損耗。

表 6-4　維生素 E 的建議攝取量

α- 生育醇（α-tocopherol）	毫克（mg）
嬰兒～6 個月	3
6 個月～	4
1 歲～	5
4 歲～	6
7 歲～	8
10 歲～	10
13 歲～15 歲	13
19 歲以上	12
孕婦　第一期	+2
第二期	+2
第三期	+2
哺乳期	+3

(六) 維生素E在治療上之應用

　　老化性色素斑被認為與自由基反應有關。以維生素 E 劑補充，則因自由基反應所引起的傷害能改善。

四、維生素K

(一) 維生素K的性質

　　維生素 K（Vitamin K）是淡黃色晶狀粉末，不溶於水，溶於油脂及脂溶劑。對熱和還原劑安定，但易受輻射線、光、鹼、氧化劑等破壞。維生素 K 為醌類（quinone）化合物，有三種型，結構如圖 6-8 所示。天然的維生素 K 中，其一為維生素 K_1（phylloquinone），又稱葉綠醌，其二為維生素 K_2（farnoquinone），人工合成的是維生素 K_3（menadione）。綠葉蔬菜、豆類等含有天然維生素 K_1、腸內細菌叢合成的維生素 K_2。人工合成的維生素 K_3 的效力，是天然的維生素 K 的 2～3 倍。

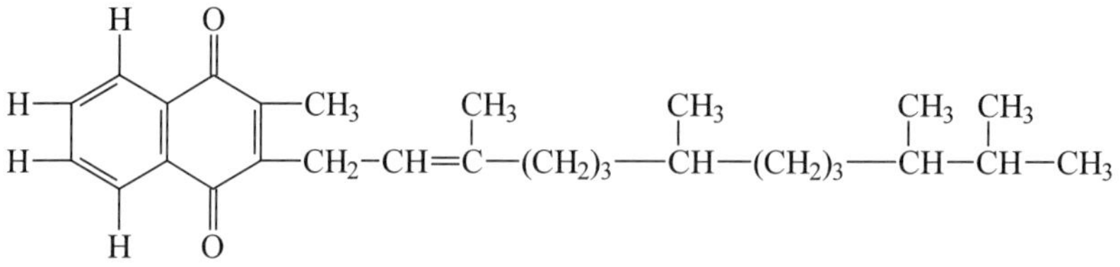

維生素 K_1（phylloquinone, vitamin K_1）

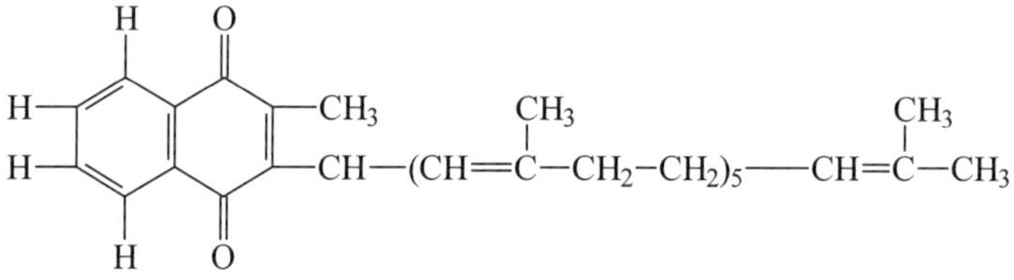

維生素 K_2（phylloquinone, vitamin K_2）

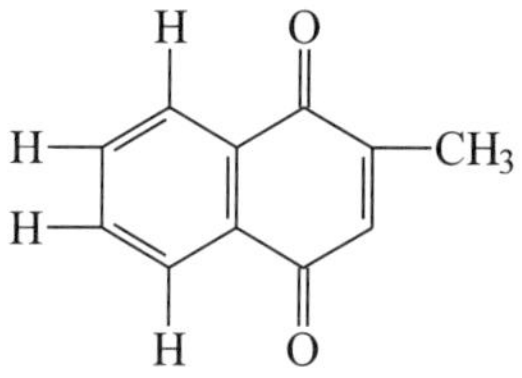

維生素 K_3（menadione, vitamin K_3）

圖6-8 維生素 K 的結構

(二) 維生素K的生理功用

維生素 K 是肝細胞合成凝血因子（II，VII，IX及 X）時所需，缺乏維生素 K 狀態下所合成的是不具凝血作用的凝血因子。

(三) 維生素K的缺乏症

1. 新生嬰兒出血症：新生兒較易發生維生素 K 缺乏所引起的新生兒出血症。原因為：

- 維生素K較不易透過胎盤，因此胎兒由母體得到的維生素K量少。

- 嬰兒出生後，體內之維生素 K 逐漸耗竭，產後 1～2 日最低，此時主要症狀為消化道出血。

- 新生兒腸道缺少合成維生素 K 的細菌叢。
- 新生兒肝臟尚未成熟，故凝血機制尚未成熟。

孕婦在產前補充維生素 K 或新生兒出生後立刻注射維生素 K，以預防新生兒出血時發生危急狀況。新生兒開始經口進食母乳或牛奶，即能由母乳或牛奶中得到維生素 K，因此出生一週後就能恢復正常。

2. 成人低凝血酶元症：一般人極少發生，但在肝臟機能受損，腸道細菌叢被破壞，以致維生素 K 合成量降低或維生素 K 吸收不良等，成人產生低凝血酶元症時，血液凝固時間延遲。

(四) 維生素K的主要食物來源及需要量

維生素 K 普遍存在於高麗菜、菠菜、花椰菜等綠葉蔬菜內，動物性食物中以肝臟較多，奶、奶製品、肉類、蛋類中也含少量，此外，腸內菌叢例如，嗜酸乳桿菌（*Lactobacillus acidophilus*）能合成維生素 K。根據衛福部 DRIs 第七版（100 年修訂），成年男性每日建議足夠攝取量（AI）為 120 μg，成年女性每日為 90 μg。

第三節　　水溶性維生素與美容保健

一、維生素B$_1$

(一) 維生素B$_1$的性質

維生素 B$_1$（**thiamin**）又名硫胺，結構如圖 6-9 所示。是白色的結晶粉末，易溶於水，乾燥型態時安定，在水中加熱容易被破壞。中性、鹼性環境下不穩定，加熱容易被破壞，在酸性環境下安定，加熱不易被破壞，受紫外線照射則分解。食物中之維生素 B$_1$ 經腸道吸收後進入組織中，在組織內被磷酸化成具有活性之硫胺焦磷酸（thiamin pyrophosphate；TPP

或硫胺三磷酸 TTP）。即羧化輔酶（cocarboxylase），反應需要 ATP 參與。TPP 參與糖代謝中 α 酮酸的氧化脫羧作用。

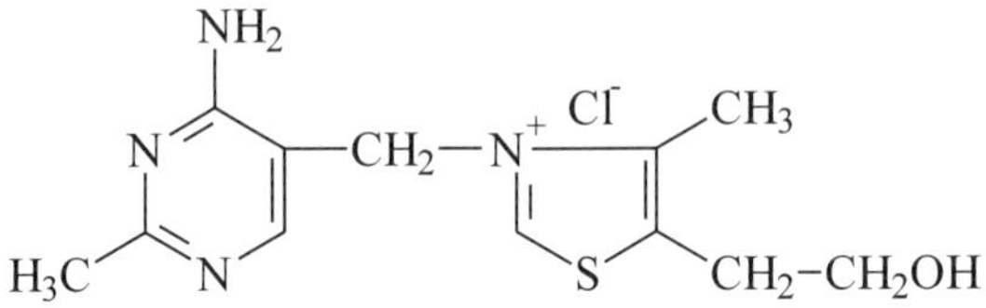

圖 6-9　維生素 B_1 的結構

(二) 維生素B₁的生理功能

1. 活化之維生素 B_1 是醣類代謝過程中，轉酮酶的輔酶進入酵解途徑後，葡萄糖磷酸化經一連串反應形成 5- 磷酸木酮糖及 5- 磷酸核糖，透過轉酮糖酶（需要 TPP、Mg^{2+}）將酮糖上的二碳單位轉移到另一個醛糖的 1-C 上。

2. 促進胃腸蠕動及消化液的分泌。

(三) 維生素B₁的缺乏症

維生素 B_1 缺乏時，影響醣類代謝，需要熱能的組織會受影響，尤其腦與神經組織需要大量葡萄糖供熱能，一旦缺乏維生素 B_1，則立刻會有倦怠感、煩躁焦慮不安等症狀。長期缺乏時，能量需求高的生理系統受到的影響最大。維生素 B_1 缺乏嚴重時引起腳氣病，可能出現下列症狀：

1. 嬰幼兒腳氣病：食慾不振、嘔吐、腹瀉（綠便）、便秘。

2. 一般成人：

(1)神經系統：中樞神經系統仰賴葡萄糖為能量來源，維生素 B_1 缺乏時，典型的症狀為神經系統退化、神經肌肉受干擾，易引起多

發性末稍神經炎，有刺痛感、手腳協調不良、腿部肌肉按壓會疼痛、腳尖無力，有垂足的現象，膝反射動作失常，常覺得足部麻木，嚴重者會造成麻痺。

(2)心血管系統：缺乏維生素 B_1 者心肌彈性差，形成心臟擴大或衰竭，血液循環差，導致四肢水腫或嚴重的腹水、胸腔積水。

(3)腸胃消化系統：維生素 B_1 缺乏者，胃腸蠕動緩慢，食慾低落、便秘。

(四) 維生素B_1的主要食物來源與建議攝取量

1. 維生素 B_1 的食物來源：動物性食物來源，包括肉類，尤其瘦肉含量最多；蛋黃、肝均含量多。植物性食物來源，例如花生、大豆、豌豆、胚芽、綠葉蔬菜。

2. 維生素 B_1 建議攝取量：根據衛福部 DRIs 第七版（100 年修訂），成年男性每日建議量（RDA）為 1.2 mg，成年女性（RDA）為 0.9 mg。

二、維生素B_2

(一) 維生素B_2的性質

維生素 B_2（**riboflavin**）又名核黃素，橘黃色針狀結晶，溶於水，不溶於脂肪，易被鹼及光所破壞，對酸及氧化劑安定。維生素 B_2 的結構，如圖 6-10 所示。

(二) 維生素B_2的生理功能

- **輔助細胞的氧化還原作用**：為黃素腺嘌呤雙核苷酸（FAD）及黃素單核苷酸（FMN）等二種輔酶的構成要素，FAD、FMN 均為能量代謝上之遞氫體，參與能量代謝反應，輔助細胞的氧化還原作用，是完成細胞呼吸作用時所需。

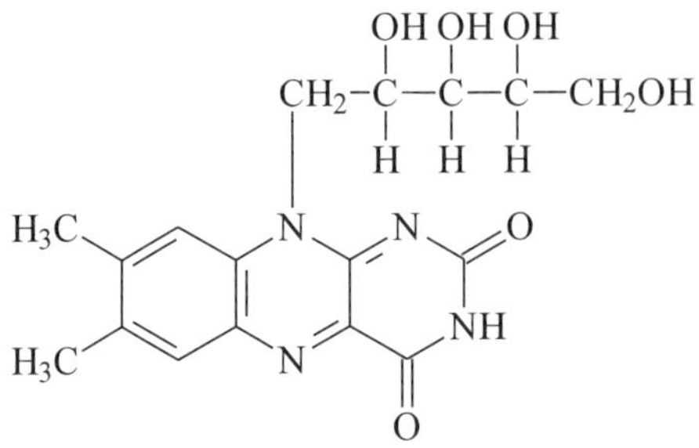

$$CH_2-\overset{\overset{\displaystyle OH}{|}}{\underset{\underset{\displaystyle H}{|}}{C}}-\overset{\overset{\displaystyle OH}{|}}{\underset{\underset{\displaystyle H}{|}}{C}}-\overset{\overset{\displaystyle OH}{|}}{\underset{\underset{\displaystyle H}{|}}{C}}-CH_2OH$$

圖 6-10　維生素 B_2 的結構

■ **防治嘴角裂痛和眼睛血管充血**：維生素 B_2 幫助血球正常增生，且能維護皮膚健康，促進組織修復。

(三) 維生素B_2的缺乏症

不足時，食慾不振、成長障礙、容易疲勞、畏光、眼瞼發癢、痠痛，角膜周圍因血管增生而充血。口唇病變時，皮膚黏膜有下列症狀：

- **舌炎（glossitis）**：舌頭呈現紫紅色，舌頭表面突起，如圖 6-11(a)。
- **口唇炎（cheilitis）**：嘴唇發炎紅腫，龜裂結痂，如圖 6-11(b)。
- **口角炎（angular cheilitis）**：口角皮膚黏膜潰爛，如有細菌感染，則引起口角炎、紅腫、疼痛及口角龜裂，如圖 6-11(c)。
- **脂漏性皮膚炎（seborrheic dermatitis）**：皮脂腺分泌物堆積於毛囊並引起發炎、皮膚泛紅必形成鱗屑狀油性皮疹。常發生在口鼻間、鼻翼、耳、眼瞼、陰囊、大陰唇等部位，如圖 6-11(d)。傷口不易癒合。

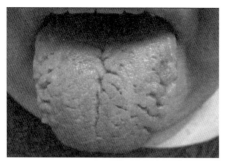 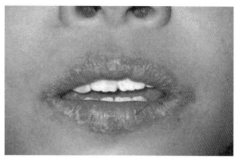

(a) 舌炎（glossitis）　　　　(b) 唇炎（cheilitis）

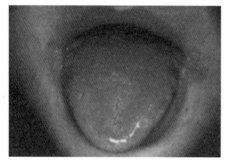 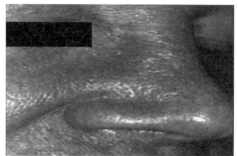

(c) 口角炎（angular cheilitis）　　(d) 脂漏性皮膚炎（seborrheic
　　　　　　　　　　　　　　　　dermatitis）

圖 6-11　維生素 B$_2$ 缺乏症

圖片來源：www.lookfordiagnosis.com、beautylore.com、www.studyblue.
　　　　com。

(四) 維生素B$_2$的食物來源

　　廣布於動植物性食物中，牛奶與乳製品，肝臟、瘦肉、蛋黃、胚芽、綠花椰菜、菠菜、酵母等含量豐富。根據衛福部 DRIs 第七版（100 年修訂），成年男性每日建議量（RDA）為 1.3 mg，成年女性（RDA）為 1.0 mg。

三、菸鹼酸

　　人體長期缺乏菸鹼酸會導致**癩皮症（pellagra）**，故菸鹼酸被稱為抗癩皮症因子。

(一) 菸鹼酸的性質

菸鹼酸（nicotinic acid）是無色針狀結晶，溶於水，在空氣中穩定，對熱相當安定，但易被鹼及紫外線或輻射線所破壞。菸鹼酸及菸鹼酸胺結構，如圖 6-12 所示。

COOH

菸鹼酸（nicotinic acid）

CONH₃

菸鹼酸胺（nicotinamide）

圖 6-12　菸鹼酸及菸鹼酸胺的結構

(二) 菸鹼酸的生理功能

醣類分解過程中輔助酵素的主要成分：菸鹼酸是構成菸鹼醯胺腺嘌呤雙核苷酸（簡稱 NAD）及菸鹼醯胺腺嘌呤雙核苷磷酸鹽（簡稱 NADP）等二種輔酶的重要成分。二種輔酶均為能量代謝上之遞氫體，輔助細胞的氧化還原作用，為細胞呼吸作用所需。菸鹼酸是維持消化道、皮膚及神經的健康所需之維生素。

(三) 菸鹼酸的缺乏症

菸鹼酸的缺乏症稱為**癩皮症（pellagra）**，如圖 6-13 所示。早期症狀包括疲倦、口角潰瘍、食慾不振、噁心、煩躁易怒、失眠。如未能適時補充菸鹼酸或色胺酸，則會出現上皮組織發炎，口舌紅腫發炎刺痛、咀嚼與吞嚥困難。

菸鹼酸缺乏時出現三大症狀，三種症狀均以「D」開頭，故合稱三「D」症。

1. 腹瀉（diarrhea）：消化道發炎、消化液及酵素分泌不足、腹瀉。

便秘及腹瀉交互發生，其後變成持續性腹瀉。

2. 皮膚炎（dermatitis）：皮膚發炎紅腫、灼痛，有如日曬灼傷、手足四肢、頸部等暴露部位好似曬傷，經日曬則更形惡化，持續惡化則會潰爛結痂後形成暗棕色疤痕。

3. 痴呆（dementia）：繼續嚴重缺乏則神經系統受損因而緊張、抑鬱、昏睡、健忘，嚴重時則有幻覺、神智紊亂、痴呆等腦部症狀。

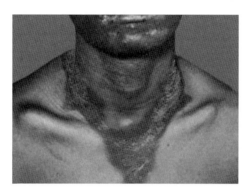

圖 6-13　菸鹼酸缺乏時之癩皮症

圖片來源：medchrome.com。

(四) 菸鹼酸的食物來源及需要量

肝臟、瘦肉、魚、花生、胚芽、酵母等含量豐富。在體內每 60 毫克的色氨酸可轉變為 1 毫克的菸鹼酸，因此色胺酸稱為菸鹼酸的先質。根據衛福部 DRIs 第七版（100 年修訂），成年男性每日建議量（RDA）為 16 mg，成年女性（RDA）為 14 mg。

四、維生素B₆

(一) 維生素B₆的性質

維生素 B₆（vitamin B₆）有吡哆醇（Pyridoxine）、吡哆醛（Pyridoxal）及吡哆胺（Pyridoxamine）等三種型態，結構如圖 6-14 所示。維生素 B₆ 是白色片狀結晶，溶於水，不溶於脂肪。對熱、酸性及氧化劑安定，容易被鹼及光所破壞。

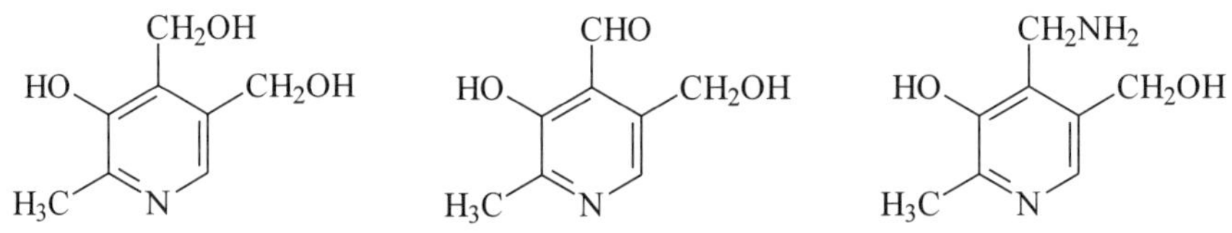

吡哆醇（pyridoxine）　　吡哆醛（pyridoxal）　　吡哆胺（pydridoxamine）

圖 6-14　維生素 B₆ 的結構

(二) 維生素B₆的生理功能

在體內維生素 B₆ 被磷酸化成具有活性的磷酸吡哆醛。磷酸吡哆醛是酵素的輔酶，參與胺基酸、脂肪酸及糖類的代謝及神經傳道物質的合成，現已知有 60 多種酶需要維生素 B₆。

1. 參與胺基酸代謝反應：轉胺基作用之輔酶、色胺酸轉變成菸鹼酸之輔酶、合成原血紅素、轉硫氫基作用之輔酶、脫羧基反應之輔酶、參與同半胱胺酸代謝。

2. 參與脂肪酸之代謝反應：亞麻油酸轉變成花生四烯酸之輔酶、為皮脂腺正常。

3. 參與醣類之代謝反應：肝醣分解成葡萄糖之輔酶，因此磷酸吡哆醛與維持血糖恆定有關。

4. 參與神經傳遞物質之合成：合成神經傳遞物質之輔酶，可維持神經系統健康，能預防及改善失眠、暴躁易怒、神經緊張等症狀。

(三) 維生素B$_6$的缺乏症

1. 維生素 B$_6$ 與中樞神經有密切關聯，缺乏時易激動、嬰幼兒痙攣、抽筋。
2. 脂漏性皮膚炎、粉刺、皮膚發疹、口唇炎、舌炎，類似圖 6-4 維生素 B$_2$ 缺乏症時的症狀。
3. 周邊神經炎、肢體疼痛，經前症候群。
4. **低色素小血球性貧血（hypochromic microcytic anemia）**。
5. 缺乏維生素 B$_6$ 時，淋巴細胞之形成少，影響免疫功能。
6. 血液中同半胱胺酸濃度升高（同半胺酸濃度一旦升高，容易導致動脈粥狀硬化）。

(四) 維生素B$_6$的需要量與食物來源

根據衛福部 DRIs 第七版（100 年修訂），19 歲至 50 歲之男女性每日建議量（RDA）為 1.5 mg，50 歲以上之男女性（RDA）為 1.6 mg，孕婦需另增加 0.4 mg。攝取蛋白質增加，則其需要量增多。懷孕期間增加維生素 B$_6$ 量，可以改善經前症候群、懷孕期害喜產生之噁心、嘔吐及貧血、神經緊張、頭痛等症狀。

維生素 B$_6$ 普遍存在各種食物中，尤其酵母、肝、蛋、肉類、魚貝類、花生、豆類、香蕉等食物含量多。腸道細菌叢能製造維生素 B$_6$，因此較少發生缺乏症，長期服用抗生素，傷害腸道細菌叢，則需要補充維生素 B$_6$。長期服用 INH 結核病藥物時，因為 INH 結核病藥物是維生素 B$_6$ 的對抗劑，故也需同時給予維生素 B$_6$。

五、泛酸

(一) 泛酸的性質

泛酸（**pantothenic acid**）是黏性的黃色油狀物，可溶於水，在酸性或鹼性環境下加熱極不安定。此維生素廣泛分布在自然界食物中，故命名為泛酸。泛酸是 β- 丙氨酸藉肽鍵與 α, γ- 二羥基 -β, -β- 二甲基丁酸縮合而成 α, γ- 二羥基 -β, -β- 二甲基丁醯 -β- 丙氨酸，結構如圖 6-15 所示，它是輔酶 A（CoA）及醯基載體蛋白（acyl carrier protein, ACP）的組成部分。

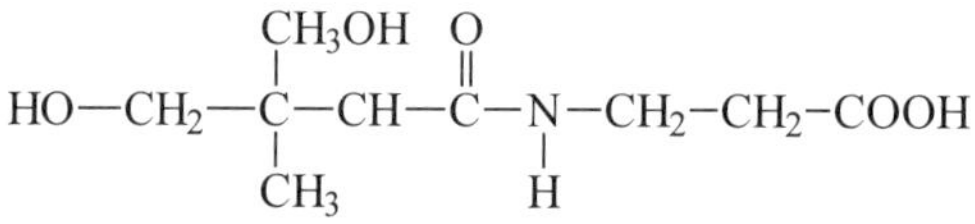

$$HO-CH_2-\overset{\overset{\displaystyle CH_3OH}{|}}{\underset{\underset{\displaystyle CH_3}{|}}{C}}-CH-\overset{\overset{\displaystyle O}{\|}}{C}-\overset{}{\underset{\underset{\displaystyle H}{|}}{N}}-CH_2-CH_2-COOH$$

泛酸（pantothenic acid）（α, γ- 二羥基 -β, -β- 二甲基丁醯 -β- 丙氨酸）

圖 6-15　泛酸的結構

(二) 泛酸的生理功能

1. 是輔酶 A 的成分，輔酶 A 與丙酮酸反應生成之乙醯輔酶 A，是檸檬酸循環代謝之起始點，因此與醣、蛋白質、脂肪的代謝產生熱能有關，也是合成膽固醇、脂肪酸之關鍵物。

2. 乙醯輔酶 A 能將膽鹼乙醯化，使其形成乙醯膽鹼，乙醯膽鹼是神經衝動的傳遞物。

3. 泛酸與腎上腺素之正常分泌有關，因此可提高抗壓力、維持情緒平穩。

4. 有助於細胞之分化、形成，因此與傷口的癒合有關。

(三) 泛酸的缺乏症

泛酸可由腸道細菌合成，因此飲食中缺乏泛酸時，很少出現明顯症

狀。缺乏泛酸時，腎上腺分泌受影響，因此在疾病、受傷、燙灼傷等壓力情況時，泛酸需要量增加，若未增加泛酸的供給量則會出現缺乏症。泛酸缺乏時的症狀，包括全身倦怠、暈眩、頭痛、食慾不振、皮膚炎、抑鬱等。但長期酗酒者，常因缺乏泛酸等營養素，可能引起神經症狀。泛酸、生物素、葉酸、胺基苯甲酸等缺乏時，會使毛髮變灰色。

(四) 泛酸的建議攝取量及主要食物來源

根據衛福部DRIs第七版（100年修訂），成人每日建議足夠攝量（AI）為 5 mg，孕婦需另外增加 1 mg。泛酸廣泛地分布在動植物性食物中，含量較豐富的有肝臟、胚芽、蛋黃及酵母等。

六、生物素

(一) 生物素的性質

生物素（**biotin**）又稱抗皮膚因子，是無色長針狀結晶物質，對熱安定，對酸、鹼較不安定。生物素大部分與蛋白質結合呈結合狀態存在。生物素的結構，如圖 6-16 所示。

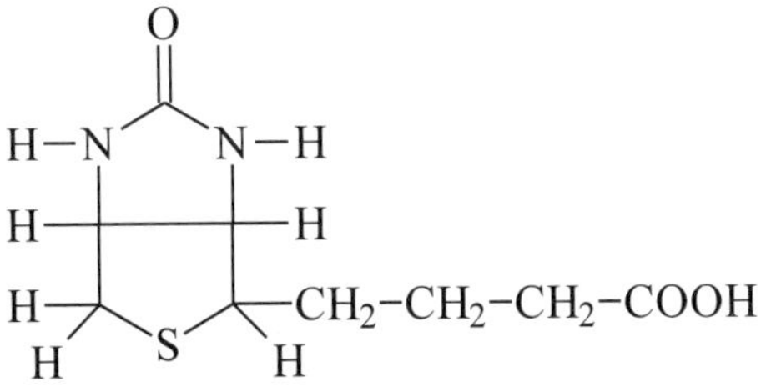

生物素（biotion）

圖 6-16　生物素的結構

(二) 生物素的生理功能

生物素為脂肪合成步驟中脫羧酶及羧化酶之輔酶,即加入 CO_2 或自活性化合物移去 CO_2 及胺基酸之脫氮反應系統有關酵素之輔基。充足的生物素可以維護頭髮與皮膚健康,預防頭髮脫落。

(三) 生物素的缺乏症

生物素的缺乏症包括脫毛、頭髮稀疏、禿頭、白髮、溼疹、口角紅斑性發疹、角結膜炎等。每日所需量很少,人體腸道細菌能合成生物素,因此不易缺乏。

(四) 生物素的建議攝取量及主要食物來源

根據衛福部 DRIs 第七版(100 年修訂),成人每日建議足夠攝取量(AI)為 30 μg。動植物食物中,富含的食物為肝臟、花生、蛋黃、肉類、牛奶、花椰菜及酵母。

七、葉酸

(一) 葉酸的性質

葉酸(**folic acid**)是黃色結晶,微溶於水,在酸性溶液中加熱容易被分解,對光不安定,在中性或鹼性溶液中對熱穩定。葉酸的結構,如圖 6-17 所示。

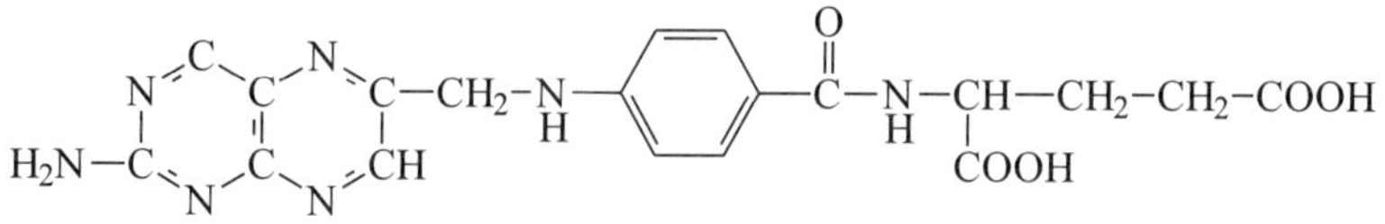

葉酸(folic acid)

圖 6-17　葉酸的結構

(二) 葉酸的生理功能

1. 是單碳物質（除 CO_2 以外）的轉移，是細胞分裂所需，以及幫助正常紅血球的形成，可防治巨球型貧血。

2. 與胎兒神經根管形成有關，因此計畫懷孕的婦女，應在懷孕前開始補充葉酸。

3. 提供甲基使同半胱胺酸代謝成甲硫胺酸，因此可以避免同半胱胺酸堆積在血管內。同半胱胺酸堆積在血管內是導致動脈硬化之原因。

(三) 葉酸的缺乏症

1. 葉酸缺乏致使紅血球細胞的分裂增殖、身體生長受影響。毛髮、精子、指甲的生長、傷口的癒合，亦受影響。

2. 因葉酸不足，影響細胞分裂，此時形成的紅血球體積大，未成熟，數目少，稱為巨球型貧血。

3. 婦女於懷孕二個月內，葉酸不足時會影響胎兒神經根管的正常形成。

4. 口炎性腹瀉。

(四) 葉酸的建議攝取量及主要食物來源

根據衛福部 DRIs 第七版（100 年修訂），成人每日建議量（RDA）為 400 μg，孕婦需另外增加 200 μg。新鮮的鮭魚、綠葉蔬菜、肝臟、酵母、菌蕈類、米等食物富含葉酸。人體腸道內的嗜酸乳桿菌（*Lactobacillus acidophilus*）能製造此維生素。

八、維生素B₁₂

(一) 維生素B₁₂的性質

維生素 **B₁₂**（**vitamin B₁₂**）是紅色結晶物，為含鈷的維生素，微溶於

水，對熱安定，易被酸、鹼及光所破壞。維生素 B_{12} 的結構，如圖 6-18 所示。

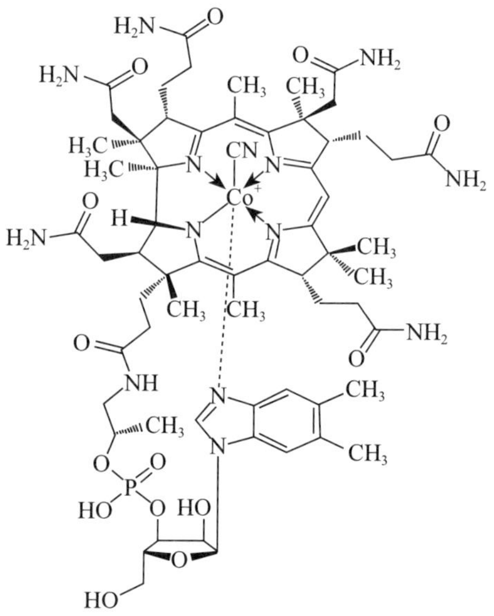

圖 6-18　維生素 B_{12} 的結構

(二) 維生素B_{12}的吸收

　　維生素 B_{12} 的吸收機制，如圖 6-19 所示。食物中之維生素 B_{12} 與蛋白質結合在一起，進入胃以後，經鹽酸與胃蛋白酶作用。分解為游離型維生素 B_{12} 與唾液腺所分泌之 R- 蛋白，結合成 R- 蛋白／維生素 B_{12}，在小腸內被胰蛋白酶分解為游離型維生素 B_{12}，此時又與胃壁細胞分泌之胃內因子結合。此結合體保護維生素 B_{12}，使其不被腸道酵素所分解，並吸附於胃內因子上，運送至迴腸上特別之接受體上，並被吸收進入迴腸細胞內。在迴腸細胞內再與特別之蛋白質結合，此蛋白質稱**轉鈷胺素 II（transcobalamin II）**。維生素 B_{12} 與轉鈷胺素 II 結合，經門靜脈運送至肝臟、骨髓、紅血球。

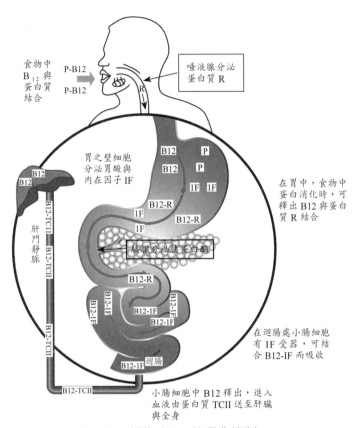

食物中 B$_{12}$ 與蛋白質結合　P-B12　P-B12

唾液腺分泌蛋白質 R

胃之壁細胞分泌胃酸與內在因子 IF

B12　P
B12　P
IF　IF
B12-R
IF
IF　B12-R

在胃中，食物中蛋白消化時，可釋出 B12 與蛋白質 R 結合

胰臟分泌胰蛋白酶

B12
B12

肝門靜脈　B12-TCII　B12-TCII

B12-R

B12-IF　B12-IF
B12-IF　B12-IF
B12-IF

在迴腸處小腸細胞有 IF 受器，可結合 B12-IF 而吸收

B12-TCII

B12-IF　迴腸

B12-TCII

小腸細胞中 B12 釋出，進入血液由蛋白質 TCII 送至肝臟與全身

圖 6-19　維生素 B$_{12}$ 的吸收機制

圖片來源：nutri.jtf.org.tw。

(三) 維生素B$_{12}$缺乏之原因及缺乏症狀

1. 缺乏之原因

(1) 飲食中維生素 B$_{12}$ 攝取不足，如純素食者。

(2) 先天性胃內因子缺乏。

(3) 缺乏鹽酸、胃蛋白酶、R- 蛋白、胃內因子、胰蛋白酶、轉鈷胺素 II 等相關因子或胃切除、迴腸切除者，會影響維生素 B$_{12}$ 的吸收。

(4) 服用制酸劑者。

2. 缺乏症狀

(1) 紅血球（未分化）體積大，數量少，帶氧功能低，稱**巨球型貧血**
（**megaloblastic anemia**）。如因胃內因子缺乏造成者，稱**惡性
貧血**（**pernicious anemia**）。

(2) 無月經症。

(3) 神經系統障礙，末梢感覺異常，有燒灼感、刺痛、麻木等感覺，
甚至有舉步維艱、心智反應緩慢、記憶力衰退等現象。神經系統
之退化較貧血更早發生，且常為不可恢復性之病變。

(4) 口炎性腹瀉、舌頭、口角潰爛，腸黏膜萎縮、扁平，腸內酵素消
失、腹瀉。

(5) 體重減輕。

3. 吸收不良導致缺乏時之處理方法

(1) 使用維生素 B_{12} 鼻膠，由鼻黏膜吸收。

(2) 由肌肉注射維生素 B_{12} 製劑。

(3) 口服高單位維生素 B_{12} 補充劑。

(四) 維生素B_{12}的建議攝取量及主要食物來源

根據衛福部 DRIs 第七版（100 年修訂），成人每日建議量（RDA）為
2.4 µg，懷孕女性需另增加 0.2 µg。維生素 B_{12} 分布在動物性食物中。富
含維生素 B_{12} 的食物，如肝、腎、瘦肉、牛奶、蛋等。植物性食物中除海
藻外，幾乎不含維生素 B_{12}，因此純素食者較容易罹患巨球型貧血。人體
腸道細菌能合成此維生素，但大部分在大腸部位合成，因此吸收利用率不
高。

九、維生素C

維生素 C（ascorbic acid）又稱為抗壞血酸。

(一) 維生素C的性質

維生素 C 是白色具有酸味的結晶，也是最容易被破壞的維生素，結構如圖 6-20 所示。極易溶於水，不溶於脂肪，在酸中安定，易受鹼、高溫、光、脫水所破壞，極易被氧化，銅與鐵存在時會加速氧化，製備過程極需注意，以免損失。

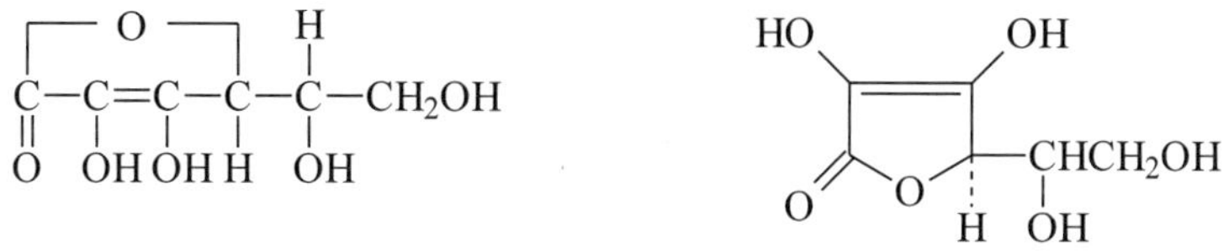

維生素 C（ascorbic acid）

圖 6-20　維生素 C 的結構

(二) 維生素C的生理功能

1. 維生素 C 是形成膠原時所需：形成膠原（**collagen**）時所需要的胺基酸中，需要羥離胺酸及羥輔胺酸，維生素 C 可以使離胺酸、輔胺酸形成羥離胺酸及羥輔胺酸。膠原是填充在細胞間質的蛋白質，確保細胞與細胞間緊密連接。膠原也是構成結締組織的蛋白質，是軟骨、骨骼、牙齒與血管壁等主要結構蛋白。此外，傷口癒合時的結痂組織也是膠原蛋白構成。

2. 維生素 C 具有抗氧化作用及還原力作用：維生素 C 可以將氧化性色素還原成無色的還原性色素，淡化斑點及肌膚色澤。維生素 C 美白的原理，一是使氧化性色素還原為無色的還原性色素，二是抑制酪胺酸酶作用。色素的顏色是由黑色素分子中的醌式結構決定，維生素 C 能使醌式結構還原為酚式結構（如圖 6-21）。

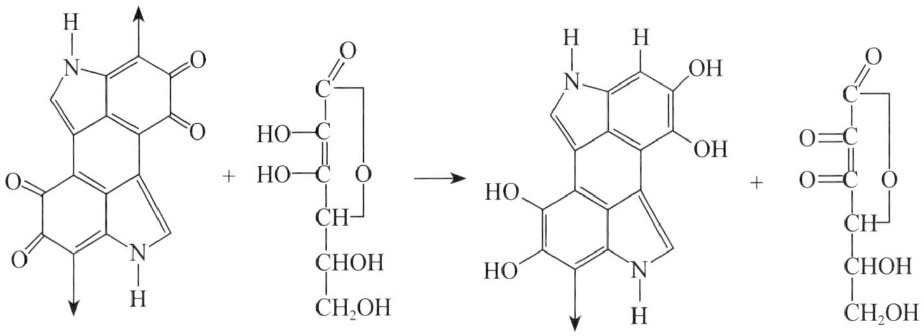

圖 6-21   維生素 C 與黑色素還原反應

3. 維生素 C 能增強白血球的免疫活性：能增強身體對病毒感染的抵抗。

4. 藉由維生素 C 強力還原作用，能抑制皮膚異常色素沉著：維生素 C 還能參與體內酪胺酸的代謝，減少酪胺酸轉化成黑色素（如圖 6-22），以減少黑色素的產生，達到美白、去斑的功效。

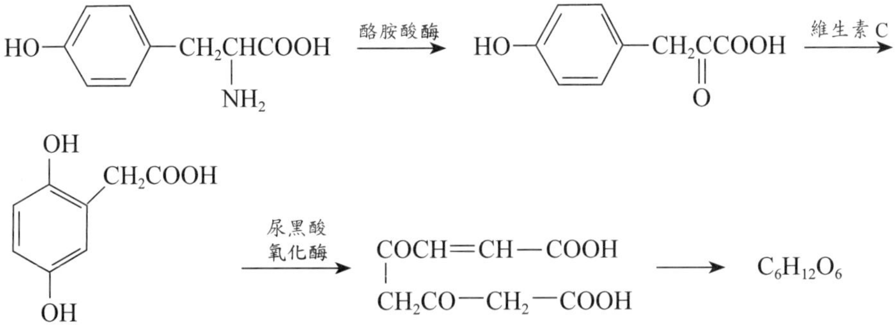

圖 6-22   維生素 C 參與體內酪胺酸代謝反應

5. 維生素 C 能使食物中的鐵質由三價鐵還原為二價鐵。

6. 維生素 C 可防止白內障之發生。

(三) 維生素C的缺乏症

　　維生素 C 的缺乏症較少見，常會發生在極少攝食新鮮蔬菜、水果者、老年人、壓力大者及嗜酒者身上。血清中維生素 C 含量降至 0.2 mg/dl 時就會出現壞血症。其症狀包括：

1. 全身倦怠、色素沉著、貧血、對傳染病抵抗力弱，易形成白內障。
2. 膠原的合成量少，因此微血管脆弱，容易破裂出血。傷口癒合緩慢，骨骼基質形成障礙。皮膚缺乏彈性，易形成皺紋。
3. 牙齦紅腫發炎，輕壓時出血，牙齒鬆動。
4. 皮下點狀出血、瘀血，傷口癒合慢。
5. 影響鐵質的吸收及代謝，因此導致貧血。

(四) 維生素C的主要食物來源與建議攝取量

　　新鮮的水果、蔬菜含維生素 C 最豐富，其中又以番石榴及枸櫞類水果例如橘子、柳丁、檸檬、柚子、文旦、葡萄柚等含量較多。根據衛福部 DRIs 第七版（100 年修訂），成人每日建議量（RDA）為 100 mg，懷孕女性需另增加 10 mg。

習題

一、選擇題

1. 下列有關維生素之敘述，何者為是？

　　(A) 孕婦攝取維生素 A 過多，容易導致胎兒畸形

　　(B) 攝取維生素 E 過多，會引起毛囊角化

　　(C) 攝取維生素 K 過多，會引起溶血

　　(D) 以上皆是

　　答案：(A)

2. 下列有關脂溶性維生素的敘述，何者錯誤？

(A) 經由淋巴系統吸收

(B) 可貯存於體內組織

(C) 攝取過多亦由尿液中排出體外

(D) 通常含有多個具有生物活性的形式

答案：(C)

3. 具有防止自由基傷害（即具有抗氧化作用）體細胞的維生素是：

(A) 維生素 C、葉酸、維生素 B_1

(B) 菸鹼酸、葉酸、維生素 B_6

(C) 維生素 C、維生素 E、β- 胡蘿蔔素

(D) 葉酸、維生素 B_6

答案：(C)

4. 胃切除者及素食者常會缺乏之維生素是：

(A) 維生素 B_{12} (B) 維生素 B_6 (C) 維生素 E   (D) 維生素 C

答案：(A)

5. 含維生素 B_{12} 較多的食物是：

(A) 雞、鴨、魚、貝類   (B) 蔬菜類

(C) 水果類   (D) 以上皆是

答案：(A)

6. 下列那一項是維生素 B_1 的活性型？

(A) 硫胺焦磷酸鹽   (B) 吡哆醛磷酸鹽   (C) NAD   (D) FAD

答案：(A)

7. 有關多曬太陽的敘述，下列何者正確？

(A) 可能導致維生素 D 中毒   (B) 會使骨骼鈣質的保留減少

(C) 會增加婦女荷爾蒙的分泌   (D) 會增加罹患皮膚癌的風險

答案：(D)

8. 人體缺乏何種營養素時，使紅血球壽命減短並會導致溶血性貧血？

(A) Vitamin A　(B) β- 胡蘿蔔素　(C) Vitamin E　(D) Vitamin K

答案：(C)

9. 眼球內含較高濃度的何種成分，可降低罹患白內障之危險？

(A) vitamin C，β- 胡蘿蔔素　　(B) vitamin E

(C) β- 胡蘿蔔素，生物素　　(D) 以上皆是

答案：(A)

10. 與細胞結構的完整、細胞分化增殖與死亡有關的是：

(A) 視網酸（retinoic acid）　　(B) 視網醇（retinol）

(C) 視網醛（retinal）　　(D) β- 胡蘿蔔素（β-carotene）

答案：(A)

11. 在視網膜黃斑部含多量，與視力有關的是：

(A) 黃色素（lutein）、β- 胡蘿蔔　(B) Vitamin E

(C) 生物素　　(D) 以上皆是

答案：(A)

12. 下列何種維生素與同半胱胺酸之代謝有關？

(A) 維生素 B_6　(B) 維生素 B_{12}　(C) 葉酸　(D) 以上皆是

答案：(D)

13. 缺乏何種維生素會引起毛囊角化，並影響骨骼與牙齒的成長？

(A) 維生素 B_6　(B) 維生素 B_{12}　(C) 葉酸　(D) Vitamin A

答案：(D)

13. 下列有關維生素 C 的敘述，何者錯誤？

(A) 進行維生素 C 的研究，常以天竺鼠為動物模式

(B) 人類因為缺乏 glucose-6-phosphate dehyderogenase 所以無法合成維

生素 C

(C) 維生素 C 參與膠原蛋白合成中 proline hydroxylation

(D) 維生素 C 可以促進 Fe^{3+} 還原為 Fe^{2+}，因此有助於鐵質吸收

答案：(B)

14. 下列哪組維生素與熱量利用最有關？

(A) 維生素 A、D、E　　　　　(B) 維生素 C、B_{12}、B_6

(C) 維生素 B_1、B_2、菸鹼酸　　(D) 維生素 K、葉酸、生物素

答案：(C)

15. 下列何種維生素的主要功能是維持鈣的恆定？

(A) 維生素 A　(B) 維生素 D　(C) 維生素 E　(D) 維生素 K

答案：(B)

16. 下列何種情況之成人易出現維生素 K 缺乏？

(A) 草酸攝取過多　　　　　　(B) 長期抗生素治療

(C) 高纖維飲食　　　　　　　(D) 胃酸分泌太少

答案：(B)

17. 核黃素擔任許多代謝過程中酵素的輔酶，其中不包括下列何種酵素？

(A) 檸檬酸循環（citric acid cycle）中的琥珀去氫酶（succinate dehydrogenase）

(B) 脂肪酸氧化過程中醯輔酶 A 去氫酶（acyl-CoA dehydrogenase）

(C) 色胺酸代謝過程中犬尿胺酸酶（kynureninase）

(D) 神經傳導物質的單胺氧化酶（monoamine oxidase）

答案：(C)

18. 葉酸上限攝取量（tolerable upper intake levels, UL）之制定，主要安全性之考量為：

(A) 降低孕婦產出神經管缺陷畸形兒之風險性

(B) 降低冠狀動脈硬化之風險性

(C) 避免蒙蔽惡性貧血之診斷

(D) 避免小球性貧血之惡化

答案：(C)

19. 維生素 A 之參考攝取量的單位是視網醇活性當量（retinol activity equivalents, RAE），1 RAE 相當於：

(A) 1 μg β-carotene   (B) 6 μg β-carotene

(C) 12 μg α-carotene   (D) 24 μg β-cryptoxanthin

答案：(D)

20. β- 胡蘿蔔素（β-carotene）經過 β-carotene dioxygenase 作用代謝爲：

(A) 視黃醇（retinol）   (B) 視黃醛（retinal）

(C) 視黃酸（retinoic acid）   (D) 環氧化物（epoxide）

答案：(B)

21. 懷孕時服用大量之下列何種營養素可能會導致胎兒畸形？

(A) folic acid   (B) retinol

(C) pyridoxine   (D) riboflavin

答案：(B)

22. 泛酸爲下列何種生化分子之重要結構？

(A) 丙酮酸（pyruvate）   (B) 檸檬酸（citric acid）

(C) 同半胱胺酸（homocysteine）   (D) 輔酶 A（coenzyme A）

答案：(D)

23. 下列何者是成人個體產生維生素 D 缺乏症之臨床疾病？

(A) 骨質疏鬆症（osteoporosis）   (B) 軟骨症（osteomalacia）

(C) 佝僂症（rickets）   (D) 高血鈣症（hypercalcemia）

答案：(A)

24. 下列何種營養素協助再生維生素 E 的抗氧化特性？

(A) 維生素 C　 (B) 維生素 B_1　 (C) 維生素 B_6 (D) 維生素 A

答案：(A)

25. 下列何者是純吃素的青少年最不容易缺乏的營養素？

(A) 鋅　 (B) 膽固醇　 (C) 維生素 A　 (D) 鈣

答案：(C)

26. 關於維生素 A 和類胡蘿蔔素的描述，下列何者正確？

(A) 植物所製造的類胡蘿蔔素都可以轉換成維生素 A

(B) 攝取過量的維生素 A 會造成肝和腦部的損傷

(C) 對於長期吸菸者，攝取較多的維生素 A 會明顯改善肺功能

(D) 吃過多含胡蘿蔔素的食物會造成肝中毒

答案：(B)

27. 維生素 B_2 因參與下列何種營養素的代謝，被認為具有間接抗氧化能力？

(A) 維生素 C　　　　　　　　(B) 穀胱甘肽（glutathione）

(C) 維生素 E　　　　　　　　(D) 色胺酸

答案：(B)

28. 吡哆醇（pyridoxine）在肝臟中會代謝形成活化態的磷酸吡哆醛（pyridoxal 5'-phosphate），此過程需要依賴下列何種營養素擔任輔酶？

(A) 維生素 B_1　 (B) 維生素 B_2　 (C) 維生素 B_3　 (D) 維生素 C

答案：(B)

29. 活化維生素 D 的酵素 1-hydroxylase，其活性受到下列哪些因子的調控作用？

(1) 增加副甲狀腺素（parathyroid hormoe），促進此酵素活性

(2) 低血鈣濃度，促進此酵素活性

(3) 高血清 1, 25-(OH)$_2$-vitamin D3，抑制此酵素活性

(A) 僅 (1)(2)　(B) 僅 (1)(3)　(C) 僅 (2)(3)　(D) (1)(2)(3)

答案：(D)

30. 下列何者不是維生素 E 的營養功能？

(A) 保護神經髓鞘的完整性

(B) 保護低密度脂蛋白的完整性

(C) 保護紅血球細胞膜的完整性

(D) 維持正氮平衡性

答案：(D)

二、簡答題

1. 簡述維生素的分類和各類中具體包括的維生素。

2. 簡述維生素的特點？

4. 什麼是 3D 症狀？

5. 維生素 E 的生理功能在美容保健方面的影響？

6. 維生素 C 的缺乏症有那些？對美容保健的影響？

7. 維生素與美容保健的關係為何？

參考文獻

1. 蕭寧馨著，食品營養概論，**時新出版有限公司**，2004。

2. 黃玲珠編著，美容營養學，**華立圖書股份有限公司**，2006。

3. 林榮耀著，生物化學，**歐亞書局**，2011。

4. 王素華著，黃純宜總校閱，美容營養學修訂版，**新文京開發出版股份有限公司**，2013。

5. 王志凡、萬巧英主編，營養與美容保健，**科學出版社**，2015。

6. 張效銘、趙坤山著，化妝品原料學第二版，**滄海圖書股份有限公司**，2016。

7. 蔡秀玲、張振崗、戴瑄、葉寶華、鍾淑英、蕭清娟、鄭兆君、蕭千祐合著，謝明哲總校閱，實用營養學（七版）修訂版，**華格那出版有限公司**，2017。

8. 蔡秀玲、張振崗、戴瑄、葉寶華、鍾淑英、蕭清娟、鄭兆君、蕭千祐合著，許青雲總校閱，營養學概論（六版），**華格那出版有限公司**，2017。

9. Byrd-Bredbenner, C., Moe, G., Beshgetoor, D., and Berning, J 原著，蕭寧馨編譯，透視營養學——導讀版 Wardlaw's Perspectives in Nutrition, 8/e，**藝軒圖書出版社**，2013。

10. Smith, A. M., and Collene, A. L. 原著，蕭寧馨編譯，蕭慧美、黃惠玲、湯雅理、林士民、李亦臻精編，當代營養學 Wardlaw's Contemporary Nutrition, 10e，**東華書局暨新月圖書公司**，2018。

11. Robinson, Lawler, Elizabeth, Chenoweth 原著，連潔群、楊又才翻譯，丘志威、許瑞芬、駱菲莉、盧義發、蔡淑芬校閱，新編實用營養學 Normal and Therapeutic Nutrition.，**藝軒圖書出版社**，1995。

12. Mahan L K, and Escott-Stump S: Krause's Food, Nutrition and Diet Therapy, **W. B. Saunder Co**. 14th ed. 2016.

13. Robinson, C. H. Lawler, W. L. Chenoweth, and A. E. Garwick: Normal and Therapeutric Nutrition, **MacMillan Pubishing Co. Inc.**, New York. 17th ed. 1990.

第七章 礦物質、水與美容

存在人體內的元素約有 60 多種，其中氧（65%）、碳（18%）、氫（10%）、氮（3%）合計約 96%。此四種元素以外，尚約有 4% 的元素為礦物質或稱無機質。人體內礦物質質量約體重的 4%。人體體重的三分之二的組成是水，若個體僅飲水不進食情況下，尚能維持數星期的生命，但沒有水則僅能維持數日。礦物質、水都是維持生命的重要物質，本章節針對「**礦物質的基礎概念**」、「**巨量礦物質與美容保健**」、「**微量礦物質與美容保健**」、「**水與美容保健**」等內容，做詳細的介紹。

第一節 礦物質的基礎概念

一、分類

體內的礦物質約有二十多種，如表 7-1 所示。每日建議攝取量在 100 毫克以上之礦物質，稱主要礦物質或稱「**巨量礦物質**」，例如鈣、磷、鉀、氯、鈉、鎂、硫。每日建議攝取量在 100 毫克以下之礦物質稱微量礦物質或「**微量元素**」，例如鐵、氟、鋅、銅、碘、硒、鉻、鈷、錳、鉬。可能為人類需要的微量礦物質，包括：矽、釩、錫、鎳。功能不明可能為人體「**汙染之礦物質**」，例如鍶、溴、金、銀、鋁、鉍、砷。

部分礦物質在人體內以有機化合物的型態存在，例如磷蛋白質、磷脂質、血紅素、甲狀腺等，有一部分則形成無機化合物，例如氯化鈉、磷酸鈣。另有一部分是以游離的離子型態存在。

表 7-1 人體內礦物質含量（70 公斤體重成人）

分類	礦物質	體內約略含量	主要分布
巨量礦物質元素（為人體必須）體液電解質	鈣（Ca） 磷（P） 硫（S）	1.5～2.2% 0.8～1.2 0.25	骨無機質、細胞外液核酸、骨無機質蛋白質、硫酸多醣體
	鉀（K） 鈉（Na） 氯（Cl） 鎂（Mg）	0.2 0.15 0.15 0.05	細胞內液 細胞外液（血液組織液） 細胞內外液 細胞內液、骨無機質
微量營養元素（為人體必須）	鐵（Fe） 鋅（Zn） 銅（Cu） 碘（I） 錳（Mn） 氟（F） 鉬（Mo） 硒（Se） 鈷（Co） 鉻（Sr）	0.0057 0.0033 1.4×10^{-4} 4.3×10^{-5} 3.0×10^{-5} 2.0×10^{-4} 4.3×10^{-6} 微量 微量 微量	血色素 胰島素 銅酵素 甲狀腺素 酵素 牙齒無機質 酵素 維生素 B_{12}
微量而可能為必須（某些動物需要）	矽（Si） 釩（V） 錫（Sn） 鎳（Ni） 砷（AS）	微量	

二、礦物質的一般功用

各種礦物質有不同的功用，礦物質一般的功用可以歸納成下列數種：

1. 構成硬組織的成分：鈣、磷、鎂等是構成骨骼牙齒的主要成分。

2. 構成組織的成分：如紅血球血紅素中的鐵質。

3. 維持酸鹼平衡、調節滲透壓：鈉、鉀、鈣、磷等在體液中，具有調節滲透壓之作用。

4. 酵素反應的賦活物。

5. 生理活性物質的成分：觸酶及細胞色素中的鐵、維生素 B_{12} 中的鈷、胰島素中的鋅、甲狀腺素中的碘。

6. 調節神經與肌肉的興奮作用：鈉、鉀離子可使神經與肌肉興奮；鈣、鎂離子可使神經與肌肉鎮靜。

三、動態平衡

各種營養素經吸收後，在細胞內進行新陳代謝、排出體外，但體內環境則維持某種限度的恆定（homeostasis）。例如，骨骼內的礦物質並非一經形成骨骼成分即固定不移動，而是不斷的進行新舊交替。正常成人每日攝入的礦物質元素與排出的礦物質元素維持平衡，因此攝取足夠的礦物質，則體內礦物質便能保持動態平衡。人體一方面調節吸收的礦物質量與排出的量，以免體內有過多的礦物質而中毒。另一方面則保留必需的礦物質量，以因應身體所需。

第二節　巨量礦物質與美容保健

一、鈣質（Calcium, Ca）

是人體含量最多的礦物質，約占體重之 1.5～2%。其中 99% 存在骨骼、牙齒內。其餘分布在細胞外液及細胞內液中，與血液凝固作用有關，量雖然微少但功能極為重要。

1. 鈣質的吸收及排泄

鈣質在 pH 值 6 以下的環境並呈鈣離子型態時被吸收，主要在十二指腸吸收。小腸後段，食糜呈現鹼性，鈣質吸收量減少。食物中鈣質吸收率為 25～30%。

(1)有利於鈣質吸收的因素

    a.酸性環境：鈣鹽容易被酸性溶液溶解。因此在酸性介質下鈣質的吸收量較多。在腸胃道內可提供酸性環境的因素存在時，有促進吸收的作用。可提供酸性環境的有胃酸、維生素 C、乳酸等。

    b.生理需要：身體需要量越大，鈣質吸收率越高。例如，嬰幼兒、成長期兒童、懷孕及哺乳期孕婦等需鈣量多，鈣的吸收率高。嬰幼兒及成長期兒童吸收率可能達 60%，懷孕及哺乳期婦女約 50%，一般成人約 30%。

    c.維生素 D 荷爾蒙：活化的維生素 D（維生素 D 荷爾蒙）有刺激腸黏膜細胞合成攜鈣蛋白，促進鈣質吸收的作用。

(2)不利鈣質吸收的因素

    a.維生素 D 活性型不足：會減少鈣質吸收。

    b.草酸及植酸的存在：食物中草酸及植酸會與鈣結合，形成草酸鈣及植酸鈣等不溶物。草酸存在葉菜中，植酸存在穀類、豆類中。

    c.脂肪過多：脂肪酸會與鈣質形成不可溶性鈣鹽，降低鈣的吸收。

    d.高纖維飲食：高纖維飲食使食糜透過腸胃道過快，過多膳食纖維會干擾鈣質吸收。

    e.多酚類：攝食過多含多酚類食物，例如茶中的單寧，會干擾鈣質吸收。

    f. 腸胃道的活動力：腸道蠕動過快，使食糜透過腸胃道過快，減少鈣質吸收。

    g.壓力：情緒不穩定時，會影響鈣質吸收。當心理壓力大會減少鈣質吸收，增加排出。

h.鈣與磷的比例：飲食中的鈣與磷的比值會影響鈣的吸收。Ca：P=1：1.5 為最適合，比值為 1：2 或 2：1 均在適合之範圍內，超過此範圍則吸收不佳。

在正常情況下，攝食的鈣約有 65～75% 由糞便及尿液排出，微量的鈣經由皮膚排泄。由尿液排出過多的鈣，易形成泌尿系統結石。

2. 鈣質的生理功用

(1)構成骨骼牙齒的成分：鈣與磷是骨骼牙齒的主要成分。骨骼內有三種特殊功能之細胞，分別為成骨細胞、骨細胞與破骨細胞。成骨細胞與骨骼形成有關，骨細胞與骨骼保持有關，破骨細胞與骨鈣溶出有關，骨骼、牙齒是結締組織的特別型，形成過程有兩個層次，即基質形成及礦物質沉積。首先由成骨細胞合成膠原，膠原成為骨基質後，骨細胞使磷酸鈣或碳酸鈣沉積在基質上，逐漸形成安定之氫氧磷灰石結晶，成骨細胞的活性在 25～30 歲時達到高峰，破骨細胞則在 25～30 歲後增強，因此一般人之骨質儲存量在 25～30 歲是相當穩定的組織，每日以 700 毫克的鈣量與周圍的血清交換，血鈣濃度高時，鈣質就沉積在骨骼上。反之，血鈣濃度過低時，骨骼中鈣質即游離出來，以維持血鈣濃度的恆定。牙齒的形成與骨骼類似，也是氫氧磷灰石結晶沉積在膠原所形成的基質上。當牙齒鈣化後，其中之鈣與磷等礦物質較穩定，僅有少數的礦物質以極慢的速度進行新舊交替。

(2)活化酵素：三磷酸腺苷酶（ATPase）、胰解脂酶、蛋白質水解酶需要鈣離子活化。

(3)催化凝血反應：鈣是血液凝固時必要因素之一，因為凝血酶元變為凝血酶時，受到凝血酶致活劑和鈣離子的影響。

(4)傳遞神經衝動：增進神經及肌肉對刺激的感應性。

(5)維持正常的肌肉收縮：當體液中含有適量的鈣、鈉、鉀、鎂時，可以維持肌肉正常的張力以及心臟的跳動。

(6)調節細胞膜的滲透性。

(7)協助維持正常的血壓：鈣質有助於降低血壓。

3. 鈣質的食物來源

牛奶及奶製品是鈣質最主要且最佳的來源，因為牛奶中含有乳糖及蛋白質等有利鈣吸收的因素。深綠色的蔬菜及魚貝類，如沙丁魚、牡蠣、小魚乾、海苔、排骨湯（加醋並以文火煮）、豆腐等，均為鈣質的好來源。

4. 鈣質的攝取量

人體在 24 歲以下，骨骼質塊快速增加，到 25 歲以後，骨骼密度變化少，40 歲以後骨骼密度開始逐漸減少。因此生長期攝取足夠的鈣質，使儲存的鈣量達到最高量，為防止老年期骨質疏鬆症的方法之一。根據衛福部 DRIs 107 年修訂版草案，成人每日鈣質足夠攝取量（AI）為 1,000 mg。

5. 鈣質的缺乏症

(1)血鈣極低時，神經纖維及神經中樞的應激性增加，導致肌肉痙攣、搐搦、疼痛，稱**手足搐搦（tetany）**。此現象常見於攝取鈣質不足或磷過多之孕婦，有時發生在維生素 D 缺乏或副甲狀腺機能過低的人。

(2)成長期的嬰幼兒、兒童鈣質攝取量稍不足，則骨骼牙齒發育遲緩。磷與維生素 D 亦不足，則發育停滯並導致軟骨病。**軟骨症（ricket）**之症狀為骨質軟無法支撐身體重量，以致骨骼變形、二腿彎曲成 O 型或 X 型，手腕、膝、踝關節增大、胸骨突出成雞胸狀、肋軟骨骨端成念珠狀突起，與缺乏維生素 D 的症狀相同〔如

前面圖 6-6(a)〕。

(3) 成人長期缺乏鈣質，則骨骼因脫鈣作用，逐漸變成畸形，行走困難，稱**骨質軟化症（osteomalacia）**。兒童軟骨症與成人骨質軟化症均與維生素D、鈣、磷有關，與缺乏維生素D的症狀相同〔如前面圖 6-6(b)〕。

(4) **骨質疏鬆症（osteoporosis）**是老年人骨質萎縮症。骨質總量減少，常見於男女性老人。女性發病率遠高於男性，更年期後之婦女因胃動情激素（estrogen）分泌減少，骨質容易流失。骨質儲存鈣量越少，老年後發病率越高且越嚴重。

6. 鈣質的毒性

正常情況下，攝取過多時大部分會被排出體外。一旦因故而血液中鈣濃度過高時，會影響其他礦物質的吸收。並有頭痛、激動不安等症狀。有些人會導致腎臟、其他器官鈣化、腎結石、腎臟衰竭等。

二、磷（phosphorus）

是人體必需的重要礦物質之一，磷在人體含量僅次於鈣，約占體內礦物質總量的 1/4。約有 80～83% 的磷與鈣、鎂形成不可溶性之磷酸鹽，存在於骨骼及牙齒中，成為骨骼、牙齒的組成成分。其餘 15～20% 與醣、脂肪、蛋白質或其他物質結合成強力活性物而分布在全身各細胞及細胞外液中。

1. 磷的吸收

磷以無機鹽型態在小腸被吸收，一般成人及兒童進食混合食物時，磷的吸收率約為 50～70%，嬰兒吸收率較高，餵母乳者約為 85%，餵奶粉者約為 65～75%。磷經由尿液排出。影響磷吸收的因素如下：

- 腸道內食糜中之鈣與磷為 1：1 時有利吸收。
- 活化的維生素 D 能促進磷的吸收。

2. 磷的生理功用

- 磷是骨骼、牙齒的組織成分。
- 磷是核酸的組成分。
- 磷形成磷脂質而有其重要功能：是細胞膜結構成分，調節溶質進出細胞，也是脂蛋白成分，藉磷脂質與水的親和力，使脂肪能在血液中運送。
- 多種維生素 B 需與磷酸結合，形成具有活性的輔酶。
- 為能量代謝時所需。
- 無機磷在血液中為重要的緩衝劑。

3. 磷的食物來源及攝取量

肉類、家禽、魚及蛋為最好的來源。牛奶、奶製品、堅果及豆類也是好來源。根據衛福部 DRIs 第七版（100 年修訂），成人每日磷質足夠攝取量（AI）為 800 μg。

4. 磷的缺乏症

使體內合成 ATP 及有機磷減少，影響熱能產生，致肌肉無力。慢性缺乏磷會使骨質流失，生長遲緩，牙齒發育不佳。幼兒缺乏磷，則會導致軟骨症。磷之缺乏症包括厭食、體重減輕、軟弱、關節僵硬、骨頭疼痛等。早產兒、營養不足之老年人、長期腹瀉者、嗜酒者容易發生缺乏現象。

5. 磷的異常

腎功能衰退或副甲狀腺功能減低者，過多的磷淤積血液中，以致鈣與磷的比率中鈣質太低，因而發生手足搐搦。

三、鎂（**Magnesium, Mg**）

成人體內約含有 20～35 公克的鎂，約 60% 成為磷酸鎂、碳酸鎂，存在骨骼表面，26% 存在肌肉神經內，其餘大部分分布在細胞內及細胞外液中。全身鎂量的 2% 存在細胞外液中，血液內鎂的濃度約為 2～3 μg/mL，其中約有 80% 呈游離狀，其餘與血清蛋白質結合在一起。

1. 鎂的吸收

飲食中鎂的吸收率約為 40～60%。鎂在小腸前段被吸收，食物中之脂肪、植酸及過多的鈣會干擾鎂之吸收。飲食中鈣質少，則鎂的吸收增加。體內的鎂濃度受腎臟控制，血液中的鎂經腎小球過濾後，大部分被腎小管重新吸收。

2. 鎂的生理功用

- 為骨骼、牙齒的成分。
- 參與能量代謝以及 DNA、RNA 合成有關之反應。
- 參與酵素之唧筒反應，使鈉離子由細胞內移向細胞外，使鉀離子由細胞外移向細胞內。
- 維持正常的神經與心臟功能。
- 與胰臟釋出胰島素以及細胞利用胰島素有關。
- 擴張動脈，幫助降低血壓。
- 預防心律不整。

3. 鎂的食物來源與參考攝取量

多含於綠花椰菜、深綠色蔬菜、堅果類、乾豆類及五穀類等植物性食物中。此外，海產食物、牛奶、可可、巧克力等亦富含之。根據衛福部 DRIs 第七版（100 年修訂），成人男性每日建議量（RDA）為 380 mg，成人女性每日建議量（RDA）為 320 mg。

4.鎂之缺乏

飲食中長期攝取不足，則心跳快、噁心、嘔吐、軟弱、肌肉痙攣、定向力變弱、癲癇。長期嘔吐、腹瀉、服用排鎂性利尿劑及過量酒精，均會導致鎂不足。

四、鈉、氯及鉀

人體內礦物質中，鈉占 2%、鉀占 5%、氯占 3%。此三種元素是人體必須且相互間關係密切的礦物質，因此一起討論。此三種元素遍布全身組織及體液內。鈉與氯爲細胞外液的主要離子，鉀爲細胞內液的主要離子。鈉、氯、鉀三種礦物質又稱電解質。

(一) 鈉、氯及鉀的生理功用

1. 維持體內水分的平衡。
2. 維持體液正常的滲透壓。
3. 維持體液、血液的酸鹼平衡。
4. 鈉、鉀、氯、鈣、鎂等有一定的比率，以傳遞神經衝動，維持肌肉正常收縮。

(二) 鈉、鉀、氯的代謝

鈉、鉀、氯三種元素均由小腸迅速吸收，主要經由尿液、糞便及汗水排出體外。這些元素均廣泛分布在天然食物中，健康的人採用普通飲食即可滿足需求，極少發生缺乏現象。但可能發生過多現象，尤其是鈉。

1. 鈉（sodium, Na）：成人體內的鈉量約爲 90 公克，主要分布在細胞外液（血漿及細胞間液）及骨骼中。約有 40% 存在骨骼中，其餘存在細胞內液。鈉是細胞外液中主要的陽離子，小腸消化液中含有相當量的鈉。細胞外液中之鈉與骨骼中的鈉能互相交換。

(1)鈉的吸收與代謝：鈉在小腸吸收，飲食中的鈉在小腸內能無限制的被吸收。排出也容易，能經由皮膚、腸道及腎臟排出。

(2)鈉的生理功用：

- 維持細胞外液及血漿量。
- 維持細胞外液的滲透壓。
- 維持神經的興奮性。
- 維持肌肉的正常收縮。
- 調節細胞膜的通透性。

(3)鈉的食物來源：除鹽、醬油、味精、烏醋等調味品外，以牛奶及動物性食物含鹽較多。蔬菜、水果中含量較少。

(4)鈉的異常：一般人很少發生氯化鈉缺乏現象，在炎熱氣候下活動，或在高溫環境下工作，由於出汗過多，會導致鈉的缺乏症。此時如僅給予水分則會則引起水中毒，應在飲水加入鹽，以防水中毒。鈉耗竭之症狀為厭食、噁心、嘔吐、頭痛、倦怠、肌肉軟弱，逐漸發展成腿部疼痛、腹部痙攣，嚴重時精神混亂，最後循環血液量低、血壓下降、頻脈以致休克。

2. 氯（chloride, Cl）：是細胞外液中主要的陰離子，腦脊液中含有高濃度的氯，此外胃液、胰液中均含有氯，有部分氯與蛋白質結合存在體內。

(1)氯的吸收與代謝：氯在小腸內能完全被吸收，經皮膚及腎臟排出。

(2)氯的生理功用：氯與鈉共同維持滲透壓、體液及酸鹼平衡。

3. 鉀（potassium, K）：體內礦物質中約有 5% 是鉀，鉀是細胞內液中主要的陽離子，約有 90% 的鉀離子分布在細胞內液中，以磷酸鹽、蛋白質結合物的型態存在細胞內。在細胞外液中僅含有少量的鉀。

(1)鉀的吸收與代謝：鉀在小腸前段被吸收，被吸收的鉀一部分儲存在肝臟，大部分在橫紋肌。鉀經腎臟隨尿液排出。

(2)生理作用

- 與鈉共同維持滲透壓及水分的平衡，並維持體液及血液的酸鹼平衡。
- 與鈣共同為神經衝動的傳遞與肌肉的收縮所需。
- 促進細胞的生長。
- 活化蛋白質代謝酵素。
- 鉀為肌肉內成分，肌肉與肝醣形成需要適量的鉀。

(3)鉀的食物來源：鉀廣泛分布在食物中，因此一般健康的人很少發生鉀缺乏症。每日飲食中適量攝取牛奶、肉、穀類、蔬菜類與水果，即可以得到足夠的鉀。

(4)鉀的異常

- **低血鉀**：胃口不佳、肌肉痙攣、便秘。心肌內鉀離子耗竭時，會發生心跳不規則、心輸出量降低，嚴重時發生低血鉀心跳停止。
- **高血鉀**：腎衰竭時，因腎臟不能清除鉀離子，故血鉀升高，形成高血鉀症，其症狀為精神混亂、四肢麻木、呼吸困難及心室顫動，心跳停止。

五、硫（sulfur, S）

1. 硫的分布：硫以半胱胺酸、胱胺酸及甲硫胺酸等含硫胺基酸及生物素、維生素 B_1 等含硫維生素的形式存在。體內各種蛋白質均有含硫胺基酸，特別是形成膠原蛋白，此蛋白質形成結締組織及**角蛋白（keratin）**，存在指甲、皮膚及毛髮中。

2. 硫的食物來源：瘦肉、奶類、蛋類及乾豆類、花生等，都是硫的重要食物來源。

第三節　微量礦物質與美容保健

每日建議攝取的礦物質量在 100 μg 以下者稱為微量礦物質，在人體內之微量礦物質不超過 1%，但其功用極為重要。

一、鐵質（iron, Fe）

正常成人體內所含**鐵質（iron）**的總量大約 5 公克。一般成年男子每公斤體重約含鐵 40～50 μg，成年女性每公斤體重約含 35～50 μg，新生嬰兒每公斤體重約含 70 μg。體內鐵質中，約 70% 為具有生理功用之鐵質（為必需），剩餘 30% 為貯存之鐵質（非必需）。

1. 鐵的分布

成人體內鐵的分布，如圖 7-1 所示。

(1)血紅素：人體內鐵質，有 60～70% 存在血液中的血紅素內。

(2)肌紅蛋白：肌肉中肌紅蛋白是蛋白質與鐵的結合物，**肌紅蛋白（myoglobin）**中的鐵質約占全身鐵量的 5%。

(3)組織細胞內之鐵：含鐵的呼吸酵素，分布全身細胞內。

(4)運輸中之鐵：鐵經小腸吸收後與**運鐵蛋白（transferrin）**結合，在血液中運輸，僅占千分之一。

(5)貯存的鐵：約有 15～30% 以**鐵蛋白（ferritin）**以及**含鐵血黃素（hemosiderin）**形式貯存於肝臟、脾臟、骨髓內。

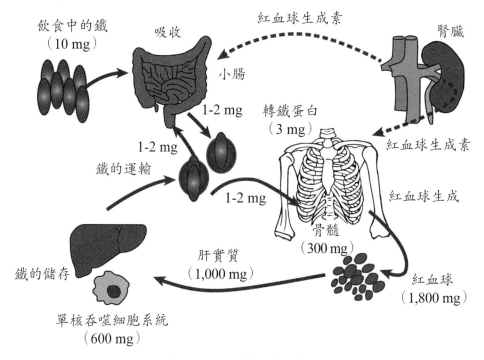

圖 7-1 成人體內鐵之分布

圖片來源：Geisser and Burckhardt, 2011。

2. 鐵的吸收

　　食物中的鐵質主要爲氧化型鐵（Fe^{3+}），吸收後經胃酸或其他還原物還原成還原型鐵（Fe^{2+}）。鐵質多半在小腸上端、尤其在十二指腸吸收，其吸收方式是主動運送。進入黏膜內之鐵，與**本鐵蛋白（apoferritin）**結合成**鐵蛋白（ferritin）**。鐵質以鐵蛋白之形式暫時貯存於腸黏膜細胞內。血液中之運鐵蛋白到達小腸黏膜細胞時，鐵質透過腸黏膜細胞與 β- 球蛋白結合形成運鐵蛋白，經血液循環運送至肝臟、脾臟、骨髓中，如圖 7-2 所示。

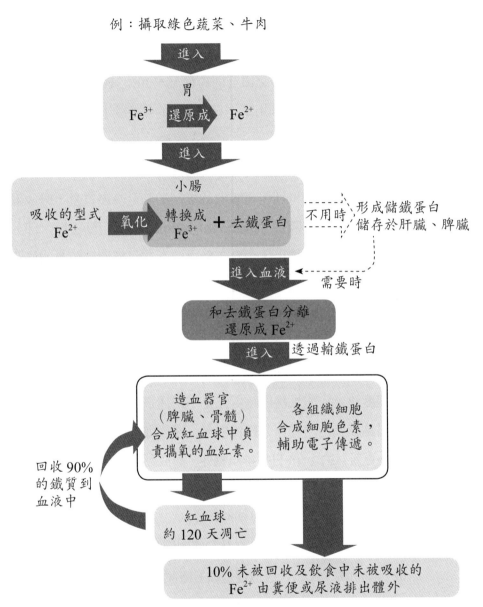

圖 7-2　成人體內鐵的吸收與循環

圖片來源：www.cite.com.tw、李幸眞等人，圖解身體教我的營養法則，
　　　　2012。

　　體內存有適量鐵質的成人，每天吸收約 3～8% 食物中非血紅素鐵，食物中血紅素鐵之吸收則可達 23% 左右。植物性食物中之鐵質大約僅有 2～10% 被吸收，動物性食物中之鐵質則約有 10～30% 被吸收。**血基質鐵**（**heme iron**）容易被吸收且利用率亦高。鐵質的吸收受下列因素影響：

(1)有利鐵質吸收的因素：

- **生理需要**：生長發育、生育年齡的女性、懷孕、出血時需要的鐵質越多。人體可利用再吸收的機制控制全身鐵質量，吸收過多時，藉由**黏膜障壁**（**mucosal block**）方式阻斷吸收。部分經由尿液及皮膚排出，生育年齡之婦女在月經期有較多的鐵質流失。小腸黏膜吸收鐵質之多少與腸黏膜中本鐵蛋白飽和狀況有關，本鐵蛋白越不飽和，小腸黏膜吸收鐵質越多。體內鐵質不足時，運鐵蛋白之飽和度低，鐵的吸收率較高。小腸黏膜細胞內貯存鐵質是否釋放進入血液，依血液中運鐵蛋白的含鐵飽和程度決定。如果體內鐵質充足，則運鐵蛋白保持其飽和度，小腸黏膜細胞內貯存之鐵質則無法釋放進入血液，隨著黏膜細胞之更新（約 2～5 日）排出體外，形成黏膜障壁。
- **鐵的化學型態**：二價的鐵（Fe^{2+}）溶解度大，比三價的鐵（Fe^{3+}）容易吸收。血基質鐵較容易被吸收。
- **酸性環境**：胃酸、維生素 C 及還原劑能將三價的鐵（Fe^{3+}）還原成二價的鐵（Fe^{2+}），因而促進鐵質吸收。
- **鈣質**：磷會與鐵結合形成不可溶之沉澱物，不利鐵質的吸收。食物中的磷酸鹽、草酸鹽及植酸鹽等也會與鐵結合形成不可溶性物而阻撓鐵質的吸收。若飲食中含有適當鈣時，則鈣與磷、磷酸鹽、草酸鹽及植酸鹽結合沉澱，以利鐵質的吸收。
- **內在因子**：胃液內的內含因子（intrinsic factor）可助維生素 B_{12}

吸收，又因基質鐵之結構與維生素 B_{12} 類似。故能促進食物中**血基質鐵（heme iron）**的吸收。

(2)不利鐵質吸收的因素：

- **鹼性介質**：胃內鹽酸缺乏者、消化性潰瘍患者或服用制酸劑者，均會阻撓鐵質吸收。
- **鐵之抑制劑**：草酸、植酸、磷酸會與鐵質結合形成不可溶性物，阻撓鐵質吸收。
- **腸道的活動力**：腸道活動增加，會減少鐵質吸收。
- **脂肪痢**：因為脂肪與鐵質形成不可溶性鹽類而被排出體外，鐵質吸收因而減少。

3. 鐵質的貯存

鐵蛋白（ferritin）及鐵血紅素的形式貯存在體內，約有 30% 貯存於肝臟內，30% 貯存於骨髓，其餘貯存在脾臟及肌肉內。每天最多約有 50 毫克貯存鐵移出。

4. 鐵質的排泄

紅血球的半衰期約 120 天，經代謝後，其中鐵質由肝臟重新吸收，重新被身體運用。正常狀況下，鐵質排出量極微。體內鐵質可隨腸胃道上皮細胞脫屑、膽汁、皮膚正常的脫屑及出血等排泄。正常男性每日排出的鐵質約為 1.0 毫克，生育年齡的女性（月經開始至更年期）每日平均另外流失 0.5 毫克，婦女經期失去的血量有個別差異，約有 5% 的婦女每日平均流失量超過 1.4 毫克。

5. 生理功用

(1)血紅素及肌紅蛋白的成分：鐵質在體內的主要功能是參與細胞的呼吸作用，鐵質是血紅素、肌紅蛋白及細胞色素的成分，血紅

素、肌紅蛋白是肺泡與組織細胞間氣體交換的運輸工具。肌肉中肌紅素是蛋白質與鐵的結合物，其功能是將來自微血管的氧氣送至肌纖維的粒線體內，供細胞利用，同時將二氧化碳自肌纖維內送至微血管，再由血紅素運送至肺排出體外。

(2) **為電子傳遞鏈上之細胞色素的成分而與能代謝有關**

6. 鐵的代謝與利用

　　鐵在人體內的代謝及利用，如圖 7-3 所示。體內鐵動態循環最大宗的流向是骨髓造血組織（erythroid marrow）生成紅血球時，利用血中運鐵蛋白提供之鐵合成血紅素，紅血球釋入血液中循環，壽命約 120 天，老化之紅血球經由巨噬細胞構成之網狀內皮系統（reticuloendothelial cells）所吞噬，分解血紅素而回收鐵，再經血液運送以供利用。經由網狀內皮組織回收的鐵量每天約為 20～25 mg，主要供應造血之用。超過組織利用的鐵可儲存於肝臟、脾臟和骨髓。

　　人體鐵流失之主要途徑是消化道、生殖泌尿道、皮膚等表皮細胞之脫落，以及消化道極其微量而不自覺之血液流失。經由尿液、腸道與膽汁、皮膚流失之鐵量平均每天約 0.08、0.6、0.2～0.3 mg；估計成年男性鐵流失量平均約為 1.0 mg/d（0.5–2.0 mg/d）；生育年齡女性因為月經而流失的鐵量約 0.5 mg/d，使女性的鐵流失量增為 1.5 mg/d。人體之鐵平衡取決於鐵吸收與鐵流失之差距，兩者相等即可維持平衡。為了維持人體鐵平衡，小腸吸收食物之鐵以彌補鐵之流失。小腸吸收是調節人體鐵恆定之關鍵步驟，因為人體沒有主動排泄鐵之途徑。當鐵儲存降低、體內需要量增加或造血速率升高時，均會提高小腸的鐵吸收率。

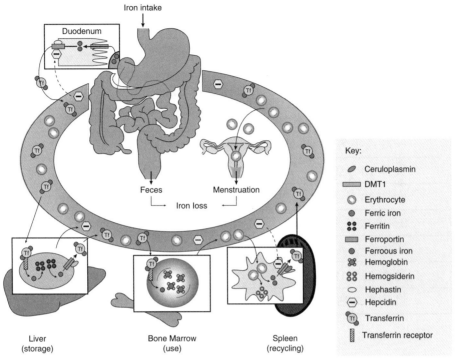

圖 7-3　　鐵的代謝與利用

圖片來源：Escobar-Morreale, 2012。

7. 鐵質的食物來源

　　食物中的鐵有原血紅素鐵及非原血紅素鐵，原血紅素鐵較容易被吸收，非原血紅素鐵則較不容易被吸收。動物性食物中之鐵較多屬於原血紅素鐵；例如牛肉、豬肉、肝臟中之鐵。蛋黃及植物性食物中之鐵，都是非原血紅素鐵的來源。奶類及奶類製品中鐵質含量少。

8. 鐵質的建議量

　　鐵質的需要量與生長、懷孕、哺乳、月經等生理有關。根據衛福部 DRIs 第七版（100 年修訂），不同生理情況每日建議量（RAD），如表 7-2 所示。成年男性（RAD）為 10 mg，成年女性（RAD）為 15 mg，50 歲

以上女性（RAD）為 10 mg，懷孕婦女第三期需另外增加 30 mg，哺乳期需另外增加 30 mg。

表 7-2　不同生理情況每日鐵質建議量

生理情況	每日建議量（RDA）
一般成年男性 19～50 歲及老年人	10 mg
女性 10～50 歲	15 mg
女性 50 歲以上	10 mg
0～半歲嬰兒	7 mg
半歲至 9 歲幼兒	10 mg
兒童 10～18 歲	15 mg
懷孕第三期、哺乳期	30 mg

9. 鐵質的缺乏症

會罹患低色素血球小貧血（**hypochromic microcytic anemia**），引起低色素血球小貧血的因素為受傷、疾病或出血等流失多量血，或飲食中鐵、蛋白質及葉酸、維生素 B_{12}、維生素 B_6、維生素 C 等不足或吸收不良所致。缺鐵性貧血之臨床症狀發展緩慢，常被病人忽略。症狀包括虛弱、容易疲倦、皮膚蒼白、頭暈、怕冷、湯匙狀指甲、指甲脆，有時可發現指甲上出現縱向溝脊，如圖 7-4(a)。嚴重的貧血，使循環系統的功能受到極大的影響，最後出現心悸、呼吸急促等症狀。

10. 鐵質過多

體內鐵質不易排泄，因此身體以黏膜障壁的方式，控制鐵質吸收率來調節體內的含鐵量。因遺傳性疾病使鐵質的吸收過量或因疾病長期大量靜脈輸血的病人，體內鐵質過量，肝內本鐵蛋白達飽和，因此肝內出現

大量的鐵血紅素（hemoglobin），形成肝內鐵血紅素過多，稱**血鐵質沉著**（**hemochromatosis**），血鐵質沉著並伴有組織損傷則稱血色素沉著症或**色素性肝硬變**（**pigmentary cirrhosis**），如圖 7-4(b)。

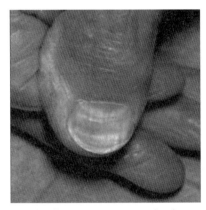 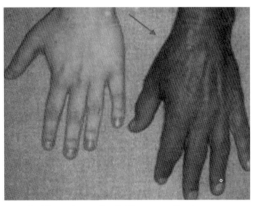

(a)鐵質的缺乏症：色素血 球小貧血（hypochromic microcytic anemia），指甲上 出現縱向溝脊。

(b)鐵質過多：色素性肝硬變（pigment-ary cirrhosis），血鐵質沉著並伴有組 織損傷。

圖 7-4　鐵質異常的疾病症狀

圖片來源：married2medicine.hubpages.com、hemochromatosis.purzuit. com。

二、鋅（Zinc, Zn）

1. 鋅的分布

　　成人體內約含 1.4 到 2.3 公克的鋅，分布在全身組織內，但以肝、胰、腎、骨、肌肉等所含之濃度最高。眼睛、前列腺、精子、毛髮指甲等也含有相當濃度之鋅。鋅之吸收與鐵相似，攝取過多時，因黏膜障壁效應，過多的鋅與鐵會被阻斷。影響鋅吸收之因素，包括體內需要量增加時吸收亦增加，與動物性蛋白質同時攝取時，較容易被吸收。反之，攝取過多鈣質或飲食中含有值酸時會干擾鋅之吸收。

2. 鋅的生理功用

- 體內 50 多種酵素需要鋅的參與才能發揮完整的生理功能：鋅是合成 DNA、RNA 時的輔因子（cofactor），因此與蛋白質的合成有關，因而影響生長發育。
- 鋅能維持細胞膜蛋白質（接受體）結構，基因轉錄因子的穩定。
- 鋅能自肝臟中移出維生素 A，以維持血液中維生素 A 的濃度。
- 鋅能強化黃體荷爾蒙及濾胞刺激素的作用。
- 鋅能維持睪丸的正常功能及精子的形成。
- 維持正常的免疫功能。
- 與酒精代謝有關
- 胰島素中含有鋅。
- 維持正常味覺。
- 促進傷口癒合。

3. 鋅的缺乏症與毒性

　　鋅缺乏時，細胞膜即出現症狀，尤其體內更新快速細胞，如味蕾、腸黏膜細胞最先受影響。缺乏症包括嗅覺、味覺異常、成長延遲、性腺發育遲緩、肢端皮膚炎、傷口癒合遲緩、掉髮，缺乏嚴重時會影響骨骼的成長。攝取過量的鋅會干擾銅的吸收，攝取量超過每日建議的 40 mg 時，會干擾含銅酵素活性。服用補充劑時，每日鋅攝取量超過建議量的 5～20 倍時，高密度膽固醇會降低。鋅攝取量超過每日 100 mg 時，會有腹瀉、痙攣、噁心、嘔吐、免疫力降低等情況。

4. 鋅的食物來源及鋅的建議量

　　牛肉、豬肉、貝類含量多，植物性食物中，堅果、豆類、全穀類均含有。精製麵粉含量少，根據衛福部 DRIs 第七版（100 年修訂），成年男性

每日建議量足夠攝取量（AI）為 15 mg，成年女性每日 AI 為 12 mg，懷孕女性需另增加 3 mg。

三、銅（Copper）

成人（體重 70 公斤）體內約含 80 到 120 毫克的銅。銅分布全身組織內，但以肝臟、腦、肝、心、腎、毛髮等所含濃度最高，骨骼及肌肉之濃度低，但因骨骼及肌肉之總量多，因此銅總量的 50% 分布在骨骼及肌肉。

1. 銅的吸收及排泄

銅在胃及小腸上段吸收，吸收率可達 12～70%。在腸黏膜細胞上，銅與鋅之接受體相同，因此攝取過量鋅之補充劑會影響銅之吸收。銅主要儲存於肝臟與腎，其次為脾、骨髓。沒有被吸收的銅隨膽汁、糞便排出。已吸收的銅形成膽汁的成分，經由腸道排出，少量銅由尿液、汗水、月經排出。儲存在肝臟之銅經血液移至組織時，先與血液中之藍胞漿素結合。組織細胞上有特定之接受體，藍胞漿素將銅釋出，經由特定受體進入細胞內。

2. 銅的生理功用

(1) 銅是體內多種酵素的構成要素：

- 為細胞色素 C 氧化酵素的成分，參與電子傳遞系統。
- 離胺酸氧化酶的成分，為合成膠原蛋白及彈性蛋白所需，與骨骼、血管等結締組織健全有關。
- 為酪胺酸酶的成分，參與黑色素生合成。
- 為超氧岐化酶（superoxidase dismytase, SOD）的成分，每分子 SOD 含兩個銅原子及兩個鋅原子，此酵素為保護細胞免於氧化。

(2) 藍胞漿素之成分：為血液中藍色含銅球蛋白，具有自組織中的鐵

運出的作用。也是抗氧化物，可以抑制鐵被催化成自由基。

(3)銅是骨骼、神經系統及結締組織正常發育所需。

(4)銅的抗氧化功能可保護免疫細胞，因此與免疫力有關。

3. 銅的缺乏症

銅缺乏症不常見。銅缺乏時，藍胞漿素偏低，鐵質之吸收減少，紅血球減少，並出現與缺鐵性貧血類似的症狀。此外白血球過低，皮膚脫色，神經異常等。

4. 銅的食物來源與建議量

尤其在肝、腎、牡蠣、硬殼果、乾豆、穀類、乾水果、家禽、魚貝類等食物中，牛奶含鐵及銅均少。根據 1998 年美國食品營養局（FNB）提出每日營養建議攝取量，銅的每日平均需要量為 700 μg，建議攝取量（RDA）為 900 μg，上限攝取量為 10,000 μg。因國內缺乏銅攝取量的資料，故新版 DRIs 並沒訂定銅的建議量。

四、硒（Selenium, Se）

食物中之有機硒及無機硒均可被吸收，攝食過多會經呼吸道呼出。

1. 硒的生理功用

(1)在體內硒、維生素 E 與胱胺酸形成谷胱甘肽過氧化酶（glutathione peroxidase）。谷胱甘肽過氧化酶是抗氧化物質，藉由還原態的谷胱甘肽之氧化反應，可破壞體內產生的過氧化氫（H_2O_2），保護細胞膜免於被氧化。

(2)硒為合成甲狀腺素時酶之輔助元素，甲狀腺素為能量代謝時所必須。因此，硒與維持正常生理、生長有關。

(3)與免疫功能有關。

2. 硒的缺乏症與毒性

缺乏硒時之症狀包括肌肉疼痛、肌肉耗弱、**心肌病**（**cardiomyopa-thy**）。攝取過多硒時會有毒性。成人每日攝取量超過 400 μg，會有明顯毒性傷害，包括掉髮、血液濃縮等。如果每日攝取量低於 1 μg 數個月，則除掉髮外，並有疲倦、噁心、腹瀉、呼氣有蒜味、手指甲及腳趾甲異常、肝硬化等。

3. 硒的食物來源與建議量

動物性食物是硒的良好來源，其次為穀類及堅果類等均含硒。根據衛福部 DRIs 第七版（100 年修訂），成人每日攝取建議量（RDA）為 55 μg。

五、碘（Iodine, I）

1. 碘的吸收與代謝

食物中之碘為無機碘，胃腸各段均能吸收碘，以小腸吸收率最高且最快速。碘被吸收後進入血液，碘化物很容易從血液中滲出進入細胞間隙，進入某些細胞。碘化物被攝入甲狀腺後，被氧化具活性的元素碘，與蛋白質上的酪胺酸結合成碘化酪胺酸。甲狀腺內之碘化酪胺酸聚合成四碘甲狀腺（為荷爾蒙前驅物），進入細胞後轉變成三碘甲狀腺素。

2. 碘的生理功用

碘是甲狀腺素的主要成分。甲狀腺素有下列作用：

- 控制全身細胞的代謝。
- 刺激蛋白質之合成。
- 與蛋白質之合成及葡萄糖之利用有關。
- 與正常生長及成熟有關。

3. 碘的建議量及食物來源

　　根據衛福部 DRIs 107 年修訂版草案，每日建議量（RDA）為 150 μg，海產食物如海帶、蛤、龍蝦、牡蠣、沙丁魚、其他魚類，均為良好的來源。鹹水魚含量較多、淡水魚含量較少，植物性食物含碘量與其生長的土壤含碘量成正比，動物性食物中含碘量與飼料中含碘量成正比。碘的最好來源是碘鹽，高麗菜、蘿蔔、花生內有**致甲狀腺腫素（goitrogen）**，能干擾碘之利用並使甲狀腺腫大，加熱可使致甲狀腺腫素失去活性。

4. 碘的異常

(1)區域性甲狀腺腫（endemic goiter）：又稱單純性甲狀腺腫（simple goiter），飲食中缺少碘質，以致甲狀腺不能產生正常量的甲狀腺素。血液中，甲狀腺素濃度太低，則形成代償性的腫大，如圖 7-5(a)。此即為缺碘性甲狀腺腫。

(2)呆小症（cretinism）：懷孕期婦女缺乏碘，所生嬰兒容易罹患呆小症，如圖 7-5(b)。嬰兒之基礎代謝率低、肌肉無力、皮膚粗厚、

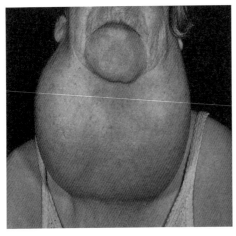 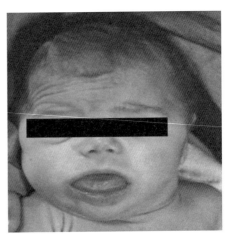

(a) 區域性甲狀腺腫（endemic goiter）　　(b) 呆小症（cretinism）

圖 7-5　碘異常的疾病

圖片來源：www.sideshare.net、sideplayer.com。

骨骼生長停滯、身體矮小如侏儒，智力受影響、遲鈍等。早期發現可用甲狀腺素治療，若其中樞神經受損則無法補救。

六、氟（fluorine, F）

1. 氟的吸收與代謝：在腸道內氟容易被吸收，並在骨骼與牙齒中與磷酸鹽形成氟化磷灰鹽。氟主要由汗腺及腎排出。

2. 氟的生理功用：是骨骼與牙齒的成分，少量的氟可增強牙齒琺瑯質對口腔內細菌所產生的酸之抵抗力，防止蛀牙的發生，飲水中加入氟的最適濃度為 1 ppm。氟化之鈣鹽，經鈣化後不再自骨中移出，因此能維護骨骼，減少骨質疏鬆症之發生。

3. 氟的缺乏與過多：缺乏氟時容易蛀牙，過多的氟會產生毒性，使牙齒琺瑯質失去原來光澤，且有凹痕不光滑，嚴重者形成深褐色斑齒。斑齒雖不美觀，但不易受細菌侵蝕，飲水中加入氟若上升至 2 ppm 以上，則琺瑯質受損造成斑齒，若再增加至 4 ppm 以上，則斑齒發生率高達 50%。

4. 氟的食物來源及建議攝取量：根據衛福部 DRIs 第七版（100 年修訂），成年每日建議量（RDA）為 3.0 mg。目前國內自來水中添加氟。在某些牙膏內加入氟，以減少蛀牙發生。牛奶、蛋黃及魚等食物中均含有少量氟。

七、鉻（chromium, Cr）

鉻是人體微量而必需的礦物質元素，分布在毛髮、腎臟、脾、睪丸、胰臟中。食物中之鉻的吸收率為 0.5～2%，經吸收後由血液中之運鐵蛋白運送，貯存在脾臟、肝臟、腎臟。

1. 鉻的生理功用：鉻是葡萄糖耐糖因子的組成成分，葡萄糖耐糖因

子能直接對胰島素作用，促進葡萄糖透過細胞膜進入細胞代謝。

2. 鉻的食物來源：啤酒酵母、牡蠣、肝臟、蛋黃、洋菇、綠花椰菜、堅果類、穀類的麩皮及胚芽、莢豆類等均含鉻。依據 1989 年美國國家科學院開發的 DRIs，鉻的建議足夠攝取量（AI）如表 7-3 所示。建議男性每日足夠攝取量（AI）為 35 μg，女性為 25 μg，懷孕女性需另增加 5 μg，哺乳期另加 20 μg。

表 7-3　鉻的建議足夠攝量

鉻	微克（μg）	
0～6 月	0.2	
7～12 月	5.5	
1～3 歲	11	
4～8 歲	15	
9～13 歲	男 25	女 21
14～18 歲	35	24
19～50 歲	35	25
50 歲～	30	20
孕婦		+5
哺乳期		+20

3. 鉻的異常：鉻之缺乏常發生在全靜脈營養之病人，缺乏鉻會影響耐糖能，並使血膽固醇及三酸甘油酯升高。成人缺乏鉻，會增加罹患第二型糖尿病之危險。

八、錳（manganese, Mn）

1. 錳的分布：分布在腦下腺、乳腺、肝臟、骨骼、腎臟、胰臟中。

2. 錳的生理功用

- 錳主要是具有活化酵素功用。
- 為超氧岐化酶（superoxidase dismytase, SOD）之成分，保護細胞免於被破壞。
- 丙酮酸鹽羧基之組成分，與醣類代謝有關。
- 與黏多醣合成有關。

3. 錳的缺乏症：導致成長延遲、骨骼異常及生殖機能異常。

4. 錳的食物來源：堅果類、莢豆類、茶、全穀類等食物中含錳較多。

第四節　水分與美容保健

水是人體進出最多的物質，水僅次於氧而為維持生命最重要的物質。若個體僅飲水不吃食物下，能維持數星期的生命，但沒有水則僅能維持數日，因此脫水比飢餓更能使人致命。

一、水分在體內的分布

水在人體內，約占人體體重的三分之二（65%），是人體內主要的成分。但流失 5% 的水，即開始產生疲倦、脫水現象。喪失 10% 的水，可導致嚴重的紊亂，身體水分減少 20% 則可致死。人體內所含水量的多寡與性別、年齡及個體組織成分有關。一般標準體重的成年男女，體內所含水的百分比，男性比女性高。體內脂肪含量愈高，則體內水分占體重之比例愈低。嬰幼兒體內所含水分較成人多（如表 7-4 所示）。

表 7-4　人體的水分含量

新生兒	嬰兒六個月	一歲	成人	老人
80%	75%	70%	60%	55%

　　人體內的水分稱體液，分為細胞內液及細胞外液。存在細胞內者，稱**細胞內液（intracellular fluid）**，約占四分之三。存在細胞外者，稱為**細胞外液（extracellular fluid）**，約占四分之一（如表 7-5 所示）。細胞外液包括組織間液、血漿（約占體重之 5%）、淋巴液、淚腺及胰肝胃腸道黏膜的分泌物等。

表 7-5　水的分布

	成年男性	成年女性	幼兒
細胞內液	45	40	48
細胞外液	15	14	29
組織間液	22	10	24
血漿	4.5	4	5.5
合計	60	54	77

二、水分的生理功能

1. 水是人體的構成要素。
2. 水是良好的溶媒，身體內生化反應均在水溶液中進行，為維持生命所不可缺。
3. 體內營養素及廢物的運送均需水分。
4. 水是體內器官，關節、消化道，生殖道及泌尿道等之潤滑劑。
5. 水具有調節體溫的功用，當體溫升高時，熱即隨水分經皮膚、肺等發散，以維持體溫之恆定。每公斤汗水可含 600 仟卡的熱。

三、水分的平衡

　　每日攝入的水分，與排出的水分必須相等，才能維持代謝平衡。每日攝取的水與排出的水如表 7-6。

(一) 體內水分的來源

　　水的攝入受下視丘的口渴中樞神經所控制，當體液的滲透壓增加或細胞外液量減少時，引起口渴的感覺，此時即會補充水分。體內水分的來源，分述如下：

表 7-6　體內水分之攝取及排出

每日體內水分來源		每日排出的水分	
飲料水	800～1,300 mL	尿	1,000～1,500 mL
食物中之水分	1,000 mL	糞便中之水	100 mL
營養素代謝水	200 mL	皮膚（汗水）	600 mL
		肺	300 mL
合計	2,000～2,500 mL	合計	2,000～2,500 mL

　　1. 飲用水或飲料：例如茶水、開水、咖啡、果汁等。一般人每日飲水 800～1,300 毫升。

　　2. 食物中所含之水：每種食物均含有水分（如表 7-7 所示），每日從食物得到約為 1,000 毫升。

　　3. 營養素在體內氧化產生的水：如果每日膳食攝取的總熱量為 2,000 仟卡，其中蛋白質、脂質、醣類占總熱量之比為 15%、35%、50%，則氧化蛋白質、脂肪、醣類等產生 2,000 仟卡熱量後，可分別產生 107 mL、55 mL、41 mL，合計約可產生 250 mL 的水分。

表 7-7　食物中含水百分比

食物	含水百分比	食物	含水百分比	食物	含水百分比
胡瓜	97	牛奶	87	麵包	33
番茄	95	芭樂	80	豬肉鬆	17
芹菜	93	馬鈴薯	77	白米	13
紅西瓜	93	香蕉	75	低筋麵粉	13
高麗菜	93	雞蛋	72	木耳	11
胡蘿蔔	87	雞肉	72	黃豆	8
桔子	88	牛肉（瘦）	72	白芝麻	6
蘋果	88	玉米	60	瓜子	1

(二) 體內水分的排出

　　體內水分主要經由腎臟、皮膚、肺臟及腸道等途徑排出。每日排出的水量約為 2,500 毫升。

　　1. 腎臟排出的水分：正常情況下，腎臟每日需有 600 毫升的水分才能將廢物排出體外。

　　2. 皮膚：每日由皮膚等無感覺蒸發的水分約為 600 毫升。受溫度及個體活動影響。體表面積越大，散失的水分越多。

　　3. 肺臟：由肺臟呼出的水量，每日約 300 毫升。

　　4. 大腸：經由大腸隨糞便排出，每日糞便含水量約 100～200 毫升。

　　5. 其他狀況：淚水、鼻水（或哺乳之婦女由乳汁）流失。在腹瀉、嘔吐、出血、引流、燙傷（滲出物）、發高燒、使用利尿劑等情況下，均會增加水之流失。

　　腎臟病人腎濃縮尿液能力受損時，尿液排泄量增加，所排出之水分有

時較正常人增加三倍。

(三) 水的平衡

　　水分之排出與攝入之多少受環境影響，如寒冷的氣候，水分蒸發較少，尿液量較多。炎熱天氣下，由肺及皮膚蒸發的水分多，尿液量減少，水分的攝取量增加。細胞外液之水分減少時即，爲「**脫水**」，過多時則「**水腫**」。水分減少達體重的 2% 時會口渴，達體重的 7～15% 時影響精神狀態並有生命危險。每日應攝入之水量，至少合計需 1.5 公升。較合理的攝取量爲每攝入一仟卡熱量之食物，成人需一毫升，嬰兒需 1.5 毫升之水。

習題

一、選擇題

1. 超氧岐化酶（superoxidase dismytase, SOD）中之活性成分是：

   (A) Se, Fe　　(B) Zn, Cu, Fe　　(C) Zn, Cu, Mn　　(D) Fe

   答案：(C)

2. 人體長期缺乏鐵質會引起：

   (A) 貧血　　(B) 軟骨症　　(C) 腳氣病　　(D) 癩皮症

   答案：(A)

3. 人體長期缺乏鈣質會引起：

   (A) 貧血　　(B) 腳氣病　　(C) 軟骨症　　(D) 癩皮症

   答案：(C)

4. 人體內鐵質過多會引起：

   (A) 色素性肝硬化　　(B) 腎臟病　　(C) 肺病　　(D) 癩皮症

   答案：(A)

5. 與耐糖能有關的礦物質是：

(A) 鐵，鋅　(B) 鐵，硫　(C) 鋅，鉻，鎂　(D) 鋅，硫

答案：(C)

6. 與血鈣恆定有關的荷爾蒙是：(a) 甲狀腺素 (b) 降血鈣素 (c) 胰島素 (d) 副甲狀腺素 (e) 鈣三醇〔calcitriol〕

(A) a＋b＋c　(B) b＋d＋a　(C) c＋d＋e　(D) b＋d＋e

答案：(D)

7. 下列敘述，何者為是：

(A) 橘子汁與鐵一起攝取時，有利於鐵之吸收

(B) 奶類中含 Fe 量較少

(C) 服用制酸劑會降低鐵之吸收

(D) 以上皆是

答案：(D)

8. 下列何種食物為鈣的最佳來源？

(A) 冰牛奶、奶油、乳酪　　　(B) 牛奶、酸酪奶、乳酪

(C) 沙丁魚、菠菜、甘藍　　　(D) 巧克力奶、鮮奶油

答案：(B)

9. 人體內缺乏鐵質時所引起的貧血為：

(A) 細胞小色素正常性貧血　　(B) 巨細胞色素淺性貧血

(C) 細胞小色素淺性貧血　　　(D) 鐮刀狀紅血球

答案：(C)

10.日常飲食中含鈉偏高者容易引起：

(A) 高血壓　(B) 糖尿病　(C) 肝臟病　(D) 貧血

答案：(A)

11.下列敘述，何者爲是？

(A) 鐵與鈣吸收時具有競爭性

(B) 植酸，草酸會干擾鐵與鈣的吸收

(C) Vitamin D 促進 Ca、P、Mg 之吸收

(D) 以上皆是

答案：(D)

12.下列何者有助於腸腔中鈣之吸收？

(A) 檸檬酸　(B) 草酸　(C) 單寧酸　(D) 植酸

答案：(A)

13.與性徵發育有關的礦物質是：

(A) 碘　(B) 鉀　(C) 硫　(D) 鋅

答案：(D)

14.體內礦物質占體重的百分率爲：

(A) 15%　(B) 4%　(C) 6%　(D) 10%

答案：(B)

15.下列有關鐵營養素之敘述，何者正確？

(A) 成年男性的每日建議攝取量（recommended dietary allowance, RDA）高於成年女性

(B) 停經後婦女的每日建議攝取量比停經前低

(C) 成年男性的平均每公斤體重含鐵量低於成年女性

(D) 大學生是缺鐵性貧血的高危險群

答案：(B)

16.硒通常以硒半胱胺酸（selenocysteine）的型態成爲體內重要酵素或蛋白質的組成成分，下列何者不屬於硒半胱胺酸蛋白質？

(A) glutathione reductase　　　(B) thioredoxin reductase

(C) selenoprotein P   (D) 5'-iodothyronine deiodinase

答案：(A)

17. 關於攝取過多鋅時會導致的一些副作用，下列敘述何者錯誤？

(A) 抑制鐵的吸收   (B) 干擾腎臟、肝臟的功能

(C) 抑制銅的吸收   (D) 降低免疫力

答案：(B)

18. 唯一含金屬的維生素及其所含的金屬分別為何？

(A) 維生素 B_2，鈷   (B) 維生素 B_{12}，鐵

(C) 維生素 B_{12}，鈷   (D) 維生素 B_2，銅

答案：(C)

19. 下列何者與骨質疏鬆症（osteoporosis）的形成無關？

(A) 尿液中排鈣量減少

(B) 停經期雌性激素（estrogen）的分泌量減少

(C) 長期攝入鈣量不足

(D) 血中維生素 D 濃度降低

答案：(A)

20. 分別參與肌肉收縮及鬆弛的礦物質為：

(A) 鋅、鈣   (B) 鈉、鎂   (C) 錳、鈣   (D) 鈣、鎂

答案：(D)

21. 體內鈣質的平衡會受到下列哪些因素之影響？

(A) 維生素 K、醛固酮、腎素

(B) 維生素 K、副甲狀腺素、腎素

(C) 維生素 D、降血鈣素、醛固酮

(D) 維生素 D、降血鈣素、副甲狀腺素

答案：(D)

22.銅的吸收會受到下列何種物質所妨礙？

(A) phosphoric acid　(B) citric acid　(C) gluconic acid　(D) ascorbic acid

答案：(D)

23.飲食中缺乏鉀，可能會造成下列何種症狀？

(A) 肌肉痠痛　(B) 肌肉無力　(C) 神經麻痺　(D) 關節炎

答案：(B)

24.若長期服用大量的鐵補充劑，則可能會造成下列何種隱憂？

(A) 可能導致心血管疾病或併發症

(B) 大量的鐵堆積於真皮層導致皮膚黝黑

(C) 血鐵蛋白被大量消耗因而不足

(D) 血漿中高密度脂蛋白被大量氧化

答案：(A)

25.下列敘述，何者為是：

(A) 嬰幼兒體內水量約占體重的 75%

(B) 老年人隨著年齡的增加，體內水量減少

(C) 一般成年男性體內含水量較女性高

(D) 以上皆是

答案：(D)

26.成人每日所需水量為每攝取一仟卡熱量需攝取：

(A) 1 公升　(B) 1.5 公升　(C) 1 毫升　(D) 5 毫升的水

答案：(A)

27.老年人體內水量約占體重的：

(A) 50～60%　(B) 60～70%　(C) 70～80%　(D) 45～50%

答案：(A)

28.每公升汗水中約含：

(A) 300 Kcal　(B) 600 Kcal　(C) 800 kcal　(D) 1,000 kcal 的熱量

答案：(B)

29.每日由腎臟排出的尿量需多少才能排除體內廢物：

(A) 100 c.c.　(B) 400 c. c　(C) 600 c.c　(D) 800 c.c.

答案：(C)

30.下列敘述，何者為是？

(A) 每日尿量少於 600 ml 時會形成尿液濃縮

(B) 飲食中攝取之蛋白質，Cl、Na 等愈多，則需愈多的尿量，方能清除廢物

(C) 尿液濃縮時，會增加腎結石的危險

(D) 以上皆是

答案：(D)

二、簡答題

1. 一般而言，礦物質在人體內有哪些功用？

2. 與抗氧化作用有關的微量元素有哪些？

3. 與貧血有關的微量元素有哪些？

4. 簡述食物中的鐵質吸收之機轉為何？肉類與蔬菜類中之鐵質吸收率有無不同？請說明之。

5. 水在人體內有哪些功用？

參考文獻

1. 蕭寧馨著，食品營養概論，**時新出版有限公司**，2004。

2. 黃玲珠編著，美容營養學，**華立圖書股份有限公司**，2006。

3. 李幸眞、江淑靜、林依晴、江省蓉、李銘杰、吳昀瑾、周琦淳、陳柏方著，圖解身體教我的營養法則，**易博士出版社**，2012。

4. 王素華著，黃純宜總校閱，美容營養學修訂版，**新文京開發出版股份有限公司**，2013。

5. 王志凡、萬巧英主編，營養與美容保健，科學出版社，2015。

6. 張效銘、趙坤山著，化妝品原料學第二版，**滄海圖書股份有限公司**，2016。

7. 蔡秀玲、張振崗、戴瑄、葉寶華、鍾淑英、蕭清娟、鄭兆君、蕭千祐合著，謝明哲總校閱，實用營養學（七版）修訂版，**華格那出版有限公司**，2017。

8. 蔡秀玲、張振崗、戴瑄、葉寶華、鍾淑英、蕭清娟、鄭兆君、蕭千祐合著，許青雲總校閱，營養學概論（六版），**華格那出版有限公司**，2017。

9. Byrd-Bredbenner, C., Moe, G., Beshgetoor, D., and Berning, J 原著，蕭寧馨編譯，透視營養學──導讀版 Wardlaw's Perspectives in Nutrition, 8/e，**藝軒圖書出版社**，2013。

10. Smith, A. M., and Collene, A. L. 原著，蕭寧馨編譯，蕭慧美、黃惠玲、湯雅理、林士民、李亦臻精編，當代營養學 Wardlaw'sContemporary Nutrition, 10e，**東華書局暨新月圖書公司**，2018。

11. Robinson, Lawler, Elizabeth, Chenoweth 原著，連潔群、楊又才翻譯，丘志威、許瑞芬、駱菲莉、盧義發、蔡淑芬校閱，新編實用營養學

Normal and Therapeutic Nutrition. ，藝軒圖書出版社，1995。

12. Mahan L K, and Escott-Stump S: Krause's Food, Nutrition and Diet Therapy, **W. B. Saunder Co**. 14th ed. 2016.

13. Robinson, C. H. Lawler, W. L. Chenoweth, and A. E. Garwick: Normal and Therapeutric Nutrition, **MacMillan Pubishing Co. Inc.**, New York. 17th ed. 1990.

14. Escobar-Morreale H F. 2012, Iron metabolism and the polycystic ovary syndrome, **Trend in Endocrinology & Metabolism** 23: 509-515.

15. Geisser P, and Burckhardt S. 2011, The Pharmacokinetics and Pharmacodynamics of Iron Preparations, **Pharmaceutics** 3: 12-33.

第二篇　皮膚生理與營養

　　皮膚（skin）是人體最大的器官，被覆於整個人體表面與外界環境直接接觸，既是生理學與解剖學上的重要器官，又是人體美的主要載體，也是人體抵禦外來刺激的第一道屏障。皮膚的外觀反映了生物體的健康狀態及年齡變化。皮膚除了可以保護體內的臟器和組織外，還有很多重要功能。健康的身體需要營養，同樣地，美麗的肌膚也離不開合理的營養與膳食，飲食是皮膚美容的重要基礎。如果長時間飲食結構不合理，會使皮膚變得暗沉。因此，均衡營養與皮膚美容有著密不可分的關係。任何一種營養物質的缺乏，都可能引起人體結構的變化，從而導致疾病，甚至影響美容。皮膚由表皮，真皮和皮下組織構成，除了毛髮、甲、汗腺、皮脂腺等皮膚附屬器官外，還有豐富的神經、血管、淋巴管及肌肉。本篇以皮膚生理的觀點，介紹皮膚生理與營養的關係，及維持正常皮膚生理的營養保健。本篇編排上，共分**「皮膚美容與營養」**、**「皮膚顏色與營養」**、**「皮膚老化與營養」**、**「毛髮與營養」**、**「眼睛、口腔、指甲與營養」**及**「美胸與營養」**等六個章節。

第八章　皮膚美容與營養

皮膚（skin）是人體最大的器官，被覆於人的體表，是內外環境的分界面，也是抵禦外界不良因素侵擾的第一防線。皮膚的外觀反映了生物體的健康狀態及年齡變化。健康的身體需要營養，同樣地，美麗的肌膚也離不開合理的營養與膳食，飲食是皮膚美容的重要基礎。如果長時間飲食結構不合理，會使皮膚變得暗沉。因此，均衡營養與皮膚美容有著密不可分的關係。任何一種營養物質的缺乏，都可能引起人體結構的變化，從而導致疾病，甚至影響美容。本章節針對，「**皮膚的結構和功能**」、「**皮膚的健美與營養**」、「**不同類型的皮膚與營養**」、「**不同人群皮膚與營養**」、「**不同季節的皮膚與營養**」等內容，進行詳細的介紹。

第一節　皮膚的結構和功能

一、皮膚的結構

皮膚的組成可以分成皮膚的基本結構及皮膚附屬器官兩個部分，結構如圖 8-1 所示。皮膚的基本結構由外至內可以分成表皮、真皮和皮下組織三層。皮膚的附屬器官包括毛髮、指甲和皮膚的腺體（包括皮脂腺和汗腺）等等。此外，皮膚中還分布有神經、血管、淋巴管及肌肉等。關於皮膚的基本結構及附屬器官及其功能的介紹，讀者可以參見五南圖書股份有限公司出版的《**化妝品皮膚生理學**》一書，有針對皮膚的基本結構、皮膚的附屬器官（包括毛髮、指甲、皮脂腺及汗腺），及皮膚中的神經、血管、淋巴管及肌肉等結構及其生理功能做詳細的介紹。本文僅針對皮膚的

基礎結構及其生理功能進行概述。

1. 表皮（**epidermis**）

　　表皮位於皮膚的表層，它與外界接觸最多並與化妝品直接接觸，但同時又可以抵禦外界對皮膚的刺激。表皮沒有血管，但有許多細小的神經末梢，厚度一般不超過 0.2 mm，表皮由外至內可分五層：角質層、透明層、顆粒層、棘狀層和基底層，結構如圖 8-2 所示。新生的細胞逼入棘細胞層，然後上移到顆粒層，再透過角質層脫落下來。

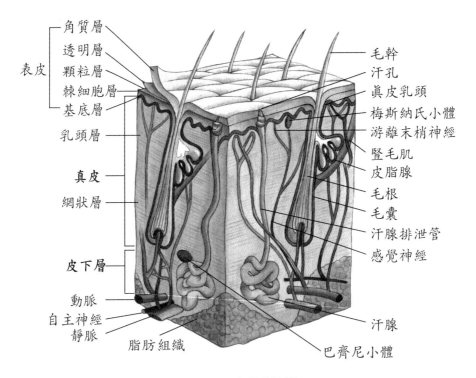

圖 8-1　皮膚的結構

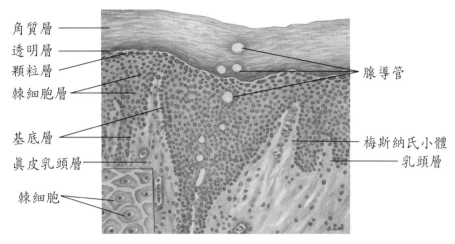

圖 8-2　表皮的結構

(1)**角質層（corneum stratum）**：角質層是表皮的最外層，是由數
層完全形化、嗜酸性染色無核細胞組成，細胞內充滿了稱為角蛋
白的纖維蛋白質，是一種角化細胞。細胞經常成片脫落，形成鱗
屑。角質層的厚度因部位而異，因受壓力與摩擦，掌、趾部及肘
窩部的角質層較厚，角質層堅韌，對冷、熱、酸、鹼等刺激有一
定的抵禦作用。角質層約含 10%～20% 水分，手足多汗或者在水
中浸泡時間過長，角質層的水分增加，皮膚就會變白起皺，這時
的角質死細胞更加易於去除。

(2)**透明層（lucidum stratum）**：位於角質層之下，顆粒層之上。透
明層是由處於角質層與顆粒層之間的 2～3 層透明、扁平、無核、
緊密相連的細胞構成，細胞中含角母蛋白，有防止水分、化學物
質和電解質等透過的屏障作用。細胞在這一層開始衰老萎縮。但
此層僅見於角質厚的部位，例如手掌和足跟等部位。

(3)**顆粒層（granulosum stratum）**：在棘細胞層之上。顆粒層由 2～
4 層扁平或紡錘狀細胞構成，細胞核已經退化，這些細胞中有透

明質酸顆粒，對於向角質層轉化，產生所謂過渡層的作用。顆粒層細胞間隙中充滿了抗水的磷脂質，加強細胞間的連結，並成為一個防護屏障，使水分不易從體表滲入，致使角質層細胞的水分顯著減少，成為角質層細胞死亡的原因之一。此層細胞核雖已退化，但仍可以從外部吸收物質，所以此層對化妝品的吸收仍有舉足輕重的作用。由於顆粒層細胞內含有許多由透明蛋白、角蛋白所構成的顆粒，因此稱為顆粒層。角質層細胞的外周被角化，其中心部分充滿了脂類、蠟質和脂肪酸等物質，這些物質部分來自細胞內容物的水解作用，部分來自皮脂腺和汗腺分泌物。角蛋白是一種抵抗性的、不活躍的纖維蛋白，構成了皮膚保護屏障的重要部分。它是一道防水屏障，使水分不易滲入，同時也阻止表皮水分向角質層滲出。

(4)棘細胞層（spinosum stratum）：棘細胞層由 4～8 層呈多邊形、有棘突的細胞構成，細胞自下而上漸趨扁平，是表皮最厚的一層。在棘細胞之間有大量被稱為橋粒的細胞間連接結構存在，讓細胞看起來就像是荊棘一樣，該細胞由此得名，稱為**棘細胞（spinous cell）**。在細胞間隙流著淋巴液，它連著真皮淋巴管，以它來供給營養。對皮膚美容和抗衰老扮演著重要的作用。有人使用化妝品發生「**過敏反應**」，表現為皮膚發癢，出現丘疹，甚至局部紅腫，這種反應往往與這層細胞有關。最下層的棘細胞有分裂功能，參與傷口癒合過程，和基底細胞一起擔負起修復皮膚的任務。

(5)基底層（basal cell layer）：基底層是表皮的最下層，由一排圓柱狀細胞組成，與真皮連接在一起。圓柱狀細胞中含有黑色素細胞，當受紫外線刺激時，黑色素細胞可分泌黑色素，是構成人體皮膚的主要色澤，使皮膚變黑。黑色素能過濾紫外線，抵禦紫外

線對人體的傷害，防止紫外線透過體內。核層細胞間與其上棘狀細胞間有橋粒連接，其下則與眞皮連接。此層細胞底部呈突起的微細鋸齒狀，使之能與眞皮緊密相連。此層從眞皮上部的毛細血管得到營養，以使細胞分裂，新生的細胞向其上層棘狀層增殖細胞，並漸移向上層，以補充表面角質層細胞脫落和修復表皮的缺損，所以此層又稱爲種子層。

　　一個新細胞從基底層細胞分裂後，向上推移到達顆粒層的最上層大約需 14 天，再透過角質層到最後脫落又需 14 天左右，此一週期稱爲細胞的更換期，共 28 天左右。掌握皮膚的更換期，對於化妝品確定有效期有著重要的意義。

2. 真皮（dermis）

　　眞皮位於表皮之下，厚度約 3 mm，比表皮厚 3～4 倍。眞皮與表皮接觸部分互爲凹凸相吻合。表皮向下伸入眞皮的部分稱爲表皮突或舒突，眞皮向上嵌在表皮突之間的部分叫乳頭體。乳頭體中有毛細血管網，爲無血液表皮提供營養來源，調節體溫，並兼具排出廢物作用。眞皮分爲上、下兩層，上層叫乳頭層，下層（內部）叫網狀層，兩層並無明顯分界。

(1) **乳頭層（nipple stratum）**：它在表皮的下方，是一層疏鬆結締組織，乳頭層中央有球狀的毛細血管和神經末稍，故與表皮的營養供給及體溫調節有很大關係。如臉部呈紅色或蒼白，係依此部分血液量的多少而定。幾乎所有皮膚的炎症均侵犯乳頭層。

(2) **網狀層（meshed stratum）**：此層由較厚緻密結締組織組成。眞皮結締組織纖維排列不規則，縱橫交錯成網狀，使皮膚富有彈性和韌性。結締組織是由**膠原纖維（collagen fiber）**、**網狀纖維（reticular fiber）**、**彈性纖維（elastic fiber）**三種纖維組成。其中膠原纖維約占眞皮結締組織的 95%，纖維粗細不等，大多成束，呈

　　波紋狀走向。膠原纖維決定著真皮的機械張力，主要具有支援功能。膠原纖維由膠原蛋白分子交聯形成，能抗拉，韌性大，但缺乏彈性（如圖 8-3 所示）。

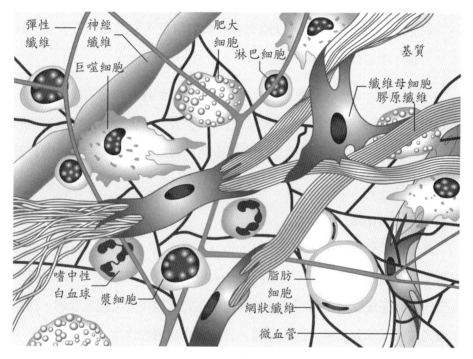

網狀結締組織

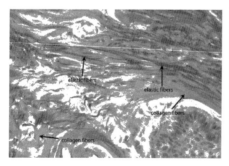

膠原纖維及彈力纖維

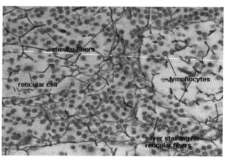

網狀纖維

圖 8-3　網狀層結締組織圖

圖片來源：www.slideshare.net、imgarcade.com、smallcollation.blogspot.com。

膠原蛋白（**collagen**）有保持大量水分的能力，其保持水分越多，皮膚就越細潤、光滑。當膠原蛋白保持水分的能力下降，甚至膠原蛋白分子發生交聯還會引起長度的縮短和機械張力下降時，人體皮膚就會鬆弛，出現皺紋（如圖 8-4 所示）。網狀纖維是纖細的膠原纖維，柔軟、纖細、多分支，並互相連接成網，常見於毛囊、皮脂腺、小汗腺、神經、毛細血管及皮下脂肪細胞周圍。彈性纖維常圍繞著膠原纖維，相互交織成網，共同構成了真皮中的彈性網絡，分布在血管、淋巴管壁上，使堅固的真皮具有一定的彈性。彈性纖維由彈性蛋白組成，在皮膚的衰老過程中，表現出彈性蛋白含量的減少，從而使皮膚失去彈性。

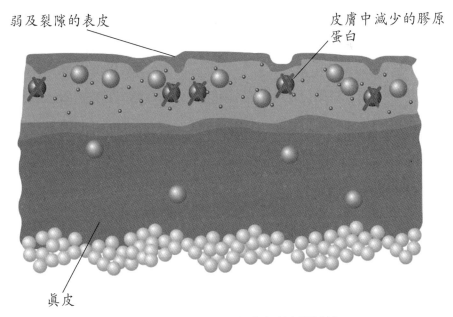

弱及裂隙的表皮

皮膚中減少的膠原蛋白

真皮

圖 8-4　缺乏膠原蛋白的皮膚出現皺紋

圖片來源：www.enhancementscometicsurgery.com。

真皮中的各種纖維、毛細血管、神經及皮膚附屬器官等，均包埋於無定形的基質中。**真皮基質（dermis matrix）**的主要成分是含硫酸軟骨

素和**透明質酸（hyaluronic acid）、基質金屬蛋白酵素（matrix metallo-proteinases, MMPs）**。基質具有親水性，是各種水溶性物質、電解質等代謝物質的交換場所。透明質酸與真皮的含水量相關。透明質酸分子是隨機螺旋體，並互相交錯形成網絡，允許小分子物質透過，阻礙了一部分大分子。由於其巨大的保水能力和天然的彈性，所以隨著人的衰老，透明質酸減少，則是導致真皮含水量減少的重要因素。

3. 皮下組織（subcutaneous tissue）

位於真皮下部，是人體脂肪積儲之地，故亦稱皮下脂肪組織。皮下組織在真皮之下，兩者之間沒有明顯的分界線。皮下組織的主要成分是結締組織和脂肪組織，其中脂肪組織占絕大多數，大量的脂肪組織散布於疏鬆的結締組織中，其中含有大量的血管、淋巴、神經、毛囊、汗腺等。皮下組織存在於真皮和肌肉以及骨骼之間，以便皮膚疏鬆地與深部組織相連，令皮膚具有一定的可動性。皮下組織柔軟而疏鬆，具有緩衝外來衝擊和壓力的作用，可以保護骨骼、肌肉和神經等免受外界力量的傷害，還能儲藏熱量，防止體溫的發散和供給人體熱能。皮下脂肪組織的厚薄因人而異，並隨個人的營養狀況、性別、年齡及部位的不同而有較大差異。人體體型，所謂曲線美，在很大程度上與皮下脂肪組織的多少及分布狀況有關係。一般來說，營養狀況良好，脂肪相對厚；女性的脂肪層要比男性厚；腹部、臀部的脂肪層要比四肢厚。

二、皮膚基本結構的生理與功用

皮膚基本結構的生理與功用，主要可以分為保護作用、感覺作用、調節體溫作用、分泌和排泄作用、吸收和代謝作用及參與免疫反應等。

1. 保護作用

皮膚的保護作用即屏障功能，包括抵禦外界環境中物理性、化學性、生物性、機械性刺激對人體內組織器官損害，防止組織內的各種營養物質、電解質和水分流失。

(1)對物理性損害的防護：角質層表面有一層脂質膜，可使皮膚柔潤，並阻止外界水分滲入皮膚，又可防止皮膚水分蒸發。乾燥的角質層表面是電的不良導體。角質層有反射光線及吸收波長較短之紫外線的作用。棘細胞、基底層細胞和黑色素細胞可吸收波長較長的紫外線。黑色素顆粒還有反射和遮蔽光線的作用，可減輕光線對細胞的損傷。適量的日光照射可促進黑色素細胞產生黑色素，以增強皮膚對日光照射的耐受性。不同的民族、種族皮膚中的色素含量不同，白種人的皮膚對日光照射的耐受特性，不及黃種人和黑種人。

(2)對化學物質損傷的防護作用：皮膚表面呈弱酸性，有中和弱鹼的能力。角質層細胞排列緊密，可防止化學物質及水分的侵入。實驗證明化學物質滲透和透過角質層需要較長時間，但一旦透過了角質層，則較快穿透表皮。角質層的厚薄與皮膚對化學物質的防護作用成正相關。手掌及腳底的皮膚角質層最厚，屏障作用最強。

(3)對微生物的防禦作用：乾燥的皮膚表面以及它的弱酸性不利於細菌生長繁殖。正常皮膚表面寄生的細菌主要爲棒狀桿菌、腸道桿菌科、小球菌等。棒狀桿菌常寄生在皮脂腺中，將皮脂腺中的三酸甘油酯分解成游離脂肪酸，對皮膚表面的葡萄球菌、鏈球菌有一定的抑制作用。青春期後皮脂分泌的十一烯酸（undecylenic acid）等不飽和脂肪酸增多，可抑制某些眞菌的繁殖。

(4)對機械性刺激的防護：柔韌而緻密的角質層能防護機械性刺激對

皮膚的損害。經常受摩擦和壓迫的部位，例如手掌及腳底、四肢伸側，角質層增厚，增強了對刺激的耐受性。眞皮中的膠質纖維及彈性纖維使皮膚具有抗拉性及較好的彈性。皮膚受損後的裂口或潰瘍面可由纖維細胞及表皮新面癒合。皮下脂肪層的軟墊有減輕外界衝擊而保護內臟器官的作用。

2. 感覺作用

分布在皮膚中的各種神經末梢和神經纖維網，將外界刺激引起的神經衝動傳至大腦皮層而產生感覺。包括產生觸覺、痛覺、冷覺、溫覺、壓覺、癢覺等單一感覺，和乾溼、潮溼、粗糙、堅硬、柔韌等複合感覺，使人體能夠感受外界的多種變化，避免各種損傷。

3. 調節體溫作用

皮膚是熱的不良導體，既可防止過多的體內熱外散，又可防止過高的體外熱傳入，在保持人體正常體溫以維持人體正常功能方面，皮膚的作用功不可沒。皮膚可透過輻射、對流、蒸發、傳導四種方式散熱、調節體溫。當外界氣溫較高時，皮膚的毛細血管擴張，血流增加，散熱加速，使體溫不致過度升高。當外界溫度降低時，皮膚的毛細血管收縮，同時小部分動脈血液不透過毛細血管，而由**動靜脈吻合（arteriovenous anastomoses）**直接回到靜脈，這樣皮膚的血流主要流向內臟，被散失的熱量減少。由於立毛肌收縮及分布於皮膚表面的皮脂阻滯了熱量的輻射與蒸發，添加衣服可減少對流和傳導，防止體溫過度降低。

汗液蒸發可帶走較多熱量。每毫升汗液的蒸發，約需 2.43 kJ 熱量。以人體每晝夜排汗 700 ml 計算，需要消耗 1,672 kJ 熱量，故對調節體溫有著重要的作用。夏季出汗多，可防止體溫升高，冬季出汗減少，可減少熱量的消耗，防止體溫降低。陰雨潮溼、氣溫較高的季節，汗液蒸發減

少，不利散熱，令人感覺悶熱不適。有些營養性的化妝品具有促進皮膚血液循環、改善皮膚生理機能的作用，這不僅能增進皮膚健康，也有益於皮膚調節人體的正常體溫。

4. 分泌和排泄作用

皮膚具有分泌和排泄功能。汗腺分泌汗液，皮脂腺分泌皮脂，對整個人體都是極為重要的。

(1)汗液的分泌：汗液分泌是受視丘下部溫度調節中樞控制的。正常室溫下，只有少數小汗腺有分泌活動，排出汗液少，無出汗的感覺，不易被人所察覺。氣溫高於 30℃時，活動性小汗腺增加，排汗明顯。汗液分泌量的多少能夠影響汗的成分。小汗腺的汗液含 99%～99.5% 水、0.5%～1.0% 無機鹽和有機物質。無機鹽主要有氯化鈉，有機物質主要是尿素、胺基酸、乳酸等。正常情況下汗液呈弱酸性，pH 值約為 4.5～5.0，大量排汗時 pH 值可達 7.0。汗液排出後與皮脂混合，形成乳狀的脂膜，可使角質層柔軟、潤澤、防止乾裂。同時汗液使皮膚帶有酸性，可抑制一些細菌的生長。另外，汗液排出少量尿素，還有輔助腎臟的作用。但大量排汗可使角質層吸收水分而膨脹，汗孔變窄，排汗困難，容易生長疹子。

大汗腺分泌物由其細胞遠端破碎而成。為有螢光的奶狀蛋白液體，也可有細胞碎屑。其中，除水分外，可有脂肪酸、膽固醇和類脂質。正常時汗液無味，排出皮膚表面迅即乾燥，如有細菌感染，則可散發特殊的臭味。某些人大汗腺常分泌一些脂褐素，而呈黃色、棕色或黑色，可見於腋部、腹股溝等處，久之可使衣服染色。大汗腺分泌於晨間較高，夜間較低。

(2)皮脂的分泌和排泄：皮脂主要是由皮脂腺體分泌的，小部分是表皮角化過程中角質層細胞供給的角質脂肪。皮脂腺多數生長在毛囊附近，分泌的皮脂有潤澤毛髮、防止皮膚乾裂及一定的抑制細菌在皮膚表面繁殖的作用。皮脂腺中未發現神經末梢，分泌不受神經支配。分泌的皮脂在腺體內積存，使排泄管內的壓力增加，而從毛囊口排出。皮脂排出到皮膚表面，與該處的汗液和水乳化後形成一層乳狀脂膜，根據此膜的厚度及皮脂的黏稠度，可產生一種抵抗皮脂排出的反壓力。上述兩種壓力的相互作用，調節著皮脂的排出量。用脂溶劑除去脂膜後，皮脂分泌增加，約 30 分鐘後皮膚表面皮脂即可恢復原狀。

皮脂中含有較多的三酸甘油酯（50% 以上）、蠟類（26%）、固醇類（4.3%）等。皮脂分泌受年齡與性別的影響，自青春期後至壯年期較旺盛，至老年則漸減少。雄性激素使皮脂腺增大、分泌增多，雌激素有抑制皮脂腺的功能。皮脂腺中寄生的痤瘡棒狀桿菌和卵圓糠秕孢子菌的酯酶，可以將三酸甘油酯分解為游離脂肪酸。若游離脂肪酸排泄不暢，則可刺激毛囊及其周圍組織，引起發炎症狀。

5. 吸收作用

皮膚具有防止外界異物侵入體內的作用，但皮膚仍有一定的滲透能力和吸收作用，因為它不是絕對嚴密而無通透性的屏障，故某些物質可以透過表皮而被真皮吸收，影響局部或全身。完整的皮膚能吸收脂溶性物質，而對水溶性物質吸收能力較小。若皮膚損傷或發炎時，其吸收力顯著增強。如常用的腎上腺皮脂激素、性激素、維生素 A、D、E 等，在局部外用時，均可經皮膚吸收，產生全身作用。某些外用藥如酚類，當皮膚大量

吸收後，即可引起中毒，甚至造成死亡。

　　日常生活中所接觸的各種物質，一般是不可透過表皮或被吸收的。化妝品的基質一般不被皮膚吸收，如凡士林、液體石蠟、矽油等礦物油類完全或幾乎不能被皮膚吸收。豬油、羊毛脂、橄欖油等動植物油類則能進入體皮膚層、毛囊和皮脂腺。當基質中存在有表面活性劑時，表皮細胞膜的滲透性將增大，吸收量也將增加。能否吸收取決於皮膚的狀態、物質性狀以及混合有該物質的基劑。吸收量取決於物質量、接觸時間、部位和塗敷面積等。

　　皮膚吸收的主要途徑是滲透透過角質層細胞膜進入角質層細胞，然後透過表皮其他各層而進入真皮；其次是少量脂溶性及水溶性物質或不易滲透的大分子物質透過毛囊、皮脂腺和汗腺導管而被吸收；僅極少量透過角質層細胞間隙進入皮膚內。通常情況下，角質層吸收外物的能力很弱，但如使其軟化，某些物質則可滲透角質層細胞膜而進入角質層細胞，然後透過表皮各層而被吸收。如皮膚被水浸潤後，則吸收能力加強，故可採用包敷的方法使汗液蒸發減少，皮膚的水分增加，因而皮膚的吸收作用加強。皮膚充血時，吸收力也會加強。化妝品面膜就是基於這個道理而達到滋養面部皮膚的目的。

　　綜上所述，供皮膚收斂、殺菌、美白等用途的化妝品，採用水溶性藥劑為宜，以免皮膚過度吸收，造成傷害；從皮膚表面吸收到達體內，達到營養作用的化妝品，以脂溶性藥劑為宜。為了促進皮膚對化妝品營養成分的吸收，在塗擦化妝品前，先用皮膚清潔劑脫除皮脂（最好用溫水），然後再抹用化妝品，並配以適當的按摩等，均會收到良好的效果。

6. 代謝作用

　　皮膚表面細胞分裂與分化形成角質層，毛髮和指（趾）甲的生長，色素細胞的形成以及汗液的皮脂和形成、分泌等，都要經過一系列的生化過程才能完成，這即是皮膚的代謝功能，對皮膚和人體產生保護的作用。

(1)**糖代謝（sugar metabolism）**：糖原和葡萄糖是細胞中的主要糖類。正常表皮的葡萄糖含量約爲 0.08%。糖尿病患者皮膚中的葡萄糖含量增加，故易受細菌及眞菌感染。表皮、毛囊、汗腺中均含有酸性黏多醣。眞皮基質中也有較多的酸性多醣蛋白，它們對水鹽代謝有重要影響。黏多醣類有較高的黏稠度，它們和膠原纖維以靜電結合，形成網狀結構，除對眞皮及皮下組織中的組織成分具有支持、固定作用外，還有抗局部壓力作用。

(2)**蛋白質代謝（protein metabolism）**：皮膚內的蛋白質可分爲三類，即纖維蛋白、非纖維蛋白及球蛋白。

- **纖維蛋白**：主要包括表皮細胞中的張力微絲和角質層中的角質蛋白纖維，眞皮中的膠原纖維、彈性纖維和網狀纖維。張力微絲和角質蛋白纖維可使表皮細胞保持一定的形狀，形成比較堅韌的角質層。當角化完成時，細胞核和細胞器均消失，細胞中的水分大大減少，胞漿內含有密集的角質蛋白纖維，細胞膜增厚，一個良好的保護層即可形成。彈性纖維富有彈性。膠原纖維是構成眞皮的主要成分之一，使皮膚具有韌性和抗張力作用。

- **非纖維蛋白**：包括控制遺傳特性的核蛋白、調節細胞代謝的各種酶、眞皮的基質。

- **球蛋白**：爲細胞不可缺少的組成部分，也是基底細胞中 RNA 核蛋白和 DNA 核蛋白的主要成分。

(3)**脂類代謝（fat metabolism）**：皮膚表面的脂膜中，含有脂類、游

離脂肪酸、甘油酯、固醇類等，大多爲皮脂腺的分泌物，少量來源於表皮的角質層。表皮內含有 7- 脫氫膽固醇，經紫外線照射後可生成維生素 D，被吸收後可預防軟骨病的發生。皮膚的脂類代謝與表皮細胞的分化及能量供應有密切關係。

(4)水的代謝（water metabolism）：皮膚中的水分主要儲於眞皮內，對於整體的水分產生調節作用，同時是皮膚各種生理作用的重要內環境。皮膚是人體水分排泄的主要途徑之一，每日從皮膚擴散出的水分約爲 500 g。皮膚有發炎症狀時，水分的蒸發量顯著增多。人體脫水時，皮膚可提供其水分的 5%～7%，以補充血液循環中的水分。

(5)電解質代謝（electrolyte metabolism）：皮膚中的電解質以氯化鈉及氯化鉀的含量最多，此外，還有微量的鈣、鎂、銅、磷等。

- **氯化鈉（sodium chloride）**：主要在細胞外液中，對維持滲透壓及酸鹼平衡有一定作用。

- **氯化鉀（potassium chloride）**：主要在細胞漿內，對某些酶具有激活作用，對鈣離子有抵抗作用，並可調節細胞內的滲透壓及酸鹼平衡。當皮膚有炎症時，應限制鹽的攝入，因爲皮膚受損傷時，鉀含量降低，鈉和水分含量增加。

- **鈣（calcium）**：主要存在於細胞內，對細胞膜的通透性及細胞間的黏性有一定作用。

- **鎂（magnesium）**：與某些酶的活性有關。

- **銅（copper）**：在皮膚中的含量較少，作用卻不小。銅在角質蛋白的形成過程中產生一定作用，銅缺乏可造成角質形成不良，出現角化不全及毛髮捲曲。銅是酪胺酸酶的主要成分之一，參與色素形成過程。在有氧條件下，酪胺酸酶可以將酪胺酸轉化

　　成多巴，多巴被酪胺酸酶進一步氧化成多巴醌，聚合作用後形成成黑色素小體。

- 磷（**phosphorous**）：是細胞內許多代謝物質和酶的主要成分，參與能量儲存及轉換。

　　另外，表皮角質層及指（趾）甲有較多的硫，參與角質蛋白纖維的合成。

第二節　皮膚的健美與營養

一、皮膚的健美與營養

　　人的審美觀因種族、國家和文化背景不同而存在差異，對美也沒有一個統一的評判標準。但健美的皮膚首先應是正常、自然的，除此之外，擁有光滑、細膩、富有彈性的皮膚，則是人們共同追求的目標，這些指標除與遺傳、性別、年齡、內分泌變化及健康狀況等因素有著密切關係外，自身的營養狀況也直接影響著皮膚的健美。

1. 膚色與營養

　　皮膚的顏色受遺傳影響，可表現為白色、黃色、黑色等。不同的人種有著不同的膚色，同一人種的不同個體，膚色的深淺也不相同，即使是同一個體，不同部位的膚色也有差別。正常皮膚的顏色主要由兩個因素決定，其一為皮膚內黑色素、胡蘿蔔素以及皮膚血液中氧化及還原血紅蛋白的含量。其二為皮膚解剖學差異，主要是皮膚的厚薄，特別是角質層和顆粒層的厚薄。

(1)皮膚內色素的含量：皮膚內有 4 種生物色素，即褐色的黑色素、紅色的氧化血紅蛋白、藍色的還原血紅蛋白和黃色的胡蘿蔔素。

其中，黑色素、氧化血紅蛋白和還原血紅蛋白為內源性色素，由生物體自身合成。胡蘿蔔素為外源性色素，需要從飲食中攝取，不能由人體自身合成。正常膚色主要由 3 種色調構成：黑色、紅色、黃色，黑色由皮膚中黑色素的含量決定，黑色素細胞產生的黑色素，則是決定皮膚顏色的最主要因素，在日曬、內分泌及營養代謝等因素的作用下，黑色素生成增加，致使皮膚變黑。紅色由皮膚中血紅蛋白和真皮血管血流的分布決定，微循環將血紅蛋白運輸到皮膚，單位時間內皮膚血流攜氧量充足則皮膚外觀紅潤，如果營養不良、睡眠不足、貧血，則皮膚外觀暗沉。黃色由組織中胡蘿蔔素的含量，以及角質層和顆粒層的薄厚決定。

造成膚色差異的主要因素，則是一定皮膚區域中黑色素的數量和血管的分布，含黑色素較少的皮膚顯白色，中等的顯黃色，較多的顯黑色。黑色素是一種蛋白質衍生物，呈褐色或黑色，由黑色素細胞產生，在酪胺酸酶的作用下，酪胺酸被逐漸氧化成多巴、多巴醌，重排聚合後，與蛋白質結合為黑色素蛋白。黑色素對人體利弊並存，它是防止紫外線對皮膚損傷的主要屏障，作為一種穩定的自由基，可參與體內一些氧化還原反應。

黑色素的代謝除受日曬、內分泌、神經等因素影響外，胺基酸、維生素對其代謝的調節作用也是不容忽視的。酪胺酸、色胺酸、賴胺酸及複合維生素 B、泛酸、葉酸參與黑色素的形成，可使黑色素增加。谷胱甘肽、半胱胺酸和維生素 C、維生素 E 含量的增多，則可抑制黑色素生成。因此，在去斑美容及治療色素減少性疾病時，有針對性食用含不同種營養素的水果、蔬菜和穀類食物，可在一定程度上干擾黑色素的代謝，改善膚色。

(2)皮膚解剖學差異：皮膚表皮厚薄不一，光線在厚薄不一的皮膚中

散射後，表皮顏色會出現變化。如光線在光滑、含水較多的角質層有規則地反射，則皮膚光澤明亮，而在乾燥、有鱗屑的角質層以非鏡面的形式反射，則皮膚暗沉。除此之外，皮膚血管數目的多少，血流量的多少，以及是否有毛細血管擴張等因素，也會影響皮膚的顏色。

2. 潤澤與營養

潤澤是指皮膚溼潤和光澤的程度，健美的皮膚應溼潤而有光澤。正常皮膚表面覆蓋著一層皮脂膜，皮脂代謝及分泌排泄功能正常時，可在表面形成適度的皮脂膜，使皮膚滋潤舒展、有光澤。皮脂膜是由皮脂腺分泌的皮脂、汗液和表皮細胞分泌物互相乳化而形成的半透明乳狀薄膜，含有脂肪酸、固醇類、中性脂肪、游離脂肪酸、乳酸、尿酸和尿素等。皮脂膜中的游離胺基酸、乳酸鹽、尿酸和尿素為天然保溼因子，可對皮膚產生保溼作用。皮脂膜中的脂質能滋潤皮膚，使皮膚有光澤，它與天然保溼因子等物質共同使皮膚保持適度的溼潤。在病態或衰老時，可表現為水分及皮脂不足，皮膚會失去光澤，變得乾燥、粗糙和皺縮。皮脂腺的分泌除與內分泌、神經、免疫系統等內環境因素關係密切外，同時也受到飲食等外界因素的影響。高脂肪、高熱量、高糖、辛辣刺激、過熱的食物，均可在一定程度上促使皮脂腺的分泌。因此，依據皮脂腺分泌的情況，採用正確的美容手段，維護皮脂膜，可保持皮膚正常的潤澤。

3.細膩與營養

皮膚細膩與否主要由皮膚紋理決定，健美的皮膚質地細膩、毛孔細小。皮膚藉由皮下組織與深部附著，並受真皮纖維束的排列和牽拉形成多走向的溝和脊，皮溝和皮脊構成皮膚紋理，因性別、營養狀況及皮膚部位的不同而有所差異。健美皮膚的表面紋理細小、表淺、走向柔和，皮膚光

滑細膩。美容的目的在於透過保溼、防曬、合理營養等方式，使皮膚質地細膩，光潔度高，予人美感。

4. 彈性與營養

健美的皮膚應豐滿、溼潤、柔韌而富有彈性。皮膚的彈性包括皮膚的豐滿、溼度、韌性和張力的程度。皮膚的彈性主要由皮膚的含水量、皮下脂肪厚度及眞皮膠原纖維、彈力纖維決定。皮膚角質層含水量充足，皮膚就潤澤。如果皮膚表皮及眞皮保溼因子減少，皮脂膜被破壞，導致皮膚含水量不足時，皮膚就會出現乾燥、皺紋增多、彈性降低。眞皮中膠原纖維維持皮膚的張力，其韌性大，抗拉力能力強，但缺乏彈性。彈力纖維對皮膚的彈性和順應性具有重要作用，使皮膚有彈性、光滑，可減少皺紋的產生。當膠原纖維發生變性、斷裂，引起皺紋加深。一定量的皮下脂肪，可以支撐皮膚的豐滿，而消瘦則容易出現皮膚鬆弛，影響美觀。營養護膚首先要做到飲食的多樣化，保證各種營養素的供應，在此基礎上，進食一定分量富含膠原蛋白的食物，以增進皮膚的光澤和彈性，預防皮膚衰老。

5. 功能與營養

健康的皮膚，除了應具有紅潤、光滑、細膩而富有彈性的外觀外，還必須具有保護、感覺、調節體溫、吸收、分泌、排泄、代謝及免疫等重要的生理功能，不僅要有效地保持皮膚內外環境的平衡，維持皮膚的靈敏性和協調性，同時要避免生物體受到外界各種有害刺激的損傷。食物中的各種營養素，爲皮膚正常代謝及生理功能提供保障。

二、影響皮膚健美的其他因素

1. 遺傳：皮膚與遺傳有密切關係，有的人天生皮膚柔潤光潔，有的人則生來皮膚黃黑、粗糙、油膩。一些損容性皮膚疾病也與遺傳有關，如

魚鱗病、銀屑病、毛囊角化病、雀斑等，都直接影響皮膚的健美。

2. 皮脂膜：皮脂膜是覆蓋於皮膚表面的一層半透明薄膜。主要由汗腺分泌的汗液作爲水相，與皮脂腺分泌的皮脂作爲油相乳化構成。主要成分包括具有保溼作用的**神經醯胺（ceramide）**，具有防曬作用的**角鯊烯（squalene）**及具有抗發炎作用的亞油酸、亞麻酸及脂質。使皮膚保持潤澤的同時，可防止皮膚水分丟失、防止外界有害物質進入皮膚及抑制細菌在皮膚表面生長。皮脂膜的厚薄和特性受到年齡、性別、健康狀況、環境和洗滌等因素影響，年紀越大皮膚越乾燥。一般青年男性皮脂膜較厚，老年人皮脂膜明顯變薄。冬季皮脂膜較夏季薄，因此冬季皮膚較乾燥，易發生皮膚皺裂及搔癢。

3. 酸鹼度：角質層是皮膚防護化學性刺激的最主要結構。角質層細胞具有完整的脂質膜、豐富的胞質角細胞及細胞周圍的酸鹼性**醣胺聚醣（glycosaminoglycan）**，有弱酸弱鹼作用。健美皮膚表面一般偏酸性（pH5.5～7.0），主要由皮脂膜決定，皮脂分泌旺盛時，皮膚 pH 降低，皮脂分泌減少時，則 pH 升高。新生兒皮膚偏鹼性，青春期皮膚 pH 最低，通常情況下男性皮膚比女性皮膚更偏酸性。皮膚具有鹼中和作用，外用鹼性肥皂後，皮膚表面可暫時變爲鹼性，約 1 小時後恢復原狀，但過度使用鹼性物質會破壞皮膚的偏酸性環境。此外，皮膚對 pH4.2～6.0 的酸性物質也具有一定的緩衝作用，稱爲酸中和作用。

4. 敏感性：不同類型皮膚對刺激的敏感性不同，乾性和敏感性皮膚對各種刺激因素易產生過敏反應。

5. 理化因素：皮膚可因外界物理化學因素的刺激而受到損傷。日光、溫度、溼度、風等因素都可影響皮膚的特性，炎熱潮溼季節由於毛、汗孔

閉塞引起汗液滯留可能產生痱子，藥物、化妝品也可引起皮膚質地的改變，如長期使用糖皮質激素可引起皮膚萎縮、毛細血管擴張，某些化妝品的使用可引起**接觸性皮炎**（**contact dermatitis**）。

6. 生物學因素：人體皮膚常常受到生物和病原微生物的侵擾。各種微生物（如病毒、細菌、真菌等）可起引皮膚感染，從而影響皮膚的健美。

7. 老化：隨著年齡的增加，皮膚保持水分、維持表面溼潤平衡的功能減弱。細胞代謝的功能衰退，使表皮細胞抵抗力減弱，容易引起皮膚乾燥及功能障礙。皮膚的自然老化是隨著年齡增長而發生的生理性衰老，老化程度受遺傳、內分泌、營養、衛生狀況、免疫等因素的影響。光老化是皮膚長期受到光照而引起的老化，使皮膚鬆弛、皺紋增多、皮膚增厚、粗糙、色素沉著、毛細血管擴張，並易發生腫瘤。皮膚老化雖然是生物生命過程中的自然規律，但在一定條件下是可以延緩衰老的過程。

8. 疾病：皮膚是人體內部器官、精神及周圍環境的一個重要效應器官，各種致病因素包括生物體疾病（如甲狀腺疾病、貧血、先天性心臟病、肝炎、維生素代謝異常等）等都可引起皮膚組織特性和功能的改變。

9. 精神因素：皮膚受神經系統調控。人的心情舒暢、開朗樂觀，交感神經處於興奮狀態，心輸出量增加，皮膚血流量增加，則會顯得紅潤、容光煥發。若終日憂思、焦慮，副交感神經處於興奮狀態，會**促黑色素細胞激素**（**melanocyte-stimulating hormones, MSH**）的作用，使黑色素分泌增加。心情不好還會影響胃腸功能，影響營養吸收，使面容憔悴。因此，保持穩定、良好的情緒有利於皮膚的健美。

10. 其他：除以上因素外，睡眠狀況、生活習慣、工作性質等對皮膚特性也有較大的影響。

三、健美皮膚的營養

想要長保年輕膚質，除了對皮膚進行正確的護理之外，飲食對皮膚的健美作用也是不可忽視的。蛋白質、脂質和碳水化合物都是皮膚所必需的營養成分，維生素和微量元素能影響皮膚正常的代謝及生理功能。食物中所含的營養成分各不相同，有的含蛋白質偏多，有的含脂肪多，有的富含碳水化合物或維生素。因此，日常飲食應攝取多樣、均衡和適量的營養成分，避免偏食。注意多飲水，多吃含抗氧化劑及微量元素較多的食品，如水果、蔬菜、瘦肉、魚類等，以增進皮膚的光澤和彈性，保持肌膚的健美。

健美皮膚的營養建議：

1.富含類胡蘿蔔素的食物：胡蘿蔔、各種紅色、橙色、黃色的水果，深綠色蔬菜。

2. 富含維生素 C 的食物：棗、柚子、綠色蔬菜。

3. 富含維生素 E 的食物：杏仁、榛果、麥胚、植物油。

4.富含黃酮類化合物的食物：葡萄籽、紅葡萄酒、蘋果、柑橘、綠茶、洋蔥、豆類、穀物、果仁。

5. 富含硫鋅酸的食物：菠菜、肉類、肝臟、馬鈴薯。

6. 富含微量元素硒的食物：穀類、肉類（禽、魚肉及內臟）、奶類。

第三節　不同類型皮膚與營養

根據皮膚分泌皮脂的多少，保健美容領域一般將皮膚分為油性、乾性、中性、混合型、敏感性五種，如圖 8-5 所示。了解各種皮膚類型的特點及營養膳食，對皮膚美容保健相當重要。

皮膚類型	皮膚圖例	敘述
油性皮膚	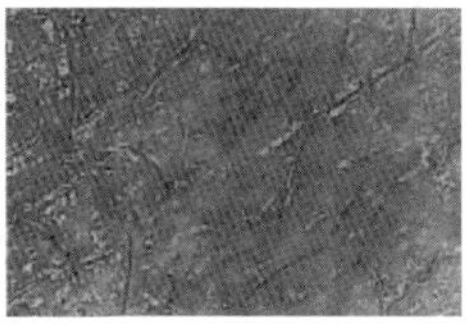 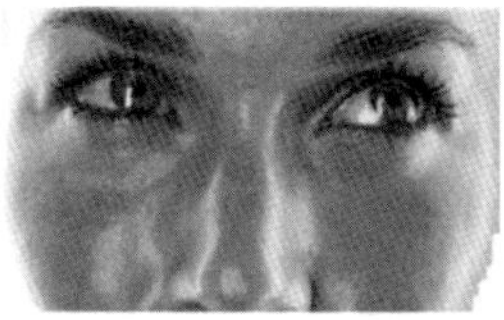	水分多，皮脂多。皮膚紋理粗且深，毛孔粗大，表面黏膩／潤澤。
乾性皮膚	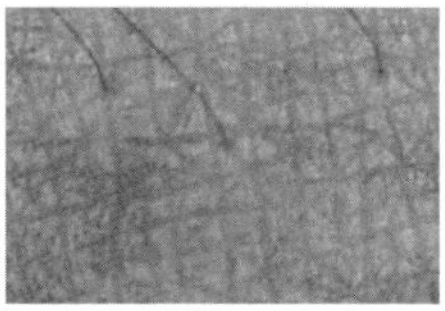 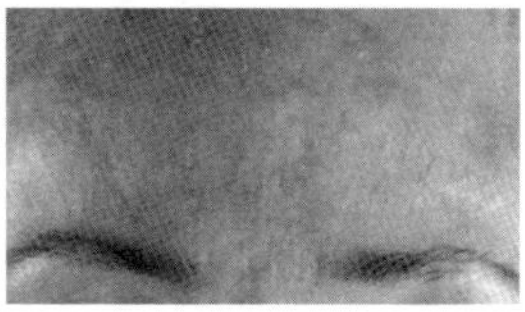	水分少，皮脂少。皮膚紋理亂，毛孔小，乾燥且沒有光澤。
中性皮膚	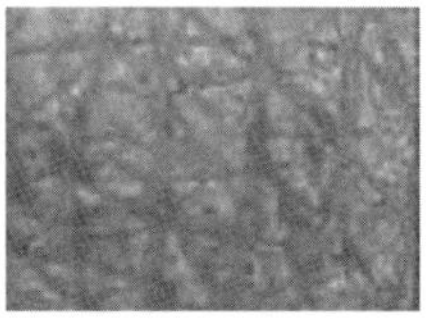 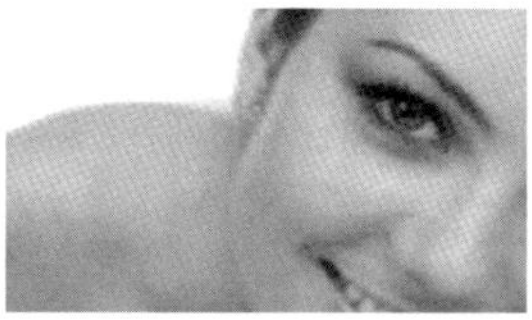	水分多，皮脂少。皮膚紋理清晰，毛孔較小，表面光滑，不油膩。
混合型皮膚	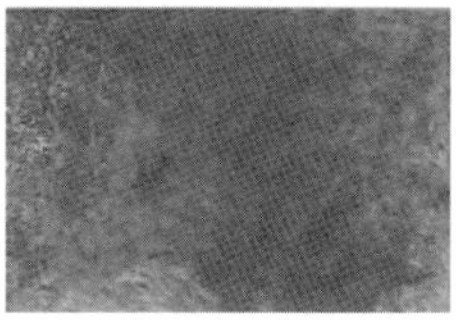 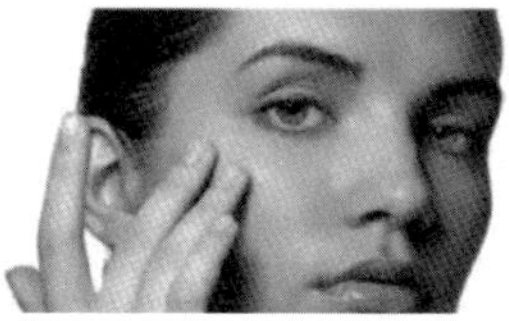	水分少，皮脂多。皮膚紋理不明顯，毛孔粗大，表面黏膩／潤澤。
敏感性皮膚	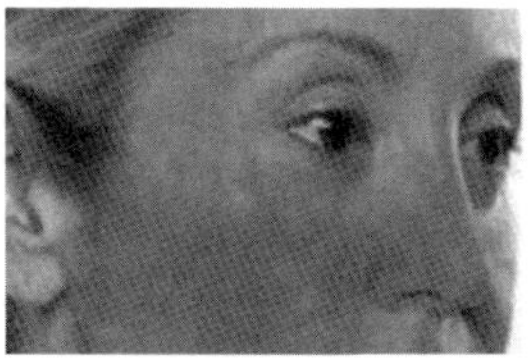	皮膚紋理很明顯，皮膚失去光澤及彈性，因出汗、曬太陽、流汗而皮膚泛紅，紅腫、痕癢難耐。

圖 8-5　皮膚類型分類

圖片來源：wodtan365.pixnet.net、www.simplebeautifullife.net/how-to-find- your-skin-type/。

一、皮膚的分類

1. 油性皮膚（oily skin）：油性皮膚即皮脂溢出型皮膚。此類皮膚皮脂腺分泌旺盛，皮脂分泌過多，致使面部皮膚外觀油膩、光亮、毛孔粗大、彈性好，對日光和外界刺激有較強的抵抗力，不容易產生皺紋，但較容易產生痤瘡。油性皮膚常見於過多食用油脂性食物、維生素 B 群缺乏、肥胖者及青年人。青春期皮脂腺功能旺盛，出現油性皮膚是正常的。但隨著年齡增長，油性皮膚將能保護皮膚的彈性，減少皺紋，故油性皮膚比同年齡乾性皮膚的人顯得年輕美麗。

2. 乾性皮膚（dry skin）：皮膚乾燥主要是角質形成細胞中的天然保溼因子及皮脂腺分泌的皮脂減少，使角質層含水量低於 10%，皮膚乾燥、粗糙，缺乏彈性，毛孔細小，臉部皮膚變薄，易敏感。面部肌膚暗沉、沒有光澤、易破裂、容易產生皮屑、長斑，不易上妝。但外觀比較乾淨，皮丘平坦，皮溝呈直線走向，淺、亂而廣。皮膚鬆弛、容易產生皺紋和老化現象。乾性皮膚的發生有內在原因和外在原因兩個方面。**(1) 內在因素**：是先天性皮膚腺活動薄弱，後天性為皮脂腺活動和汗腺活動衰退，維生素 A 缺乏、脂肪類攝取過少時。**(2) 外在因素**：與風吹日曬、寒風吹襲、使用鹼性肥皂等有關，年齡增長使皮脂腺功能減退也有關係。

3. 中性皮膚（neutral skin）：水分、油分適中，皮膚酸鹼度適中，皮膚光滑細膩柔軟，富於彈性、紅潤而有光澤，毛孔細小，無任何瑕疵，紋路排列整齊，皮溝縱橫走向，不容易出現皺紋，對外界刺激不敏感，是最理想漂亮的皮膚。中性皮膚多數出現小孩當中，通常以 10 歲以下發育前的少女為多。年紀輕的人，尤其青春期過後仍保持中性皮膚的很少，這種皮膚一般夏季易偏油，冬季易偏乾。擁有理想類型皮膚者飲食要均衡，注意水分的補充。

4. 混合型皮膚（mixed skin）：是指一個人同時存在乾性皮膚與油性皮膚的特點，同常是面部中央即前額、鼻及下頜部表現爲油性皮膚，而雙面頰、雙顳部（俗稱太陽穴）表現爲乾性皮膚，也就是 T 字部位易出油，其餘部位則乾燥，並時有粉刺發生，70%～80% 的女性爲混合型皮膚，美容保健上認爲最理想的皮膚，應爲細膩、平滑、顏色均勻，富有彈性，很少長疙瘩，毛孔不太明顯，且有能較長時間保持青春期皮膚的特點，但 30 歲以後可逐漸轉變爲乾性皮膚。混合型皮膚易受季節變化的影響，冬天稍感乾燥，夏天稍感油膩。

5. 敏感性皮膚（sensitive skin）：多見於敏感體質的人，皮膚較薄，對外界刺激如日光、冷、熱及化妝品很敏感，會出現局部微紅、紅腫、出現高於皮膚的疤、塊及刺癢症狀。用敏感物質進行斑貼試驗反應爲陽性。大約只有 7% 的人是眞正屬於保護力較差的天生敏感性皮膚，其餘則是一些後天常見的皮膚疾病所引起，如化妝品皮炎、脂溢性皮炎及紅斑性痤瘡等，或外在人爲的生理壓力及環境變化等因素所導致的皮膚敏感。

二、不同皮膚類型的營養膳食

按照中醫理論，從人的體質分類來看，體內水分異常者多者爲「**溼**」重，屬於「**油性性質**」，這類人的皮膚一般呈油性。相反地，體內水分異常少者爲「**燥**」，屬於「**乾性體質**」，這類人的皮膚一般呈現粗糙和乾燥狀態。從現代醫學觀點來看，油性皮膚者，皮脂腺分泌較旺盛，體內雄性激素分泌較多，皮膚毛細血管擴張。乾燥皮膚者，皮膚內水分不足，新陳代謝緩慢，皮脂腺功能衰退，皮膚表面乾燥，表皮角質屑易脫落，皮膚缺乏彈性，易產生皺紋。因此，根據不同類型的皮膚進行飲食調養，對皮膚的健美有很大益處。

1. 油性皮膚的營養膳食

(1)少食肉類食品和動物性脂肪：如奶油、肥肉、油炸食品、重油菜餚等。因為肉類食品和動物性脂肪的脂肪含量較多，使皮脂腺功能旺盛，導致「**油上加油**」。另外，肉類食品和動物性脂肪在體內分解過程中可以產生諸多酸性物質，影響皮膚的正常代謝，使皮膚粗糙。

(2)多吃植物性食物：如富含防止皮膚粗糙的胱胺酸、色胺酸，可延緩皮膚衰老，改變皮膚粗糙的現象。這類食物主要有黑芝麻、小麥麩、豆類及其製品、紫菜、西瓜子、葵花子、南瓜子和花生仁等。

(3)注意蛋白質攝取均勻：蛋白質是人類不可或缺的營養素，一旦長期缺乏蛋白質，皮膚將失去彈性，粗糙乾燥，使面容蒼老。應根據生長發育的不同階段，調整食物中肉食比例，年紀越大，食物中的肉食應降低。

(4)多吃新鮮蔬菜和水果：一是攝取足夠的鹼性礦物質，如鈣、鉀、鈉、鎂、磷、鐵、銅、鋅、鉬等，既可使血液維持較理想的弱鹼性狀態，又可防病健身。膚色較深者，宜經常攝取蘿蔔、大白菜、竹筍、冬瓜及大豆製品等富含植物蛋白、葉酸和維生素 C 的食品。

　油性皮膚護理　使用油分較少、清爽性、抑制皮脂分泌、收斂作用較強的護膚品。白天用溫水洗臉，選用適合油性皮膚的洗面乳，保持毛孔的暢通和皮膚清潔。暗瘡處不可以化妝，不可以使用油性護膚品，化妝用具應經常清洗或更換，更要注意適度保溼。

2. 乾性皮膚的營養膳食

(1)適當增加脂肪的攝取量：增加脂肪的攝取量，尤其是含亞油酸較豐富的植物油，如葵花油、大豆油、玉米油、芝麻油、花生油、茶油、菜籽油、核桃仁、松子仁、杏仁、核桃等，適當食用這些植物性脂肪。

(2)多吃豆類：如黑豆、黃豆、紅豆等。

(3)多吃鹼性食物，少吃酸性食物。

(4)適量選用中藥：選用具有活血化瘀及補陰類中藥，如桃花、桃仁、當歸、蓮花、玫瑰花、紅花及枸杞子、玉竹、女貞子、旱蓮草、百合、桑寄生、桑葚子等。

乾性皮膚護理 多做按摩護理，進促血液循環，注意使用滋潤、美白、活性的修護霜和營養霜。注意補充肌膚的水分與營養成分、調節水油平衡的護理。不要過於頻繁的沐浴及過度使用清潔乳，選擇非泡沫型、鹼性度較低的清潔產品、具保溼功效的化妝水。

3. 中性皮膚的營養膳食

因為中性皮膚是最理想的皮膚類型，所以在飲食上注意平衡即可。多食新鮮蔬菜和水果，使皮膚保持柔軟細嫩。

中性皮膚護理 注意清潔、爽膚、潤膚及按摩護理。注意補水、調節水油平衡的護理。依皮膚年齡、季節選擇護膚品，夏天選擇親水性的護膚品，冬天選擇滋潤性的護膚品，選擇範圍較廣。

4. 混合性皮膚的營養膳食

混合性皮膚的人應適量吃些奶類食品，多吃新鮮蔬果，多喝水，以延緩皮膚衰老。另外，平日飲食中宜攝取溫和的食物，如小麥、小米、玉米、糯米、甘薯、花生、大豆、紅豆。

混合性皮膚護理　按偏油性、偏乾性、偏中性皮膚分別側重處理，在使用護膚品時，先滋潤較乾的部位，在其他部位用剩餘量擦拭。注意適時補水、補充營養成分、調節皮膚的平衡。夏天參考油性皮膚的護膚品選用，冬天參考乾性皮膚的護膚品選用。

5. 敏感性皮膚的營養膳食

(1)多食富含鈣的食物：鈣能降低血管的滲透性和神經的敏感性，能增強皮膚各種刺激的耐受力。富含鈣又不易致敏感的食物，如牛奶、豆漿、芝麻醬、豬骨。

(2)多食富含維生素 C 的食物：維生素 C 參與體內的氧化還原過程，有抗過敏作用。富含維生素 C 的食物，如獼猴桃、沙棘、大棗、柚子、檸檬、豌豆苗、蓮藕、小白菜、蓮花白、甜椒、花菜等。

(3)少食用致敏性食物：減少食用會造成個人過敏的食物，如魚、蝦、蛋等等。

(4)少食用刺激性的食物：部分人對牛肉、羊肉、禽蛋類等動物蛋白豐富的食物，以及薑、蔥、蒜、胡椒、辣椒等辛辣刺激性食物，也會引起皮膚過敏，發生溼疹、蕁麻疹、食物紅斑類過敏皮膚病。

(5)少食用含有光敏性物質的食物：光敏感者食用灰菜、紫菜、莧菜、蘿蔔及萵苣等光敏物質多的食物，易引起光敏反應，如色素沉著、皮膚潮紅、丘疹、水腫、紅斑等。

(6)少抽菸喝酒

敏感性皮膚的護理　保持皮膚清潔，可用溫和的洗面乳及柔膚水，幫助殺菌、清潔、柔軟肌膚。不要隨意更改日常慣用的化妝品牌。隨時注意皮膚的保溼，增強皮膚的抵抗力，可選用清爽型、親水型護膚品。注意風沙對皮膚的影響，平時皮膚較敏感的人，外出時要注意用紗巾、口罩等遮擋，避免風吹。

第四節　不同人群皮膚與營養

　　人從出生開始，歷經生長、成熟和衰退，不同的生理階段，皮膚的組織結構發生著變化，要保持皮膚的健美，就需要注意皮膚的保養。健美的肌膚需要營養的供給，在不同的年齡階段，針對各時期皮膚的特點，透過調節飲食來改善肌膚賴以生存的內在環境，可美化肌膚、延緩衰老、煥發青春的活力。

一、不同年齡的女性皮膚特點與營養

1. 18～25 歲

　　這一時期生物體各系統、器官、組織及生理功能均處於發育階段，表皮細胞層數增多，角質層變厚、真皮纖維增多，由細弱變緻密。這一時期也正是女性月經來潮、生殖器官發育成熟時期。隨著卵巢的發育和性荷爾蒙激素的產生，皮脂腺分泌物也會增加，皮膚一般偏油性，易生**痤瘡（acne）**，引起炎症。因此要使皮膚光潔紅潤而富有彈性，就必須攝取足夠的蛋白質、脂肪酸及多種維生素 A、維生素 B_2、維生素 B_6，如白菜、韭菜、豆芽、瘦肉、豆類等，多吃蔬菜和水果，注意少吃鹽、多喝水或飲用綠茶，這樣既可防止皮膚乾燥又可使尿液增多，有助於脂質代謝，減少面部滲出的油脂。避免高糖、高脂和刺激性食物，包括肥肉、奶油、辣椒、大蒜、蔥、胡椒、巧克力、糖、咖啡、油炸食物等，應以清淡為主，以防促進痤瘡等發生，以及使其惡化而長期不消退。這一時期皮膚堅固、柔韌、光滑、潤澤。

2. 25～30 歲

　　此期為女性發育成熟的鼎盛期，且感情豐富，易於多愁善感，導致女性額頭及眼下會逐漸出現皺紋。皮脂腺分泌減少，皮膚光澤感減弱，粗糙

感增強。所以在飲食方面，除了維持清淡、多飲水的良好習慣外，要特別多吃富含維生素 C 和維生素 B 群的食品，如芥荣、胡蘿蔔、西紅柿、黃瓜、豌豆、木耳、牛奶等。不吃易於消耗體內水分的煎炸食物。此外，不要飲酒、抽菸，否則會使嘴角與眼睛四周過早出現皺紋。

3. 30～40 歲

　　此時女性的內分泌和卵巢功能逐漸減弱，皮膚易乾燥，眼尾開始出現魚尾紋，下巴肌肉開始鬆弛，笑紋更明顯，這主要是體內缺乏水分和維生素的緣故。因此，這一時期要多喝水，最好在早上起床後喝一杯白開水。食用富含抗氧化劑的食物，保護皮膚，防止自由基對皮膚的傷害，避免食用加工的或簡單的糖類食物，以免導致血液中胰島素上升過快，促進發炎和老化的現象。飲食中除多吃富含維生素的新鮮蔬菜水果以外，還要注意補充富含膠原蛋白的動物性蛋白質，可吃些豬蹄、肉皮、魚、瘦肉等。

4. 40～50 歲

　　表皮變薄，表皮萎縮伴著真皮乳頭扁平，基底層細胞分裂能力降低，表皮更新減慢。皮膚感覺功能減退，痛感增高。表皮和真皮結合部位變平，營養供應以及能量交換減少。真皮彈性蛋白和膠原蛋白降解（degradation）增多。基質的蛋白多醣合成減少，加上皮下組織脂肪減少，使得皮膚彈性下降，出現鬆弛和皺紋。黑色素細胞分布不均勻，使得膚色不一，色素斑出現。女性進入更年期，卵巢功能減退，腦垂體前葉功能一時性亢進致使自主神經功能紊亂而易於激動或憂鬱，眼瞼容易出現黑暈，皮膚乾燥而少光澤。在飲食上的補救方法是，多吃一些可促進膽固醇排泄、補氣養血、延緩面部皮膚衰老的食品，如玉米、紅薯、蘑菇、檸檬、核桃和富含維生素 E 的捲心荣、花荣、花生油等。還可多食用富含維生素 C 的蔬荣、水果以及中藥材枸杞子，都可達到淡斑的效果。

二、男性皮膚的營養膳食

1. 男性皮膚的特點

(1)男性皮膚較女性厚，更富有彈性，這是因為他們的皮膚纖維彼此連接很緊密之故。但是，由於男性皮膚厚度與密度大於女性，所以男性皮膚的變化看起來較女性更明顯更清晰。

(2)男性的皮脂腺和汗腺較發達，對皮膚有很好的保護和營養作用，故男性出現皺紋、皮膚鬆弛等衰老跡象較女性晚。

(3)男性皮膚較為敏感，容易發紅、脫皮、發癢等，這些與刮鬍子、不正確保養方式、不良飲食習慣、吸菸、心理壓力等有關。

2. 男性皮膚營養膳食

男性皮膚保養除參照女性的營養膳食外，還需要注意以下幾點：

(1)適當攝取肉製品：男性由於能量支出明顯高於同齡女性，因而應當多吃些肉品以補充體內之需。通常應多食瘦肉，動物內臟中膽固醇含量偏高，不宜過量食用。

(2)多喝水：多喝水可保持皮膚細胞的正常含水量，可使皮膚光潔且富彈性。

(3)保證睡眠充足：睡好覺是保證健康乃至美容的重要條件，經常熬夜或者失眠的人容易衰老，包括皮膚衰老在內。男性熬夜的機率大於女性，夜間 24：00 至隔日凌晨 3：00 這段時間，皮膚衰老代謝快，「**以舊換新**」的速度是清醒狀態下的 8 倍多。

(4)禁止吸菸、不可酗酒：吸菸無異於吸毒，香菸中對人體危害極大的致癌物及其他有害物質不下數十種。長期吸菸可導致皮膚晦暗、鬆弛。少量飲酒能「**通血脈、散溫氣、殺百邪、驅毒氣**」，但過量飲酒能使皮膚乾燥、粗糙、老化。

第五節　不同季節的皮膚與營養

一年四季，氣溫、溼度有明顯差異，皮膚隨著季節的變化呈現不同的狀態。此時只有透過人體內部的調節，使皮膚與外界自然環境的變化相適應，才能保持皮膚正常的生理功能。如果人體不能適應外界自然環境發生反常的變化，其內外環境的相對平衡將遭到破壞而產生疾病。同時，也使人體的美受到影響。

一、春季美膚營養膳食

春季氣候轉暖，這時人體皮膚的新陳代謝變得十分活躍，人的皮脂腺與汗腺的分泌會突然遽增，易出現痤瘡。春天自然界的各種花粉、柳絮滿天飛揚，皮膚組織比較脆弱、敏感，易引起皮膚過敏反應，如出現紅色皮疹、局部有灼熱感、搔癢、皮屑脫落。此時先找出過敏原，如風吹乾空氣的刺激，食用海鮮和牛羊等刺激、化妝品使用不當的刺激。

飲食建議 應注意避免高脂肪類食物及辣椒等刺激性食品，宜清淡飲食。多攝取維生素 B 群、維生素 C、維生素 E 群食物，如綠色蔬菜以及花生油、葵花子油、菜籽油、芝麻油等植物油。這些食物中的維生素可促進皮膚血管的血液循環，調節激素正常分泌，潤滑皮膚。春季宜食用既有「**護膚美容**」作用、又有「**養脾**」功能的食品和藥品，如牛奶、雞蛋、豬瘦肉、豆製品、黑豆、雞肉、羊肉、海帶、韭菜、胡蘿蔔、蔥、桃、櫻桃、薏苡仁、大棗、白茯苓、炒白朮、淮山藥、蓮子、蓮藕、扁豆等。春季肌膚對紫外線適應力弱，耐受性差，故易誘發皮膚過敏的光感性食物，如田螺、馬齒莧等，應盡量避免。

二、夏季美膚營養膳食

夏季氣候炎熱，汗腺和皮脂腺的分泌功能旺盛，汗液和皮脂分泌量多，皮膚多呈油性，皮膚抵抗力下降，易產生各種皮膚病變，常見有溼疹、痱子、痤瘡等。同時因出汗，需要使用毛巾等擦汗，結果對面部皮膚產生過多摩擦，刺激面部的機會增多，久而久之會感到皮膚灼痛。夏季陽光中強烈的紫外線使皮膚被灼傷，導致皮膚色素增加，變黑，引起雀斑，同時還會引起加速皮膚的老化，使皮膚增厚、粗糙、失去彈性，嚴重的會發生日光性皮炎。

飲食建議　應多吃新鮮蔬菜和水果，葷素搭配適宜，注意適當吃些粗糧，而乾鹹、辛辣等刺激的食物宜少食用。水果、蔬菜等含維生素及膳食纖維素豐富的食品能調節皮脂分泌量及通暢大便，使體內廢棄物得以順利排出，毒素不致殘留。夏季宜選用既能益膚美容又有「**養肺氣**」及「**清補**」作用的食品和藥品，如冬瓜、西瓜、絲瓜、紅豆、百合、桑椹、旱蓮草、玉竹、杏仁、枸杞、薏苡仁、白菊花、女貞子等。

三、秋季美膚營養膳食

秋季是夏季至冬季的過渡，這個時期氣溫、溼度變化比較大，皮膚經過夏季的陽光照曬，皮膚顏色發黃、發溼、黯淡無光。天氣開始逐漸變冷、變乾，這時人的皮脂分泌下降，皮膚會很乾、粗糙、皺紋明顯變深，再加上秋風的作用，皮膚更加乾澀、肌膚失去彈性，失去光澤，到了晚秋時，皮膚下的脂肪層會增厚，皮膚有緊繃的感覺。

飲食建議　因秋季天氣轉涼，出汗少，消化功能恢復常態，食慾增加，熱量攝入也大大增加，所以秋季易發生肥胖。首先，飲食上應注意合理控制飲食，不使飯量增加。可多吃一些低熱量的減肥食品，如紅豆、蘿

葡、竹笙、薏米、海帶、蘑菇、木耳、豆芽菜、山楂、辣椒等。秋季宜選用既可益膚美容，又有「**養肝氣**」、「**平補**」、「**不寒不熱**」的食物和藥品，如豬瘦肉、兔子肉、豬皮、豬蹄、黑芝麻、白扁豆、海帶、核桃、雞肉、雞蛋、胡蘿蔔、白蘿蔔、花生、棗子、松子仁、紫菜、黃精、火麻仁、杏仁、白菊花、淮山藥、白茯苓、薏苡仁、何首烏、芡實、桃仁等。

四、冬季美膚營養膳食

冬季是一年四季中最容易損害皮膚的季節，因爲氣候寒冷，皮脂腺、汗腺分泌功能較差，皮膚缺乏滋潤，加上寒風刺激，皮膚毛孔收縮，血流量減少，皮膚失去滋養而乾裂，皮膚的抗病能力下降。冬季美容需要補水，像秋天一樣，由於冬季易使皮膚乾裂，所以補充水分同樣是冬季護膚的重要準則。

飲食建議 大量飲水，可以解毒，治療便秘、緩解皮膚乾燥，還可以解除肝、腎、脾的失調，減少心臟病變發生的危險和降低高血壓等。冬季宜選用既可益膚美容又有「**養心氣**」及「**滋補**」作用的食品與藥品，如羊肉、鴿子肉、鵪鶉肉、麻雀肉、鴿蛋、鵪鶉蛋、牛奶、牛肉、雞肉、龍眼肉、荔枝肉、海參、紅棗、胡核仁、紫河車、人參、炒白朮、黃、扁豆、熟地黃、肉蓯蓉（Cistanche deserticola）、菟絲子（Cuscuta chinensis）、蛇床子、骨碎補（Davallia mariesii）、沙苑子等。

習題

一、選擇題

1. 皮膚所需之營養素由何處提供？

(A) 神經　　(B) 肌肉　　(C) 血液　　(D) 脂肪

答案：(C)

2. 下列敘述何者錯誤？

(A) 皮膚的厚度約爲 0.5～3 mm　　(B) 表皮的上方爲眞皮

(C) 脂肪大多存在皮下層　　　　　(D) 毛囊位於眞皮層

答案：(B)

3. 眞皮包含下列哪幾層？a. 角質層 b. 網狀層 c. 乳頭層 d. 顆粒層 e. 棘狀層

(A) a + b　(B) b + c　(C) c + d　(D) e + d

答案：(B)

4. 通常皮膚表面的皮脂呈現下列何者 pH 值時，可抑制細菌在皮膚表面繁殖。

(A) 弱鹼性　(B) 弱酸性　(C) 強酸性　(D) 強鹼性

答案：(B)

5. 美容健體飲食中，何者是不正確的？

(A) 攝取平衡飲食，食物多樣化

(B) 多攝取呈酸性食物，如動物肉類食物

(C) 油性皮膚者應少攝取脂質類食物

(D) 養成定時定量的飲食習慣

答案：(B)

6. 角質層與美容的關係最爲密切，它屬於皮膚中的

(A) 表皮　(B) 眞皮　(C) 皮下組織　(D) 附屬器官

答案：(A)

7. 有關皮膚的敘述，下列何者正確？

(A) 表皮是乾燥的單層核狀上皮

(B) 表皮可以吸收氧氣

(C) 表皮中最厚的是乳頭層

(D) 角質層生命力極強，可促使皮膚的新陳代謝

答案：(B)

8. 下列敘述何者正確？

(A) 油性膚質的人適合選用含有高嶺土成分的面膜，以吸除過多的油脂

(B) 敏感膚質的人適合經常更換保養品，以增加皮膚的適應能力

(C) 乾性皮膚的人適合選用 O／W（水包油型）的保養品

(D) 大量日曬後的皮膚，可選用富含酒精成分的保養品以幫助散熱，並增加清涼感

答案：(C)

9. 夏季美容營養飲食原則中，下列何者不正確？

(A) 應即時、足量補充水分

(B) 炎熱的夏季攝入足量的冷飲，可降溫防中暑

(C) 宜多吃新鮮蔬菜和水果

(D) 可多吃苦瓜等美容食品

答案：(B)

10. 感覺為身體接受內外環境變化的生理活動，下列何種條件不是感覺的產生？

(A) 恆溫　(B) 刺激　(C) 傳導　(D) 接受器

答案：(A)

11. 粗糙無光澤且易呈小皺紋的肌膚是：

(A) 油性皮膚　(B) 乾性皮膚　(C) 混合型皮膚　(D) 正常皮膚

答案：(B)

12. 最理想的皮膚類型是下列何者？

(A) 混合型皮膚　(B) 乾性皮膚　(C) 中性皮膚　(D) 油性皮膚

答案：(C)

13.敏感性皮膚的特徵為何？

(A) 易長黑斑、面皰 　　　　　(B) 易呈現小紅點、發癢

(C) 油分多、水分少 　　　　　(D) 油分少、水分多

答案：(B)

14.體溫經常保持恆定，是因為皮膚的哪一項功能？

(A) 分泌功能　 (B) 吸收功能　 (C) 呼吸功能　 (D) 調節體溫作用

答案：(D)

15.以下何者不是皮脂膜的功用？

(A) 潤滑皮膚　 (B) 防止皮膚乾燥　 (C) 漂白皮膚　 (D) 抑制細菌生長

答案：(C)

16.皮膚由外而內依次分為哪三大部分？

(A) 真皮→皮下組織→表皮 　　(B) 皮下組織→表皮→真皮

(C) 表皮→真皮→皮下組織 　　(D) 真皮→表皮→皮下組織

答案：(C)

17.為求健美的皮膚，不應該做下列哪件事？

(A) 睡得早　 (B) 睡得好　 (C) 睡得久但睡得不好　 (D) 睡得飽

答案：(C)

18.下列何者不是健康皮膚的要件？

(A) 皮脂膜機能正常 　　　　　(B) 血液循環順暢

(C) 角化功能順暢 　　　　　　(D) 黑色素細胞含量減少

答案：(D)

19.表皮內新陳代謝最旺盛的細胞是？

(A) 黑色素細胞　 (B) 基底層細胞　 (C) 角質層細胞　 (D) 有棘層細胞

答案：(B)

20.描述有關皮膚的完整性，下列何者爲誤？

(A) 皮膚上有一群正常生態的微生物

(B) 皮膚間隙處有較多的微生物

(C) 細菌在乾燥地區生長較快

(D) 皮膚的完整性受破壞時，易導致微生物增殖

答案：(C)

二、問答題

1. 請敘述皮膚的基本結構與組成？
2. 請敘述皮膚的生理與功用爲何？
3. 請簡述皮膚健美與營養的關係？
4. 請簡述皮膚健美的營養保健原則？
5. 請問你（妳）的皮膚是屬於哪一類型？你（妳）認爲該類型皮膚的營養保健原則爲何，請簡述之。
6. 根據你（妳）的性別及年齡，請簡述其營養保健原則？
7. 請簡述秋季的美膚特性及飲食營養保健建議？

參考文獻

1. 黃玲珠編著，美容營養學，**華立圖書股份有限公司**，2006。
2. 賈潤紅主編，美容營養學，**科學出版社**，2011。
3. 王素華著，黃純宜總校閱，美容營養學修訂版，**新文京開發出版股份有限公司**，2013。
4. 王志凡、萬巧英主編，營養與美容保健，**科學出版社**，2015。
5. 張效銘著，化妝品皮膚生理學，**五南圖書股份有限公司**，2018。
6. Taylor S C. 2002. Skin of color: biology, structure, function, and implications

for dermatologic disease. **J. Am. Acad Dermatol.**, 46(2 suppl understanding): S41-62.

7. Costin G E, and Hearing V J. 2007. Human skin pigmentation: melanocytes modulate skin color in response to stress. **FASEB J.**, 21: 976-994.

8. Romani N, Brunner P M, and Stingl G. 2012. Changing views of the role of langerhans cells. **J. Invest. Dermatol.**, 132(3 Pt 2): 872-881.

9. Elias P M. 2008. Skin barrier function. **Curr. Allergy Asthma Rep.**, 8(4): 299-305.

Nakanishi M, Niida H, Murakami H, and Shimada M. 2009. DNA damage response in skin biology-implications in tumor prevention and ageing acceleration. **J. Dermatol. Sci.**, 56(2): 76-81.

第九章　皮膚的膚色與營養

　　皮膚的顏色因人而異，在同一個人身上各個部位的皮膚顏色也不同，膚色取決於皮膚裡含黑色素的多少和血流的快慢。被太陽曬後的皮膚內黑色素增多，皮膚逐漸變黑，運動後因為毛細血管擴張，血液加快，皮膚會發紅，足跟的皮膚角質層較厚，所含黃色的胡蘿蔔素較多，因此這些部位的皮膚看上去帶有黃色，健康的皮膚柔潤光滑，有良好的彈性，表面呈弱酸性反應，pH 值在 4.5～6.5 之間，顯示出皮膚的健康膚色。皮膚中的黑色素能將日光中的有害光線過濾，消除紫外線引起的自由基，防止彈性纖維變性所導致的皮膚老化能保護 DNA，使其免受有害因素所引起的致突變效應，從而降低皮膚癌的發生率，具有抗衰老及防癌等功能。本章節針對「**皮膚色素的種類與功用**」、「**色素沉著斑的原因與類型**」、「**皮膚美白去斑途徑及策略**」、「**皮膚白皙細緻與營養**」等內容，進行詳細的介紹。

第一節　皮膚色素的種類與功用

　　人類皮膚的顏色涉及皮膚內的各種色素含量及分布情況，包括內源性黑色素與外源性胡蘿蔔素，皮膚血液中的氧合血紅蛋白與還原血紅蛋白的含量，以及皮膚厚度和光線在皮膚表面的散射現象。

一、皮膚的顏色分類

　　皮膚的顏色受遺傳影響，可表現為白色、黃色、黑色等，不同人種有著不同的膚色，同一人種的不同個體，膚色的深淺也不相同，即使同一個體，不同部位的膚色也不同。決定皮膚顏色的因素有兩個方面：一方面是

皮膚內的色素含量，即皮膚黑色素、胡蘿蔔素以及皮膚血液中氧化及還原血紅蛋白的含量。另一方面是皮膚解剖學差異，主要是皮膚的厚薄，特別是角質層和顆粒層的厚薄。

皮膚內有四種色素，分別是褐色的黑色素、紅色的氧化血紅蛋白、藍色的還原血紅蛋白和黃色的胡蘿蔔素。正常膚色主要有三種色調：黑色、紅色、黃色。黑色由皮膚中黑色素的含量決定，黑色素細胞產生的黑色素是決定皮膚顏色的最主要因素，在日曬、內分泌及營養代謝等因素的作用下，黑色素生成增加，導致皮膚變黑。紅色由皮膚中血紅蛋白和真皮血管血流的分布決定，微循環將血紅蛋白運輸到皮膚，單位時間內皮膚血流攜氧量充足則皮膚外觀紅潤，如果營養不良、睡眠不足、貧血，則皮膚外觀暗沉。黃色由組織中胡蘿蔔素的含量以及角質層和顆粒層的薄厚決定。

造成膚色差異中的主要因素是一定皮膚區域中黑色素的數量和血管的分布。含黑色素較少的皮膚顯白色，中等的顯黃色，較多的顯黑色。黑色素是在黑色素細胞內酪胺酸經過酪胺酸酶的催化，逐步氧化生成的。

二、黑色素細胞與黑色素

皮膚色素的產生主要由**黑色素（melanin）**（圖 9-1）沉積所造成。黑色素是由**黑色素細胞（melanocyte, MC）**產生，是決定皮膚顏色的主要因素。成熟的黑色素細胞位於表皮基底層，是一種樹枝狀細胞。每一個黑色素細胞連接大約 36 個角質形成細胞，構成一個**表皮黑色素單元（epidermal melanin unit）**。黑色素細胞分布廣泛，最常見於表皮、毛囊、真皮、眼、血管周圍、外周神經脊、交感神經幹等。在人體不同的部位，但無論人種、性別、膚色如何，表皮中黑色素細胞的數量是相同的。不同的是黑色素細胞所合成的**黑色素小體（melanosome）**數量、大小、分布、

運轉及降解方式，正是它們決定膚色的差別。目前認為，在多種外界環境因素和生理因素下，如紫外線照射、炎症反應、皮膚老化的影響下，表皮細胞會產生自分泌和旁分泌激素或細胞因子，在局部形成自分泌、旁分泌網絡而達到調節皮膚色素沉著的作用。不同個體黑色素小體生成、運轉、再分布和降解的能力各不相同，因此臨床上就形成個體間膚色的差異。

相關黑色素的生合成機制、黑色素的代謝、黑色素細胞調控的訊號傳導途徑、影響黑色素代謝的因素，讀者可以參見五南圖書股份有限公司出版《化妝品皮膚生理學》一書，書中有做詳細的介紹。

三、胡蘿蔔素與血紅蛋白

胡蘿蔔素呈黃色，大部分存在於真皮和皮下組織內，同樣影響皮膚的顏色。在人體中，胡蘿蔔素在面部的分布較少，在胸腹部和臀部較多。血紅蛋白呈粉紅色，氧合血紅蛋白呈鮮紅色，還原血紅蛋白呈暗紅色。因此，各種血紅蛋白含量及比例的變化，也將影響皮膚的顏色。

四、皮膚厚度及光線

皮膚不同部位的厚度會影響膚色。若角質層厚，則皮膚偏黃色。若顆粒層和透明層厚，則皮膚偏白色。光線在皮膚表面的散射現象，也會影響皮膚的顏色，皮膚較薄處的光線透過率大，可看出下面組織的顏色。在皮膚較厚處光線透過率小，只能看出角質層內的胡蘿蔔素，因此皮膚呈黃色。老年人的皮膚由於真皮的彈力纖維變形斷裂，彈性下降，加上血液運轉較差而呈黃色。

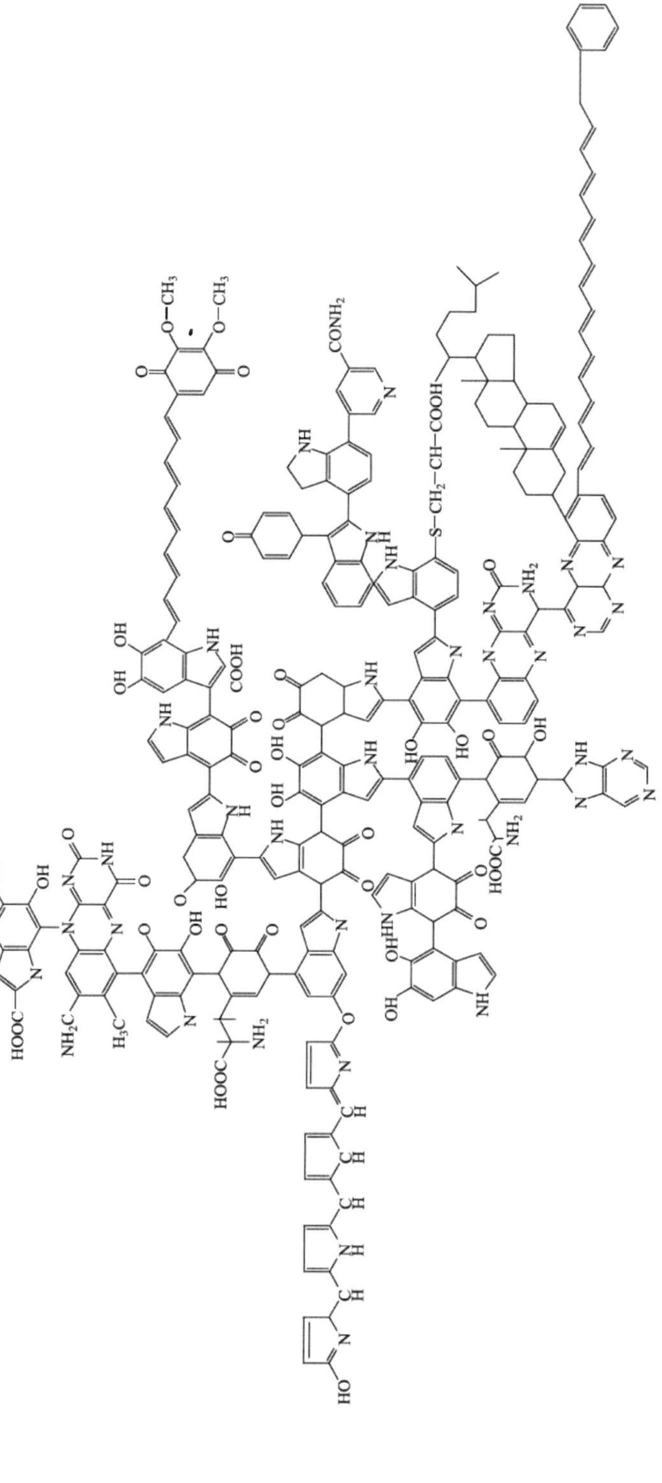

圖 9-1　黑色素（melanin）的結構

五、皮膚色素的生物學作用

在動物體內，黑色素的種類和含量不同，皮膚的顏色有所不同。此外，真黑色素和褐色素兩者均能吸收紫外線，有防曬、保護和減輕日光造成的生物學損害作用。皮膚中的黑色素能將日光中的有害光線過濾，消除紫外線引起的自由基，防止彈性纖維變性所導致的皮膚老化能保護DNA，使其免受有害因素引起的致突變效應，從而降低皮膚癌的發生率，具有抗衰老及防癌等功能。因此，黑色素對人體具有一定的生理保護功能。皮膚顏色是人類「**適者生存**」自然選擇的結果。位於不同地域的人，因受陽光照射強度的差異，使得今天的人類皮膚保留了不同的黑色素含量。因此，無論是何種膚色，只要是均勻、富有光澤而無疾病的皮膚，就應該被認為是健康美麗的皮膚。為追求白皙皮膚而過度去除黑色素是不恰當的行為。美白的營養保健策略，要去除的僅僅是疾病狀態下不均勻的色素斑點，或要改變的是暗沉無光澤的病態膚色。

第二節　色素沉著斑的原因與類型

美白去斑主要是指用於減輕或去除面部皮膚色素沉著斑（雀斑、黃褐斑和老年斑等），增加白皙的功能。皮膚的美、白、細、亮是女性的夢想，色素沉著斑則是女性的煩惱之一。如何去除皮膚上的色斑沉著，則是美容科學領域的一大課題。

一、色素沉著斑的成因

人類皮膚表皮基層中，存在著一種能產生**黑色素（melanin）**的特殊細胞——**黑色素細胞（melanocytes）**。黑色素是決定人類皮膚顏色的最大因素，正常時，黑色素細胞能吸收過量的光線，特別是吸收紫外線，以保護人體。當生成的黑色素不能即時代謝時，會聚集並沉積於表皮，出現

色素沉著斑。

二、色素沉著斑的種類

1. 斑（spots）：以醫學上來說，斑是色素性的皮膚病。在臨床上較為常見，無任何自覺症狀，會影響面容美觀。斑的病因及發病機理較為複雜，醫學上認為與人體內臟、內分泌功能失調及人體色素代謝異常有關，常採用外用與內服相結合的治療方法。

2. 雀斑（freckle）：因皮膚內色素增多而出現的黃褐色小斑。主要發生於鼻、面部皮膚，偶爾亦發生在額部和手臂處的一種單純型色素斑，形狀為圓形或橢圓形小斑點。發生通常與遺傳有關，一般 5～7 歲開始出現，至青春期明顯增多，成人後停止發展。色澤的深淺度與外在因子（溫度、pH 值等）和內在因子（內分泌、情緒等）有關。男女均有，以皮膚白皙而乾燥者最常見。

3. 黃褐斑（chloasma）：又稱肝斑或蝴蝶斑，是對稱發生於面部的淡褐色至深褐色斑。常出現於顴部、鼻部、額部及口唇周圍，不隆起，暗枯不具光澤但表面光滑，斑的邊緣清楚，大小不一，最初為點狀、片狀，之後擴大及融合成形狀不規則的斑片。黃褐斑只限於面部，主要與內在因子（如脾虛、腎虧）的變化有關。病情輕重主要表現在顏色的深淺和分布範圍的大小。慢性肝病患者也容易罹患黃褐斑，稱之為「**肝斑**」。孕婦體內黃體酮和雌激素增加，也會促使面部色素沉著，稱之為「**妊娠斑**」。黃褐斑女性占多數，夏季加重，冬季相對減輕或消退，估計與日光照射過多有關。

4. 老年斑（old age spots）：是色素在皮膚沉著的表現。開始時色淡，日久漸黑，大小形狀不同、暗枯無光與皮膚相平、稍高出皮膚，常出

現於面部或手背。人體隨著年齡的增長或外來環境、內在因素的誘導，皮膚同人體其他器官一樣，新陳代謝機能會逐漸減退，使皮膚失去彈性，導致褐斑的形成。男、女老年人皆有，通常 40 多歲開始出現，年長加劇。老年斑者，中醫辨證多屬脾腎陰虛、肝鬱氣滯或脾胃不和、氣血失調所致。

總之，色素斑雖然長在皮膚外，但病因非常複雜，去斑美白的營養保健策略只能改善局部症狀，但不能根除。

第三節　皮膚美白、去斑途徑及策略

一、皮膚美白去斑的途徑

要達到美白、去斑的目的，目前主要透過以下兩個途徑：一個是防止黑色素的生成，皮膚美白劑作用在黑色素細胞中黑色素生物合成途徑的各點上，阻止甚至逆向黑色素的生物合成，使人體的皮膚美白或色素變淺。目前市場上銷售的許多美白、去斑化妝品都是以抑制酪胺酸酶活性得以實現的。另外兩種酶，多巴色素轉化酶、二羥基吲哚氧化酶對黑色素的形成也是重要的，抑制這兩種酶的作用，同樣可以減少黑色素的生成。另一個主要途徑是促使已生成的色素排出體外。排出體外的皮膚色素有黑色素、脂褐素和胡蘿蔔素。黑色素和葉紅素為生理物質，具有一定生理功能，對人體無害，脂褐素則是對人體有害的物質。皮膚色素排出體外也有兩種方式，一種是黑色素、脂褐素和胡蘿蔔素，在一定條件下會自行向角質層逐漸轉移，常在配方中使用一些皮膚細胞更新促進劑，如果酸、維生素等。另一種是色素在皮膚內被分解、溶解、吸收後，在體內經血液循環系統排出體外。

研究發現，皮膚受紫外線照射後，角質細胞會做出反應，並釋放一種稱爲**內皮素（endorthelin）**的物質。內皮素與黑色素細胞膜受體結合，會促進黑色素細胞增殖，合成更多的黑色素、新的 DNA ，以對抗紫外線的照射。從植物的萃取液中，已發現一種內皮素拮抗劑，它能搶先與內皮素結合，從而阻止內皮素與黑色素細胞膜結合，達到抑制黑色素生成的目的。

此外，皮膚內黑色素細胞、角質細胞、朗格漢斯細胞、眞皮內彈性纖維細胞、乳突細胞、血管內皮細胞、神經細胞等組成的胞質網絡，受生長增殖因子和化學傳遞物質的調控，彼此相互作用，相互影響，爲美白劑、美白、去斑產品的開發開闢新的途徑。

二、皮膚美白去斑的策略

1. 抑制酪胺酸酶活性：酪胺酸酶（tyrosinase）是人體表皮細胞製造黑色素的速率限制酵素（rate-limited enzyme）（如圖 9-2），可以藉由酪胺酸酶抑制劑，抑制酪胺酸酶的活性，來減少黑色素的產生，達到美白、去斑的功效。若是刺激酪胺酸酶的活性，就會促使黑色素大量製造，使皮膚變黑、長斑。除了紫外線會增加酪胺酸酶的活性外，高溫也同樣會提高酪胺酸酶的活性。

黑色素主要是由黑色素細胞內的酪胺酸酶催化合成，其爲一速率限制酵素，生化路徑形成過程也可稱爲「**Raper-Mason pathway**」。黑色素生合成反應是由酪胺酸（tyrosine）開始，經由酪胺酸酶催化形成多巴（dihydroxy-phenylalanine, Dopa），再由酪胺酸酶催化形成多巴（dopaquinone），之後如果遇到含硫的胺基酸，例如半胱胺酸（cysteine）或甲硫胺酸（methionine），會形成苯并唑衍生物（benzothiazine intermediates）之後再聚合成類黑色

素（phaeomelanins）；如果沒遇到含硫胺基酸，多巴便會產生自發性的化學反應，轉變爲無色多巴色素（leucodopachrome）再迅速轉變成多巴色素（dopachrome），最後變成對苯二酮（quinones）之後就聚合成爲眞黑色素（eumelanins），然後形成混合型之黑色素（mix type melanin）。紫外線會促進氧化作用的加快以及老化，而原有的色素沉著斑也會因陽光的照射進一步惡化。

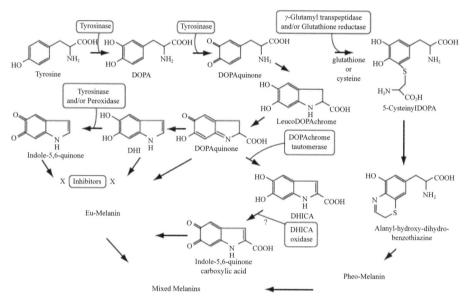

圖 9-2　酪胺酸轉化成黑色素之過程

2. 抑制黑色素細胞生長：洋甘菊的萃取物能針對表皮細胞所分泌之**內皮素 -1（endothelin-1）**抑制黑色素細胞產生，達到減少黑色素形成。促黑激素與抗促黑激素在皮膚內的含量可以調節黑色素細胞的表現。

3. 干擾黑色素代謝：美白活性物質透過抑制黑色素顆粒轉移至角質層形成細胞，或加速角質形成細胞中黑色素向角質層轉移。軟化角質層和

加速角質層脫落的方式，也可達到美白效果。綠茶多酚類能抑制黑色素顆粒自黑色素細胞的傳遞與分布，淡化斑點及肌膚色澤。果酸可以軟化角質及加速角質脫落，加速皮膚黑色素的移除。

4. 還原黑色素：維生素 C 可以將氧化性色素還原成無色的還原性色素，淡化斑點及肌膚色澤。維生素 C 美白的原理，一是使氧化性色素還原為無色的還原性色素，二是抑制酪胺酸酶作用。色素的顏色是由黑色素分子中的醌式結構決定，維生素 C 能使醌式結構還原為酚式結構（如前圖 6-21）。維生素 C 還能參與體內酪胺酸的代謝，減少酪胺酸轉化成黑色素（如前圖 6-22）。

5. 防曬（sunscreen）及消除自由基傷害：人類皮膚暴露於紫外線照射下，酪胺酸酶的活性會增加，使得黑色素的合成增加。使用含有 PA++ 指數的防曬液，可以有效隔離紫外線對肌膚的刺激，因而減少黑色素的形成。氧自由基會使皮膚老化加速，使肌膚粗糙無光澤。要擁有健康白皙的皮膚，預防和減少紫外線的照射及自由基傷害，是首要的方式。

第四節　皮膚白皙細緻與營養

每個人都希望自己的皮膚滋潤、細膩、柔嫩，富有彈性。然而，很多人的皮膚不盡如人意，顯得粗糙、黯淡、缺乏光澤。分析其原因，一方面與遺傳因素和疾病的影響有關，另一方面與後天的營養和保養有關。本節針對營養保健的角度，介紹如何透過後天營養調養打造「**白裡透紅**」、「**膚如凝脂**」的皮膚。

一、皮膚的顏色與影響因素

1. 皮膚的顏色分類

皮膚的顏色受遺傳影響可表現為白色、黃色、黑色等，不同人種有著

不同的膚色，同一人種的不同個體膚色深淺也不相同，即使同一個體，不同部位的膚色也不同。決定皮膚顏色的因素有兩個方面：一方面是皮膚內的色素含量，即皮膚黑色素、胡蘿蔔素以及皮膚血液中氧化、還原血紅蛋白的含量。另一方面是皮膚解剖學差異，主要是皮膚的厚薄，特別是角質層和顆粒層的厚薄。

皮膚有四種內色素，分別是褐色的黑色素、紅色的氧化血紅蛋白、藍色的還原血紅蛋白和黃色的胡蘿蔔素。正常膚色主要有三種色調：黑色、紅色、黃色。黑色由皮膚中黑色素的含量決定，黑色素細胞產生的黑色素是決定皮膚顏色的最主要因素，在日曬、內分泌及營養代謝等因素的作用下，黑色素生成增加，導致使皮膚變黑。紅色由皮膚中血紅蛋白和真皮血管血流的分布決定，微循環將血紅蛋白運輸到皮膚，單位時間內皮膚血流攜氧量充足則皮膚外觀紅潤，如果營養不良、睡眠不足、貧血，則皮膚外觀暗沉。黃色由組織中胡蘿蔔素的含量以及角質層和顆粒層的薄厚決定。

造成膚色差異中的主要因素是，一定皮膚區域中黑色素的數量和血管的分布。含黑色素較少的皮膚顯白色，中等的顯黃色，較多的顯黑色。黑色素是在黑色素細胞內酪胺酸經過酪胺酸酶的催化，逐步氧化生成的。

2. 影響皮膚美白的主要因素

(1)食物對黑色素的影響：酪胺酸、色胺酸、賴胺酸及複合維生素 B、泛酸、葉酸參與黑色素的形成，可使黑色素增加。谷胱甘肽、半胱胺酸和維生素 C、維生素 E 含量的增多，即可抑制黑色素的形成。透過針對性食用富含不同營養素的水果、蔬菜和穀類食物，在一定程度上干擾黑色素代謝，可善改膚色。

(2)皮膚解剖學差異：皮膚表皮厚薄不一，光線在厚薄不一的皮膚中散射後，表皮顏色會出現變化。如光線在光滑、含水較多的角質

層則有規則地反射，則皮膚光澤明亮，而在乾燥、有鱗屑的角質層以非鏡面的形式反射，則皮膚暗沉。除此之外，皮膚血管數目的多少，血流量的多少，以及是否有毛細血管擴張等因素也會影響皮膚的顏色。

(3)藥物與黑色素的親和能力：不少藥物也會改變正常膚色，如氯喹（chloroquine）對黑色素的親合力強，會加重膚色變黑。服用奎寧（quinine）者約 10% 的病人面部出現藍色色素斑。鎮靜藥對膚色威脅最大，長時間服用者面部、頸部出現蝴蝶斑，手臂等處則呈棕灰、淺藍色或淺紫色。此外，反覆使用含汞軟膏，也可在病患處留下棕色色素。抗癌藥中引起膚色變化的藥物更多。

(4)自然環境傷害皮膚：環境中的紫外線會刺激皮膚中的黑色素，誘發雀斑等皮膚病變。紫外線可造成皮膚變黑、老化、產生皮膚皺紋。人類皮膚對紫外線的反應，在急性反應方面為造成皮膚發紅、曬黑反應及增加肌膚的表皮厚度。在慢性反應方面，則會導致皮膚老化。在夏日裡，如果依然想要擁有白淨無瑕的肌膚，就應確實做好防曬，尤其是紫外線指數達到 7 或 7 以上時，更容易傷肌膚，應特別加強防曬，不要因怕麻煩而造成日後懊惱潮溼的空氣、透過車窗照進來的陽光，甚至室內的燈管、電腦，都是令皮膚變黑變暗的元凶。

(5)疾病影響正常膚色：不少疾病可以改變正常膚色，使其變黑。其中，最常見的有內分泌系統疾病、慢性消耗性疾病、營養不良性疾病等。這些病可使皮膚變成褐色或暗褐色，分布於臉、手臂、關節等暴露部位，或以受壓摩擦等部位尤為明顯。再如慢性肝病，可引起面部黃褐部或眼眶周圍變黑。此外，**瑞爾黑變病（Riehl's melanosis）**病患的黑色素也大多堆積於面部，特別是

前額、臉頰、耳後及頸部，非常明顯（如圖 9-3）。此外，食物也可能引起過敏，誘發皮膚變態反應，以致疹塊叢生，最後留下色素而使皮膚變黑，這些食物如蔥、蒜、辣椒、花椒、韭菜、酒、魚、蝦、海帶、雞肉、豬蹄、豬肉等。

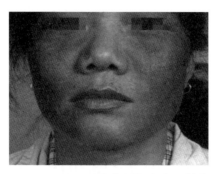

圖 9-3　瑞爾黑變病的臨床表現特徵

資料來源：pfkzhuanjia.blog.163.com。

相關瑞爾黑變病（Riehl's melanosis）的病因及發病機制、臨床表現、診斷及治療，讀者可以參見五南圖書股份有限公司出版的**《化妝品皮膚生理學》**一書，內有詳細介紹。

3. 影響皮膚細膩的因素

皮膚細膩與否，主要由皮膚紋理決定，健美的皮膚質地細膩、毛孔細小。皮膚藉皮下組織與深部附著，並受真皮纖維束的排列和牽拉形成多走向的溝和脊，皮溝及皮脊構成皮膚紋理，皮溝將皮膚表面劃分許多菱形、三角形或多角形的微小皮丘，皮溝的深淺因人種、年齡、性別、營養狀況及皮膚部位的不同而有所差異。健康皮膚的表面紋理細小、表淺、走向柔和且光滑細膩。美容的目的在於透過保溼、防曬、合理營養等方式，使皮膚質地細膩，光潔度高，予人美感。

二、皮膚白皙細嫩與營養

1.富含維生素 C 的食物：維生素 C 是產生黃酮類激素的基本物，可阻止黑色素的再生，使皮膚更白皙，有利於面部色素斑的淡化和消除。

2.富含乳清蛋白和乳酸的食物：雞蛋蛋白質和牛奶中乳清蛋白含硫豐富，乳清蛋白的分解產物有美白作用，乳酸具有潔膚、保溼、去斑作用。牛奶和雞蛋含豐富蛋白質、乳清蛋白、維生素，有滋潤和潔白皮膚作用。

3.富含礦物質的食物：有些礦物質有抗氧化等功效，可使皮膚細嫩白皙。此類型食物，如蘆薈富含硒，能抗衰老和防治各種與脂肪過度氧化有關的疾病，使皮膚白皙。因爲蘆薈含有高蛋白並且熱量低，在美白肌膚的同時，又不使人發胖，冬瓜含微量元素鋅、鎂。鋅可以促進人體生長發育，鎂可以使人精神飽滿，面色紅潤，皮膚白淨。

4.多攝入鹼性食物：日常飲食所吃的魚、肉、禽、糧食類爲酸性食物。酸性食物會使體內和血液中乳酸、尿酸含量增高。有機酸不能即時排出體外時，就會侵蝕敏感的表皮細胞，使皮膚失去細膩和彈性。新鮮蔬菜和水果的鹼性無機鹽，如鈣、鈉、鉀等含量較高，經常食用新鮮蔬菜能使生物體內鹼性物質充足。體內的酸性物質能迅速中和成無毒的化合物排出體外，使血液維持在比較理想的弱鹼性狀態中，可保持皮膚的光滑滋潤。屬於鹼性的食物有，菠菜、捲心菜、蘿蔔、胡蘿蔔、馬鈴薯、黃瓜、豆腐、豌豆、紅豆、綠豆、山芋、甘薯、四季豆、蓮藕、栗子、洋蔥、茄子、香菇、牛奶、蛋白、柑橘、葡萄、香蕉、蘋果、柿子等。

5.其他美白食物：

(1)菠蘿：菠蘿酵素是天然的分解蛋白質高手，還能溶解血管中的纖

維蛋白及血栓。食用菠蘿不僅可以清潔腸道、美白調節膚色，還有很強的分解油膩、減肥作用。

(2)醋：食用醋可將皮膚黑色素減淡。

(3)櫻桃：有豐富的維生素 C 能滋潤美容皮膚，有效抵抗黑色素的形成。鐵是血液中血紅素的中心結合元素，血液充足使肌膚白裡透紅。櫻桃中含鐵量爲蘋果的 20 倍，梨的 30 倍。β-胡蘿蔔素及維生素 C 可美白肌膚，讓肌膚細膩有彈性。

(4)荔枝：含有豐富的蛋白質、維生素及微量元素，鐵、銅含量也高於蘋果和梨，經常食用可達到紅潤膚色的作用。

(5)蝦：含有豐富的銅，是形成皮膚色素微量元素，也是生物體內抗老化酵素──超氧歧化酶（superoxide dismutase, SOD）的中心結合元素，膠原蛋白和彈性蛋白的生合成也離不開它。經常食用蝦，可以使皮膚顏色、張力和彈力均勻。

6. 少攝取富含酪胺酸的食物：酪胺酸是黑色素形成的基礎，如果酪胺酸攝取量減少，合成黑色素減少，皮膚就可以變白。甲殼類動物，如蝦、蟹、螺、牡蠣以及各種海產品均富含酪胺酸，豆類、硬殼果類、水產品等，也富含酪胺酸，經常食用，可致膚色變黑。

習題

一、選擇題

1. 黑色素形成的原因何者爲是？

   (A) 黑色素細胞量的多寡　　　(B) 酪胺酸酶

   (C) 白化症無黑色素細胞　　　(D) 以上皆是

   答案：(B)

2. 皮膚的黑色素細胞主要位於表皮之何處？

(A) 透明層　　(B) 有棘層　　(C) 基底層　　(D) 顆粒層

答案：(C)

3. 正常皮膚中黑色細胞和基底細胞的比率大約為？

(A) 1：10　　(B) 1：20　　(C) 1：30　　(D) 1：40

答案：(A)

4. 下列有關皮膚黑色素的敘述何者錯誤？

(A) 黑色素吸收紫外線，所以對皮膚具有保護作用

(B) 皮膚黑色素由基底層的黑色素細胞產生

(C) 黑人黑色素細胞的數量比白人多，所以皮膚較黑

(D) 黑色素是酪胺酸經由酪胺酸酶（tyrosinase）作用而生成

答案：(D)

5. 有關黑斑的敘述，下列何者正確？

(A) 發炎後色素沉澱屬於淺層斑點之黑斑

(B) 雀斑屬於淺層斑點之黑斑

(C) 深層斑點之黑斑沉積於皮膚之表皮層

(D) 果酸治療深層斑點較雷射治療佳

答案：(B)

6. 酪胺酸酶美白藥物的藥理機制為：

(A) 抑制黑色素的形成　　　　(B) 促進黑色素的形成色素

(C) 抑制黑色素的分解　　　　(D) 促進黑色素的分解

答案：(A)

7. 下列何種成分可將氧化狀態之黑色素轉化為黑色之還原型黑色素而達到美白作用？

(A) 麴酸（kojic acid）

(B) 對苯二酚（hydroquinone）

(C) 熊果素（arbutin）

(D) 維生素 C 磷酸鎂鹽（magnesium ascorbyl phosphate）

答案：(D)

8. 黑斑是下列何者聚集在一起所造成？

(A) 血紅素　　(B) 胡蘿蔔素　　(C) 黑色素　　(D) 角質素

答案：(C)

9. 預防色素斑有關之營養素為：

(A) 維生素 D、生物素

(B) 外用視網酸、維生素 C、維生素 E 及硒

(C) 葉酸、維生素 B$_{12}$

(D) 以上皆是。

答案：(B)

10.皮膚白皙細嫩的營養保健中，不正確的是？

(A) 食用富含維生素 C 的食物　　　　(B) 食用富含礦物質的食物

(C) 食用富含乳清蛋白和乳清的食物　　(D) 食用富含酪胺酸的食物

答案：(D)

11.下列何者經紫外線照射後會增加黑色素的分泌，以吸收紫外線，防止
其侵入深層組織以保護皮膚？

(A) 顆粒層細胞　　(B) 黑色素細胞　　(C) 纖維母細胞　　(D) 脂肪細胞

答案：(B)

12.黑色素可以保護皮膚對抗有害的？

(A) 細菌　　(B) 壓力　　(C) 電流　　(D) 紫外線

答案：(D)

13.皮膚經紫外線照射，皮膚的成分會製造出下列哪種物質？

(A) 維生素 A　(B) 維生素 B　(C) 維生素 C　(D) 維生素 D

答案：(D)

14.發現顧客臉上有黑斑，美容師的最佳處理方式為何？

(A) 直接幫顧客取斑　　　　　(B) 介紹顧客使用漂白霜

(C) 替顧客做果酸換膚　　　　(D) 請顧客找皮膚科醫師診治

答案：(D)

15.以下何者不是造成黑斑的原因？

(A) 服用某些藥物　　　　　　(B) 使用不當的化妝品

(C) 紫外線照射　　　　　　　(D) 肝臟功能不良

答案：(D)

二、問答題

1. 請簡述皮膚色素的種類及作用為何？

2. 請簡述皮膚色素斑的形成原因？

3. 你（妳）認為要做到皮膚去斑的策略為何？

4. 你（妳）認為影響皮膚美白的因素為何？

5. 從營養與美容的角度，你（妳）建議該吃哪些食物來幫助皮膚白皙？

參考文獻

1. 黃玲珠編著，美容營養學，**華立圖書股份有限公司**，2006。

2. 賈潤紅主編，美容營養學，**科學出版社**，2011。

3. 王素華著，黃純宜總校閱，美容營養學修訂版，**新文京開發出版股份有限公司**，2013。

4. 王志凡、萬巧英主編，營養與美容保健，**科學出版社**，2015。

5. 張效銘、趙坤山著，化妝品原料學第二版，**滄海圖書資訊股份有限公**

司，2015。

6. 張效銘著，化妝品皮膚生理學，**五南圖書股份有限公司**，2018。

7. Aroca P. 1992. Regulation of the final phase of mammalian melanogenesis. **Eur. J. Biochem.,** 208: 155-163.

8. Ando H, Londoh H, Lchihashi M, and Vincent J H. 2007. Approaches to identify of melanin biosynthesis via the quality control of tyrpsinase. **J. Invest. Dermatol.,** 127: 751-761.

9. Vincent J H. 2000. The melanosome: the perfect model for cellular responses to the environment. **Pigment Cell Res.,** 13: 23-24.

10. Mokawa G. 2004. Autocrine and paracrine regulation of melanocytes in human skin and in pigmentary disorders. **Pigment Cell. Res.,** 17: 96-110.

11. Kushimoto T, Valencia J C, Costin G E, Toyofuku K, Watabe H, Yasumoto K, Rouzaud F, Vieira W D, and Hearing VJ. 2003. The Seiji memorial lecture: the melanosome: an ideal model to study cellular differentation. **Pigment Cell Res.,** 16: 237-244.

12. Hara M, Year M, Byers H R, Goukassian D, Fine R E, Gonsalves J, and Gilchrest B A. 2000. Kinesin participates in melanosomal movement along melanocyte dendrites. **J. Invest. Dermatol.,** 114: 438-443.

13. Nordlund J, Boissy S E, Hearing V J, King R, and Ortonne J P. 1998. The pigmentary system. Oxford: Oxford University Press, p531.

14. Ortinne J P. 2002. Photoprotective properties of skin melanin. **Br. J. Dermatol.,** 146 S61: 7-10.

15. Costin G E, and Hearing V J. 2007. Human skin pigmentation: melanocytes modulate skin color in response to stress. **FASEB J.,** 21: 976-994.

16. Roberts W E. 2009. Skin type classification systems old and new. **Dermatol.**

Clin., 27(4): 529-533.

17. Jablonski N G, and Chaplin G. 2013. Epidermal pigmentation in the human lineage is an adaptation to ultraviolet radiation. **Hum. Evol.,** 65: 671-675.

18. Smucker J E, and Kirby J S. 2014. Riehl melanosis treated successfully with Q-switch Nd: YAG laser. **J. Drugs Dermatol.** 13(3): 356-358.

第十章　皮膚的老化與護理

　　生物體都要經過生長、成熟、老化、死亡的過程。老化是指隨著時間改變，所有個體發生功能性和器官衰退的漸進過程。人類老化的主要特徵是皮膚變薄、出現皺紋、皮膚彈性降低、色素沉澱、毛髮粗糙、脫髮變白、肌肉萎縮、關節僵硬等。老化是生物體的自然現象，牽涉許多因素（如內在因素、外在因素及環境因素）所造成。皮膚為人體的重要器官，老化的發生也反應在皮膚上。本章針對「**皮膚老化的現象**」、「**皮膚老化的原因與機制**」、「**皮膚老化與營養保健**」、「**皮膚老化的預防與護理**」、「**皮膚皮皺紋與營養保健**」等內容，做詳細的介紹。

第一節　皮膚老化的現象

　　人類皮膚從 20～25 歲開始進入自然老化狀態，大約 35～40 歲之後逐漸出現較明顯的衰老變化。皮膚的老化現象可以從皮膚組織、生理功能及整體外觀等三個層面的變化來判斷。

一、皮膚組織衰退

　　皮膚的厚度隨著年齡的增加而有明顯改變。人的表皮 20 歲時最厚，以後逐漸變薄，到老年期顆粒層可萎縮甚至消失，棘細胞生存期縮短。表皮細胞核分裂增加，故黑色素亦增多，以致老年人的膚色多為棕黑色。由於老化細胞附著於表皮角質層，使皮膚表面變硬、失去光澤。真皮在 30 歲時最厚，以後逐漸變薄並伴有萎縮。皮下脂肪減少且由於彈力纖維與膠原纖維發生變化，而逐漸失去皮膚彈性和張力，更進一步導致皮膚鬆弛與

皺紋產生。皮膚組織的退化的現象可以從**表皮層（epidermis）**及**真皮層（dermis）**的改變來觀察。

(一) 表皮層的改變

表皮隨年齡增長，顆粒層（stratum granulosum）和棘細胞層（stratum spinosum）的細胞個體及群體變小，角原細胞（keratinocyte）增殖速度下降，使表皮變薄。表皮變薄是一個緩慢的過程，從 20～80 歲，表皮的厚度約減少 1/3。表皮變薄時，細胞間質的天然保溼因子含量下降，造成皮膚水合性下降，皮膚乾燥，失去光澤。表皮內的黑色素細胞及郎格漢斯細胞（langerhans cell）的密度隨著皮膚老化而變薄。陽光暴露部位（如顏面、手背和前臂伸側面（extensor surface））黑色素細胞增加，導致這些部位常出現**老年斑（old age spots）**。郎格漢斯細胞量下降，可能會引起免疫反應降低。

(二) 真皮層的改變

真皮層由較厚、緻密的結締組織組成，排列不規則，縱橫交錯成網狀，使皮膚有彈性和韌性。結締組織是由膠原纖維、網狀纖維、彈性纖維三種纖維組成。膠原纖維（主要是 I 型和 III 型膠原纖維）占皮膚蛋白淨重的 70%、彈性蛋白只占 1%～3%，其餘是黏蛋白和結構醣蛋白。膠原纖維粗細不等，大多成束，呈波紋狀走向。膠原纖維決定著真皮的機械張力，在皮膚老化過程中，首先是膠原纖維的組成發生改變。第 III 型膠原與第 I 型膠原的比值隨年齡而增加，是造成老化時皮膚變薄的原因之一。其次，膠原纖維間的交聯作用，增加對膠原酶的抵抗能力，能抗拉，韌性大，缺乏彈性，同時形成皺紋（如圖 10-1）。

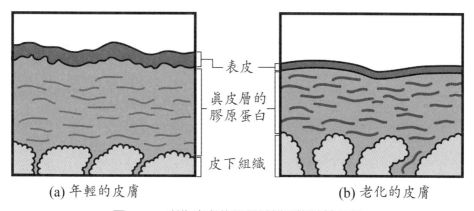

(a) 年輕的皮膚　　　　　　　　　　　　(b) 老化的皮膚

表皮

真皮層的
膠原蛋白

皮下組織

圖 10-1　老化皮膚的膠原纖維不斷地被分解

彈性蛋白是維持皮膚彈性的重要成分，含量下降或變性會導致皮膚彈性下降與皺紋形成。彈性蛋白在真皮乳頭層（nipple stratum）是垂直的網絡狀結構，在真皮網狀層（meshed stratum）是與皮膚平行的結構。隨著年齡增長，彈性蛋白受到彈性蛋白酶的分解，使得乳頭層的垂直彈性蛋白纖維網絡結構消失，並呈碎段狀，分布密度下降。網狀層中，平行的彈性纖維的密度、表面積、長度及寬度隨年齡而增加（如圖 10-2）。

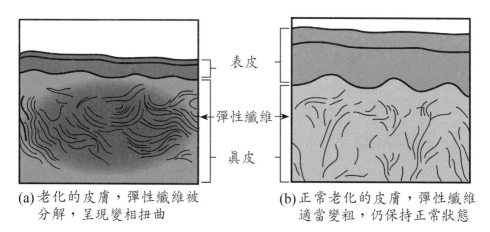

表皮

彈性纖維

真皮

(a) 老化的皮膚，彈性纖維被　　　　　(b) 正常老化的皮膚，彈性纖維
　　分解，呈現變相扭曲　　　　　　　　　適當變粗，仍保持正常狀態

圖 10-2　皮膚彈性纖維的改變

　　真皮層中富含醣類大分子，例如醣蛋白（proteoglycans）或胺基葡聚糖（透明質酸），是皮膚水合作用的基礎。皮膚衰老時，受到透明質酸酶的分解作用，透明質酸的含量下降。纖維連接蛋白（fibronectins）在皮膚衰老時，合成增加。真皮內的血管數量隨著年齡增加與皮膚衰老而減少，加上動脈硬化、血管壁增厚、管腔變窄，血液循環受影響，皮膚血液的供給不能達到表層。使得皮膚萎縮變薄，真皮內結締組織變性，對皮膚內血管支持力減小，老年人的皮膚可見毛細血管擴張及小靜脈曲張現象（如圖10-3）。

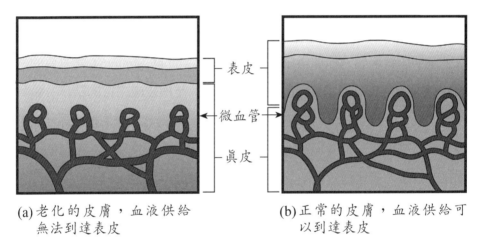

(a) 老化的皮膚，血液供給　　　　　(b) 正常的皮膚，血液供給可
　　無法到達表皮　　　　　　　　　　　以到達表皮

圖 10-3　正常皮膚與老化皮膚的血液循環

二、生理功能低下

　　隨著年齡的增長，皮膚附屬附器官——汗腺（sweat gland）和皮脂腺（sebaceous gland）改變較為明顯。汗腺的數量減少，功能不全，造成汗液分泌降低。皮脂腺萎縮，分泌也減少，且成分也發生改變，造成皮膚乾燥失去光澤，出現鱗屑。皮膚的皮下脂肪組織減少，皮脂分泌量減少，角

質細胞間（脂）質也減少，水分保持能力降低，皮膚的水分屏障功能逐步衰退，**水分經皮失散率（transepidermal water loss, TEWL）**數值上升。因為皮脂腺、汗腺功能衰退，汗腺與皮脂腺排除減少，皮膚逐漸失去昔日光澤而變得乾燥。血液循環功能衰退，難以補充皮膚必要的營養。因此，老年人皮膚傷口難以癒合。

三、影響外觀

　　皮膚和其他器官一樣，隨著年齡不斷增加都逐漸趨向衰老。皮膚的衰老是一種正常現象，從我們出生開始，皮膚老化的現象就一直存在，皮膚老化的結果除了使皮膚的生理功能減退外，最重要的是使人的外貌發生了變化。人們往往透過皮膚及頭髮的一些外在特徵來判斷一個人的年齡、身分和地位。人人都希望保持外貌年輕、青春永駐，而衰老使人體美減色。因此，衰老的外貌會對人的心理產生負面效應。預防和延緩皮膚衰老是美容皮膚科學的重要課題。相較其他器官更多地受到外源性刺激因素的影響。因此，皮膚的衰老是內源性因素和外源性因素共同的作用結果。

　　整體而言，皮膚老化的現象歸納為下列數項表徵：

1. 自然老化時角質層水分減少、汗腺和皮脂腺分泌功能下降，皮狀乾燥、脫屑。

2. 表皮細胞分化能力降低、表皮恢復速率減慢、角質化功能衰退、角質層變薄、表皮萎縮產生細小皺紋。

3. 真皮中，膠質細胞總數減少，部分膠質細胞又因過氧化脂質的作用，導致交聯度增加，產生不溶性膠原，降低皮膚彈性。

4. 真皮結締組織的基本成分——透明質酸，也隨年齡增加而減少，真皮水分減少，產生較深的皺紋。

5. 皮膚組織代謝分解過程超過合成過程，使得真皮呈束狀的膠原纖維

和彈性纖維的組成改變、含量下降、纖維變性、異常交聯增加、彈性降低，對表皮層的支撐和血液循環能力減弱。

第二節　皮膚老化的原因與機制

影響皮膚老化的原因，可以分成內在因素、外在因素及環境因素等三方面進行介紹。

一、內在因素

係指年齡的老化、自然的生理老化，一般是指機能的降低與萎縮性的變化，即為**自然老化（natural aging）**。就皮膚而言，自然老化是指皮膚的細胞數目減少、厚度變薄。皮膚中的膠原蛋白、彈力蛋白、細胞間質等，因年齡的增加而減少，新陳代謝的能力減弱，與人種、皮膚特性及體內荷爾蒙的變化都有關係。造成皮膚自然老化的原因及機制很多，例如遺傳基因、體細胞突變、蛋白質合成錯誤、環境中毒、內分泌功能退化、免疫功能下降、交聯反應傷害及自由基傷害等。以下列舉出數種造成皮膚老化的機制與原因：

1. 遺傳基因對皮膚老化的意義

皮膚自然老化與遺傳有關，老化的過程中受到多種特異性基因影響，包括影響老化的基因及間接導致老化的原因：

(1)影響老化的基因：一般哺乳動物影響老化的基因有三類型基因，如：(a) 細胞不可逆抑制 DNA 的合成；(b) 細胞凋亡的抵抗；(c) 不同功能表現變化。

(2)間接導致老化的原因：基本轉錄調節因子表現量降低，也會間接導致老化，此類型基本轉錄因子有：(a) c-Fos（屬於核內轉錄因子類的原癌基因）；(b) basic helix-loop-helix（bHLH）轉錄因子的抑

制劑 Id1 及 Id2；(c) E2F（與細胞分裂的蛋白有關）。

當蛋白激酶的抑制劑（P2I）表現量過高，導致 E2F 為非活化態，即使 E2F 成分被修復，也不能使老化的組胞合成 DNA，導致老化現象發生。此外，各種生物內基因的單核酸多型性也會影響個體在各年齡層的老化速度。

2. 自由基對皮膚傷害的意義

造成皮膚老化的自由基，此學說主要認為隨著年齡增大的老化現象是由於自由基的副作用所引起的。在正常情況下，生物體內自由基的產生與消失是處於動態平衡。自由基及活性氧在正常細胞新陳代謝中不斷地產生，並參與了正常生物體內各種防禦作用、特殊生理活性物質的合成等作用。在生物體生長發育階段或正常運轉階段，即使某種自由基的產生多了一些，也會被生物體內的各種自由基清除機制所清除。例如，超氧化物歧化酶（SOD）、過氧化氫酶等酵素和維生素 A、維生素 E、維生素 C 等抗氧化物。當生物體衰老時，體內清除自由基的能力減弱，則會破壞原本的平衡。過多的自由基會破壞構成組織細胞的大分子化學結構、正常組織型態和功能的完整性。當傷害的程度超過修復或喪失其代謝能力時，組織器官的機能就逐漸發生問題，產生老化現象（如圖 10-4）。老化是一個極為複雜的過程，自由基學說只能解釋其部分現象，但自由基促使衰老過程加快的作用是確切的。

隨著年齡的增加及各種疾病的影響，使得人體內活性氧自由基增加，加上外部原因如紫外線的照射、溫度、溼度的變化，都可使人體內產生活性氧自由基。活性氧可以引發人體內脂質中的不飽和脂肪酸氧化，產生脂質過氧化自由基 R·、RO·、ROO· 與 ROOH。這些反應為

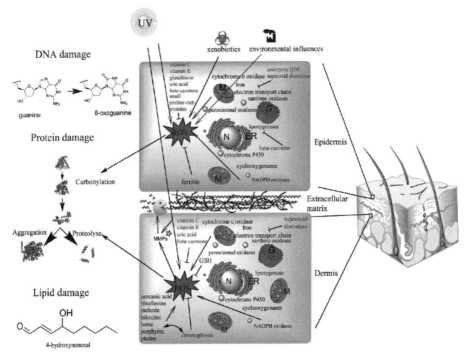

圖 10-4　紫外線會造成表皮及真皮內的活性氧傷害

圖片來源：Rinnerthaler et al., 2015。

$$RH + \cdot OH \longrightarrow R + H_2O$$

$$R \cdot + O_2 \longrightarrow ROO \cdot$$

$$ROO \cdot + RH \longrightarrow ROOH + R \cdot$$

　　上述的反應是產生脂質過氧化物的鏈式反應，ROOH 與 R· 反應導致鏈分裂，得到脂質過氧化最終產物之一的**丙二醛（malonaldehyde）**。丙二醛是不飽和脂質過氧化作用的產物，與蛋白質反應形成了一種螢光產物──**希夫鹼（schiff base）**。丙二醛與核酸上氨基或磷脂三乙醇胺（phosphatidyl triethanolamine）反應產生類似的螢光產物─脂褐素，即老年斑，是皮膚老化的一種現象。

　　人體細胞膜是由脂質和蛋白質組成。正常的細胞膜其膜蛋白質在不斷地進行著締合（association）和解離過程。當活性氧自由基的增多引起脂質過氧化作用，導致膜蛋白質處於永久性的締合狀態，阻礙了蛋白複合體恢復到原有的分布狀態，嚴重地損害了生物膜的功能。脂質的過氧化作用使膜的不飽和脂肪酸減少，膜的飽和脂肪酸相對增多，會使膜變爲剛性狀態。缺乏不飽和脂肪酸則可使膜的流動柔軟性降低。另一方面，脂類過氧化作用所產生的自由基可對膜上的蛋白質或膜結合酶產生作用，使膜結構產生變化，導致膜功能異常，而使人體更加處於不正常狀態，表現在皮膚上則出現皮膚乾燥、產生皺紋等老化現象。

3. 交聯反應對皮膚傷害的意義

　　生物體內交聯反應有兩大類：(1) 在細胞核 DNA 的雙股結構間交聯反應；(2) 在細胞外蛋白膠原纖維之間的交聯反應。兩者均會造成生物體嚴重傷害，引起生物體的老化與死亡。

(1)在細胞核 DNA 雙股結構間的交聯反應：在正常情況下，交聯劑（主要是甲醛、重金屬離子、自由基）在體內的生成和消除是平衡的，維持著生理的平衡。隨著內、外因素的改變，平衡的機制被破壞。交聯劑的化學結構就容易與 DNA 的雙股結構發生交聯反應。首先，交聯劑的一端先鍵結至 DNA 雙股螺旋的一股上，若生物體的防禦機制無法切除這股帶有交聯的結構，則交聯劑的另一端又會鍵結至 DNA 的第二股上，形成無法解開的 Y 形結構。DNA不能正常被修復，也無法完成分裂，導致細胞的老化與死亡。

(2)在細胞外蛋白－膠原纖維之間的交聯反應：膠原纖維是由纖維細胞產生，集聚成束。這種纖維大多位於組織的眞皮層，具有很大的韌性且彈性小，抗牽引力強。隨著年齡增長，體內的膠原增多。這種成熟的膠原纖維一般是由幾個膠原纖維交聯成膠原纖維

的多聚體。在交聯反應中，除原有膠原纖維緊密交聯外，還牽涉葡萄糖、甘露醇等醣蛋白分子及膠原分子內部的脯胺酸或賴胺酸膠原分子的螺旋鍵之間發生交聯反應。這些交聯反應產生的結構不易鬆解，難溶解於各種緩衝液，對抗分解酶的作用，水合力降低，對某些溶劑的膨脹現象消失。造成結構組織的張力、延伸性及彈性等發生變化，不能實施正常的黏合、連接、支撐和負重功能，導致人的型態和外貌老化，妨礙體液成分和營養物質的供給，阻礙代謝產物排出，且威脅細胞正常代謝和生存，導致組織老化和死亡。

二、外在因素

因為紫外線輻射造成暴露部位的皮膚老化，稱為**光老化（photo-aging）**。紫外線是指波長比可見光波較短的一部分光線，大致分為 UVC（200 nm～290 nm）、UVB（290 nm～320 nm）和 UVA（320 nm～400 nm）三部分。紫外線的短波部分即 UVC 區段，由於大氣臭氧層的阻隔不能到達地面，皮膚受到的紫外線主要是指 UVB 段和 UVA 段的照射。由於氟氯碳化物對臭氧層的不斷破壞，減少了大氣臭氧層的過濾效果，短波長的紫外線也更多地照射到地面，使紫外線輻射的危害不斷增加。紫外線照射會使皮膚中的自由基含量增加，自由基會損害生物膜，促使彈性纖維發生交聯與聚合。中性粒細胞中的彈性蛋白酶對彈性蛋白、膠原、黏蛋白和免疫球蛋白等有很強的降解作用（如圖 10-5），當皮膚遭受紫外線照射時，會引起血管擴張、紅斑及組織充血發炎症狀，並造成彈性蛋白酶對彈性蛋白的片狀降解，彈性纖維含量降低（如圖 10-6）。

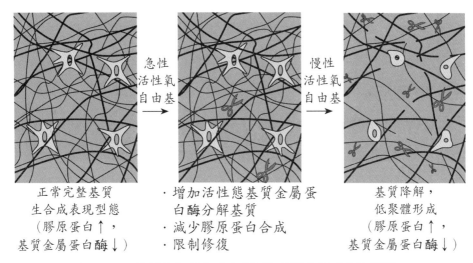

正常完整基質
生合成表現型態
（膠原蛋白↑，
基質金屬蛋白酶↓）

・增加活性態基質金屬蛋
白酶分解基質
・減少膠原蛋白合成
・限制修復

基質降解，
低聚體形成
（膠原蛋白↑，
基質金屬蛋白酶↓）

圖 10-5　紫外線傷害造成皮膚細胞基質的組成產生降解

圖片來源：Rittie and Fisher, 2014。

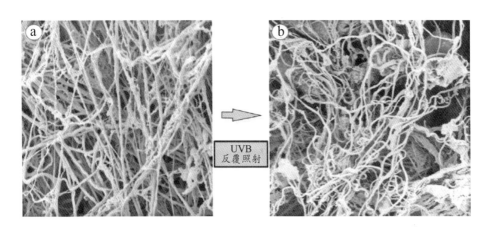

圖 10-6　彈力蛋白纖維經 UVB 反覆照射後產生降解現象

圖片來源：Imokawa and Ishida, 2015。

　　在紫外線照射下，皮膚中會產生活性氧和過氧化脂質。過氧化脂質使膠原蛋白交聯，皮膚失去彈性，產生皺紋。過氧化脂質在氧化酶作用不分解成丙二醛等物質，與蛋白質反應，形成老年斑。過度日光照射會使人體

皮膚表皮細胞內的核糖核酸變性，使皮膚角質化過度、表皮角質層變厚，形成皮膚變粗糙、缺乏彈性、鬆弛、皺紋等衰老現象。

三、環境因素

環境汙染也會造成皮膚損害，尤其是汽機車排放的廢氣（揮發性有機化合物、一氧化碳、氧化氮及硫化物）和吸菸會造成皮膚的傷害。這些皮膚損害的表現往往以過敏性增加為主，反覆的過敏性反應會加速皮膚衰老的過程。低溫潮溼和血液循環差、生活的壓力、生活不規律、睡眠不足，均易造成皮膚老化。皮膚清潔不徹底、缺乏水分，也易使皮膚細胞衰老。

第三節　皮膚老化與營養

一、延緩皮膚老化的食物

延緩皮膚衰老的食物主要有以下幾類：

1. 富含蛋白質的食物：蛋白質是人體三大營養物質之一。經常食用高蛋白的食物可促進皮下肌肉的生長，使肌膚柔潤而富有彈性，防止皮膚鬆弛，延緩皮膚衰老。富含蛋白質的食物有瘦肉、魚類、蛋類、奶類及大豆製品等。

2. 富含維生素 E 的食物：維生素 E 是一種重要的自由基清除劑，具有抗皮下脂肪氧化，增強組織細胞活力，使皮膚光滑，富有彈性的作用。富含維生素 E 的食物有杏仁、榛果、麥胚、植物油。

3. 富含膠原蛋白的食物：富含膠原蛋白和彈性蛋白的食物，包括豬、雞、鴨、魚的皮，豬、牛、羊的蹄、動物筋腱等。如豬皮中的蛋白質85%為膠原蛋白，膠原蛋白和彈性蛋白是真皮結構的主要物質，皮膚的生長、修復和營養不離開它們，膠原蛋白可使組織細胞內外的水分保持平衡，使

乾燥、鬆弛的皮膚變得柔軟、溼潤。適量補充富含膠原蛋白和彈性蛋白的食物，對保持皮膚彈性、減少皮膚皺紋和維持皮膚潤澤都有益處，尤其在中年以後，這種美容效果是明顯的。

4. 富含維生素的食物：富含維生素的食物可增強皮膚彈性，使皮膚更加柔潤，光澤度好。菠菜、蘿蔔、番茄、大白菜等蔬菜及蘋果、柑橘、西瓜、大棗等瓜果中都富含豐富的維生素。

5. 富含礦物質的食物：富含礦物質的食物與人體健美關係密切，缺乏或過量均會導致疾病、引起早衰。

6. 富含異黃酮的食物：大豆可以代替雌性激素，因爲其中含有大量的大豆異黃酮，這是一種植物激素，女性體內雌性激素含量低時，大豆製品能代替雌性激素，經常食用可減少停經後的不適症狀。

二、老化皮膚的保養

1. 加強保溼：老化的皮膚多半比較乾燥，提高角質層的含水層，可使一些微小的細紋不明顯。

2. 局部使用抗氧化劑：如維生素 E、左旋維生素 C、果酸、硒、泛葵利酮、硫辛酸等。

3. 適度補充雌性激素：女性進入更年期以後，體內雌性激素的含量驟然降低，皮膚會在短時間變薄、變脆弱，皮脂腺的分泌減少，皮膚變得更加乾燥，這時皮膚對外界的過敏原、細菌、病毒等微生物的防禦能力降低，皮膚變得更加乾燥。適度補充雌性激素，一方面可以改善更年期的不適症狀，另一方面也可延遲皮膚的老化，

4. 去除老化的角質：皮膚老化以後，角質層細胞難以脫落而黏貼在

一起，使得角質層增厚，增厚的角質層使皮膚變得不敏感，老化的角質層保水能力較差，而且堆積的老化角質層細胞會使膚色暗沉。使用含有去角質成分的保養品，如 A 酸、果酸等，除加速角質細胞新陳代謝，剝除老化角質，使肌膚散發健康光澤之外，使用數個月後，皮膚會變得較爲緊實。

5. 去除老年斑：根據實際情況，可以選擇用雷射激光、電燒或強脈衝光去除已有的老年斑。

三、皮膚美容與營養膳食

皮膚雖然不能直接吸收食物，但能緩慢地從體內汲取營養，因而爲人體提供足夠的營養是皮膚美容的基礎。飲食可直接改善皮膚，也可以透過改善健康狀況而間接地達到美容作用。

(一) 飲食美容原則

欲使飲食美容的效果顯著，日常飲食應遵循以下三大原則：

1. 食物多樣化：飲食對皮膚的健美作用是不可忽視的。蛋白質、脂肪、碳水化合物、維生素和微量元素等，都是皮膚所必需的營養成分，能影響皮膚正常的代謝及生理功能。營養物質主要來源爲食物，但由於每種食物所含營養物質的種類和數量不同，且任何一種食物都不可能提供全面的營養物質。因此，人體必須從多種食物中攝取各種營養物質，在飲食上做到食物多樣化。

2. 保持酸鹼平衡：皮膚健美與血液中酸鹼度有關。偏酸時，汗液中的尿素、乳酸經皮膚排出，久而久之會使皮膚變粗糙而失去彈性。根據食物在體內代謝產物的酸鹼性不同，可將食物分爲鹼性和酸性兩大類。酸鹼性質不同的食物對皮膚有著不同作用。酸性食物氧化時可產生一種分解

物，使皮膚形成色素斑。有鑑於此，除控制酸性食物，如魚、肉、蛋等過多攝入外，應多吃微量元素豐富的食物，藉以中和體內產生的酸性物質，使血液處於弱鹼性，保持皮膚細緻、柔軟。飲食美容除了要注意營養的均衡、做到食物多樣化外，還需注意日常飲食的酸鹼性。人體酸鹼度的失衡，不僅影響肌膚的健美，而且可能會導致許多疾病的發生。

3. 適當控制食量：少量多餐有助於健康，脾胃運轉正常，才能保持皮膚滋潤。臨床實驗證明，過度飲食會加重胃腸負擔，導致脾胃虛損，致使面色蒼白、皮膚鬆弛。在注重食物多樣化、合理搭配酸鹼性食物的基礎上，每餐合理減少進食量，則有助於身體健康。

(二) 營養素與皮膚美容

1. 蛋白質與皮膚美容：蛋白質是人體必需的營養物質，在生物體組織器官及生物體數萬億個細胞中，至少有 200 種細胞中的基本構成物質都與蛋白質有關，蛋白質構成生物體大部分生命活性物質，發揮生物體的各種功能。皮膚蛋白質包括纖維蛋白質和非纖維蛋白質，角蛋白、膠原蛋白和彈性蛋白等屬於纖維性蛋白質，細胞內的核蛋白以及調節細胞代謝的各種酶類屬於非纖維性蛋白。角蛋白是中間絲蛋白家族成員，是角質形成細胞和毛髮上皮細胞的代謝產物及主要成分。膠原蛋白有 I、III、IV、VII 型，膠原纖維的主要成分為 I 型和 III 型膠原，膠原纖維韌性大，抗拉力強。網狀纖維主要為 III 型膠原，基底膜主要為 IV、VII 型膠原。彈性蛋白是真皮內彈力纖維的主要成分，彈力纖維具有較強的彈性。經常食用含有膠原蛋白的食物，皮膚能變得豐滿、充盈、皺紋減少、細膩而有光澤。彈性蛋白可使人的皮膚彈性增強，富含膠原蛋白和彈性蛋白的食物有豬蹄、豬皮和動物筋腱等。

2. 碳水化合物與皮膚美容：碳水化合物是人類最廉價的能量來源，

又是當今人類生存的最基本物質和最重要的食物能源，也是重要的食物組成成分。目前人類每日攝入的能量中，在不同地區和不同的經濟條件下，碳水化合物占全日總能量的40%～80%。皮膚中的醣類屬於碳水化合物，主要是糖原、葡萄糖和黏多醣等，皮膚糖原含量在胎兒期最高，成人期含量降低。有氧條件下，表皮中50%～75%葡萄糖透過有氧氧化提供能量，而缺氧時有70%～80%透過無氧酵解提供能量。血液葡萄糖濃度為3.89～6.11 mmol/L，皮膚葡萄糖含量約為其2/3。表皮含糖量較高，糖尿病患者表皮含糖量更高。因此，皮膚更容易發生真菌和細菌感染。

真皮中黏多醣含量豐富，主要包括透明質酸、硫酸軟骨素、肝素等，對保持皮膚水分具有重要作用。

- **透明質酸（hyaluronic acid, HA）**：是優良的保溼劑，因其良好的保溼特性，使真皮成為皮膚的儲水庫，與天然保溼因子一同構成皮膚由角質層到真皮的全效保溼劑，具有潤滑性和成膜性，可增加皮膚潤滑感和溼潤感，可清除自由基，參與皮膚的修復，營養皮膚。

- **硫酸軟骨素（chondroitin sulfate）**：有保溼、促進膠原纖維成熟的作用。

- **肝素（heparin）**：可促進皮膚血液循環，增加毛細血管通透性，把體內各種營養成分供給皮膚細胞，活化細胞代謝、促進細胞再生能力，使皮膚的皺紋得以改善，色斑淡化。恢復皮膚光澤、細緻、彈性。

黏多醣與蛋白質形成黏蛋白，後者與膠原纖維結合形成網狀結構，對真皮及皮下組織具有支撐和固定的作用。隨著皮膚的老化，真皮中基質（ground substances）成分的含量逐漸減少，皮膚的含水量也逐漸減少，皮膚乾燥，容易出現皺紋。

3. 脂類與皮膚美容：皮膚中的脂類包括脂肪和類脂質，人體皮膚的脂類總量約占皮膚總重量的 3.5%～6%。脂肪的主要功能是儲存能量和氧化功能，磷脂質是細胞膜結構的主要成分和某些生物活性物質結合的原料。表皮細胞在分化的各階段，其組成有顯著差異，如由角質層到基底層，磷脂含量逐漸減少，而神經醯胺含量逐漸增加。表皮中最豐富的必需脂肪酸為亞油酸和花生四烯酸，後者在日光作用下可以合成維生素 D，有利於**佝僂症（ricket）**的預防。血液中脂類代謝的異常，如高脂血症可以使脂質在真皮局限性沉積，形成皮膚黃瘤，影響美容。脂類物質是皮膚不可缺少的營養物質，一旦缺乏，皮膚就會變得粗糙，失去光澤和彈性，容易發生代謝紊亂性皮膚病。適量的脂肪儲備，可增加皮膚的彈性。

4. 水與皮膚美容：水是一切生物賴以維持最基本生命活動的物質，它不僅是各種物質的溶媒，而且活躍地參與細胞的構成，同時也是細胞的依存環境，細胞從這個環境中取得營養物質。皮膚含水量是保持皮膚光澤、柔潤、富有彈性的關鍵因素。皮膚中的水分主要分布於真皮內，當生物體脫水時，皮膚可提供其水分的 5%～7%，以維持循環血容量的穩定。兒童皮膚含水量高於成人，成年女性皮膚含水量略高於男性。水呈弱鹼性，喝水對於降低血液的自由基含量、增強體質、防治疾病、延緩衰老、護膚美容很有益處。因此，給皮膚補充足量的水分，是養護皮膚的重要手段。

5. 電解質與皮膚美容：電解質是由多種化合物構成，包括化學結構較為簡單的鉀、鈉、鎂等無機鹽及生物體合成的複雜的有機分子。皮膚中含有各種電解質，主要貯存於皮下組織中，其中 Na^+、Cl^- 在細胞間質液中含量較高，K^+、Ca^{2+}、Mg^{2+} 主要分布於細胞內，它們對於維持細胞間的晶體滲透壓和細胞內外的酸鹼平衡具有重要作用。K^+ 可以激活某些酶，

Ca^{2+} 可以維持細胞膜的通透性和細胞間的黏著，Zn^{2+} 缺乏會引起**腸病性肢端皮炎**（**acrodermatitis enteropathica**）等。

第四節　皮膚老化的預防與護理

一、皮膚老化的預防

1. 清除過量自由基：根據衰老的自由基學說，過量的自由基會引起生物體損傷導致衰老。因此，清除過量的自由基成為抵抗衰老的重要手段。擁有清除過量自由基功能的活性原料主要以維生素 C、維生素 E、泛醌為代表。植物萃取物的原料中也有很好的自由基清除劑，如石榴、綠茶、咖啡果萃取物等。目前，清除過量自由基已是被大家證實的抗衰老有效途徑之一。

2. 防禦紫外線：皮膚的光老化是指由於長期日照導致皮膚衰老或加速衰老的現象。日光中的紫外線可引起皮膚紅斑和延遲性黑色素沉著，破壞皮膚的保溼能力，使皮膚變得粗糙、皺紋增多。目前一些大品牌在抗衰老化妝品中添加紫外線散射劑和吸收劑等防曬成分，保護皮膚免受紫外線損害。

3. 促進皮膚細胞新陳代謝：根據代謝失調衰老學說，生物體代謝障礙可引起細胞衰老而導致生物體衰老，因此改善生物體的代謝功能，促進細胞的新陳代謝，延緩皮膚衰老。這一方面的功能性原料有維生素 A、異黃酮素等，能夠活化細胞再生能力，促進細胞新陳代謝，使肌膚平滑細緻。

4. 補充膠原蛋白和彈性蛋白：膠原蛋白和彈性蛋白作為一種結構性蛋白，廣泛地存在於動物的皮膚、肌腱及其他結締組織中，富含膠原蛋白

的組織很容易表現出一些與年齡相關的生理變化。衰老的皮膚中由於膠原蛋白和彈性蛋白的流失，導致皮膚彈性下降、鬆弛、皺紋增多。因此，補充皮膚中的膠原蛋白和彈性蛋白是抗衰老的重要途徑之一。

5. 保溼和修復皮膚的屏障功能：乾燥是衰老皮膚的一重要特徵，實驗證明保持皮膚中的水分可以緩解皮膚衰老問題。因此，修復皮膚的屏障功能，鎖住皮膚中的水分就成為抗衰老的重要途徑。

6. 強化肌膚防禦和免疫系統：衰老的皮膚中郎格漢斯細胞減少，免疫能力下降，易罹患感染性疾病，導致皮膚衰老。因此，抗衰老化妝品中已經開始把修復免疫系統、提高防禦能力作為解決皮膚衰老問題的新途徑。

二、皮膚老化的護理

1. 補充水分

平時要注意皮膚的溼潤，尤其是秋天到來後，由於空氣開始變得非常乾燥，加上早晚溫差大，天氣逐漸變冷，引起皮膚毛孔收縮，皮膚表面的皮脂腺與汗腺分泌減少，從而使得皮膚表面很容易喪失水分。而皮膚衰老的最大原因正是水分不足，加上秋季皮膚新陳代謝緩慢，所以秋風一起，許多人的臉上便起皺紋或色斑、粉刺，原有的花斑、褐斑也會加深，皮膚變得乾燥，皮下脂肪增厚，皮膚緊繃甚至起皮掉屑。因此，秋季護養肌膚要注意合理飲水，彌補夏季喪失的水分，並防秋燥對體液的消耗。每天都要飲用足夠的水，使之滲透於組織細胞間維護人體的酸鹼平衡。保證生物體新陳代謝的正常運行並有效地將人體皮膚廢物排出體外，從而保持皮膚的清潔與活力。一般來說，每天飲用6～8杯水即能足夠皮膚內部所需要。

2. 均衡營養

　　營養不良會使人的皮膚乾、粗、皺、硬。若過多地攝取動物脂肪，則皮膚表現油亮或脫屑，這樣易發生痤瘡等皮膚病。因此，平時應注意飲食的多樣性、營養的合理性，多食能轉化皮膚角質層、使皮膚光滑的維生素A（動物的肝、腎、心、瘦肉等），多吃新鮮的蔬菜、水果，少吃含飽和脂肪酸較高的動物性食物。此外，天氣乾燥，嘴唇易裂，既影響美觀又增加不適感。要解決這個問題，除了用溫水洗唇，塗上護唇油外，平時應多吃富含維生素的食物，如動物肝、牛奶、雞蛋、紅白蘿蔔、蘋果、香蕉和梨等。

3. 合理護膚

(1)**盡量避免日曬**：盡量避免上午十點到下午兩點在陽光下日曬，外出時應帶好防曬工具和防曬用品。

(2)**注重潔膚**：即時清除皮膚表面的代謝產物，清水是最好的美容劑，從頭到腳依序輕柔的搓、擦、按摩，促進皮膚的新陳代謝，提高生物體的抵抗力。給皮膚提供足夠的營養和水分是皮膚健美的基礎。皮膚獲取營養主要有兩個途徑：一是透過從人體體內攝取，由飲食獲取皮膚所需要的營養成分。二是從外界獲取，主要是透過擦抹護膚品來增加皮膚所需要的營養成分，因此要選擇適合自己膚質的日常護膚品。尤其是乾燥的季節，角質層大量脫落，皮膚也會乾燥、粗糙，空氣中汙染物極易阻塞毛孔，如不及時清除易引起皮膚疾病。

(3)**養成良好的生活習慣**：保持飲食平衡，生活有規律，保證充足的睡眠時間，堅持鍛鍊身體，保持心情舒暢，減少嗜菸酒等不良嗜好。改變大笑、皺鼻、皺眉、瞇眼等不良動作。

(4)合理應用藥物治療：合理選用遮光劑、抗衰老藥物，減輕日光對皮膚的損害，改善皮膚的血液循環，增強皮膚的代謝功能，延緩皮膚的老化。

第五節　皮膚皺紋與營養保健

皺紋是皮膚缺乏水分、表面脂肪減少、彈性下降的結果。出現皺紋是人體功能開始衰退的標誌，是不可抗拒的自然規律。人過了 25 歲以後皮膚就開始逐漸衰老，年齡越大皺紋越多。如果營養不良或心理負擔過重，各種慢性病如貧血、日曬、皮膚汙垢及不正確的使用化妝品等外在因素都是過早產生皺紋的誘因。皺紋直接影響面部的容貌，是美容的大敵。

一、皮膚皺紋形成的原因與類型

皮膚**皺紋（wrinkle）**的形成及皮膚的緊實與彈性，主要由真皮決定（如圖 10-7）。最主要的是纖維結締組織，包括**膠原纖維（collagen fiber）**、**彈性纖維（elastic fiber）**和**網狀纖維（reticular fiber）**三種。真皮網狀層內的膠原纖維集合成束，縱橫交錯與皮膚表面平行排列，有一定的伸縮性。而彈性纖維纏繞在膠原纖維束之間，走向與膠原纖維相應，富有彈性。因而這些纖維排列方向不同，加上其牽引力的影響，在皮膚表面形成無數細小的溝紋。這些溝紋與纖維束走向一致，也與皮膚彈性張力方向一致，而這些溝紋就是潛在皺紋。

真皮是皮膚的支撐組織，纖維細胞負責膠原與彈性蛋白纖維的形成。膠原纖維會形成一個密集的網狀結構，以維護皮膚組織及抵抗力，更細的彈性纖維使皮膚柔軟有彈性，其數量隨皮膚老化而減少，在 45 歲後，完全消失。這些纖維在含有透明質酸的凝膠中，可以把水分鎖在分子裡，是保護皮膚滋潤的重要一環。

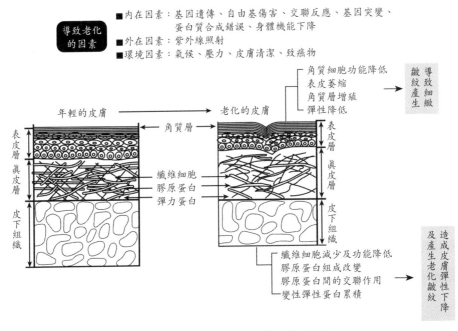

■內在因素：基因遺傳、自由基傷害、交聯反應、基因突變、蛋白質合成錯誤、身體機能下降
導致老化的因素
■外在因素：紫外線照射
■環境因素：氣候、壓力、皮膚清潔、致癌物

角質細胞功能降低
表皮萎縮
角質層增殖
彈性降低
導致細緻紋紋產生

年輕的皮膚 → 老化的皮膚

角質層

纖維細胞
膠原蛋白
彈力蛋白

纖維細胞減少及功能降低
膠原蛋白組成改變
膠原蛋白間的交聯作用
變性彈性蛋白累積
造成皮膚彈性下降及產生老化皺紋

圖 10-7　老化皮膚的組織改變及原因

一、皺紋形成的原因

　　皺紋的發生有許多原因，主要是自然老化、地心引力、陽光紫外線**光老化（photoaging）及光損傷（photodamage）、面部表情過多的收縮（muscles of expression）**等。

1. 自然老化與皺紋

　　真皮纖維細胞數量逐漸減少，合成膠原能力降低，蛋白酶釋放量增加，使膠原分解增加。彈性纖維束含量未見減少，但彈性纖維網發生捲曲鬆弛，失去彈性。真皮乳頭層的彈性纖維網減少，甚至消失，引起表皮層鬆弛並形成細小皺紋。纖維束變粗，也會使皺紋的深度加重，因為皮下脂肪減少，使皮下組織中連接真皮網狀層下部的纖維性支柱失去支撐作用，導致皮膚拉伸後彈性回復力減弱。

2. 紫外線與皺紋

　　膠原纖維束是真皮中最主要的結構物質。在自然老化中，膠原纖維會逐漸退化，而紫外線輻射也會引起膠原纖維束的退化，使皮膚彈性受損、皺紋增加。日光中紫外線照射使彈性纖維變形，纖維變粗、扭轉和分叉，日積月累會使變性的彈性纖維束呈團塊狀堆積，彈性和順應性隨之喪失，皮膚出現鬆弛，過度伸展後出現皺紋，此顯示了紫外線對膠原纖維退化的影響比自然老化更大。

3. 面部表情與皺紋

　　眼部皮膚非常脆弱，和臉部其他皮膚的厚度（2 mm）相比，眼部皮膚厚度只有 0.5 mm，皮膚乾燥速度比其他部位快 2 倍，支持的真皮通常也比其他部位薄。眼部周圍只有 22 塊肌肉，每天眨動 1 萬次，因此這部分的肌肉不停的在運動，最容易發生皺紋和細紋等老化現象。而嘴唇周圍皮膚缺乏皮脂線，特別薄，因而異常脆弱，每天嘴唇不停運動，包括大笑、微笑、噘嘴、拉下臉及扮鬼臉等，這些運動都會導致皺紋發生。此外，長期地心引力也會出現眼袋、雙下巴等。

二、皺紋形成的類型

　　根據上述原因，把皺紋分成四種類型：

1. 固有型皺紋（**orthostatic wrinkle**）。
2. 重力型皺紋（**gravitational wrinkle**）。
3. 光化型皺紋（**actinic wrinkle**）。
4. 動力型皺紋（**hyperdynamic wrinkle**）。

　　根據皺紋性質，可分成兩類型：第一種為持久型，位於面頸等曝光部位的深皺紋，繃緊皮膚並不能使之消失；第二種為細而淺的皺紋，位於

腹、臀等非曝光部位，繃緊皮膚可使之消失。一般女性 30～35 歲開始出現皺紋，男性在 35～40 歲開始出現皺紋。最早出現皺紋的部位是面部上 1/3 處。第一個出現皺紋的部位是眼眶外側的魚尾紋，其次是額頭紋和眉間紋，再其次為面部下的鼻唇溝紋和唇上紋，最後出現的頸部伸側的頸闊肌紋，俗稱老人頸。

三、皮膚皺紋的營養建議

皮膚皺紋的營養保健應著重以下幾個方面：

1. 提升生物體抗氧化的能力：可透過多攝入含維生素 E、維生素 C、硒等抗氧化能力豐富的食物，也可以透過各種食物攝取具有抗氧化功能的活性成分，如茄紅素、茶多酚等。

2. 提高皮膚的彈性：彈力纖維最重要的組成是硫酸軟骨素，在體內可以促進彈力纖維的合成與其功能，因而有助於消減皺紋。富含硫酸軟骨素的食物有雞皮、魚翅、鮭魚頭、鯊魚軟骨等。

3. 提高皮膚的代謝能力：人體的皮膚細胞每 15 日就得更新一次，而其增殖、分裂、代謝與核酸關係密切，因為核酸是生命訊息物質，在蛋白質生物合成中扮演重要作用，影響到其他各類代謝物質的代謝方式和反應速度。隨著年齡的增長，人體合成核酸的能力降低，越來越依賴從食物中攝取更多的核酸。核酸高含量較高的食物如魚類、魚子醬、蝦類、牡蠣、動物肝臟、酵母、蘑菇、木耳、花粉等。

另外，還要改善不良生活習慣、保持樂觀開朗的良好心境、及早治療各種慢性病、合理使用化妝品、堅持面部按摩等，均可達到較好的防皺、消皺的作用。

習題

一、選擇題

1. 下列何者屬於人衰老的表現？

   (A) 身高下降

   (B) 皮膚失去彈性，顏面皺褶增多

   (C) 色素沉著，呈現大小不等的老年斑

   (D) 以上都正確

   答案：(D)

2. 有關光老化敘述，下列何者正確？

   (A) 活性氧可抑制光老化發生

   (B) UVA 會引起皮膚癌但不會導致光老化

   (C) 造成皮膚主要變化為膠原蛋白減少

   (D) 造成光老化主要是紫外線波長範圍為 360～460 nm

   答案：(C)

3. 下列何種物質不但會破壞細胞膜，並具有使蛋白質及酵素產生變化的特性，可說是皮膚老化的一大元凶？

   (A) 玻璃醣醛酸　　(B) 保溼因子　　(C) 過氧化脂質　　(D) 磷脂質

   答案：(C)

4. 有關自由基之敘述，下列何者錯誤？

   (A) 所謂自由基是具有不成對電子之物質

   (B) 自由基可引起老化

   (C) 人體內有超氧化自由基

   (D) 膠原蛋白可清除自由基

答案：(D)

5. 下列何者不具有清除自由基的效能？

(A) 維生素 C　(B) 維生素 E　(C) β- 胡蘿蔔素　(D) 維生素 E

答案：(D)

6. 下列何者為促使皮膚老化因素？

(A) 日曬　(B) 抽煙　(C) 油炸性食物　(D) 以上皆是

答案：(D)

7. 不合理的營養對生物體的影響是？

(A) 免疫功能下降　(B) 血糖下降　(C) 血脂下降　(D) 自由基減少

答案：(A)

8. 下列說法不正確的是？

(A) 限制熱量的攝取，不僅能明顯延緩衰老的速度和延長壽命，還能延
緩和預防一些與年齡相關疾病的發生機率

(B) 預防衰老必須嚴格控制單醣和雙醣的攝取

(C) 隨著年齡的增長，蛋白質的攝取量應適當減少

(D) 水是人體不可缺少的營養素，但它不具有抗衰老作用

答案：(D)

9. 下列何者位於真皮層中，由纖維母細胞製造出來的纖維狀蛋白質，具
有良好的支撐力，成為能撐起皮膚組織的架構，能讓皮膚看起來豐
潤？

(A) 膠原蛋白　(B) 彈力蛋白　(C) 細胞激素　(D) 透明質酸

答案：(A)

10.下列有關膠原蛋白（collagen）的敘述，何者錯誤？

(A) 由動物組織萃取　　　　(B) 主要成分為胺基酸

(C) 具保溼能力　　　　　　(D) 容易經皮膚吸收

答案：(D)

11. 食用富含膠原蛋白的食物是皮膚抗衰老的營養保健之一，下列何者爲富含膠原蛋白的食物？

(A) 穀類　(B) 新鮮水果　(C) 大豆　(D) 魚皮

答案：(D)

12. 下列敘述何者爲是：

(A) 合成膠元蛋白時需有維生素 C

(B) 外用視網酸可預防皺紋的發生

(C) 維生素 C、維生素 E 及硒具有抗氧化作用，均有預防皺紋發生功效

(D) 以上皆是

答案：(D)

13. 皮膚老化產皺紋，主要原因是下列哪個組織內部的衰退，失去彈性之故？

(A) 表皮層　(B) 眞皮層　(C) 皮下組織　(D) 骨骼

答案：(B)

14. 下列何者不是超氧化物歧化酶（superoxide dismutase）的應用？

(A) 改善皮膚微循環　　　　(B) 延緩皮膚的老化

(C) 抑制瘢痕　　　　　　　(D) 抗發炎

答案：(A)

15. 皮膚表面呈現許多細而凹凸不平的紋路，其凹處稱爲？

(A) 皮溝　(B) 皮丘　(C) 汗孔　(D) 毛囊

答案：(A)

16. 膠原纖維失去柔軟及溶水性時，皮膚呈現何種現象？

(A) 細緻　(B) 柔潤　(C) 皺紋與鬆弛　(D) 健康

答案：(C)

17. 下列何者是皮膚老化的現象之一？

(A) 皮膚乾燥　(B) 有光澤　(C) 油脂分泌多　(D) 有彈性

答案：(A)

18. 下列何者不是保持皮膚年輕健康的法則？

(A) 均衡的營養　　　　　　(B) 保持清潔，避免物理化學刺激

(C) 經常做日光浴　　　　　(D) 充足的睡眠

答案：(C)

19. 有關皮膚老化所產生之改變，下列何者為錯？

(A) 年紀越大皮膚彈性越小　(B) 皮膚容易變薄與變乾

(C) 皮脂腺的分泌通常增加　(D) 指甲生長的速度增加

答案：(C)

20. 賦予皮膚彈性和張力的因素是？

(A) 平滑肌纖維　(B) 乳頭層纖維　(C) 彈性纖維　(D) 皮下組織

答案：(C)

二、問答題

1. 請說明皮膚老化的現象有哪些？

2. 請說明造成衰老機制有哪些？

3. 請說明造成皮膚皺紋的原因有哪些？

4. 請舉說明皮膚老化的預防與護理策略？

參考文獻

1. 黃玲珠編著，美容營養學，**華立圖書股份有限公司**，2006。

2. 賈潤紅主編，美容營養學，**科學出版社**，2011。

3. 王素華著，黃純宜總校閱，美容營養學修訂版，**新文京開發出版股份**

有限公司，2013。

4. 王志凡、萬巧英主編，營養與美容保健，**科學出版社**，2015。

5. 蔣鈺、楊金輝主編，美容營養學第二版，**科學出版社**，2015。

6. 張效銘、趙坤山著，化妝品原料學第二版，**滄海圖書資訊股份有限公司**，2015。

7. 張效銘著，化妝品皮膚生理學，**五南圖書股份有限公司**，2018。

8. Bolognia J L. 1995. Aging skin. **Am. J. Med.,** 98: 99-103s.

9. Gilchrest B A. 1996. A review of skin aging and its medical therapy. **Brit. J. Dermatol.,** 135: 867-875.

10.Kaidbey K H, and Kligman A M. 1979. Acute effect of long wave ultraviolet irradiation on human skin. **J. Invest. Dermatol.,** 72: 253-256.

11.Bonina F, Saija A., Tomaino A, Cascio R L, Rapisarda P, and Dederen J C. 1998. In vitro antioxidant activity and in vivo photoprotective effect of a red orange extract. **Int. J. Cosm. Sci.,** 20: 331-342.

12.Boyer R F, and McCleary C J. 1987. Superoxide ion as a primary reductant in ascorbate-mediated ferritin iron release. **Free Radic. Biol. Med.,** 3: 389-395.

13.Gay M, and Miller E J. 1978. Collagen in the Physiology and Pathology of Connective Tissue, 110 pages. Publisher: Gustav Fischer Verlas, Stuttgart.

14.Verdier-Sevrain S, Bonte F, and Gilchrest B. 2005. Biology of estrogens in skin: implications for skin aging. **Exp. Dermatol.,** 15: 83-94.

15.Yannas I V. 1992. Tissue regeneration by use of collagen-glycosaminoglycan copolymers. **Clin. Mater.,** 9(3-4): 179-187.

16.Betz P. 1995. Immunohistochemical parameters for the age estimation of human skin wounds, a review. **Am. J. Forensic. Med. Pathol.,** 16(3): 203-209.

17. Callaghan T M, and Wilhelm K P. 2008. A review of ageing and examination of clinical methods in the assessment of ageing skin. Part I: cellular and molecular perspectives of skin ageing. **Int. J. Cosmetic Sci.**, 30: 313-322.

18. Gloqua R G. 1996. Aesthetic and anatomic analysis of the aging skin. **Semin. Cutan. Med. Surg.**, 15(3): 134-138.

19. Tundis R, Loizzo M R, Bonesi M, and Menichini F. 2015. Potential role of natural compounds against skin aging. **Curr. Med. Chem.**, 22(12): 1515-1538.

20. Rittie L, and Fisher G J. 2015. Natural and sun-induced aging of human skin. **Cold Spring Harb Perspect Med.**, 5(1): a015370.

21. Newton V L, Mcconnell J C, Hibbert S A, Graham H K, and Watson R E. 2015. Skin aging: molecular pathology, dermal remodeling and the imaging revolution. **G. Ital. Dermatol. Venverol.**, 150(6): 665-674.

22. Rinnerthaler M, Bischof J, Streubel M K, Trost A, and Richter K. 2015. Oxidative stress in aging human skin. **Biomolecules** 5(2): 545-589.

23. Lee D H, Oh J H, and Chung J H. 2016. Glycosaminoglycan and proteoglycan in skin aging. **J. Dermatol. Sci.**, 83(3): 174-181.

24. Sanches-Silveria J E, and Myaki-Pedrosn D M. 2014. UV light and skin aging. **Rev. Environ. Health** 29(3): 243-254.

25. Clark A, and Hessler J L. 2015. Skin care. **Facial Plast. Surg. Clin. North Am.**, 23(30): 285-295.

26. Khavkin J, and Ellis D A. 2011. Aging skin: histology, physiology, and pathology. **Facial Plast. Surg. Clin. North Am.**, 19(2): 229-234.

27. Ramose-da-Costa A P. 2013. Anti-aging cosmetics: facts and controversies. **Clin. Dermatol.**, 31(6): 750-758.

28. Robert L, Labat-Robert J, and Robert A M. 2009. Physiology of skin aging. **Pathol. Bio(Paris).**,57(4): 226-341.

29. Baumann L. 2007. Skin aging and its treatment. **J. Pathol.**, 211(2): 241-251.

30. McCullough J L, and Kelly K M. 2006. Prevention and treatment of skin aging. **Ann. N. Y. Acad Sci.**, 1067: 323-331.

31. Helfrich Y R, Sachs D L, and Voorhees J J. 2008. Overiew of skin aging and photoaging. **Dermatol. Nurs.**, 20(3): 177-183.

32. Kohl E, Steinbauer J, Landthaler M, and Szeimies R M. 2011. Skin aging. **J. Eur. Dermatol. Venereol.**, 25(8): 873-884.

33. Imokawa G, and Ishida K. 2015. Biological mechanisms underly the ultraviolet radiation-induced formatior skin wrinking and sagging I: reduced skin elasticity, high associated with enhances dermal elastase activity, triggers wrinking and staging. **Int. J. Mol. Sci.**, 16(4): 7753-7775.

第十一章 毛髮與營養

頭髮中 90% 以上是含硫胺基酸的蛋白質。同時還含有纖維和鈣、鐵、碘、鉛、鋅、鎘、硼、鈷、鉬等微量元素。在世界上，由於地區、國家和人種的不同，頭髮的自然顏色有黑、黃、褐、紅棕、白色等。頭髮顏色與頭髮裡所含金屬元素的不同有關。黑髮含等量的銅、鐵和黑色素；紅棕色的頭髮含銅、鐵、鈷較多；金黃色的頭髮含有鈦；灰白色頭髮中的鎳元素含量增多；赤褐色的頭髮含鉛多。有些人嚴重缺乏蛋白質，可能會造成頭髮呈紅色。本章節針對「**頭髮的分類及特性**」、「**養髮與營養**」、「**白髮與營養**」、「**黃髮與營養**」、「**脫髮與營養**」、「**多毛症與營保健養**」等內容，進行詳細的介紹。

第一節　頭髮的分類及特點

頭髮是人體的一部分，它具有保護頭部的作用，夏天頭髮可防烈日，冬天可以抵禦寒冷。細軟蓬鬆的頭髮具有彈性，可以抵擋較輕的碰撞，還可以幫助頭部汗液的蒸發。除此之外，它還是身體中最具有美容效果的部位之一。一頭濃密、光亮、順滑的頭髮，可予人美感，還可以增添瀟灑、飄逸的風采，若打理成不同的髮型，還可以襯托人的氣質和容貌。

一、頭髮的構造

毛髮的結構由毛幹、毛根、毛囊和毛乳頭等組成，結構如圖 11-1 所示。

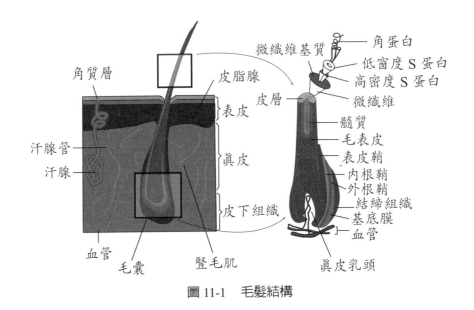

圖 11-1　毛髮結構

圖片來源：Miranda-Vilela et al., 2013。

1. 毛幹（hair shaft）：毛髮露出皮膚表面的部分稱毛幹。毛幹是由無生命的角蛋白纖維組成的，毛幹在發育的過程中逐漸變硬，在離開表皮一段距離之後才完全變硬，因此頭髮類化妝品會在距離表皮近的頭髮上發揮更大的作用，在使用和製作頭髮類化妝品時，這個問題是必須要解決的。在顯微鏡下觀察毛幹的結構，從外到裡可分為毛表皮、毛皮質、毛髓質三個部分，如圖 11-2 所示。

(1)毛表皮（cuticle）：毛表皮是由扁平透明狀無核細胞交錯重疊成為魚鱗片狀，從毛根排列到毛梢，包裹著內部的皮質。這層護膜雖然很薄，只占整個毛髮的很小比例，但卻具有獨特的結構和重要的性能，可以保護毛髮不受外界環境的影響，保持毛髮烏黑、光澤、柔軟。毛表皮由硬質角蛋白組成，有一定硬度但很脆，對摩擦的抵抗力差，在過分梳理和使用質量差的洗髮香皂時，很容易受傷脫落，使頭髮變得乾燥無光澤。

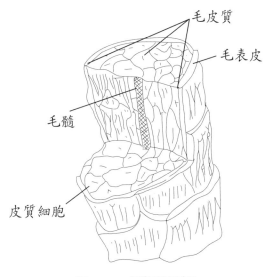

毛皮質

毛表皮

毛髓

皮質細胞

圖 11-2　毛幹的結構

(2)毛皮質（cortex）：毛皮質又稱皮質，位於毛表皮的內側，是毛髮的主要組成部分，幾乎占毛髮總重量的 90% 以上，毛髮的粗細主要由皮質決定。皮質內含角質蛋白纖維，使毛髮有一定的抗拉力，並含有決定毛髮顏色的黑色素顆粒。

(3)毛髓質（medulla）：毛髓質位於毛髮的中心，是空洞性的蜂窩狀細胞，它幾乎不增加毛髮的重量，但可以提高毛髮的強度和剛性，髓質較多的毛髮較硬，但並不是所有的毛髮都有髓質，在毛髮末端或一般細毛，如汗毛、新生兒的毛髮中，往往沒有髓質。

2. 毛根（hair root）：埋在皮膚下處於毛囊內的部分稱為毛根，毛根深埋在表皮內的毛囊中，毛根的尖端稱為毛球，它下面的部分是毛乳頭。

3. 毛囊（hair follicle）和毛乳頭（dermal papilla）：毛根末端膨大的部分稱為**毛球（hair bulb）**；毛乳頭位於毛球下方的向內凹入部分，它包含有來自真皮組織的神經末梢、毛細血管和結締組織，可向毛髮提供生

長所需要的營養，並使毛髮具有感覺作用。毛球由分裂活躍、代謝旺盛的上皮細胞組成，毛球下層與毛乳頭相對的部分為毛基質，此部分細胞稱為毛母細胞，是毛髮及毛囊的生長區，相當於基底層及棘細胞層，並有黑色素細胞。毛球和毛根由一下沉的囊所包繞，此囊被稱為毛囊。毛囊是由內毛根鞘、外毛根鞘及最外的結締組織鞘構成，構造復雜，它是一個微小毛髮工廠，為提供毛髮所需營養及染色物的來源。

頭髮主要的組成成分有蛋白質、纖維及鐵、鉛、鋅、鎘、硼、鈣、鈷、銅、鉬等微量元素。頭髮的顏色和頭髮裡所含金屬元素有關，由於種族和地區的不同，頭髮有烏黑、金黃、紅褐、紅棕、淺黃、灰白等等，甚至還有綠色和紅色的。黑髮含有等量的銅、鐵和黑色素；當鎳的含量增多時，就會變成灰白色；金黃色頭髮含有鈦；赤褐色的頭髮含鉛多；紅褐色頭髮含有鉬；紅棕色的除含銅、鐵之外，還有鈷；綠色頭髮則是含有過多的銅。在非洲一些國家，部分小孩因嚴重缺乏蛋白質造成頭髮呈現紅色。透過頭髮中所含微量元素分析，可以了解人體健康狀況和智力情況。

二、毛髮的生長

脫髮（alopecia）是每個人在日常生活中常有的事，每天脫落幾根至幾十根頭髮是正常的生理現象。每根頭髮都有它生長發展至衰退的過程。正常情況下，老的頭髮脫落和新的頭髮生長保持一定的平衡，若脫落的多於新生的就會產生脫髮。過度脫髮也是對頭髮的一種損傷，嚴重時可能導致頭髮全部掉光，失去保護頭部不受到陽光的直接照射，緩衝外界對於頭部的衝撞等生理意義。造成脫髮的原因很多，既有先天性或遺傳性的因素，也有後天性的、生理性的和病理性的原因。

1. 頭髮的生長與壽命：毛髮的生長可以分為生長期（anagen, 5～6

年）、退化期（catagen, 2～3 星期）、休止期（telogen, 2～3 個月），毛髮反覆地生長、脫落和新生。頭髮的生長期約 3～5 年，少數可達十年以上，休止期可能不超過 2～3 個月，退行期約 1～2 個月。眉毛、睫毛的生長期為 2 個月，休止期可長達 9 個月。毛髮生長的速度受性別、年齡、部位和季節等因素影響。如頭髮每天生長約 0.3～0.4 毫米（mm），腋毛則為 0.2～0.38 毫米。毛髮生長以 15～30 歲時最旺盛，毛髮一天生長 0.2～0.5 毫米，白天比晚上生長快，最快可達 1.5 毫米，頭髮生長最旺盛時期，男性在 20 歲左右，女性在 25 歲左右。各季節、晝夜生長速度不同。長毛髮的壽命 2～3 年，短毛髮壽命只有 4～9 個月。休止期的頭髮，由於新一代生長期的頭髮伸長而被頂出，自然脫落。在正常健康情況下，每天自然脫髮 50～120 根。

2. 毛髮的生長週期：毛髮並不是一生中持續生長，一根一根的毛髮都有獨自的壽命，反覆地成長、脫落和新生。這種情形稱之為毛髮的壽命（圖 11-3）。毛囊在胚胎期形成，生後不再增加。毛髮生長週期一般可以分為 3 個階段，即生長期、退行期和休止期。各種毛髮生長週期持續時間不同，頭髮最長生長期平均為 5～7 年，有的長達 25 年，退行期與休止期

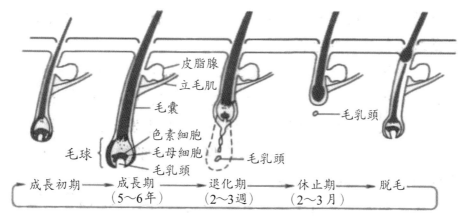

圖 11-3　毛髮的壽命

僅有 8 個月。眉毛生長週期約爲 105 天。以頭髮爲例，簡述其週期變化。

(1) **生長期（anagen）**：毛髮僅在生長期產生，此期間毛球膨脹，毛乳頭增大，毛母質細胞分裂加速、增生活躍，毛髮伸長，向眞皮深處生長，且毛囊可深入到皮下組織，形成毛幹與內毛根鞘；此期外觀色深，毛幹粗、毛根柔軟、溼潤，周圍有白色透明鞘包繞。一旦生長停止，毛囊則開始退化。生長期母質細胞分裂旺盛，毛髮生長活躍、毛根直徑普遍相等，或根部增寬，被毛根鞘緊密包裹並具有稜角。在近於生長期末，黑色素細胞停止產生和輸送黑色素，毛根部色素累積減淡。

(2) **退化期（catagen）**：退化期的最初特徵是毛球部停止產生黑色素，緊接著毛母細胞減少增殖並停止分裂，毛球向上移行，毛球逐漸角化，體積縮小，整個毛髮形成棍棒狀，毛根縮短，其外圍外毛根鞘圍繞形成薄膜狀上皮囊，毛乳頭仍留在原處，在乳頭與毛球間有未分化的上皮細胞柱；上皮柱進行性退縮，至休止期幾乎消失。此期約 2～4 週。之後，隨著毛囊外的大部分細胞被吞噬細胞消化而收縮，毛根縮回到立毛肌起始部的下部（長度爲生長期的 1/2～1/3），而進入休止期。休止期的毛囊前端附著球狀的毛乳頭。

(3) **休止期（telogen）**：毛根繼續向上，與立毛肌間的距離日益縮短，最後至立毛肌附著處，上皮細胞柱極短，薄膜狀上皮囊的底部有結節細胞團，約 3 個月後毛髮即脫落。此期外觀色淡、乾燥、毛根長度縮短，僅有生長期的 1/2～1/3，毛根周圍爲白色透明鞘包繞。

(4) **衰老毛囊（aging follicle）**：衰老毛囊即毛囊退化，毛囊退化首先出現終毛變小爲毫毛，在此過程中發生黑色素喪失和變小的頭髮

纖維顯得更細、更短及色澤更淡。灰髮是部分或全部喪失成熟的黑色素小體，而白髮則是絕對喪失黑色素細胞。

休止期的頭髮由於新一代生長期的頭髮伸長而被頂出，自然脫落。自然脫髮的數量每天約 70～120 根。毛髮的生長期為 5～6 年，退化期 2～3 週，休止期 2～3 個月。

三、頭髮生長調控

頭髮生長調節主要依靠毛囊周圍的血管和神經內分泌系統。每個正常毛囊的基底部分或乳頭部分，均有各自數量不等的血管伸入毛球，這些血管和毛囊下部周圍的血管分支相互交通，構成向乳頭部的毛細血管網，而毛囊兩側乳頭下的毛細血管網，以及毛囊結締組織層的毛細血管網，又形成豐富的血管叢，血液透過這些血管網和血管叢，提供毛髮生長所需的物質營養。毛髮生長除依靠毛囊周圍的血液迴圈供給營養以外，還靠神經及內分泌控制和調節。內分泌對毛髮的影響明顯，男性激素對毛囊鞘有一定的促進作用。內分泌包括垂體、性腺、甲狀腺、腎上腺等。

關於調控毛髮的基因與調控機制還不是很清楚，遺傳、營養、激素及一些細胞因子和相應的受體等，都與毛髮的生長與調控有關，並構成一個非常複雜的關係網。一般情況下，毛髮生長的遺傳基因作用下，透過體內各種激素的作用，有充足的營養供給，在許多細胞因子的具體作用下，完成毛髮生長的全部過程，並顯示出不同的種族特性。其中任何一個環節出現問題，均可在毛髮的生長或型態的變化上表現出來。因此，毛髮的異常也常常反映出人體某些遺傳性和代謝性疾病，或者反映出生物體損傷和中毒等疾病。

四、頭髮的種類特點與飲食原則

由於人體健康狀態、分泌狀態和保養狀態不同，又可以將頭髮分爲乾性髮、油性髮、中性髮、混合性髮和受損髮。

1. 乾性頭髮（dry hair）：此型頭髮皮脂分泌少，沒有油膩感，頭髮表現爲粗糙、僵硬、無彈性、黯淡無光，髮桿往往捲曲，髮梢分裂或纏結成團，頭髮表面乾燥蓬鬆，易斷裂、分叉和折斷。洗髮後有光澤，也有潤滑的感覺，但質地軟，不易梳理，不容易保持髮型。日光曝曬、狂風久吹、空氣乾燥、使用強鹼性肥皂等，均可吸收破壞頭髮生的油脂並使水分喪失。含氯過多的游泳池以及海水均可漂白頭髮，導致頭髮乾燥受損。

飲食原則 多食富含油脂的食物，如肉類、魚類、各種植物油、奶製品等，也可適量服用魚肝油和維生素 E，並且限制食鹽的攝取量。

2. 中性頭髮（neutral hair）：此類型柔滑光亮，不油膩，也不乾枯，容易吹梳整理，這是健康正常的頭髮。

飲食原則 飲食上無特殊要求，保證食物多樣化，均衡營養。

3. 油性頭髮（oily hair）：油性頭髮的人，頭部皮脂腺較豐富且分泌較旺盛。此類型頭髮皮脂供過於求，頭髮好像擦了油，油膩發光，易吸收粉塵和產生頭皮屑，髮桿細小且需要經常清洗，以保持頭髮的健康。

飲食原則 盡量少吃油膩食物，如奶油、乾乳酪、奶油食品、牛奶、肥肉、含防腐劑食品、多脂魚（鮭魚、沙丁魚、鯡魚）、魚子醬、冰淇淋等，每週食用雞蛋不超過 5 個。忌食油炸食物和醃漬食品。多吃低脂肪食物，例如河魚、雞肉等。多食穀類及天然食物。多吃新鮮綠色蔬菜、水果及其他。每天至少吃 2 個新鮮水果、喝 6 杯白開水。飯後可以喝一些溫熱的薄荷茶，並可服用少量維生素 E 和酵母片。

4. 混合型頭髮（mixed hair）：此類型頭髮乾燥而頭皮多油，或為同一根髮桿上兼有乾燥和油膩的頭髮，常伴有較多的頭皮屑。此類型多見於行經年齡的女性。

飲食原則　少吃油膩的食品，增加黑色食品的攝取量，保證頭髮生長所需的各種營養。

5. 受損頭髮（damaged hair）：此種頭髮主要由於燙髮、染髮不當造成，這種頭髮蓬亂、纖細、沒有光澤，摸起來有粗糙感，髮尾分叉、乾焦、鬆散不易梳理，梳髮時易脫落和斷裂，這樣的髮質需要特別地進行保養和護理，才能逐漸好轉。

飲食原則　受到染髮、燙髮等過高溫度和化學藥劑傷害的頭髮，多吃含碘食物，如海帶等，可以增強髮質色澤，適當食用黑芝麻能改善頭髮粗糙，常食用核桃仁可使頭髮烏黑亮澤。受紫外線照射、吹風整燙等破壞的頭髮，應多補充蛋白質、奶類及豆製品。同時，多食含有銅、鐵豐富的番茄、菠菜、芹菜等，有助於增強頭髮的保濕功能。

無論是哪一種性質的頭髮，了解自己頭髮的性質，是健康秀髮的第一步，只有明白了自己髮質特點，才能有所針對地進行營養調理和護理。

五、頭髮的形狀

與頭髮的顏色一樣，人類頭髮的天然形狀因地域、種族、遺傳、飲食等不同，差別也較明顯。白種人多數是波狀髮，黑種人多數是捲曲髮，黃種人多數是直髮。一般來說，髮桿形狀與髮桿斷面形狀有一定關係，波狀髮斷面為橢圓形，捲曲髮斷面為扁圓形，直髮斷面為圓形。當然這種分類僅是一般而言，黑種人也有波狀髮，白種人也有直髮，黃種人也有波狀髮、捲曲髮。毛髮細胞的排列方式受到遺傳基因的控制，它決定了毛髮的

曲直、型態。頭髮各種形狀的形成，主要也是頭髮構成的成分組合主因，燙髮使頭髮變得捲曲，則是人為迫使頭髮細胞發生排列重組之故。

六、健康髮質的標準

頭髮的顏色、粗細、性質會因人而異，健康髮質的大致標準是：

- 有自然的光澤、不粗不硬、不分叉、不打結、不乾燥。
- 髮根勻稱、疏密適中。
- 色澤統一。
- 油分適中，沒有頭皮屑、髮垢。
- 觸摸起來潤滑、鬆散，富有彈性和韌性，易於梳理，梳髮時沒有靜電，不易斷裂。洗髮後柔順、自然、整齊。

第二節　養髮與營養保健

美髮就是使頭髮粗壯、烏黑、油亮，予人健康。美麗的頭髮會給人增添瀟灑、飄逸的風采，女性比男性更留意美髮。女性頭髮比男性長，留有漂亮長髮的女性會格外引人注目，美麗的長髮也是女性美的重要特點之一。

一、養髮飲食要求

頭髮和人的身體部位一樣，也會發生疾病，如脫髮、禿頂、白髮早生都會影響人的美，這正是人們很注意頭髮保養原因所在。除頭髮的外在保養外，內在的飲食調養十分重要，養髮的飲食要求是：

1. 適當攝入高蛋白質食物：如豬瘦肉、魚、蛋等，以保證頭髮健康生長。

2. 要多吃含有鈣、鐵、碘豐富的食物：含鈣、鐵的食物能使頭髮滋潤。含鈣豐富的食物有牛奶和奶製品、蛋類、海產等。含有豐富鐵質的食物，包括動物內臟、馬鈴薯、牛肉、乾果、蛋黃、木耳等。含碘的食物，如海帶、海產品等，能促進甲狀腺分泌，使頭髮光亮，富有光澤。

3. 多吃含銅、酪胺酸、鈷豐富的食物：如各種動物肝臟、各種海產品、魚、堅果、綠葉蔬菜等，經常食用這些食物可以防止頭髮變黃、早白，使頭髮烏黑發亮。

4. 多吃維生素豐富的食物：維生素 A、B 群、C、D 等，都有營養頭髮的功效。維生素 A 和 B 群是促使頭髮生長的要素，對治療脫髮較有效果。維生素 C 能使頭髮柔順，強化血管。維生素 D 可使頭髮發育正常，不會過於纖細柔軟。

二、養髮食物

滋潤頭髮的第一步，就是要保證供給頭髮充足的營養。頭髮由蛋白質構成，含有氫、氧、磷、碘等多種物質和鈣、鐵、鋅、銅、鈷等微量元素，以及各種維生素。因此，在日常食物中要注意多吃蛋白質食物，同時注意食物的多樣化，做到營養均衡。只有不偏食，才能保證頭髮獲得所需要的營養物質。下面介紹幾種常見的養髮食物，提供讀者參考：

- **黑芝麻**：具有養血、潤燥補肝腎、烏頭髮之功效。將洗淨曬乾的黑芝麻以文火炒熱，磨成粉，配等量白糖，每日早晚各食一次，用溫開水沖服，可以與牛奶、豆漿、稀飯、饅頭等同食。春夏兩季，每天一小匙，秋冬兩季，每天兩大匙。在日常生活中適量地食用一些黑芝麻，對人的毛髮很有好處，但過量會導致脫髮。
- **核桃**：能補氣血、溫肺腎、止咳喘、黑鬚髮、潤肌膚。每日空腹

生吃核桃數枚，也可烹製「糖酥核仁」、「琥珀核桃」等食用。

- **黑豆**：味甘平、無毒，有活血、利水、祛風、清熱解毒、滋養健血、補虛烏髮的功能。黑豆營養豐富，是植物中最豐富的保健佳品。將黑豆洗淨，用微火炒熱，每日食用數次可以達到美髮、固髮、護髮的功效。

- **海參**：味甘鹹、性溫歸心、脾、腎、肺四經，具有益精血、補腎氣、滋補腸燥、調經、養胎、利產、抗衰老之功效。海參含有 50 多種天然營養成分，乾海參的蛋白質含量可高達 61.6%，並含有鈣、鐵、碘、錳、硒等多種微量元素，可以使頭髮烏黑、潤澤。

- **猴頭菇**：是一種高蛋白、低脂肪、富含礦物質和維生素的優良食品，經常食用對身體健康有很大益處。具有提高生物體免疫能力、抗疲勞、抗氧化、抗突變、降血脂、抗衰老、補益脾胃、充養氣血等功效，是出色的養髮食品，對頭髮的生長有很好的促進作用。

- **雞油**：具有生髮、烏髮的功能。將肥雞油脂在蒸鍋內用急火煮，使油液析出，去渣，然後即可像香油一樣，拌在菜裡或淋入湯中、飯中食用。

- **芥菜**：具有清熱解毒、涼血止血的作用。含有蛋白質、粗纖維、胡蘿蔔素、鈣、磷、鐵，以及多種維生素，而這些營養素都是人體必須的重要物質，對防止頭髮早白十分有益。

- **桑麻丸**：用桑椹或桑葉加黑芝麻配製而成。製法：將漂洗乾淨的桑椹或桑葉曬乾研磨成粉，另將黑芝麻研磨成粉，食用時按 1：4，將桑椹（葉）粉與黑芝麻粉混合，加入適量蜂蜜，揉成麵團，再等分約 10 g 重的小丸，早晚各取一枚嚼食。

- **烏梅**：味酸甜可口、口味獨特，具有開胃提神、養顏、防癌之功

效。烏梅是鹼性食物，含有大量有機酸，經腸壁吸收後，可很快
轉變成人體有益的鹼性物質。此外，還含有果酸等纖維物質，具
有通便之功效。

三、非營養干預

除了上述養髮的飲食營養療法外，還可以在日常生活中進行非營養干
預。

1. 調理情緒養髮：毛髮生長緩慢、脫髮、白髮與精神因素有直接關
係，因用腦過度、情緒緊張、心情抑鬱能使神經功能失調，引起脫髮、白
髮。故欲使頭髮健美，必須保持心情愉快、心情舒暢，方能促使頭髮的生
長和毛髮光澤。

2. 梳頭按摩養髮：根據「諸病源候論」，即有「千過梳髮髮不白」之
說，早、中、晚均可用兩手十指張開或用梳子從前額經頭頂到枕部梳理頭
髮，每次 10 分鐘左右，可以改善頭皮血液循環，增加頭髮養分，使頭髮
烏黑光澤。

3. 洗髮護髮：在洗髮時選擇質量好、鹼性低的洗髮乳洗髮，然後用
護髮素加以養護，以保護頭髮質地柔軟、美觀。

第三節　白髮與營養保健

白髮（white hair）是指頭髮部分或全部變白，可分為先天性和後天
性兩種。原因有生理性的，也有病理性的。毛髮顏色的深淺與毛乾中黑色
素含量、性質及分布有關。人類毛髮的黑色素主要有眞黑色素和褐黑色
素。眞黑色素呈黑棕色，化學性質穩定，不溶於任何溶劑。褐黑色素呈黃
紅色，是眞黑色素合成過程中的一種衍生物。黑棕色頭髮含眞黑色素，而

黃色和紅色毛髮中含褐黑色素。當黑色素細胞減少或酪胺酸酶活性喪失時，不能製造黑色素顆粒，從而使毛髮色素消失，形成白髮。本病與家族遺傳有關。

一、白髮的類型

1. 早老性白髮病

頭髮直接影響一個人的美觀，東方人以頭髮烏黑、亮澤為美。如有少年出現白頭髮，即為**早老性白髮症（canities prematura）**，又稱「**少年白**」，是一種常見的病理現象。雖然沒有明顯症狀，但常常影響人的美觀，使患者十分苦惱。少年白常伴有家族史，屬於體染色體顯性遺傳，除受遺傳因素影響外，還與營養缺乏、精神緊張等因素有關。兒童白髮與腸道功能紊亂、缺乏氨基苯甲酸和泛酸有關。嚴重時，情緒可使頭髮迅速變白。一些疾病可伴有少年白髮，例如惡性貧血、甲狀腺功能亢進、心血管疾病（冠狀動脈心臟疾病、高血壓、心肌梗塞）等。目前對白髮的治療效果不太滿意，但對白髮的形成原因和機制已經有所了解，可提供防治措施上的依據。

在青少年或青年時發病，最初頭髮中有稀疏的少數白髮，大多數首先出現在頭皮的後部或頂部，夾雜在黑髮中呈現花白狀。隨後，白髮可逐漸或突然增多，但不會全部變白。有部分人長時間內白髮維持而不增加，一般無自覺症狀。驟然發生者，可能與營養障礙有關，部分患者在誘發因素消除後，白髮不知不覺中減少，甚至消失。有些患者甚至連鬚鬍都變白，中醫稱為鬚髮早白。

2. 老年性白髮

又稱為正常老化灰髮，一般在 25～30 歲時已出現少量白髮，45～50

歲以後白髮較爲明顯。開始時，白髮出現在兩鬢，爾後發展到頂部及整個頭部。鬍鬚及體毛稍遲會變白，但腋毛及陰毛仍保持其色素。老年性白髮是一種生理現象，毛球中色素細胞數目正常，但黑色素細胞中酪胺酸酶活性逐漸喪失，合成黑色素能力減弱，從而使毛髮中色素消失，老年性白髮一般是不可逆轉，極少有返回黑髮的現象。

3. 局部性白髮

是只一組相鄰毛髮受累所致，與光滑皮膚缺乏色素發病機制相同，有遺傳性與獲得性兩種。

(1)遺傳性局部性白髮：Waardenbrug 綜合症可出現額部白髮，白髮可在 1 歲後或青春期消失。

(2)白癜風（vitiligo）：可見於兒童成人，白斑處的毛髮變白。

(3)眼－皮膚－耳綜合症（alezzandrini syndrome）：常見於青壯年，特點是發生一側性視網膜炎，早期症狀以單眼視力減退爲主。數月後在同側面部出現白斑和額部白髮或可能發生雙側耳聾。

(4)小柳原田綜合症（Vogt-Koyanagi-Harada syndrome, VKH）：又稱 Harada 綜合症，本病少見，表現爲急性雙側眼色素層炎，伴有白癜風、脫髮、白髮和聽覺障礙。

(5)獲得性局部性白髮：由於炎症及 X 光射線的破壞，可使局部毛髮永久性色素脫失。額部帶狀疱疹可使局部頭髮變白。

以上白髮症首先要找出病因對症治療，同時透過營養干預及其他養護手段，使白髮好轉或修復。

二、營養防治與其他治療

1. 營養防治：在飲食上注意補充足夠的銅。人在青春期對銅的需要

量最大，應特別注意從飲食中攝取含銅豐富的營養物質，以促進頭髮的正常生長。鐵元素和銅元素一樣，也是合成黑色素顆粒必不可少的原料。含銅、鐵兩種元素豐富的食物，主要有動物內臟、瘦肉、豆類、柿子、蘋果、番茄、馬鈴薯、蔬菜等食品。

此外，維生素 A 與毛髮、皮膚的代謝和營養有直接關係，可保持皮膚滋潤、頭髮光澤。維生素 E 是強抗氧化劑，在腸道內能保護維生素 A 不被氧化，從而延長維生素 A 在體內的作用時間。因此，應該多吃核桃、芝麻、白菜、胡蘿蔔、植物油等，上述物質的充足，應可以保證生物體不斷得到銅、鐵、維生素 A、維生素 E 的補充。平時還應多吃些花生、杏仁、西瓜籽、葵花籽、栗籽、松籽、蓮籽等食物，這些食物不僅富含銅，還富含泛酸。泛酸也可以增加黑色素顆粒的形成，是烏髮的重要營養物質。注意飲食多樣化、不偏食、不挑食，多吃一些雜糧、蔬菜、水果和豆類。

2. 注意生活規律：按時休息，保持愉快心情。積極參與運動，增強體質。

3. 按摩頭髮：用手指在頭皮上搔抓、按摩，直到頭皮發熱為止。

4. 積極治療原發病：如白髮與慢性疾病有關，應先治療相關慢性疾病。

5. 中藥：可選用何首烏、六味地黃丸、桑麻丸、七寶美鬚丹。

6. 西藥：可服用複合維生素、硫酸亞鐵等。

第四節　黃髮與營養保健

一、毛髮枯黃的病因

　　造成**黃髮（yellow hair）**的主要原因為甲狀腺功能低下、高度營養不良、重度缺鐵性貧血和大病初癒等。以上病因均可導致生物體內黑色素減少，使烏黑頭髮的基本物質缺乏，黑髮逐漸變成黃褐色或淡黃色。另外，經常燙髮、用鹼水洗衣粉洗髮也會使頭髮受損變黃。

二、黃髮的類型及營養養護

　　1. 營養不良性黃髮：營養不良性黃髮主要是高度營養不良引起的。這類型的人應注意調配飲食，改善人體的營養狀態。宜多食用雞蛋、瘦肉、大豆、花生、核桃、黑芝麻等食品，這些食品除了含有大量動物蛋白和植物蛋白外，還含有構成頭髮主要成分的胱胺酸及半胱胺酸，是養髮護髮的最佳食品。

　　2. 酸性體質黃髮：主要由於血液中酸性毒素增多而引起，除了與體力消耗過大和精神過度緊張有關外，還由於長年過度食用甜食和脂肪類食物，使體內代謝過程中產生的乳酸、丙酮酸、碳酸等酸性物質滯留，從而產生酸性毒素。這種類型的人宜控制動物蛋白、甜食和脂肪的攝入量，多食海帶、魚、鮮奶等食物。

　　3. 缺銅性黃髮：頭髮產生黑色素過程中，缺乏酪胺酸可使頭髮變黃，它是一種含銅需氧酶，體內銅缺乏會影響這種酶的活性。這種類型的人宜多選用含銅豐富的食品，如蘑菇、海米、紅茶、花茶、磚茶、榛果、葵花子、芝麻醬、西瓜子、綠茶、核桃、黑胡椒、可可、動物肝臟等。

　　4. 輻射性黃髮：長期受到射線輻射，如從事電腦、雷達以及 X 光等

工作可出現頭髮變黃。這種類型的人應注意補充富含維生素 A 的食物，如豬肝、蛋黃、奶類、胡蘿蔔等，宜多吃能抗輻射的食品，如紫荣、高蛋白食品以及綠茶等。

5. 功能性黃髮：主要原因是精神創傷、勞累、季節性內分泌失調、藥物和化學物品刺激等，導致人體內黑色素和黑色素細胞生成障礙。這種類型的人宜多食海帶、黑芝麻、苣蓿菜等。

6. 病源性黃髮：因患有某些疾病，如甲狀腺功能低下、缺鐵性貧血和大病初癒，都能使頭髮由黑變黃。除積極治療原病外，宜多吃黑豆、核桃仁、小茴香等食物。另外，可選用補腎健腦、益精養血類中藥，例如熟地、枸杞、淮山藥、何首烏、桑椹、黃精、肉芙蓉、女貞子、芡實、動物內臟等。

第五節　脫髮與營養保健

脫髮（alopecia）是指各種原因引起毛髮營養不良，造成頭髮脫落。是一種常見病症，引起脫髮的原因很多，比較複雜。既有先天性，又有後天性。先天性脫髮是屬於體染色體隱性遺傳或其他缺陷，而後天性脫髮因精神、遺傳、藥物、內分泌障礙性疾病、機械性或化學刺激等多種因素而引起的。下面介紹三種常見的脫髮。

一、斑禿

斑禿（alopecia areata）是一種可突發於身體任何長毛部位的自身免疫性、炎症性、非疤痕性毛髮脫落性疾病，是最常見的皮膚疾病之一，約占皮膚科初診病例的 2%。任何年齡均可發病，但約 63% 的患者初次發病在 20 歲之前，發病無男女差異。斑禿常呈局限性斑狀脫髮，局部皮膚

正常，單髮或多髮。當頭髮全部脫落時，稱為**全禿（alopecia totalis）**。累及全身毛髮時，稱為**普禿（alopecia universalis）**，例如圖 11-4 所示。沿髮際分布擴展的稱為**匍行性斑禿（alopecia ophiasis）**。斑禿有時表現為頭髮的急性瀰漫性脫落，則稱為**急性瀰漫性斑禿（acute diffuse and total alopecia）**。

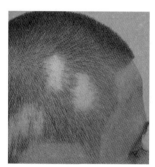
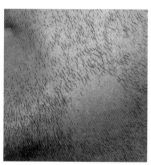
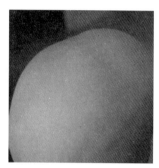

斑禿（alopecia areata）　　普禿　　全禿（alopecia totalis）
（alopecia universalis）

圖 11-4　斑禿、普禿及全禿

圖片來源：http://www.tutoushe.com/post/1679.html。

1.臨床表現

可累及所有毛髮，包括終毛和毳毛，如頭髮、眉毛、鬍鬚、汗毛等，其中頭髮最常受累。通常無症狀，無意中發現脫髮斑，但也有人有局部皮膚感覺異常，包括搔癢、觸痛等。

典型皮損表現為突然出現邊緣及界限清楚的圓形或卵圓形脫髮斑，局部皮膚正常。如病情進展，在脫髮區邊緣可見「**驚嘆號**」狀髮，即長約 2 mm 的髮茬，其近端逐漸變細。此時邊緣外觀正常的毛髮易於拔除而無痛感，稱為拉髮試驗陽性。或以突然發生的頭髮大量脫落為主要表現，如仔細觀察可見驚嘆號狀髮，隨病程發展，逐漸可出現大小不等的脫髮斑。

脫髮斑通常單髮或多髮出現，大小不一，逐漸擴大。當頭髮全部脫落時，成為全禿。累及全身毛髮時，稱為普禿。沿髮際分布擴展的稱為匍行性斑禿。頭髮瀰漫性脫落時，則稱為瀰漫性斑禿。與白髮相比，黑髮更容易受累，首先脫落，故可出現「**一夜白髮**」的現象。而毛髮再生時，也常為無色纖維的毛髮，逐漸恢復至正常的粗細和色澤。

本病可以分為活動期、穩定期和恢復期三個階段。活動期皮損不斷擴大，可見驚嘆號狀髮，拉髮試驗呈陽性。穩定期脫髮斑大小無變化，無驚嘆號狀髮，拉髮試驗呈陰性。恢復期可見新生的細絨毛，顏色淡或呈白色，逐漸變成正常粗細和顏色。有時可出現活動期皮損和恢復期皮損共存的現象。

本病尚可累及指（趾）甲，多見於病情活動而脫髮面積廣者。常表現為頂針樣甲，也可以出現甲面粗糙、縱脊等。本病可合併遺傳過敏疾病、自身免疫性疾病（如甲狀腺功能亢進、白癜風、潰瘍性結腸炎等）等。本病可自癒，尤其是局限性斑禿患者，多數可以在 2 年內自行恢復。但具有以下表現者癒後不良：發病年齡早、脫髮面積廣、匍行性斑禿、具有指（趾）甲損害或合併遺傳過敏性疾病等。

2. 營養防治與其他治療

(1)飲食注意選擇有益於生髮的食物。

a.宜多食用食物：宜補充植物蛋白，多食大豆、黑芝麻、玉米等食品。宜補充鐵質，多食用黑豆、蛋類、禽類、魚蝦、熟花生、菠菜、香蕉、胡蘿蔔、馬鈴薯等。宜食用含碘高的食物。宜多食用鹼性物質，如新鮮蔬菜、水果。宜多食用含維生素 E 豐富的食物，如芹菜、莧菜、菠菜、甘藍菜、金針等。宜多吃含骨膠原多的食物，如牛骨湯、排骨湯等。

b.避免和忌食以下食物：菸、酒及辛辣刺激性食物，如蔥、蒜、韭菜、薑、花椒、桂皮等。忌油膩、燥熱食物，如肥肉、油炸食品等。忌過食含糖和脂肪豐富的食物，如肝、肉類、洋蔥等酸性食物。

(2)調整好神經系統：避免過度精神緊張、憂愁、焦慮、恐懼，保持心情舒暢，保證睡眠充足，避免勞累。

(3)中醫中藥治療：本病多因肝腎虛衰，陰虛不足，理不固，風邪則乘虛而入，風盛血躁髮失所養。治療多採用養血、袪風、活血、補益腎肝等藥物，藥用首烏、熟地、白芍、丹參、桑葉、威靈等煎服。還可以服用中成藥神應養真丹（羌活、木瓜、天麻、白芍、當歸、川芎、菟絲子、熟地）、首烏片、蟲草膠囊、養血生髮膠囊及複方丹參膠囊等。

(4)西藥可服用胱胺酸、維生素 B_1 或溴劑。

(5)局部可用生髮酒、鮮薑塊。

(6)有條件的可用消毒牛奶或醋酸曲安西龍（triamcinolone acetate）混合懸浮液在脫髮區做皮內注射：每區注射 1～3 點，每點注射 0.1～0.2 mL。每週 1 次，4 次 1 個療程。

(7)用梅花針打刺脫髮區，或按摩頭皮，或堅持梳頭運動，以改善局部血液循環，促進頭髮生長。

二、早禿

雄性激素源性脫髮（androgenetic alopecia）又稱為脂溢性脫髮、早禿、謝頂、男性型脫髮或女性型脫髮，如圖 11-5。這種激素依賴性的遺傳性脫髮，認為是多基因遺傳或體染色體顯性遺傳，且有可變動的遺傳外顯率（complete penetrance）。男女均可能受累，青春期後逐漸出現，男

性更多見，女性多以更年期前後開始出現明顯頭髮稀疏。關於男性、女性的脂溢性脫髮分類、發病機制、診斷及治療介紹，讀者可以參見五南圖書股份有限公司出版的《**化妝品皮膚生理學**》一書，內有詳細介紹。

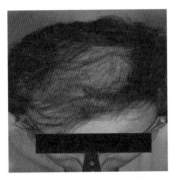 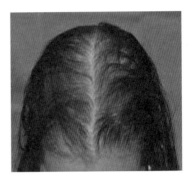

男性型雄性激素源性脫髮（AGA IV） 女性型雄性激素源性脫髮

圖 11-5　雄性激素源性脫髮

資料來源：蔡及蔡，2008、Jimenez et al., 2014。

1. 臨床表現

　　本病可於青春期任何時期發生，一般男性早於女性。有特徵性的脫髮部位，即頂部和冠狀區，而枕部的頭髮質地和密度在脫髮早中期經常是正常的。分為男性型脫髮和女性型脫髮，男性型脫髮是指額部的髮際線後退、頂部和冠狀區的頭髮稀疏，發展至後期頭皮僅有枕部髮際處和耳上呈馬蹄狀頭髮殘留。此型脫髮多見於男性，故稱為男性型脫髮，但也可見於少數女性。

2. 營養防治與其他療法

　　(1)全身營養不良或消化不良、代謝功能不全等，都會造成營養障礙，使頭髮變得細而乾燥，毛根發生萎縮，脆而易斷，出現早禿。預防早禿要經常補充頭髮生長必須的鐵、硫、維生素 A 和優

質蛋白質。因此，飲食方面要注意：

a.多食用植物蛋白：植物蛋白可保證毛囊血液供應，防止頭髮早禿。大豆蛋白是防止禿髮的最佳食品。此外，可選食黑豆、玉米等。

b.常食用富含維生素 E 的食物：如捲心菜、鮮萵苣、黑芝麻等。維生素 E 不僅可抗衰老，還可以改善頭髮毛囊的微循環，促進毛髮生長。

c.防止骨膠原缺乏：可取牛骨（砸碎）100 g，加水 500 mL，以文火煮 1～2 小時，待骨膠原溶解在濃汁中後服用。

d.減少純糖（例如，蔗糖、甜菜糖）和脂肪的攝入：多吃素食，如豆製品、新鮮蔬菜等，並注意攝取含碘、鈣、鐵多的食物，如海帶、鮮奶、鱉等。

(2)加強身體鍛鍊，提高身體素質，避免情緒緊張，做到勞逸結合，保證睡眠充足。

(3)口服維生素類藥物：如維生素 E，每次 20 mg，每日 3 次。泛酸鈣，每次 20 mg，每日 3 次。

(4)中藥治療：可選用複方丹參片、六味地黃丸等以補腎活血。

(5)堅持梳頭運動或頭皮按摩。

三、女性瀰漫性脫髮

女性瀰漫性脫髮又稱婦女雄性激素原形禿髮，是指女性頭頂頭髮從長毛變成毳毛髮及脫落的漸進過程。病因同男性型禿髮。女性卵巢及腎上腺分泌少量雄性激素，當分泌雄性激素功能增強時，作用於毛囊引起脫髮，女性突然發生瀰漫性脫髮，應考慮內分泌紊亂。

1.臨床表現：同雄性激素源性脫髮敘述。女性型脫髮是指髮際線無

後退，頂部和冠狀區的頭髮瀰漫稀疏，多見於女性，也可見於少數男性。

2. 營養防治與其他療法：營養防治方法同男性型禿髮。另外，使用 2%～3% 米諾地爾（minoxidil）溶液，或是 2%～4% 黃體酮、0.05% 己二烯雄酚酊外塗，對於輕度、中度脫髮有效。口服避孕藥常用來治療女性因雄性激素增多所引起的脫髮、多毛症及痤瘡，但避孕藥應選擇以雄性激素和孕酮爲主要成分的藥物。如有皮脂溢出，則應做相應處理。

四、其他的脫髮類型

除了以上三種較爲嚴重的脫髮類型以外，還有很多女性頭髮稀少或者脫髮較多，從而影響了美觀。

1. 脫髮的原因

(1)種族：不同種族的人，不僅頭髮的顏色不同，頭髮的多少和生長情況也有差別。禿髮在白種人中十分常見，在黃種人中較少見，而在印地安人中更是罕見。

(2)遺傳：在同一家族中，頭髮的生長狀況往往大體一致，男性型禿頭與遺傳有密切關係。

(3)精神狀態：緊張、恐懼、憂慮等可使頭髮脫落明顯增多。

(4)缺乏維生素：長期缺乏維生素 A 可導致頭髮稀少。缺乏維生素 B_2 可出現皮脂溢出增多，頭髮易脫落。維生素 B_6 缺乏可引起皮脂分泌異常，口服避孕藥可加快新陳代謝，消耗更多維生素 B_6，有些女性瀰漫性脫髮可能與此有關。此外，維生素 B_6 能影響色素代謝過程，缺乏時毛髮可變灰、生長不良。缺乏維生素 B_3 可使頭髮變白、生長不良。肌醇屬於維生素 B 群，能防止頭髮脫落。生物素能保護頭髮色澤，維持頭髮的正常生長。

(5)缺乏微量元素：脫髮患者的頭髮中，銅、鐵、錳值顯著降低，鈣、鎂、硒值顯著增高，非典型脫髮者各元素值無顯著差異。缺銅會影響鐵的吸收和利用，鐵代謝不良會出現貧血、精神激動等症狀，後者可以成為斑禿的促發因素。缺銅還會影響毛髮的角化過程，從而影響頭髮生長。鈣透過與鈣調蛋白（calmodulin）結合而發揮作用，鈣濃度高可能改變中樞神經免疫調節控制功能，從而導致脫髮。硒的過量可因自身免疫性反應以及頭皮脂溢增加而導致脫髮。

(6)性別和年齡：女性頭髮生長比男性快，但這種差別不是很大。年輕人頭髮生長得比老年人快，隨著年齡的增長，頭髮毛囊數量的減少比較顯著。根據每平方釐米的毛囊數量計算，20～30 歲為 615 個，30～50 歲為 485 個，80～90 歲為 435 個。

(7)其他因素：頭髮在夏天生長得比冬天略快。X 光可能引起短暫性脫髮。紫外線、藥物、創傷慢性炎症、皮膚疾病、局部按摩刺激等，對頭髮的生長與脫落也有一定的影響。

2. 脫髮的營養療法

對於非疾病引起的脫髮，建議採取以下飲食原則：

(1)補充充足的蛋白質：宜多食用牛奶、雞蛋、瘦肉、魚類、豆類及豆製品、芝麻等食物。

(2)注意補充鈣、鐵、鋅、硫等微量元素以及維生素 A、B 群維生素。 宜多食的食物類型有黃豆、黑豆、黑芝麻、松仁、菠菜、鴨肉、雞蛋、奶、白帶魚、青蛙、熟花生、鯉魚、香蕉、胡蘿蔔、馬鈴薯等。

(3)對於頭皮屑多、頭皮奇癢者：應忌食油膩性的食品及發酵食品、

奶類製品，澱粉類食品也不宜過食。宜多食用蘋果、李子、韭菜、大蔥、紅蘿蔔等新鮮蔬菜和水果，以及海帶、紫菜、海魚等含碘豐富的食物。

第六節　多毛與營養保健

一、臨床表現

多毛症（hirsutism）是指體表毛髮生長過度，其長度和密度超過患者年齡、種族和性別的正常生理範圍，如圖 11-8 所示。分為先天性和後天性、全身性和局限性。關於多毛症的分類（先天性全身多毛症、先天性局限性多毛症、後天性全身性多毛症、後天性局限性多毛症、醫源性多毛症、女性多毛症）、女性多毛症評估系統及多毛症的治療策略之介紹，讀者可以參見五南圖書股份有限公司出版之《**化妝品皮膚生理學**》一書。

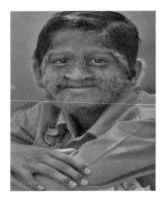 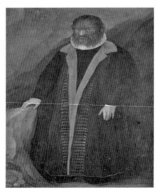 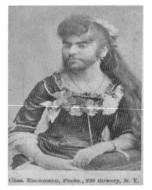

先天性全身多毛症　　　　毛髮增多症　　　　女性多毛症

圖 11-8 多毛症

圖片來源：tc.wangchao.net.cn、http: //upload.wikmedia.org/wikpedia/ commons/6/68/ petrusGonsal vus、http: //en.wikipedia.org/wiki/ File: Hirsutism-3.jpg。

二、多毛症與營養保健

對於多毛症的患者，首先要找專業醫師進行原發病變的治療。同時可以進行必要的美容治療，可採用拔毛、剃毛、蠟膜脫毛、化學脫毛、電解脫毛等方法。近年來，可採用雷射光或強脈衝光治療脫毛，可達到很好的美容效果，其機制主要是透過選擇性熱損傷毀壞毛囊，一般透過 4～6 次左右的治療，即可達到永久脫毛的目的。副作用輕微、耐受良好。

營養保健方面，主要應做到膳食結構合理、清淡飲食、少食油膩、辛辣食物及過量飲酒，增加膳食纖維的攝入，以防便祕。多攝入含生物類黃酮的食物如大豆等。另外，矯正生活方式、調適心情、避免熬夜、憤怒、抑鬱、憂慮、焦慮等不良情緒。

習題

一、選擇題

1. 人類毛髮的生長週期約為？

   (A) 2～6 週　(B) 2～6 天　(C) 2～6 月　(D) 2～6 年

   答案：(A)

2. 毛髮突出於皮膚表面的部分稱為？

   (A) 毛囊　(B) 毛幹　(C) 毛根　(D) 毛球

   答案：(B)

3. 毛髮的生長速度每天約

   (A) 0.03～0.04 毫米　　　　　(B) 0.3～0.4 毫米

   (C) 3～4 毫米　　　　　　　　(D) 30～40 毫米。

   答案：(B)

4. 頭髮具有下列何種功能？

(A) 使頭皮保持油滑　　　　　(B) 使頭皮保持乾燥

(C) 保護頭部　　　　　　　　(D) 使頭皮屑增加

答案：(C)

5. 頭髮失去光澤而變棕色，可能是因為缺乏何種胺基酸之故？

(A) 甲硫胺酸及烴丁胺酸　　　(B) 組胺酸及白胺酸

(C) 絲胺酸及色胺酸　　　　　(D) 酪胺酸及苯丙酸

答案：(D)

6. 下列何者在指甲、毛髮中含量較多，為類脂酸（lipoic acid）及生物素
的構成元素：

(A) 鋅　(B) 鈷　(C) 硫　(D) 碘

答案：(C)

7. 毛髮中，含有最多色素的為？

(A) 皮質層　(B) 表皮層　(C) 髓質層　(D) 毛乳頭

答案：(A)

8. 影響毛髮健康最大的維生素是？

(A) 維生素 B 群　(B) 維生素 D　(C) 維生素 E　(D) 維生素 C

答案：(A)

9. 因毛囊基部發炎所形成的脫髮症是？

(A) 雄性禿頭　(B) 脂漏性脫髮　(C) 糠秕性脫髮　(D) 圓形脫髮

答案：(B)

10.下列何種說法是正確的？

(A) 乾性髮質的人應多食用含油脂較豐富的食物

(B) 油性髮質的人應多食用低脂肪食物，例如蔬菜、水果等

(C) 經常燙髮、染髮的人應多吃含碘食物，例如海帶等可以增強髮質色

　　澤

(D) 以上皆正確

答案：(D)

11. 下列何者不是白髮類型？

(A) 早老性白髮病　(B) 老年性白髮　(C) 局限性白髮　(D) 早禿

答案：(D)

12. 長期忽略頭皮屑會導致下列何種症狀？

(A) 乾癬　(B) 疥癬　(C) 頭髮變直　(D) 禿頭

答案：(D)

13. 男性荷爾蒙若過剩，容易產生下列何種症狀？

(A) 乾性頭皮屑　　　　　　(B) 頭髮分叉斷裂

(C) 脂漏性脫髮　　　　　　(D) 前頂髮茂盛

答案：(C)

14. 對毛髮顏色與髮質影響最大的是：

(A) 食物　(B) 遺傳　(C) 健康　(D) 情緒

答案：(B)

15. 毛髮的活動期，不易受下列何者影響？

(A) 內分泌　(B) 毛髮長度　(C) 毛髮健康　(D) 食物

答案：(B)

16. 下列何處沒有毛髮？

(A) 皮膚　(B) 嘴唇　(C) 頭皮　(D) 下巴

答案：(B)

17. 在頭皮及頭髮上經常出現白色細小鱗片，是下列何者徵兆？

(A) 頭皮　(B) 濕疹　(C) 禿頭症　(D) 頭皮屑

答案：(D)

18.下列何者具有抑制頭髮生長作用？

(A) 女性荷爾蒙　　(B) 男性荷爾蒙　　(C) 維生素　　(D) 酸性潤髮劑

答案：(B)

19.毛髮的養分來自何處？

(A) 細胞核　　(B) 毛母細胞　　(C) 毛乳頭　　(D) 皮脂腺

答案：(C)

20.健康的頭髮需內外養護，所謂內者是指何種？

(A) 日常飲食如海帶、芝麻等　　　　(B) 專業護髮

(C) 使用豬鬃梳梳頭　　　　　　　　(D) 健康洗髮

答案：(A)

二、問答題

1. 與毛髮有關之營養素有那些？

2. 你（妳）認為養髮與營養保健的原則為何？

3. 你（妳）認為白髮與營養保健的原則為何？

4. 你（妳）認為黃髮與營養保健的原則為何？

5. 請簡述斑禿的臨床表現及其營養保健原則為何？

6. 請簡述早禿的臨床表現及其營養保健原則為何？

7. 請簡述多毛症的臨床表現及其營養保健原則為何？

參考文獻

1. 黃玲珠編著，美容營養學，**華立圖書股份有限公司**，2006。

2. 賈潤紅主編，美容營養學，**科學出版社**，2011。

3. 王志凡、萬巧英主編，營養與美容保健，**科學出版社**，2015。

4. 蔣鈺、楊金輝主編，美容營養學第二版，**科學出版社**，2015。

5. 張效銘著，化妝品皮膚生理學，**五南圖書出版股份有限公司**，2018。

6. 蔡長祐、蔡仁雨。2008。臺灣男性雄性禿之診療現況。**Taiwan Med. J.,** 51(8): 326-330.

7. 何芝儀、陳昭源、林忠順。2011。女性多毛症的評估與治療。**家庭醫學與基層醫療** 26(7): 272-278.

8. Miranda-Vilela, A. L., A. J. Botelho, and L. A. Muehlmann. 2013. An overview of chemical straightening of human hair: technical aspects, potential risks to hair fibe and health and kegal issues. **Int. J. Comset. Sci.** 1-10.

9. Selvan, K., S. Rajan, T. Suganya, G. Parameshwari, and M. Antonysamy. 2013. Immunocosmeceuticals: An emerging trend in repairing human hair damage. **Chronicles of Young Scientists** 4: 81-85.

10. Selvan K, Rajan S, Suganya T, Parameshwari G, and Antonysamy M. 2013. Immunocosmeceuticals: An emerging trend in repairing human hair damage. **Chronicles of Young Scientists** 4: 81-85.

11. Reich C, Su D, and Kozubal C. 2009. Hair conditioners. pp: 407-425, Handbook of Cosmetic Science and Technology, 3rd edition.

12. Stenn K S, and Paus R. 2001. Control of hair follicle cycling. **Phys. Rev.,** 81: 449-494.

13. Hon K L, Leung A K. Alopecia areata. **Recent Pat. Inflamm. Allergy Drug Discov.,** 2011, 5(2): 98-107.

14. Alkhalifah A. Topical and intralesional therapies for alopecia areata. **Dermatol .Ther.,** 2011, 24(3): 355-363.

15. Ferriman D, and Gallwey J D. 1961. Clinical assessment of body hair growth in women. **J. Clin. Emdocrinol. Metab.,** 21: 1440-1447.

16. Hamilton J B.1951. Patterned loss of hair in man: types and incidence. **Ann.**

N.Y. Acad Sci., 53: 708-728.

17. Norwood O'T T. 1975. Male pattern baldness: classification and incidence. **South Med. J.**, 68: 1359-1365.

18. Ludwig E. 1977. Classification of the types of androgenetic alopecia (common baldness) occurring in the female sex. **Br. J. Dermatol.**, 97(3): 247-54.

19. Jimenez J J, Wikramanayake T C, Bergfeld W, Hordinsky M, Hickman J G, Hamblin M R, and Schachner L A. 2014. Efficacy and safety of a low-level laser device in the treatment of male and female pattern hair loss: a multicenter, randomized, sham device-controlled, double-bind study. **Am. J. Clin. Dermatol.**, 15: 115-127.

20. Sacheva S. 2010. Hirsutism: evaluation and treatment. **Indian J. Dermatol.**, 55(1): 3-7.

第十二章　眼睛、口腔及指甲與營養

眼睛是靈魂之窗，是人類觀察世界的重要器官。飲食營養的好壞，會影響眼圈皮膚的色澤及眼睛功能的維護。口腔是人體消化與發聲的重要部位，包括牙齒、嘴唇、舌頭等部位，是人體消化食物的第一站。當口腔衛生（包括口腔內味道、口唇的狀態及色澤、牙齒組織結構的清潔及牙齒穩健等）產生異常時，影響正常人體的心理及身體健康。指甲是表皮的一部分，是手指及腳趾的尖端上的表皮角質化變硬而成。指甲必須不斷從血管中吸取必要的營養，故飲食營養是影響指甲健康美觀的關鍵。本章節針對「**眼睛與營養**」、「**口腔與營養**」、「**指甲與營養**」等內容，進行詳細介紹。

第一節　眼睛與營養

眼睛是心靈的窗口，這不僅是因為眼睛與人的容貌神韻有關，還因為它是人類觀察世界的重要器官（圖 12-1）。所以，人人都希望自己有一雙明亮、水汪汪的大眼睛。不僅美觀，而且看得更清楚、看得更遠。

一、近視眼與營養保健

1. 近視眼（near-sighted）的定義

是指眼睛在不使用調節時，平行光線透過眼的屈光系統，屈折後焦點落在視網膜之前的一種屈光狀態（圖 12-2）。近視的發病原因目前尚不清楚，除部分高度近視眼與遺傳因素有關外，絕大多數近視主要是由於後天用眼的不良習慣和環境因素造成，特別是青少年時期不注意用眼的衛生，如照明不良、姿勢不正、看書寫字距離太近等，都是造成近視的直接原因。

2. 近視眼的原因

造成近視的原因主要有兩大方面，包括遺傳因素及環境因素。

(1)**遺傳因素**：近視眼有一定的遺傳傾向，高度近視眼屬於體染色體

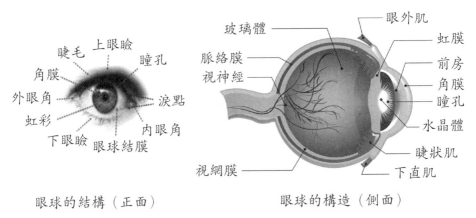

圖 12-1　眼球的結構

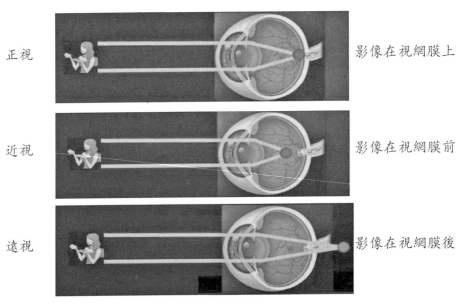

圖 12-2　屈光不正時，看遠方影像狀態

圖片來源：www.dreye.net.tw。

隱性遺傳，一般近視眼屬多因子遺傳病，有遺傳因素患者年齡較早。

(2)環境因素：主要是不合理的用眼，包括用眼距離過近、用眼時間過長、照明光線過強或過弱、躺著看書、睡眠不足等多種因素均會引起近視。另外，酸性體質可能會影響鞏膜脫鈣，容易使眼軸延長而形成近視。過於偏食、常吃零食、甜食者，罹患近視者也較多。由於食品搭配不當，導致身體發育異常也可引起近視。

3. 近視眼的危害

(1)誘發病變：近視可導致玻璃體混濁、鞏膜、視網膜變薄、周圍視網膜變性、視網膜裂孔、視網膜剝離、脈絡膜新生血管（choroidal neo vascularisation, CNV）、白內障、黃斑部退化、黃斑部出血等，還有一些不易察覺但卻對孩子更為嚴重的影響。注意力不集中、食慾下降、反應遲鈍、精神恍惚等。

(2)影響學習效率：近視最直接的表現是容易產生視力疲勞，出現視物模糊、眼睛乾澀痠痛、精神難以集中及情緒煩躁，甚至頭暈等現象，能造成記憶力降低和學習減趣等不良後果。

(3)影響面容：長期戴眼鏡可使眼睛體屈光發生變化，眼窩凹陷，鼻部有壓痕等。配戴眼鏡時，鏡框過鬆或過緊、眼睛未正對鏡片的光學中心，會產生三菱鏡效應，使人出現視物變形、頭昏、目眩、眼睛痠脹、易疲勞等症狀，甚至出現斜視。

4. 近視眼的營養保健

(1)營養保健原則

a.礦物質元素不足：鈣、鉻等礦物質元素是保證視力正常的重要條件，鈣元素維持眼內晶體正常壓力、鉻元素保持眼睛屈光度方面有不可替代的作用。故應該多吃一些牛奶、蛋類、貝類、

動物肝臟等含這兩種具礦物質元素的食物。此外，吃一些粗糧也有益於視力健康。

b.攝取足夠的蛋白質：鞏膜含有多種必需胺基酸，構成眼球堅固外殼，缺乏蛋白質不僅影響正常的身體發育，也會使鞏膜的彈性降低，容易拉長形成軸性近視。因此，預防近視應保證蛋白質，尤其是優質蛋白質的充足攝取，如肉、魚、蛋、奶豆類等。

c.適當補充維生素：應該適當補充維生素 A、維生素 B_1、維生素 B_2、維生素 C 及維生素 E，如蛋、奶、肉、魚、肝臟和新鮮的蔬菜水果。

d.適當補充具有美目營養素的食物：美目的營養素，包括類胡蘿蔔素、葉黃素、DHA、鈣、越橘花色素苷（vaccinium antho-cyonin）等，相關營養素的美目作用，敘述如 (2) 美目的營養素。

(2)美目的營養素

a.類胡蘿蔔素（carotenoid）：類胡蘿蔔素源於植物，由於約有 50 多種類胡蘿蔔素（常見如 β-胡蘿蔔素、α-胡蘿蔔素、番茄紅素、葉黃素等）可在人體中分解、轉變成維生素 A。在眼睛營養保健中，維生素 A 與視蛋白結合，可形成視紫紅質，與暗視覺有關，當人體缺乏維生素 A 可導致夜盲症。但食物中的維生素 A 來源相對較窄，而過多補充時，又容易在脂肪組織累積引起維生素 A 過量中毒。類胡蘿蔔素是安全的維生素 A 來源，人體可以按實際生理需要轉化為身體所需的維生素 A，幫助預防夜盲症和眼球乾澀。

b.葉黃素（lutein）：也是一種類胡蘿蔔素，這種物質在人體合成上較為困難，通常從植物中萃取，如萬壽菊、木瓜、芹菜等植物。**葉黃素（lutein）**和**玉米黃質（zeaxanthin）**一起存在於

視網膜黃斑部，可以作爲藍光的過濾劑而減少藍光對視網膜的傷害，保護黃斑部免於氧化損傷，從而預防因缺乏葉黃素而導致的老年性黃斑部病變、視力退化、白內障和近視等眼疾。所以，葉黃素對老年人的眼睛保健尤其重要。

c.二十二碳六烯酸（docosa hexaenic acid, DHA）：大多數存在深海魚類的脂肪酸中，其可在人類的視網膜和腦組織中與磷脂穩定結合，是這些組織的重要構成元素。由於 DHA 是視網膜感光體中最豐富的 ω-3 多元不飽和脂肪酸，也是維持紫紅質正常功能的必需脂肪酸。所以，日常飲食中注意攝入富含 DHA 的深海魚類對視力和大腦的健康有幫助。

d.鈣（calcium, Ca）：可以導致眼球壁的彈力降低，當長時間近距離看書、看電視等用眼過度時，眼球調節的頻率和時間增加，增加了眼外肌對眼球的壓力。這種眼球壓力會使眼軸拉長，特別會助長近視的發生，尤其是少年、兒童的眼球正處於發育階段，眼球壁的伸展很大，如果不注意用眼習慣，再加上缺鈣，更容易發生假性近視，並最終演變成爲眞性近視。預防近視的發生也要注意富含鈣食物的選擇，如蝦皮、堅果、豆製品、紫菜、海帶、牛奶等。

e.花色素苷（anthocyanin）：是生物類黃酮中花色素的一類，也是屬於多酚類物質。在眼睛視網膜上的視覺細胞，視覺細胞有感光物質——視紫紅質，由於視紫紅質在不同光線條件下，將發生分解與合成的化學變化，這種微妙變化傳遞到大腦後，便形成「可見物」的效果。花色素苷可促進視紫紅質的再合成，從而提高視網膜對光的感受性。在花色素苷這一類植物營養素中，**越橘花色素苷（vaccinium anthocyanin）**是明顯提高和保

護視力功能較好的，能增強夜間視力和視覺暗適應力（即在弱光線或昏暗條件下，使視力提早適應的能力）。越橘花色素苷對於強光刺激所造成的暫時性的視力模糊現象，可幫助縮短視力恢復的時間。另外，越橘花色素苷還能保護毛細血管，維護視覺功能相關的眼部正常微循環，由內而外供給眼睛深層營養，並幫助消除眼內氧自由基。因此，它對改善眼睛疲勞也有積極的意義。

除上述這些不可或缺的眼睛營養，我們還要注意從均衡的膳食中獲取全面的營養素，如蛋白質、維生素 A、維生素 C 和維生素 E，以及維生素 B 群和眾多礦物質，它們能從不同的生理環節直接或間接地維護眼睛的健康。

(3)其他保健措施

a.近距離用眼時間不宜過長：每間隔 45～60 分鐘，要休息 10～15 分鐘。休息時應遠眺或進行戶外活動，使用眼球調節肌得以充分放鬆。尤其在輻射下不能待太久（會損害黃斑）。

b.近距離用眼的光線要適中：近距離用眼，光線過強或過弱均是造成近視眼的主因。因此，在夜間或光線暗的環境下，照明最好採用 40～60W 的白燈，因為光線比較柔和及顯色特性良好，眼球容易適應，防止光線過強或過暗所帶來的眼睛疲勞。

c.近距離的用眼姿勢要正確：近距離用眼姿勢是影響近視發生率的另一因素。近距離用眼時，桌椅高低比例要合適，端坐、書本放置距離眼睛 30 公分處。坐車閱讀、躺在床上閱讀或伏案歪頭閱讀等不良用眼習慣，將增加眼的調節負擔和輻輳作用（convergence）的頻率，以及眼外肌對眼球壓力，尤其是中小學生

的眼球正處於發育階段，球壁伸展性較大，長時間不良用眼姿勢，容易引起眼球的發育異常，導致近視眼的形成。

d.積極參加戶外活動與體育活動，增強體質：身體素質的好壞與青少年近視眼的發生也有密切關係，如營養不良、罹患急慢性傳染病、體質虛弱、偏食或貪吃甜食的孩子常見有近視眼。

二、黑眼圈與營養保健

1. 黑眼圈（dark eye circles, DEC）概述

上眼皮的皮膚，是人體的皮膚最薄的區域，下眼皮的皮膚也很薄，所以皮膚下方堆積的黑色素、血色素（hemosiderin）很容易會顯現出來，呈現像熊貓樣的黑眼圈。年紀越大的人眼睛周圍的皮下脂肪變得越薄，所以黑眼圈就更明顯。黑眼圈困擾著許多人，女性患者常詢問道：「為什麼每天睡得很飽，黑眼圈還是很明顯呢？」男性患者則有不少是怕被誤認為縱欲過度而來求診。**產生黑眼圈的原因如下**：

- 飲食不正常，缺乏鐵質。
- 吸菸喝酒。
- 情緒低落，憂慮過度或熬夜引起睡眠不足。
- 內分泌系統或肝臟有疾病，使色素沉著在眼睛周圍。
- 缺乏運動，使血液循環不良。
- 無病體虛或大病初癒的病人。
- 性生活過度。
- 先天遺傳。

2. 黑眼圈的分類

黑眼圈可不只是單純的黑色素沉澱這麼簡單，從成因到症狀、解決方法都大有不同。目前可以分為 4 種不同類型的黑眼圈，如表 12-1 所示，

敘述如下：

(1)色素型黑眼圈（pigmented type of DEC）：包括先天性體質遺傳與後天性色素型。先天性體質遺傳的黑眼圈，是指眼周皮膚原本就比鄰近部位深，上下眼皮有棕黑色到藍灰色的色素沉澱，在中東、印度及東南亞人種很普遍，部分臺灣的原住民也有這種遺傳。後天性色素型黑眼圈常導因於眼周皮膚的慢性溼疹或發炎，患者可能有異位性皮膚炎、蕁麻疹，或長期搓揉、陽光曝曬、不當使用化妝品所致，這類患者通常伴隨著眼皮發癢、發紅、粗糙及脫屑情形，顏色從淺棕到深棕色，且分布不均勻。

(2)血管型黑眼圈（vascular type of DEC）：這種黑眼圈在臺灣最為常見，主要是眼睛周圍血液循環不佳所致。此類型與過敏體質有關，患者常伴隨著過敏性鼻炎、慢性鼻竇炎及長期鼻塞。此症狀起因於眼周表皮較薄，使得皮下血管容易顯現，加上眼睛附近的血液循環與鼻子相通，鼻部疾病使得下眼眶的血液循環變差，造成靜脈血流淤塞及血管擴張，形成青紫色的黑眼圈陰影。此外，像是熬夜、失眠、大哭、酗酒、過度疲勞、用眼過度、攝取過多鹽分、水分，還有女性月經前、懷孕末期及更年期等，也容易因為眼周血流循環不順暢，而產生浮腫及藍黑色的黑眼圈。此類黑眼圈可能從小就有，也可能長大後才較為明顯，嚴重程度時好時壞，若能避開誘因，情況可望慢慢改善。

(3)混合型黑眼圈（mixed type of DEC）：意指混合色素型與血管型兩種黑眼圈的特徵，在眼下呈現深淺不一的暗紅色或是藍黑色，通常是因為本身常熬夜、沒有做好防曬，又有過敏性鼻炎或用眼過度所造成。

(4)結構型黑眼圈（structural type of DEC）：包括假性黑眼圈與老

化、保養不當形成視覺上的黑眼圈。有些年輕人因為先天性眼輪
匝肌肥厚，笑時下眼瞼出現「**臥蠶**」，並與臉頰交界處產生凹溝，
而形成看起來像黑眼圈的「**假性黑眼圈**」。此外，有人先天的眼
部周圍骨架結構較為凹陷，導致眼窩深邃，眼眶看起來較黑，也
會造成視覺上的陰影，而形成假性黑眼圈；類此狀況又例如眉骨
較凸者，其上眼皮的陰影容易投射在下眼皮，也會造成視覺上的
黑眼圈。另種情況則起因於長期日曬與長期持續的眨眼動作，使
得皮下組織變薄及眼周靜態紋鬆弛下垂，由於眼皮皮膚很薄，保
水能力較差，容易產生細紋，若不加以保養，小細紋就會變成深
紋，隨著年齡增長，下眼皮脂肪膨出形成眼袋，就會加深視覺上
黑眼圈的程度。

表 12-1　黑眼圈類型分析

類型	特徵	成因	圖例
色素型（pigmented）	深淺不一的咖啡色伴有膚色不均問題	➢遺傳 ➢長期日曬 ➢卸妝不完全 ➢刺激性飲食習慣	
血管型（vascular）	紅藍色，疲倦時會加深為烏青色	➢慢性鼻塞 ➢過敏性鼻炎 ➢異位性皮膚炎 ➢長期配戴隱形眼鏡 ➢用眼過度、眼壓高	
結構型（structural）	明顯眼袋或淚溝	➢眼皮老化鬆弛造成的皺褶紋路與眼袋 ➢淚溝 ➢暫時性浮腫	

類型	特徵	成因	圖例
混合型 （mixed）	深淺不一的 暗藍黑色	➢綜合黑色素沉澱 與血管曲張現象 的結果	

圖片來源：Huang et al., 2014。

3. 黑眼圈的營養保健

　　首先要增加營養，在飲食中增加蛋白質、維生素 A、E、鐵等營養素的攝取。同時，避免吸菸和喝酒，並保持充足的睡眠。

(1) **增加優質蛋白質攝入量**：每天保證 90 g 以上的蛋白質，多吃富含優質蛋白質的瘦肉、牛奶、禽蛋、水產等。

(2) **增加維生素 A、維生素 E 攝取量**：因為維生素 A 和維生素 E 對眼球和眼肌有滋養作用。富含維生素 A 的食物有動物肝臟、奶油、禽蛋、苜蓿、胡蘿蔔、杏仁等。富含維生素 E 的食物有芝麻、花生米、核桃、葵花籽等。

(3) **注意含鐵食品的攝入**：鐵是構成血紅蛋白的核心成分。含鐵豐富的食物有動物肝、海帶、瘦肉等。攝入含鐵食物的同時，應攝入富含維生素 C 的食物，如棗、梨、橘子、番茄和綠色蔬菜等，因為維生素 C 有促進鐵吸收的作用。

(4) **避免吸菸和喝酒**：因為吸菸會使皮膚細胞處於缺氧狀態，從而使眼圈變黑。喝酒會使血管一時擴張，臉色紅暈，但很快便會使血管收縮，尤其是眼圈附近更為明顯，從而造成眼睛周圍暫時性缺血缺氧。如果長期飲酒，便會形成明顯的黑眼圈。

(5) **一定要保持充足的睡眠**：這不僅有利於防止黑眼圈的出現，更有利於身心健康。

第二節　口腔衛生與營養保健

　　口腔的範圍從上、下唇所包圍的區域開始，到鼻咽部位的懸雍垂為止，這個區域中由上、下顎與兩頰間所形成的空腔，稱之為「**口腔**」。口腔上與鼻腔相連，其下與咽喉相接，是人體消化與發聲的重要部位。口腔包括牙齒、嘴唇、舌頭等部位，是人體消化食物的第一站，在口腔當中，人們可以透過味蕾感受食物的滋味；同時，除了聲帶之外，舌頭與牙齒也參與發音的重要部位，因此口腔的重要性不言可喻。口腔衛生包括口腔內味道、口唇的狀態及色澤、牙齒組織結構的清潔、牙齒穩健等部分。

一、口臭與營養保健

1. 造成口臭（**halitosis; bad breath**）的原因

　　口臭是常見的一種「**窘境**」，這會讓人覺得不好意思、羞愧，嚴重者甚至感到焦慮。根據國外統計，約有 50% 以上的民眾有口臭的問題，85%～90% 是來自於口腔的原因。其他少數是來自於身體其他器官，像是呼吸系統、腸胃系統、泌尿系統，或是來自於食物、藥物。造成口臭的原因，可以區分成與口腔有關及與口腔無關兩類型，敘述如下：

　　(1)與口腔有關：

　　　　a.細菌滋生：口腔內細菌容易聚積在牙齒表面、牙齦溝、牙周囊袋、以及舌頭表面。細菌會分解口腔內的有機物質（食物渣、口水⋯等），釋放一些難聞的揮發性化合物（例如硫化合物、芳族化合物、含氮化合物、胺、短鏈脂肪酸、醇或苯基化合物、脂肪族化合物和酮⋯⋯等），進而產生不好的氣味，並引起口臭。

　　　　b.牙齦、牙周相關疾病：有研究顯示口臭與牙周病有關，可能是因為造成牙周疾病的某些細菌，與產生口臭的細菌相似。或是

因為牙周疾病而有很深的牙周囊袋，進而導致食物、牙菌斑堆積，不容易被清潔出來，細菌滋生並分解這些有機物，產生不好的氣味。

c.嚴重的蛀牙：因為蛀牙，在牙齒上形成很大的蛀牙洞，這些洞卡了一些食物、牙菌斑，一般潔牙方式已經無法把這些卡在洞裡面的東西清潔乾淨，所以產生不好的氣味以及口臭。

d.口腔中的傷口：例如拔牙後、根尖切除手術（apicoectomy）、自體齒移植……等，或是其他口腔相關手術後，以及正在癒合的傷口。或是口腔潰瘍，甚至口腔癌……等。

e.唾液減少：唾液在我們口腔中有很多功能，除了潤滑、分解食物之外；唾液也扮演著部分緩衝與自我清潔口腔的功效。所以唾液減少，會讓口腔自我清潔的功效降低，而引起口臭。唾液減少有許多原因，包括唾液腺阻塞、年紀增長、病人所服用的藥物（如抗抑鬱藥、抗精神病藥、利尿劑、降血壓藥……等）、唾液腺疾病（如糖尿病、薛格連氏症候群）、化學治療或放射線治療。過度喝酒、抽菸，或過量咖啡因，也都有可能造成唾液減少。

f. 口腔中的外來物：以下這些因素，若不當的清潔，就有可能造成食物或牙菌斑堆積、增加細菌數量，細菌分解一些物質，釋放一些難聞的揮發性化合物，並引起口臭。

(2)與口腔無關：

a.身體其他系統相關：據統計將近 8～9% 的口臭是由口腔以外原因引起的，雖然來源很多，也很少見，但我們也不能忽略。

(a) 呼吸系統問題：像是鼻竇炎、鼻竇惡性腫瘤、顎裂、鼻或肺部異物、鼻腔惡性腫瘤、膈下膿腫、鼻膿毒症、扁桃體炎、扁

桃體炎、咽部惡性腫瘤、肺部感染、支氣管炎和肺部惡性腫瘤等。這因為這些疾病的病菌，導致組織壞死或引起組織壞死和潰瘍，並產生惡臭氣體，導致口臭。**(b) 胃腸問題**：像是幽門狹窄、十二指腸阻塞、咽囊、憩室等，引起食物殘留。或是逆流性食道炎、賁門鬆弛症、脂肪下痢或其他吸收不良綜合症，可能導致過度胃腸脹氣。甚至因幽門螺桿菌感染引起的胃潰瘍，都有可能間接造成口臭。**(c) 其他**：身體其他部位代謝產生的揮發性分子，藉由血液循環帶至肺部，再藉由呼氣呼出體外。像是肝功能衰竭（肝膿腫）、白血病、腎功能衰竭（通常是終末期腎功能衰竭）、糖尿病的酮酸症，或月經（月經呼吸）的內分泌系統疾病等。但我們要注意的是，並非口臭都是因為這些疾病，也不是這些疾病都會造成口臭。

b.食物與藥物：大蒜、洋蔥、五香食物等，會引起短暫的難聞氣味或口臭。另外，喝酒、抽菸、檳榔除了會引起口臭之外，對於口腔的健康影響也很大。

c.心理性因素：有時人們會覺得口臭，但實際上客觀都檢測不到口臭。這有可能是口臭恐懼症，這種問題的處置可能比真正的口臭更為複雜。因為，他們可能因此避免社交活動，甚至逃避與人交談。

2. 口臭的營養保健

(1)養成良好的衛生習慣：患有口臭的人應加強口腔衛生，養成勤刷牙、多漱口的好習慣。生理鹽水、淡茶水漱口也是消除口臭比較有效的方法。

(2)飲食宜清淡：忌辛辣刺激性與性味溫熱之食物，如蔥、韭、辣

椒、羊肉、肥膩、甜食等。

(3)多選用有利口腔清潔的食物：如豐富的纖維素食物有利清潔口
腔。甜瓜子為末，口內含之；茴香做湯飲或生嚼；橘餅常嚼食；
用紫蘇葉煮水漱口、烏梅含化等，均有去除口臭作用。

(4)選用相關保健食品：如嚼食木糖醇等。

(5)漱口水：現在常用的漱口水，包括洗必泰、含氯化合物、過氧化
氫、鈉鹽等，應該達到維持口腔正常菌群的生態平衡，防止菌群
失調引起新的疾病。

二、嘴唇與營養膳食

在人類美容中，口唇占有重要地位，曲線柔美、富有彈性、豐滿紅潤
的嘴唇蘊含著青春的美感。乾燥、皺裂甚至潰爛可損傷唇的質地，而唇色
的暗紅色或蒼白，則破壞了唇的色彩美。

1. 影響口唇美的因素

(1)物理因素：如風吹、日曬、氣候乾燥，尤其是夏季長時間的曝曬。

(2)化學因素：如唇膏、口紅、牙膏、漱口水等刺激。

(3)不良習慣：如習慣舔唇、咬唇等動作。

(4)飲食習慣：缺乏維生素 B 群，菸酒過度，以及嗜食辛辣刺激性食
物等。

2. 造成嘴唇傷害的疾病

造成嘴唇傷害的疾病主要是**唇炎（cheilitis）**，病因不明，目前認為
與日光、局部理化刺激、營養素缺乏、免疫失調、遺傳、精神因素等有
關。唇炎的臨床表現為唇紅部乾燥、脫屑、皺裂。嚴重的表現為唇腫脹、
糜爛，有炎性滲出物，形成血痂或膿痂，疼痛明顯，有灼熱感（如圖 12-
3）。根據特點可以分為：

(1)光化性唇炎（actinic cheilitis）：以下唇多見。**急性期**：唇紅糜爛，不超過唇紅緣，有淺黃色滲出物，唇部輕度腫脹，唇外翻，甚至腫脹明顯而有出血或形成潰瘍，並結血痂，痂皮揭露出血性創傷表面或有膿血。局部灼熱、疼痛、乾燥、搔癢，因摩擦而疼痛加重，唇部動作受阻，病情遷延難癒，可長達數月或更久，頷下淋巴結腫大，局部有色素沉著。**慢性期**：隱匿發病或由急性期轉化而來，以脫屑、局部增粗變硬，出現皺摺、皺裂為主要表現。

(2)剝脫性唇炎（exfoliative cheilitis）：首先從下唇開始，出現乾燥、皺裂、脫屑、鱗屑脫落，露出紅色基底層，逐漸擴展至上唇，可持續數月。

(3)腺性唇炎（glandularis cheilitis）：唇部肥厚腫脹，下唇外翻，唇部內側黏液腺導管口處可見稀薄黏液。晨起時，上下唇黏在一起。

此外，對於長期不癒合的唇部潰瘍，範圍短期突然增大，疼痛不嚴重者，應排除唇癌的可能。

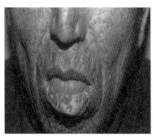 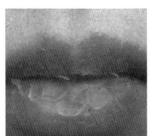 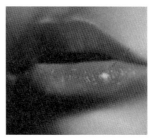

光化性唇炎　　　　　剝脫性唇炎　　　　　腺性唇炎

圖 12-3　唇炎的臨床特徵

圖片來源：www.tspf120.com 、jib.xywy.com、www.39yst.com。

3. 嘴唇的營養保健

(1)不要吃過辣及燥熱性食物：辛辣會刺激唇部黏膜潰爛、起泡，特

別是秋多季，不要經常吃燒烤、火鍋及易引起身體熱燥的食物。

(2)多吃一些新鮮水果，注意補充維生素和溫涼的食品：多喝一些枸杞茶，去除身體內的燥熱，預防嘴唇起泡。

(3)不要喝太燙的水或吃太燙的食物：這樣容易造成外表黏膜燙傷，使唇部容易老化，讓嘴唇更容易產生脫剝性死皮，嚴重者會引起潰瘍，留下疤痕。

(4)養成主動喝水的習慣，也可服用維生素，改善唇色暗沉的狀態。

(5)養成良好護唇習慣：包括不要經常塗口紅，口紅中的石蠟和色素容易使唇部水分流失。唇膏一般可用 2～3 年，但遇熱會融化，宜保存在陰涼處，不要被陽光直射。改掉經常舔唇的壞習慣。

三、潔齒固齒與營養保健

牙齒在人體中發揮著多種功能，如對食物的咀嚼作用，能將食物切割、咬碎、磨細以利消化。也可以幫助發音，以表達思想或交流感情。同時，牙齒在面部美容方面也有不容忽視的影響，即具有美觀作用。由於牙齒和牙槽骨的支持，正常的牙弓型態和咬合關係可將人的面部和唇頰支撐起來顯得豐滿。而當人們講話合微笑時，整齊而潔白的牙齒更能顯現人的健康和美麗。若上下牙齒咬合異常時，如反咬合，頦部向前突出，下牙包蓋著上牙，使臉型改變，影響美觀。若全口無牙，唇和頰軟組織缺乏支撐向內塌陷，出現皺摺顯得蒼老。所以，人們常把牙齒作為衡量健美的重要標誌之一。要想有一口健美的牙齒，必須注意牙齒的保健。

1. 牙齒的結構

牙齒是鈣化的硬固性物質，所有牙齒都被結實地固定在上下牙槽骨中，如圖 12-4 所示。裸露在口腔裡的部分稱為牙冠（crown）；嵌入牙槽中看不見的部分稱為牙根（fang）；中間部分稱為牙頸；牙根的尖端稱為

根尖。牙齒的結構可分爲牙體組織及牙周組織。牙體組織爲牙齒的本身，稱爲牙體。牙體包括牙釉質（enamel）、牙本質（dentin）、牙骨質（cementum）和牙髓（pulp）等四個部分。牙周組織爲牙齒周圍的組織，稱爲牙周組織，包括牙周膜（periodontal membrane）、牙槽骨（alveolar bone）和牙齦（gingiva）。相關牙齒組織結構、常見牙病及口腔清潔對策等，請讀者參見五南圖書股份有限公司出版之《化妝品有效性評估》一書。

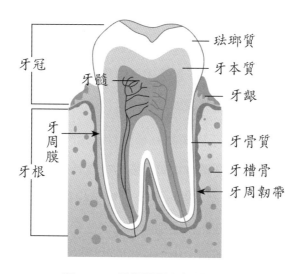

圖 12-4　牙齒及周圍組織剖面圖

圖片來源：web.htps.tn.edu.tw。

2. 牙周病（**periodontal disease**）

　　常見牙病主要包括**齲齒**（**dental caries**）、**牙周病**（**periodontal disease**）和**牙本質敏感症**（**dentinal hypersentitivty**）等。牙病發病的原因有全身和局部的因素，全身因素包括營養缺乏、內分泌和代謝障礙等；局部因素主要是附著在牙面上的沉積物對牙齒、牙齦和牙周組織的作用。其中，牙周組織發炎與全身性營養缺乏、局部性沉積物造成發炎有關。

　　包圍著牙齒的組織稱為牙周組織，發生於牙周組織的炎症稱為牙周病。牙周炎是由於牙結石等局部病因和營養、內分泌、消化系統疾病等全身性病因引起的。牙周炎的症狀一般為牙內紅、腫、出血，嚴重時也會出膿，牙周炎症加劇會出現牙齒鬆動。

　　牙周病是指牙齒支持組織發生的疾病，其類型有牙齦病、牙周炎以及咬合創傷、牙周萎縮等，其中以牙齦病最為普遍。牙齦病是局限於牙齦組織的疾病，以慢性邊緣牙齦炎最為常見。一般自覺症狀不明顯，部分患者牙齦有癢脹感，多數患者當牙齦受到機械刺激，如牙刷、咀嚼食物、談話、吮吸時，牙齦出血；也有少數患者在睡覺時發生自發性出血。早期治療不僅效果好，還可以預防其發展為牙周炎。

　　牙周炎是牙周組織皆受影響的一種慢性破壞性疾病，不僅牙齦有炎症，且牙周膜、牙骨質、牙槽骨均有改變。牙周炎的主要臨床特點是形成牙周袋，即牙周組織與牙體分離、伴有慢性炎症和不同程度的化膿性病變，導致牙齦紅腫出血，在化膿性細菌作用下，牙周袋溢膿，最終導致牙齒鬆動、牙齦退縮、牙根暴露，出現牙齒敏感症狀。

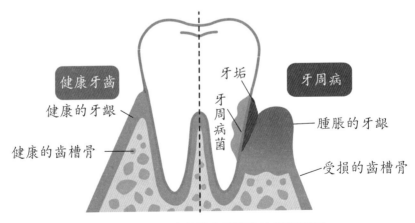

圖 12-5　牙周病與健康牙齒的比較示意圖

圖片來源：www.whilteessence.com.tw。

　　牙周病的發展過程中呈現週期性發作，有活動期和靜止期。活動期與局部刺激的強弱和生物體抵抗力有密切關係，如不及時進行適當治療，活動期和靜止期交替出現，就會逐漸破壞牙齒的支持組織。早期牙周病往往無明顯的自覺症狀，故一般人多不重視。一旦病變繼續發展，可發生牙齦出血、溢膿、腫脹、疼痛、牙齒鬆動等，使咀嚼功能下降，嚴重者會因此喪失牙齒。

3.潔齒固齒與營養保健

(1)注意鈣的補充：要牙齒的保健，多吃含鈣豐富的食物，如牛奶、黃豆、胡蘿蔔、芹菜葉、骨頭湯、蝦皮、海帶、魚鬆、無花果等。同時，注意維生素 D 的補充，如魚肝油等。

(2)多吃促進咀嚼的蔬菜：特別是在嬰兒期就應該注意飲食的選擇。家長應給孩子多吃能促進咀嚼的蔬菜，如芹菜、捲心菜、菠菜、韭菜、海帶等，有利於促進下頜的發展和牙齒的整齊。常吃蔬菜還能使牙齒中的鉬元素含量增加，增強牙齒的硬度和堅固度。厭食蔬菜和厭食肉類食品的嬰兒，其骨質密度比吃蔬菜和肉類食品的幼兒低下。常吃蔬菜還能防齲齒，因蔬菜中含有 90% 的水分及一些纖維物質。咀嚼蔬菜時，蔬菜中的水分能稀釋口腔中的糖質，使細菌不易生長。纖維素對牙齒具有清潔作用。蔬菜含有許多微量元素和大量維生素 C，是很重要的抗齲營養素。

(3)多吃水果：如蘋果、生梨等在進食時具有對牙齒的機械擦洗作用，擦去黏附於牙齒表面的細菌。此外，水果中的果膠還有抑制細菌的作用。

(4)多吃些較硬的食物：有利於牙齒健美，如玉米、高粱、牛肉及一些堅果類，如瓜子、核桃、榛果等。

(5)**攝取一定量的氟**：氟能與牙質中的鈣磷化合物形成不易溶解的氟磷灰石，防止細菌所產生的酸對牙質的侵蝕。人體所需的氟主要來自於飲水，每日從飲水中攝取約 65% 的氟，從食物中攝取約 5.35% 的氟。含氟較多的食物有魚（沙丁魚、大馬哈魚）、蝦、海帶、海蜇皮、蔬菜、葡萄酒、茶和礦泉水等。

(6)**減少糖類的攝取**：減少糖類尤其是蔗糖的攝取量，改變餐間吃甜食的習慣，尤其是睡前吃糖或甜點的習慣，適當用其他甜味劑替代蔗糖，如山梨醇、木糖醇、環己烷胺磺酸鈉等。

(7)**多吃粗糧**：應多食用烹調加工不過於精細的食物，因其所含脂溶性維生素和礦物質較多，進食時需要較大的咀嚼力，咀嚼可促進唾液分泌，除幫助消化外，還具有洗擦牙齒的作用。應少吃加工過細的精緻食品（如話梅、巧克力、汽水、糖果、糕點、餅乾等）。

(8)**潔齒固齒宜選的食物**：包括水、薄荷、乳酪、芹菜、綠茶、洋蔥、香菇、芥末、核桃等。

4. 潔齒固齒的非營養治療

(1)**潔牙**：到正規的醫院和診所採用超音波潔牙機，每年進行 1～2 次全口潔牙，使牙面、牙頸部經常處於潔淨狀態。

(2)**護理牙齒**：使用保健牙刷，選用含氟牙膏，採用正確的方法——以豎刷法進行刷牙，糾正橫刷法。這樣不僅可清除食物殘渣、牙面菌斑、牙垢汙物，防止牙結石的形成和沉積，而且還能達到按摩牙齦、促進血液循環、增強牙周組織的抗病能力作用。

四、齲齒（dental caries）

1. 齲齒發生因素及類型

是牙齒硬組織發生脫鈣，繼之牙齒內有機物分解，逐漸使牙齒破壞、

崩解的一種疾病。齲齒的發生與多種因素有關，如營養、體質、口腔衛生等，其中細菌的存在是齲齒發生必不可少的重要條件。口腔內的細菌一般有鏈球菌、乳酸桿菌等，它們能讓口腔中殘留的碳水化合物發酵產生乳酸。齲齒病原菌的鏈球菌突變菌（*streptococcus mutans*）受到分布在細菌表層的部分葡萄糖轉移酶作用，從蔗糖合成了不溶於水並有黏性的**葡聚糖**（**glucan**），牢固地黏在牙齒上，由於細菌的作用可在牙齒表面形成牙菌斑，使其製造的有機酸能較長時間跟牙齒表面密切接觸，這樣就可以使牙釉質中的一種礦物質——羥基磷灰石 $[Ca_3(PO_4)_2 \cdot Ca(OH)_2]$ 被酸溶解，生成磷酸氫根離子和鈣離子，即：

$$Ca_{10}(PO_4)_6(OH)_2 + 8\ H^+ \rightarrow 10\ Ca^{2+} + 6\ HPO_4^{2-} + 2\ H_2O$$

反應生成離子由牙內向齒外擴散，最終被唾液沖走。如此一來，由於礦物質的流失，造成牙齒硬組織出現白斑、軟化、缺損，最終齲洞形成，並由牙表面向牙骨質深入，甚至危及牙髓質。

齲齒是牙齒在多種因素影響下，硬組織發生慢性進行性破壞的一種疾病。一般情況下，齲齒是由牙釉質或牙骨質表面開始，逐漸向深層發展，破壞牙本質。根據齲齒破壞程度，分為淺齲、中齲和深齲（如圖 12-6 所示）。

(1)淺齲（牙釉質齲、牙骨質齲）：破壞程度僅限於牙釉質或牙骨質，尚未達到牙本質，一般無臨床症狀，因常常得不到即時治療。

(2)中齲（牙本質淺層齲）：為齲齒病進展至牙本質淺層，一般無症狀，有時對酸、甜、冷或熱刺激有反應性疼痛，刺激去除後疼痛立即消失，牙本質齲的發展會比牙釉質快。

(3)深齲（牙本質齲）：是齲齒病進展至牙本質深層，接近牙髓腔，一

般對溫度、化學或食物嵌入洞內壓迫等刺激引起疼痛反應，刺激
去除後疼痛立即消失，如齲齒病進展緩慢，由於牙髓內有修復性
牙本質形成，有可能不出現症狀。

淺齲（牙釉質齲、牙　　　中齲（牙本質淺層齲）　　深齲（牙本質齲）
　　骨質齲）

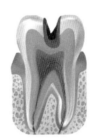 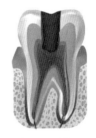

破壞淺表牙釉質　　　　侵入牙本質　　　　傷及牙神經
尚無痛感　　　　　　　冷熱刺激痛　　　　劇烈疼痛

圖 12-6　齲齒的類型及特性

圖片來源：www.how01.com。

　　每個牙齒的各部位對齲齒的易感性不同，其羅患齲齒的機率也不同。
在恆齒列中，下頜第一、第二臼齒得患齲齒機率最高，上頜第一、第二臼
齒得患齲齒機率次之；乳牙中，乳臼齒患得齲齒機率最高。從牙齒部位來
看，牙齒表面、隙縫、裂縫、牙溝處不易清潔，常滯留食物殘渣和細菌，
因此易患得齲齒；牙齒的舌面、頰（唇）面牙尖和切緣部位不僅光滑，而
且又受到咀嚼、舌的運動和唾液的沖洗等自然清潔作用，使食物和細菌不
易滯留，故不易發生齲齒。

2. 齲齒的臨床表現

　　齲齒病以患牙的色、形、質呈現緩慢、進行性的變化，患牙感覺異常
主要臨床表現如下：

　　(1)色澤改變：使牙齒病變部位表面粗糙、光澤消失，早期呈白堊

色，隨著外來色素（如食物、細菌代謝產物及牙本質蛋白分解產物）的附著，病損區會出現進一步著色而呈棕黃色或黑褐色。當下方牙本質發生牙釉質表面的鈣磷脫落（又稱脫礦）及色澤改變時，半透明的釉質會呈現特有的「**墨浸樣**」改變。

(2)外形缺損：隨著牙體硬組織中無機成分的溶解、有機成分的崩解，病變進展，病損區擴大，形成牙體組織由表及裡的實質性缺損，即齲洞。

(3)質地改變：齲洞中充滿感染脫礦的牙體組織和食物殘渣，脫礦後的牙體組織硬度下降，質地鬆軟，探查時容易與正常組織區別。

(4)感覺改變：僅波及牙釉質的早期，齲損患牙可以完全沒有疼痛和不適症狀。一般是當齲齒進展到牙本質層，出現齲洞時，患牙才會出現對冷熱物敏感、經常進食嵌塞或食物嵌入齲洞時疼痛等症狀，但均為一暫時性症狀，刺激消失、症狀隨之消失。當齲齒發展到牙本質深層時，症狀有所加重。

(5)進行性發展：牙齒一旦患齲，如果不去除局部存在的菌斑致病因素，病變就會緩慢持續地進展，很難自動停止，也沒有自癒性牙體組織被侵蝕，病損由小到大，由淺入深，累及牙髓，嚴重可引起牙髓發炎、牙髓病變甚至牙髓壞死，更進一步導致**牙根尖周炎**（**apical periocbntitis**）。牙齒最終成為殘冠、殘根，喪失咀嚼功能。

3. 齲齒的營養保健

營養因素在齲齒發生過程中有重要影響。一方面是食物殘渣（尤其是攝入富含蔗糖食物後）未即時清理，為細菌繁殖產酸創造了條件。二是鈣、磷、氟的缺乏，使牙質變得疏鬆，易被腐蝕而生成齲洞。所以，齲病更應做好營養保健的工作，且具有預防效果好、花錢少的特點。

(1)合理營養：在保證各種營養素合理攝入的情況下，可適當提高蛋白質的攝入量。減少單、雙糖的食用量。增加富含鈣、磷、氟及維生素 A、維生素 D 豐富的食物。尤其要增加牛奶等攝入量，使食物的鈣磷比例協調。

(2)多食富含膳食纖維的食物：雜糧、蔬菜、水果等富含膳食纖維的食物，可增強咀嚼功能，使牙齒堅固，對牙齒有摩擦和清潔作用。含膳食纖維少的食物，對牙面的摩擦作用也小，從而使牙齒的自潔作用下降。

(3)養成飲茶習慣：茶葉中含有豐富的氟，因為氟可以促使牙釉質的形成，減少牙釉質的可溶解性，同時還具有抑制口腔中糖的酵解，增進牙齒的再礦化作用。所以，飲後用茶水漱口，是維持牙齒健康、預防齲齒的簡易方法。

(4)注意口腔衛生：即時清除食物殘渣。精緻食物，如精緻米、白麵、餅乾、糖果容易被口腔微生物發酵致齲。在食用這類食物時，要特別注意口腔衛生，即時清除食物殘渣，飯後要刷牙漱口。

第三節　指甲保健與營養

　　指甲（**nails**）是表皮的一部分，是手指及腳趾的尖端上的表皮角質化變硬而成。這些細胞形成半透明狀的固體，覆蓋在手指及腳趾末端的背面，附著於甲床上，其根部延伸到皮膚下面，如圖 12-7 所示。指甲是反映人體健康狀況的窗口。健康人的指甲是粉紅色的，平滑並具光澤。指甲表面的異常變化都是來自於身體某一部分失衡的表現。指甲基本上是由蛋白質組成，結構中 1/5 是液體，1/5 是脂肪，為維持骨骼樣堅實的外觀，指甲必須不斷從血管中吸取必要的營養，故飲食營養是影響指甲健康美觀的關鍵。

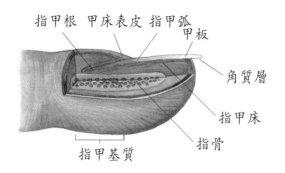

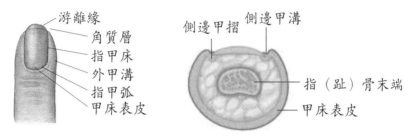

圖 12-7　指甲構造示意圖

圖片來源：de Berker, 2009。

一、指甲的結構

指甲的根部有一新月形的蒼白帶，稱為「**新月區**」。指甲部細胞的生長，使指甲變厚變長。指甲主要由密實的乾性蛋白構成，大約含 5% 脂肪，含水量很低，因此指甲很堅硬。正常的指甲堅固而具彈性，此與軟角蛋白形成之皮膚不同，而與毛髮同為硬蛋白形成，胱胺酸為主要的胺基酸。

每片指甲由**指甲板（nail plate）**、游離緣、**指甲根（nail root）**所組成。健康的指甲，因指甲底下之血管中的血流，透明時呈現美麗的桃紅色。指甲體近側端的微白色半月形區為**指甲弧（nail lunula）**，因其底下的基底層較厚，沒有顯現出血管組織，因此呈現微白色之顏色。**甲床表皮**

（eponychium）是從指甲外側邊緣延伸的狹窄帶狀表皮，它位於指甲近端邊緣，由角質層形成。

指甲下面的表皮構成**甲床（hyponychium）**，指甲床近側端的上皮組織稱為**甲基質（nail matrix）**。指甲基質的功能是負責指甲的生長，生長過程是基質的表面細胞變形為指甲細胞，促使指甲生長。指甲的功能是幫助我們握牢及操作小物品，並提供保護以預防指尖受傷。

1. 甲板（nail plate）：指甲體，與有棘細胞層上連接成橫向彎曲呈圓弧形。正常指甲強固，有彈性。

2. 甲母（nail bed）：甲母是指指甲之根部，指甲由此形成。指甲每日長出約 0.1～0.15 毫米（mm）。甲母大部分被後爪廊皮膚所覆蓋，一部分以甲弧出現。

3. 甲弧（lunula）：甲體近側端的微白色半月形區為甲弧，指甲新長出尚未充分角化之部分。微白色外表是因其底下的基底層較厚，使血管組織沒有顯現出來。一般成長旺盛之甲弧越大且明顯，尤其是大拇指指甲之半月最大。全身營養不良時，甲弧之發育會延遲。

4. 指甲根（nail root）：是指甲的基部，被皮膚所覆蓋之部分。

5. 指甲廊（nail wall）：覆蓋指甲周圍的皮膚，覆蓋甲母之大部分，其中有一部分露出，露出部分即稱為指甲弧。

6. 指甲上皮（nail cuticle）：指甲半月上覆蓋的皮膚，亦稱指甲上皮。

二、指甲與營養的關係

1. 與營養無關的指甲疾病

化妝品指甲損害（**nail damage due to cosmetic**）是指長期應用甲

用化妝品，導致甲部正常結構破壞，從而產生甲剝離、甲軟化、甲鬆脆和甲周圍軟組織皮炎等損傷，占化妝品皮膚病的 0.5%～1% 不等。停止使用該化妝品後，短期內甲損害一般無明顯改變，而甲周圍軟組織皮炎可以減輕甚至消退。常見的指甲疾病，如**甲真菌病（onychomycosis）**並非使用化妝品引起，但是損害會破壞甲部的正常結構，使得真菌更容易感染，最終形成甲真菌病。甲真菌病是指由皮膚癬菌、酵母菌及非皮膚癬菌性黴菌侵犯甲板或甲下組織所引起的病變，以皮膚癬菌中的紅色毛癬菌最多見。甲真菌病的發病率較高，本病患病率約 4%～7%，約占皮膚真菌感染的 30%。80% 為指（趾）甲真菌病。多見中老年人，兒童發病少見。甲真菌病的感染與氣候（溫度、溼度）、穿鞋、遺傳因素、衛生狀況等有關，與營養無關。

2. 與營養有關指甲異常疾病

常見的甲受損型態如圖 12-8，與營養有關的指甲異常疾病詳述如下：

(1)指甲無光澤：若指甲呈現波浪狀且無光澤，可能是缺乏蛋白質、缺少維生素 A 及維生素 B 或是礦物質不足。對此可改善日常的膳食，並每天補充多種維生素，外加維生素 B_6 及鋅。指甲無光全部為白色，則顯示罹患肝臟疾病，此時可請內科醫生檢查幫助治療。

(2)指甲蒼白：是缺乏鋅及維生素 B_6，也可由貧血引起。

(3)指甲凹凸：主要是人體內缺乏鈣質、維生素 A，這些營養素物質可從胡蘿蔔素、蛋黃等食物中攝取，經常食用為好。

(4)扁平狀或匙樣指甲：若長期缺乏蛋白質或鐵元素，通常易造成扁平狀或匙樣指甲，透過改善飲食營養可以矯正。

(5)線條狀隆起樣指甲：常常發生於情緒欠佳或疾病之後，如能每天吃富含蛋白質的適當飲食，同時攝取維生素 C 外加 15 mg 鋅劑，可加速新生指甲的生長，從而可使水平隆起線條狀指甲逐漸消失。

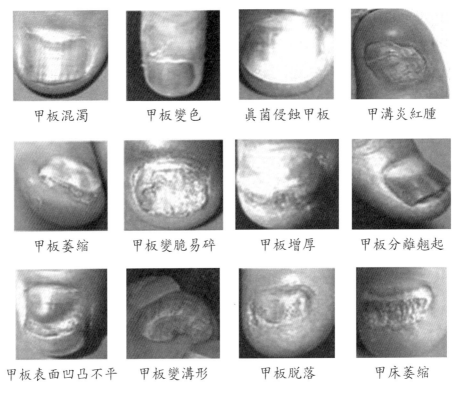

甲板混濁	甲板變色	真菌侵蝕甲板	甲溝炎紅腫
甲板萎縮	甲板變脆易碎	甲板增厚	甲板分離翹起
甲板表面凹凸不平	甲板變溝形	甲板脫落	甲床萎縮

圖 12-8　常見的甲受損型態

圖片來源：www.jjshzj.com、www.gypfb.com。

(6)指甲脆且易裂：飲食中蛋白質及鈣、硫、鋅等元素或維生素 A、維生素 B、維生素 C 不足，會導致指甲脆，容易裂。

三、產生指甲不健康的原因

1. 營養素的缺乏：營養缺乏一般表現為指甲變脆、斷裂、堅硬增厚、指甲層脫落、生長緩慢、指甲蒼白、表面有白色斑點、縱向或橫向突起、倒刺、真菌感染等。

2. 老年人：老年人指甲表面有時會出現縱向溝紋或波痕。

3. 皮膚疾病患者：罹患皮膚疾病會影響指甲生長速度。

4. 內科疾病患者：罹患內科相關疾病時，也會影響指甲的狀態及顏色。罹患心血管及血液患者，指甲常呈現青色。肝臟患者，指甲呈現黃白色。慢性肺炎、肺氣腫、支氣管擴張等，可使指甲變厚，像手錶玻璃蓋樣呈圓形，中間部分凸出呈弓形，也稱**杵狀指（nail clubbing）**。末稍神經及其他神經系統疾病患者的指甲變小，且厚薄、輪廓、顏色和形狀也會發生變異。

5. 其他：指甲的生長和健康狀況還取決於個人的年齡、衛生習慣、睡眠、精神狀況、血液循環情況和身體內礦物質含量等因素。

四、指甲與營養保健

1. 增加蛋白質的攝取：富含蛋白質和鈣的食物是保持指甲健康亮澤的基本要素，每天至少攝取 60 g 的蛋白質，雞蛋、牛奶、優酪乳、豆製品是蛋白質的良好來源。燕麥、種子、穀物都含有豐富的植物性蛋白。食用海產品中螺旋藻、微型藍綠海藻，也是補充蛋白質的有效途徑。

2. 補充維生素和礦物質：因為缺乏維生素 B 群，易使指甲脆弱。缺乏維生素 C 與倒刺、指甲周圍組織發炎有關。缺乏鐵會造成湯匙指甲和縱向突脊等。所以應適當補充鈣、鎂、鐵、鋅、碘、硒及維生素 B 群（如維生素 B_2、維生素 B_{12}、葉酸）、維生素 C、維生素 D 等營養素，多食用新鮮蔬菜及水果。

3. 養血柔肝，提高肝臟功能：減少脂肪類食品的攝取量，避免飲酒。

習題

一、選擇題

1. 下列措施不能改善黑眼圈現象的是？

   (A) 在飲食中增加優質蛋白質攝取量

   (B) 增加維生素 A、維生素 E 的攝取量

   (C) 注意含鐵食品的攝取

   (D) 吸菸喝酒

   答案：(D)

2. 下列何者不屬於香口除臭的營養療法？

   (A) 飲食清淡，多吃含有豐富的纖維素食物有利於清潔口腔

   (B) 加快進食速度

   (C) 適當食用具有清熱化溼、避穢除臭之食物

   (D) 可適當飲茶，可以清熱去火，抗菌消炎，清潔口腔

   答案：(B)

3. 下列何種食物可以改善口臭？

   (A) 韭菜　(B) 大蒜　(C) 海帶　(D) 羊肉

   答案：(C)

4. 下列因素不會導致齲齒的有？

   (A) 牙齒鈣化不全　(B) 缺氟　(C) 糖攝取量過多　(D) 某些藥物

   答案：(D)

5. 有關氟在預防蛀牙上所扮演的角色，下列敘述何者正確？

   (A) 因為氟可以促進鈣的吸收，進而促進牙齒的健康

   (B) 因為氟可以中和微生物所產生的有機酸

(C) 氟會協助形成 fluorapatitle，使得骨骼健康及牙齒不易形成蛀牙

(D) 因為氟可以抑制牙齒中微生物的生長

答案：(C)

6. 不會影響口唇美的因素為何？

(A) 喝水　　(B) 舔唇　　(C) 長期使用唇膏　　(D) 吃辛辣食物

答案：(A)

7. 健康的指甲呈現什麼顏色？

(A) 粉紅色　　(B) 紫色　　(C) 乳白色　　(D) 黃色

答案：(A)

8. 下列有關指甲之敘述，何者錯誤？

(A) 每天約生長 0.1 mm　　　　　　　(B) 由角化細胞所組成

(C) 主要功能為保護四肢及便於操作　　(D) 屬於上皮組織。

答案：(D)

9. 下列說法不正確的是？

(A) 若長期缺乏蛋白質或鐵元素，通常易造成扁平狀或匙樣指甲

(B) 飲食中蛋白質及鈣、硫、鋅等元素或維生素 A、維生素 B、維生
　　素 C 不足，會導致指甲脆裂

(C) 指甲沒有光澤是缺乏維生素 C 的表現

(D) 指甲出現凹凸現象主要是人體內缺乏鈣質、維生素 A

答案：(C)

10. 指甲呈凹形、匙狀並脆弱是因為：

(A) 鐵不足　　(B) 鈣不足　　(C) 蛋白質不足　　(D) 銅過多

答案：(A)

11. 指甲的層狀分裂是因為：

(A) 成人低色素性貧血與甲狀腺機能亢進　　(B) 鈣不足

(C) 碘不足　　　　　　　　　　　(D) 銅過多

答案：(A)

12. 下列有關指甲的敘述，何者錯誤？

(A) 腳趾甲重新生長需要 12～18 個月

(B) 平均生長速度爲每天 0.3125 公分

(C) 手指甲重新生長需要 1～2 個月

(D) 健康者的指甲和趾甲一般呈現半透明突出的弧形，顏色略帶粉紅

答案：(C)

13. 下列何者爲正確

(A) 指（趾）甲應修剪成正好覆蓋甲床的形狀，並保持清潔與乾燥

(B) 指甲應終年塗指甲油或戴假指甲，以保護眞指甲並增加美觀

(C) 指甲應剪短些，讓甲床裸露在外，以求整潔衛生

(D) 指甲應剪去甲皮，並修成尖長形，以求美觀

答案：(A)

14. 有關健康指甲之敘述，下列何者正確？

(A) 指甲變黃除吸菸染色之外，可能是胃部的疾病

(B) 指甲偏黑或藍色預示著貧血或血液缺氧

(C) 指甲的反常形狀和色澤可能預示身體部位的疾病或營養不良

(D) 指甲缺乏維他命可能造成指甲體上出現白色帶狀區域

答案：(C)

15. 慢性心肺病的指甲易成？

(A) 甲溝炎　(B) 甲脆裂　(C) 杵狀指　(D) 甲肥大

答案：(C)

二、問答題

1. 你（妳）認為造成近視眼的原因為何及其如何做到營養保健？

2. 請簡述黑眼圈的類型及該如何做到營養保健？

3. 造成口臭的原因以及該如何做到營養保健？

4. 造成嘴唇的疾病有哪些以及該如何做到營養保健？

5. 你（妳）認為潔牙固齒的營養保健原則為何？

6. 請敘述齲齒的臨床表現及其營養保健原則為何？

7. 產生指甲不健康的原因有哪些？該如何做到營養保健？

參考文獻

1. 黃玲珠編著，美容營養學，**華立圖書股份有限公司**，2006。

2. 賈潤紅主編，美容營養學，**科學出版社**，2011。

3. 王志凡、萬巧英主編，營養與美容保健，**科學出版社**，2015。

4. 張效銘著，化妝品有效性評估，**五南圖書股份有限公司**，2016。

5. 張效銘著，化妝品皮膚生理學，**五南圖書股份有限公司**，2018。

6. Huang Y L, Chang S L, Ma L, Lee M C, and Hu S. 2014. Clinical analysis and classification of dark eye circle. **Intern J Dermatol.,** 53: 164-170.

7. Rosenberg M. 2002. The science of bad breath. **Sci. Am.,** 286(4): 72-79.

8. Loesche W J, and Kazor C. 2002. Microbiology and treatment of halitosis. **Periodontol. 2000.** 28: 256-279.

9. Rosenberg M, Knaan T, and Cohen D. 2007. Association among breath, body mass index, and alcohol intake. **J Dent. Res.,** 86(10): 997-1000.

10. Aguirre A, Manzano D, Ish R, Gardeazabal J, and Diaz Perez J L. 1994. Allergic contact cheilitis from mandelic acid. **Contact Dermatitis** 31(2):

133-134.

11. Machackova J. 1996. Allergic contact cheilitis from toothpastes. **Contact Dermatitis** 35(6): 370-371.

12. Gregoriou S, Argyriou G, Larios G, and Rigopoulos D. 2008. Nail disorders and systemic disease: what the nails tell us. **J Fam Pract.**, 57(8): 509-514.

13. Gregoriou S, Argyriou G, Larios G, and Rigopoulos D. 2008. Nail disorders and systemic disease: what the nails tell us. **J. Fam. Pract.**, 57(8): 509-514.

14. Haneke E. 2009. Non-infectious inflammatory disorders of the nail apparatus. **J. Dtsch. Dermatol. Ges.**, 7(9): 787-797.

15. de Berker D. 2009. Clinical practice. Fungal nail disease. **N. Engl J. Med.**, 360(20): 2108-2116.

16. Greene, J. C., R. Louie, and S. J. Wycoff. 1989. Preventive dentistry. I. Dental carries. **JAMA.** 262(24): 3459-3463.

17. Genco, R. J. 1996. Current view of risk factors for periodontal disease. **J. Periodontol**. 67(10 Suppl): 1041-1049.

第十三章　美胸與營養

　　擁有健美的胸部是每一個愛美女性夢寐以求的，女性胸部健美包括胸肌的發達和乳房的豐滿。胸肌發達與否主要與平時的鍛鍊有關，鍛鍊可以使胸部更加挺拔。乳房的豐滿與否，除了與遺傳因素有關外，更重要的是與日常膳食營養密切相關。飲食豐胸是健康的豐胸方法，長期堅持不僅能美容養顏，還能有效促進乳房的豐滿，所以保證均衡的營養與豐胸膳食是不同年齡的女性維持美麗胸部的關鍵。本章節針對「**乳房的發育與組織結構**」、「**乳房的型態與分類**」、「**乳房的美學標準**」、「**美胸與美容保健**」等內容，進行詳細的介紹。

第一節　乳房的發育與組織結構

一、乳房的發育與影響激素

　　乳房的腺體組織從胚胎 6 週開始出現，出生前已形成單獨的小葉腺體組織。乳房的發育除了細胞的基礎循環供應系統外，主要依靠女性荷爾蒙。所以，乳房發育的主要年齡期，在育齡期之前，乳房相對處於靜止狀態。在育齡期，女性體能的黃體酮和雌性激素分泌最旺盛，乳腺的發育也最豐滿。在育齡期後，體內的黃體酮和雌性激素分泌逐漸減少，乳腺逐漸萎縮，乳房逐漸衰退。在育齡期中，未孕婦女雖然體內經常有不少激素促使乳腺發育，但是她們的乳腺沒有腺泡，乳房由許多長形的乳腺管組成，只有在妊娠以後，血中的雌性激素大大增加，乳腺管長得很長，並出生很多分支，血中孕激素增加，使腺管末端腺泡逐漸增大，小葉漸漸發育，這

時乳腺更脹大了。雌性激素刺激乳腺管的增生，孕激素則促使腺泡的發育。但僅這兩種激素還不能使乳房完全發育，必須有垂體前葉激素的參與，如**糖皮質激素（adrenocorticotropic hormone, ACTH）**及**催乳素（prolactin, PRL）**等共同作用，才能使乳房完全發育。

二、乳房的組織結構

乳房的組織結構包括乳房的皮膚、腺體、脂肪、韌帶、血管、淋巴和神經組織等（圖 13-1）。

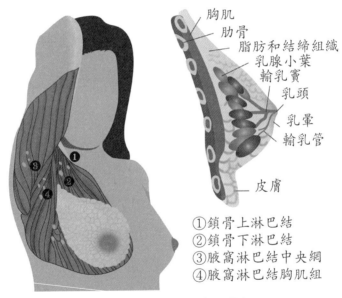

胸肌
肋骨
脂肪和結締組織
乳腺小葉
輸乳竇
乳頭
乳暈
輸乳管

皮膚

①鎖骨上淋巴結
②鎖骨下淋巴結
③腋窩淋巴結中央網
④腋窩淋巴結胸肌組

圖 13-1　乳房結構及淋巴分布

圖片來源：hepingnaoliu.baike.com。

1. 乳房的皮膚：不同部位，皮膚的質地與厚度不一樣，當乳房增大時，乳暈周圍的皮膚伸展就比較明顯。乳房區域的皮膚張力線走向與肋骨的走向相同。乳房體積與乳房皮膚之間的比例必須協調，如果乳房體積過大，超過乳房皮膚的最大懸托能力，乳房就會逐漸下垂。胸罩可以幫助防

止乳房下垂。

2. 乳房的腺體：是乳房體積的主要組織，腺體可以從胸部一直伸向腋下，甚至伸入腋窩或胸肌後面腺體結構類似皮脂腺，機能活動類似汗腺。乳腺是由 15～20 個輪輻狀排列的**腺葉（lobes of mammary gland）**組成。每個腺葉又分為許多小葉，小葉由許多腺細胞組成。腺泡緊密地排列在腺泡管的周圍。乳腺細胞分泌的乳汁聚集在腺泡裡，透過腺泡管排出。腺泡管匯集成小葉內乳管，再進一步匯集至整個腺葉的乳腺管，乳腺管又稱**輸乳管（lactiferous ducts）**。輸乳管周圍有肌肉組織，肌肉收縮有助於促進乳汁的排出。輸乳管向乳暈區集中，並呈菱形膨大成為壺狀，稱為**輸乳竇（lactiferous sinuses）**，功能為暫時性儲存乳汁。輸乳管以乳頭為中心呈放射狀排列，匯集於乳暈，開口於乳頭，又稱輸乳孔。

3. 乳房的脂肪：乳房內的脂肪多少，也是決定乳房大小的主要原因之一。乳房內的脂肪組織呈囊樣包圍在乳腺周圍，形成一個半球形的整體，這層囊狀的脂肪成為脂肪囊。脂肪囊的發育程度有個體間差異。另外，在乳腺的後面，深筋膜與胸大肌之間還有一層脂肪組織，這一層血管較少，其重要性是可以植入假體。

4. 韌帶與筋膜：乳房的韌帶與筋膜對固定和支撐乳房、保持乳房的形狀、防止乳房下垂具有關鍵性的作用。乳房位於皮下淺筋膜與胸大肌之間，在乳房上部有**乳房懸韌帶（suspensory ligaments of breast）**，在乳房下方有**乳房下皺襞韌帶（submammery rugose ligaments）**。淺筋膜向上與頸部淺筋膜相連，向下與腹壁淺筋膜相連。這些筋膜形成條索狀筋膜進入腺體之間，直達深部並與深筋膜相連，形成分隔腺葉的隔障和乳房的支柱體，從而將乳腺腺體固定在胸部皮下組織中，並將這些垂直的纖維束統稱乳房懸韌帶。乳房下皺襞韌帶起源於第五肋骨骨膜，起點向外擴

展到第五及第六肋間筋膜，遠端止於乳房下皺襞區域皮膚的眞皮深層，也是懸吊乳房的重要韌帶，在防止乳房下垂或老年人上有重要意義。任何手術必須盡量保護好乳房下皺襞韌帶，以免出現乳房雙峰和乳房再造困難。

5. 乳頭乳暈複合體：由於乳頭和乳暈在型態結構和生理上有著非常密切的連繫，故稱爲**乳頭乳暈複合體（complex of papilla and ereola）**。乳頭的型態變化比較大，基本型態爲筒狀和圓錐狀，乳暈是乳頭周圍環形有色素的皮膚，直徑 35～50 釐米，有時爲縱圓形。乳暈的顏色因人的皮膚顏色、功能狀態和年齡而不同。乳頭肌是一塊平滑肌，呈放射狀排列。乳頭肌被一層脂肪組織與腺體分開，在乳頭基底部較厚。乳頭肌與乳暈精密相連。當有機械刺激時，平滑肌反射性收縮，使乳暈縮小、乳頭勃起。乳暈部有少量的毛和腺體，包括汗腺、皮脂腺和乳腺。該處的皮脂又稱爲乳暈腺（areola gland），分泌皮脂以達到滋潤該區皮膚、潤滑乳頭和嬰兒唇的作用。乳暈內的乳腺與乳房腺體相同，在哺乳期有泌乳功能，其腺管與附近的大輸乳管相遇。乳頭和乳暈的皮膚都比較薄、易損傷、引起感染，特別是哺乳期要注意衛生。

6. 乳房的血管：

(1)乳房的動脈來源：乳房的動脈來源，深部供血來源於鎖骨下動脈的胸肩峰腋動脈分支、腋動脈乳房支和胸外側動脈分支，淺部供血來源於胸廓內動脈上位 6 個分支。其中，以上 4 個肋間穿支爲多，分別供應乳房的外側、內側和深部組織（圖 13-2）。

(2)乳房內血管分布：鎖骨下動脈的胸肩峰腋動脈分支、腋動脈乳房分支和胸外側動脈分支爲**乳房深動脈（deep mammery artery）**。乳房深動脈從胸肌筋膜穿出，分出 1～2 支細小動脈分支到乳房後間隙，並互相融合構成乳房後血管網。來源於胸廓內動脈上位的淺部動脈，亦發出動脈腺體支，深部動脈發出腺體內終支。在

乳房深動脈中，在乳房的中心附近，乳頭的深部有一支相對較粗
的乳房深動脈穿過乳腺實質直達乳頭乳暈，並與乳房淺層動脈匯
合。其起源、走向及分布均較爲相對恆定，故稱之爲**乳頭乳暈深
動脈（deep artery of papilla and areola）**，是乳房乳暈重要的深
部供血來源（如圖 13-2）。在乳頭、乳暈下有血管網，使其豐富供
應，保證乳房充足的血液供應。

(3)乳房的靜脈回流：乳房的靜脈基本上與動脈伴行，其分爲深淺兩
部分。深靜脈與動脈伴行，淺靜脈緊貼皮下，其位置較動脈更
淺。深、淺靜脈均匯入腋靜脈和胸廓靜脈，很快進入肺血管網
（如圖 13-3）。所以，晚期肺癌多見肺部轉移。

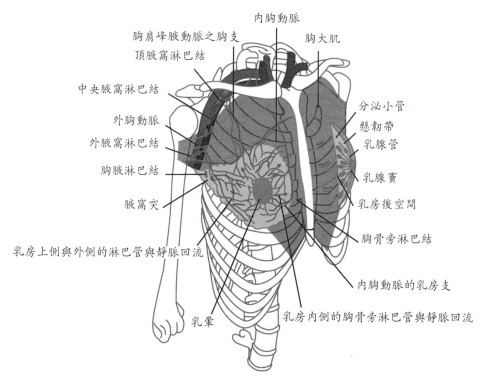

圖 13-2　乳房的動脈分布

圖片來源：GRAY'S 醫用解剖學，p.116。

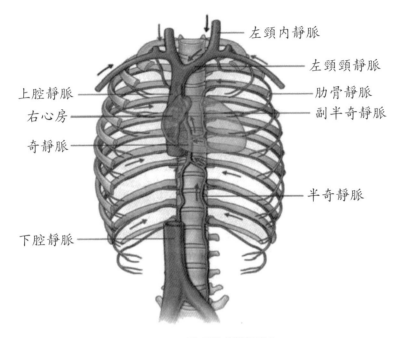

左頸內靜脈

左頸頸靜脈

肋骨靜脈

副半奇靜脈

上腔靜脈

右心房

奇靜脈

半奇靜脈

下腔靜脈

圖 13-3 乳房的靜脈回流

圖片來源：GRAY'S 醫用解剖學，p.110。

(4)乳房的淋巴回流：乳房的淋巴回流主要是腋窩淋巴結，再流向鎖骨下淋巴結（75%），部分乳腺上部淋巴液可流向胸大小肌淋巴結（rotter 淋巴結），直達鎖骨下淋巴結。透過鎖骨下淋巴結後，淋巴結繼續流向鎖骨上淋巴結（圖 13-4）。

7. 乳房的神經分布：乳房的神經支配分為乳房皮膚的神經支配和乳頭的神經支配（圖 13-5）。(1) 乳房皮膚的神經支配由前組、外側組和上組共 3 組神經組成。前組從 2～6 肋間神經的前皮支，從肋骨後 1 公分處穿出，伴隨乳房內動脈的分支，其較大的支配乳房外側的皮膚，較小的支配胸骨前皮膚的內側，這些分支亦進入腺體後面。外側組神經發自第 4、第 5 肋間神經，偶見第 3 肋間神經，這一組神經較前側組更豐富，從腋中

線起，向前分向乳腺，向後分向胸廓，經淺筋膜的深側面向上，約每上升 3 公分發出橫行的分支進入腺體。在乳頭周圍，神經分支與泌乳管平行分布。在乳暈周圍，神經分支沿著 Cooper's 韌帶走行，支配乳暈周圍皮膚。這些神經末稍在乳頭乳暈複合體形成 Meissner's 小體。上組來自頸淺神經叢的降支。(2) 乳頭的神經支配來自第 4 肋間神經的外側皮神經，也是唯一支配乳頭的神經。

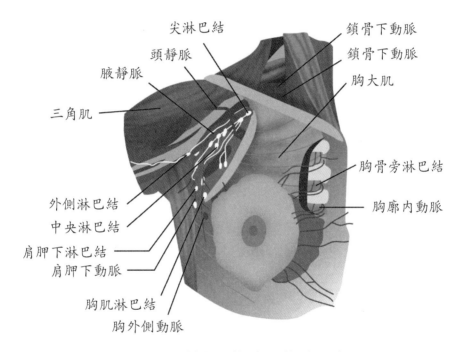

圖 13-4　乳房與腋下淋巴管及淋巴結示意圖

圖片來源：www.bu-shen.com。

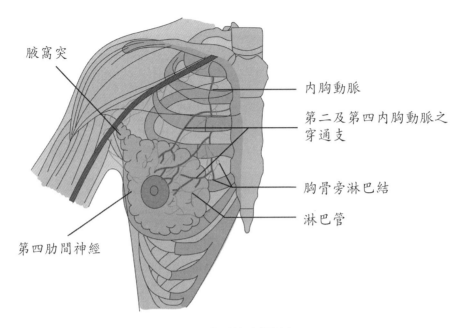

腋窩突

內胸動脈

第二及第四內胸動脈之
穿通支

胸骨旁淋巴結

淋巴管

第四肋間神經

圖 13-5 乳房的神經分布

圖片來源：GRAY'S 醫用解剖學，p.109。

第二節 乳房的型態及分類

乳房是女性第二性徵的重要標誌，少女一般從 12～13 歲起，在卵巢分泌雌性激素的影響下，乳房開始發育，隨著月經的來潮，在 15～17 歲乳房發育基本成熟，22 歲基本停止乳房發育，之後脂肪組織還會相繼增多。發育良好的乳房多呈半球形或圓錐形，兩側基本對稱。扁平，影響胸部曲線美，因此擁有一對豐滿勻稱的乳房也是女性胸部健美的重要組成部分。本節針對乳房的型態分類以及乳房型態缺陷的類型，進行詳細的介紹。

一、乳房的分型

1. 根據乳房高度與基底面直徑的比例劃分：可以分為 3 種，如表 13-1 所示。

(1)**圓盤形乳房（pectus carinatum breast）**：乳房的高度為 2～3 公分，小於乳房基底面直徑的 1/2，屬於比較平的乳房，多見於黃種人。

(2)**半球形乳房（hemispherical breast）**：乳房高度為 3～5 公分，約為乳房基底面直徑的 1/2，多見於白種人。

(3)**圓錐形乳房（conic breast）**：乳房高度為 5～6 公分，大於乳房基底面直徑的 1/2，多見於黑種人。

2. **根據乳房中軸線與胸壁之間的位置關係（角度）來劃分**：可以分為 3 種，如表 13-1。

(1)**挺立形乳房（stand-upright breast）**：乳房中軸線與胸壁幾乎呈現 90°，乳房豐滿，富有彈性。

(2)**下傾形乳房（tilted breast）**：乳房中軸線稍向下傾斜，與垂線之夾角大於 45°，柔軟且富於伸展性。

(3)**下垂形乳房（pendulous breast）**：乳房中軸線顯著下斜，與垂線之夾角小於 45°。

表 13-1　乳房的型態分類

胸型名稱	正面圖	側面圖	文字敘述
圓盤形乳房			乳房隆起不高，但底部不小，像薄薄的兩個盤子掛在胸前。

胸型名稱	正面圖	側面圖	文字敘述
半球形乳房			乳房隆起較大且飽滿，如同球的兩半
圓錐形乳房			乳房隆起較小，底部也不大，但整體挺拔呈圓錐狀
挺立形乳房			乳房很高，但底部不大，使乳房向前突出，並稍有垂感
下傾形乳房			乳房隆起但下垂，有胸部整體下滑的感覺，胸部略低於手肘的二分之一處
下垂形乳房			乳房頂點位置很低，使整個乳房呈向下垂掛狀，有時乳房內側會整個貼服在上腹部

3. 以女性本人拳頭為標準劃分：可以分為 4 種。

(1)很小的乳房：小於拳頭的乳房。

(2)小乳房：等於拳頭的乳房。

(3)較大的乳房：等於兩個拳頭的乳房。

(4)大乳房：等於 3～4 個拳頭的乳房。

4. 根據乳房的位置高低劃分：可以分為 2 種。

(1)高位乳房：指乳房位於第 5 肋骨以上者。

(2)低位乳房：指乳房位於第 5 肋骨之下者。

5. 根據乳房體積大小劃分：

(1)小型：乳房體積小於 200 ml。

(2)中型：乳房體積為 250～350 ml。

(3)大型：乳房體積為 600～800 ml。

(4)巨型：乳房體積超過 1,500 ml。

二、乳房的型態缺陷

　　乳房的型態缺陷，主要指乳房發育不良（breast dysplasia）、乳房肥大（breast hypertrophy）和乳房下垂（breast ptosis），如圖 13-6。

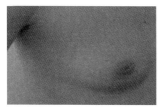 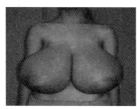 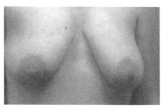

　　　乳頭凹陷　　　　　　乳房肥大　　　　　　乳房下垂

圖 13-6　乳房的型態缺陷圖示

圖片來源：Long and Zhao, 2011、Kirwan L, 2002、Hisham et al, 2017。

　　1. 乳房發育不良（breast dysplasia）：乳房發育不良包括單側和雙側乳房發育不良、不對稱或局部發育不良，如平胸、乳房過小、**乳頭塌陷**

（nipple retraction）、乳頭凹陷（nipple depression）等情況，使胸部外觀失去女性特有的曲線和魅力。

2. 乳房肥大（breast hypertrophy）：處女乳房肥大表現為乳房的腺體、脂肪和皮膚組織均發育過度。婦女乳房肥大表現為乳房的脂肪和皮膚組織增生，但腺體可有或可無增生。肥胖症患者主要為脂肪增生。

3. 乳房下垂（breast ptosis）：根據乳房和乳頭位置高低來判斷乳房下垂情況，如圖 13-7。**A 級乳房下垂**：即輕度下垂，乳頭在胸部下側皺紋的位置，或在此位置 1 公分以內的情況。**B 級乳房下垂**：即中度下垂，乳頭在胸部下側皺紋的位置，或在此位置的 1～2 公分，但是位置仍在胸部最下側組織之上。**C 級乳房下垂**：即重度下垂，乳頭比胸部下側皺紋位置要下垂出 3 公分的距離，且乳頭朝下下垂。

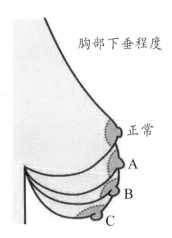

A 級乳房下垂：即輕度下垂，乳頭在胸部下側皺紋的位置或在此位置 1 公分以內的情況。

B 級乳房下垂：即中度下垂，乳頭在胸部下側皺紋的位置，或在此位置的 1～2 公分，但是位置仍在胸部最下側組織之上。

C 級乳房下垂：即重度下垂，乳頭比胸部下側皺紋位置要下垂出 3 公分的距離，且乳頭朝下下垂。

圖 13-7　胸部下垂程度判斷

圖片來源：www.how01.com。

第三節　乳房的美學標準

乳房的美學標準主要是指乳房審美的標準，乳房的型態因人而異，但是什麼樣的乳房稱得上美，並無絕對標準。本節針對目前國際上比較公認的「健美胸部的標準」、「胸部健美的影響因素」等內容，提供讀者參考。

一、健美胸部的標準

1.健美胸部的定性標準

因人種、飲食文化等不同，東方女性與西方女性的乳房平均體積及乳房美學標準，有些相同，有的有一定差距。在此列舉目前國際上比較公認的健美胸部的定性標準，如表 13-2 所示，提供讀者參考。

(1) 皮膚紅潤有光澤、無皺摺、無凹陷。

(2) 乳腺組織應豐滿、乳峰高聳、柔韌而富有彈性。

(3) 兩側乳房等高及對稱，在第 2～6 肋之間，乳房底盤半徑線（又稱 **R 線**）和乳房大小密切相關，5～6 公分間適宜。乳房的軸線（又稱 **H 線**），指乳頭至乳房底盤的高度，決定乳房的高度，5 公分以上適宜，大致為 5～7 公分。

(4) 健美乳房的乳頭潤澤、挺拔，位於第 4 肋間或稍下。兩乳頭間的間隔稱為乳頭間距線（又稱 **QQ 線**），決定乳溝的型態，18～22 公分間適宜。胸骨上凹至乳頭的距離稱為胸乳間距線（又稱 **L 線**），決定乳頭的位置，18～22 公分間適宜。

(5) 乳暈清晰，顏色紅潤，直徑為 2～4 公分。

(6) 乳房的外形挺拔豐滿，呈半球形。乳房球面的評估，可以參考乳房球面側弧線（又稱 **π 線**），根據乳頭位置分為上 π 弧及下 π 弧，決定乳房的飽滿度，以 80 度以上適宜。

表 13-2　健美胸部的定性標準

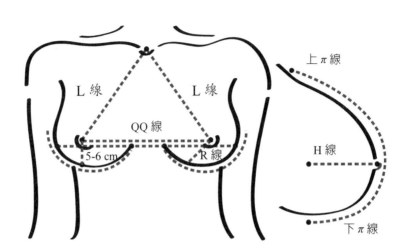

QQ 線： 乳頭間距線	L 線： 胸乳間距線	R 線： 乳房底盤半徑線	H 線： 乳軸線	π 線： 乳房球面側弧線
指兩乳頭間的距離，決定乳溝的型態，18～22 公分間適宜	指胸骨上凹至乳頭的距離，決定乳頭的位置，18～22 公分間適宜	和乳房大小密切關係，5～6 公分間適宜	指乳頭至乳房底盤的高度，決定乳房的高度，5 公分以上適宜	根據乳頭位置，分為上 π 弧及下 π 弧，決定乳房的飽滿度，80 度以上適宜

(7) 身高在 155～165 公分，透過乳頭的胸圍應大於 82～86 公分。

(8) 東方女性的完美胸圍也運用公式計算：標準胸圍＝身高（公分）×0.53。按此標準計算：胸圍／身高（公分）≤ 0.49，屬於胸圍太小；胸圍／身高（公分）＝ 0.5～0.53 說明胸圍屬於標準狀態；胸圍／身高（公分）≥ 0.53，屬於美觀胸圍；胸圍／身高（公分）> 0.6，屬於胸圍過大。

2. 健美乳房的半定量標準

乳房的健美標準包括乳房的型態、皮膚質地、乳頭型態等因素，有人

用評分法將乳房健美標準定量化。詳細敘述如下，整理如表 13-3。

(1)標準胸圍：達到標準 30 分，相差 1 公分以內 25 分，相差 2 公分以內 20 分，相差 2 公分以上 10 分。

(2)乳房類型：半球型 30 分，圓錐型 25 分，圓盤型 20 分，下垂型 10 分。

(3)皮膚質地：緊實有彈性 10 分，較有彈性 8 分，尚有彈性 5 分，鬆弛 2 分。

(4)乳房位置：正常 10 分，過高 8 分，兩側不對稱 5 分，過低 2 分。

(5)乳頭型態：挺出大小正常 10 分，過小 8 分，下垂 5 分，內陷或皺裂 2 分。

(6)乳房外觀：正常 10 分，顏色異常 8 分，皮膚凹陷、皺摺、疤痕 5 分，皮膚凹陷、皺摺、疤痕、顏色異常 2 分。

表 13-3　評分法對女性乳房的評分

項目	項目現狀及評分標準							
	健美		較好		一般		較差	
胸圍	達到標準胸圍	30	相差 1 公分以內	25	相差 2 公分以內	20	相差 2 公分以上	10
乳房類型	半球形	30	圓錐形	25	圓盤形	20	下垂形	10
乳房位置	正常	10	過高	8	兩側不對稱	5	過低	2
乳房質地	緊實有彈性	10	較有彈性	8	尚有彈性	5	鬆弛	2
乳房外觀	正常	10	顏色異常		皮膚凹陷、皺摺、疤痕	5	皮膚凹陷、皺摺、疤痕、產生顏色異常	2
乳頭型態	挺出大小正常	10	過小	8	下垂	5	內陷或皺裂	2

一般 74 分以上者為健美乳房，滿分為 100 分。透過以上美胸標準可以知道，乳房不是越大越好，而是要和體型相協調，過大的乳房同樣會破壞整體美。另外，在病理情況下，如乳腺發炎、乳腺癌等，乳房也會變大。罹患巨乳症時，乳房會大於正常乳房數倍甚至十多倍，這些都是不正常的，需要尋求專業醫師治療。

二、胸部健美的影響因素

胸部的健美受多方面因素影響，常見的影響因素如下：

1. 遺傳因素：胸部大小主要與遺傳因素有關，女性接受上一代遺傳激素的表現量高低，決定了其胸部乳房的體積大小。一般來說，如果母親的胸部較小，女兒的胸部也大多不豐滿。

2. 營養狀況：處於青春期的女孩，如果沒有攝取合理的飲食及均衡的營養，即蛋白質、脂肪、能量攝取不足，則生長發育受阻，從而限制胸部及乳房的發育，產生扁平胸或小乳房。過分追求苗條、過度控制飲食，在體重明顯下降的狀況下，乳房的皮下組織和支持組織顯著減少，乳房皮膚鬆弛、皺縮，這種情況稱為「**青春期乳房萎縮**」。另外，體胖的女性因為脂肪聚積較多，胸部就顯得豐滿突出。消瘦的女性脂肪聚積少，胸部就顯得小而平坦。所以體型消瘦的女性，應多吃一些高熱量的食物，透過熱量在體內的蓄積，使瘦弱的身體豐滿，同時乳房也可因脂肪的聚積而變得挺聳而富有彈性。

3. 內分泌激素：胸部乳房的發育受到垂體前葉、腎上腺皮質和卵巢等分泌的內分泌激素共同影響。卵巢分泌的雌性激素、孕激素，垂體前葉產生的催乳素、**促卵泡激素（follicle-stimulating hormone, FSH）**、促**黃體生成激素（Luteinizing hormone, LH）**等，都會促進乳房發育。其中，雌性激素對乳腺的發育有最重要的生理作用，雌性激素能促使乳腺導

管增生、延長、形成分支，促使乳腺小葉形成，還能促進乳腺間質增生、脂肪沉澱，從而使女性乳房豐滿。一般而言，雌性激素表現量高的女性乳腺發育較好，乳房體積較大。但是，乳腺增生的可能性較大。孕激素又稱**黃體酮（progesterone）**，可在雌性激素作用的基礎上，使乳腺導管末端的乳腺腺泡發育生長，並趨向成熟，乳腺腺泡是產生乳汁的場所。腦垂體分泌的催乳素在女性懷孕後期及哺乳期大量分泌，能促進乳腺發育和泌乳。垂體前葉分泌的促卵泡激素能刺激卵巢分泌雌性激素，促黃體生成素能產生孕激素，兩者對乳腺的發育及生理功能的調節達到間接作用。此外，生長激素、甲狀腺激素、腎上腺皮質激素等，也都能間接對乳腺產生影響。所以，乳房過小與激素分泌不足也有很大關係。

　　4. 體育鍛鍊：適當的健胸鍛鍊可使女性身心健康、體型健美。以各種方式活動上肢和胸部，充分使上肢上舉、後伸、外展及旋轉，並經常做擴胸運動，鍛鍊肌肉和韌帶，則可使整個上半身結實而豐腴、胸部肌肉健美。如普拉提（Pilates）疏胸保養透過有針對性對胸大肌進行鍛鍊從而增加胸部脂肪組織的彈性，使胸部結實而堅挺，能有效防止胸部下垂與外擴。

　　5. 其他：哺乳後乳腺組織萎縮、不當減肥、長期穿不適合的內衣等都會影響胸部健美，造成乳房下垂。

第四節　美胸與營養保健

一、女性各期美胸營養保健

　　1. 青春期美胸與營養保健：女性乳房從青春期開始發育，此期卵巢分泌大量雌性激素促進乳腺的發育，乳腺導管系統增長，脂肪積蓄於乳腺，乳房逐漸發育成勻稱的半球形或圓錐形。所以，要使乳房發育豐滿健

美，就要此期確保身體健康，保證各種激素的正常分泌。可適時增加一些植物雌性激素攝取和有利於雌性激素分泌的食物，青春期正處於生長發育的關鍵時期，尤其是優質蛋白質能促進生長發育，一些維生素是構成和促進雌性激素分泌的重要物質。所以，多吃富含蛋白質、維生素、礦物質的食物，適當吃一些脂肪類食物，可以充分提供此期乳房發育所需的營養。

2. 經期美胸與營養保健：乳腺組織受到激素影響，隨著月經來潮呈週期性變化。在月經週期的前半期，受促卵泡激素的影響，卵泡逐漸成熟，雌性激素表現量逐漸增高，乳腺增殖樣變化，排卵以後，孕激素表現量升高，催乳素也增加。月經來潮前 3～4 天體內雌性激素表現量明顯增高，乳腺組織活躍增生，腺泡形成，乳房明顯增大、發脹。月經來潮後雌性激素和孕激素表現量迅速降低，乳腺開始復原，乳房變小變軟。數日後，隨著下一個月經週期的開始，乳腺又進入增殖期的變化。在月經週期的前半期和排卵期，在均衡飲食的基礎上攝取能量高的營養物質，可以使脂肪較快囤積於胸部，促進胸部的豐滿。

3. 妊娠期和哺乳期美胸與營養保健：妊娠期受各種激素的作用，乳腺不斷發育增生，乳房體積增大、硬度增加。哺乳期乳腺受催乳素的影響，腺管、腺泡及腺葉高度增生肥大、擴張，乳房明顯發脹，硬而微痛，哺乳後有所減輕。妊娠期和哺乳期一定要均衡營養，保證能量供給，不用擔心胸部不豐滿，即使是平坦的胸部，在這一特殊時期也會因各種激素的旺盛分泌而體積增大，但要注意哺乳期易患乳腺炎而影響乳房健康。斷奶後，乳腺腺泡萎縮，末端腺管變窄，乳腺小葉變小，乳房內結締組織再生，但再生數量遠遠趕不上哺乳期損失的數量，因此乳房會出現不同程度的鬆弛、下垂。可以多攝取富含膠原蛋白的食物，如豬蹄、雞翅、蹄筋等，促進結締組織的再生，多攝取維生素 C 含量豐富的食物，促使膠原

蛋白的合成。

4. 停經期和老年期美胸與營養保健：女性進入停經期以後，卵巢功能開始減退，月經紊亂直至停經，乳腺也開始萎縮。到了老年期，乳管逐漸硬化，乳腺組織退化或消失。從外觀上乳房鬆弛、下垂甚至扁平。應注意多食用含豐富維生素 E、維生素 C、B 群維生素的食物，抗氧化、防衰老、調節體內雌性激素的分泌，控制能量的攝取。

二、調攝養護方法

1. 加強飲食營養：乳房的大小取決於乳腺組織與脂肪的數量，乳房組織內 2/3 是脂肪，1/3 是腺體。乳房中脂肪多了，自然會顯得豐滿，所以適當地增加胸部的脂肪量，是促進胸部健美的有效方法。增加胸部的脂肪量，最直接的方法就是攝取脂肪含量豐富的食物，並且控制多餘的脂肪囤積在身體其他部位，如小腹、臀部或全身。同時想要擁有豐滿的胸部，以促進胸部的發育，應該從均衡飲食著手，不僅要攝入一定的脂肪類食物，還要食用蛋白質含量豐富的食物，以促進胸部的發育。攝取富含多種維生素、礦物質的食物來刺激雌性激素的分泌，中藥也可適當補充。多飲水可對滋潤、豐滿乳房達到直接作用。具體豐胸飲食原則如下：

(1)保證總能量的攝取：總能量攝取應以體重為基礎，使體重達到或高於理想範圍。一般身體瘦弱的女性，胸部都達不到健美的標準，應在均衡膳食的基礎上，多吃一些熱量較高的食物，使瘦弱的身體變得豐滿。同時，乳房也會因脂肪的蓄積而變得豐滿、富有彈性。當然，脂肪也不是越多越好，過多的脂肪堆積可引起乳房鬆弛、下垂，同樣也會影響形體美。

(2)保證充足的蛋白質：蛋白質是構成人體的成分，是構成人體重要的生理活性物質，尤其是激素的主要成分，是乳房生長發育不可

缺少的重要營養物質，尤其是在青春期，應攝取充足的優質蛋白質，以保證乳房發育得完全而豐滿。每日蛋白質供給量為 70～90克，占總能量的 12～14%，優質蛋白質應占蛋白質總量的 40% 以上。

(3)補充膠原蛋白：膠原蛋白對防止乳房下垂有很好的營養保健作用，因為乳房依靠結締組織外掛在胸壁上，結締組織的主要成分就是膠原蛋白。

(4)補充充足的維生素：各種維生素如維生素 E、維生素 B 群、維生素 C、維生素 A 等，均有刺激雌性激素分泌、促進乳房發育的作用。

(a)維生素 E：能促進卵巢的發育和完善，使成熟的卵細胞增加，黃體細胞增大。卵細胞分泌雌性激素，當雌性激素分泌量增加時，可促使乳腺管增長。黃體細胞分泌孕激素，可使乳腺管不斷分支形成乳腺小管，使乳房長大。

(b)維生素 B 群：是體內合成雌性激素不可缺少的成分。

(c)維生素 C：能促進膠原蛋白的合成，膠原蛋白構成結締組織，是乳房的重要組成成分，有防止胸部變形的作用。

(5)攝取足夠的礦物質：是維持人體正常正常生理活動的重要物質，有些礦物質還參與激素的合成與分泌。鋅可以刺激性激素分泌，促進人體生長和第二特徵的發育，促進胸部的成熟，使皮膚光滑、不鬆垮，處於青春期的女性尤應注意從食物中攝取足夠量的鋅。鉻是體內葡萄糖耐量因子的重要組成成分，能促進葡萄糖的吸收，並使其在乳房等部位轉化為脂肪，從而促使乳房豐滿。

(6)飲食豐胸的最佳時期：一般認為月經來的第 11～13 天是女性豐胸的最佳時期，第 18～24 天為豐胸的次佳時期。由於激素的影響，

這兩個時期乳房的脂肪囤積得最快。

(7)豐胸藥膳常使用具有補益氣血、健脾益腎及疏肝解鬱功效的中藥：如人參、當歸、黃芪、川芎、熟地、紅棗、桂圓、山藥、陳皮、通草、菟絲子、玫瑰花等。

2. 加強胸部的體育鍛鍊：各種外展擴胸運動、俯地挺身、單雙槓、啞鈴操、健美操、游泳、瑜伽、普拉提、跑步、太極拳等能使乳房胸大肌發達，促使乳房隆起。進行體育鍛鍊特別是劇烈運動時，要注意必須穿著胸罩。

3. 經常進行胸部和乳房按摩：可用按揉穴位，掌摩、托推乳房，揪提乳頭等。按摩手法要輕柔，不可過分牽拉。

4. 要養成良好的生活習慣，保持正確的姿勢和體態：站、立、行、走要挺胸、抬頭、平視、沉肩、兩臂自然下垂，收腹、緊臀、直腰，不要駝背、塌肩和凹胸。另外，應穿著鬆緊、大小合適的胸罩，保持心情舒適。

習題

一、問答題

1. 請簡述乳房的型態分類為何？
2. 你（妳）認為健美胸部的標準為何，請舉例說明？
3. 你（妳）認為影響胸部健美的影響為何？
4. 請說明女性各期美胸營養保健策略為何？
5. 請舉例說明美胸營養保健的調攝養護方法？

二、案例分析

小眞，20 歲，身高 162 公分，胸圍 75 公分，與同年齡女孩相比，乳房較小，胸部平坦，體型也比較瘦弱，和同學走在一起，她感覺到自卑，不敢抬頭挺胸地走路，小眞非常想讓自己的胸部變得豐滿，變得有自信。請問：

1. 透過飲食調整，小眞的胸部能變得豐滿嗎？
2. 按照小眞的胸圍（公分）、身高（公分）計算：

    (1) 她的標準胸圍應該爲多少？

    (2) 她的胸圍是屬於以下哪種情況？

    　　(A) 胸圍太小　　(B) 標準胸圍　　(C) 美觀　　(D) 胸圍過大

    (3) 有哪些建議可以幫助小眞？

    (4) 請爲小眞指出飲食注意事項？

參考文獻

1. 劉瑋、張懷亮主編，皮膚科學與化妝品功效評價，**化學工業出版社**，2004。
2. 賈潤紅主編，美容營養學，**科學出版社**，2011。
3. Richaed L D. Gray's 醫用解剖學，**合記圖書出版社**，2008。
4. Long X and E Zhao. 2011. Nipple retractor to correct inverted nipples. **Breast care** 6: 463-465.
5. Kirwan L. 2002. A classification and algorithm for treatment of breast ptosis. **Aesthetic Surg J.** 22: 355-363.
6. Hisham A, M Abd Latib, and N Basiron. 2017. Juvenile Breast Hypertrophy: A Successful Breast Reduction of 14.9% Body Weight without Recurrence in a 5-Year Follow-Up. **Case Rep Surg.** ID 3491012.

第三篇　皮膚疾病的營養保健

　　皮膚是人體抵禦外界有害因素的有效屏障、最大的體表器官，同時也是人體審美的第一觀照對象，皮膚的健康和美觀直接影響人體美。很多疾病可以影響皮膚的組織結構和生理功能，導致皮膚顏色、質地等外觀的改變，如型態顏色各異的色素斑、丘疹、膿泡、結節等皮損。此外，系統性急慢性疾病也會影響人體外觀美。很多損容性疾病的病因、預防和治療都與營養直接相關。合理的營養可以預防疾病的發生，特定的膳食可以改善和消除疾病的症狀。本篇以營養治療的觀點，介紹與美容相關的皮膚疾病與營養之關係，及改善皮膚疾病的營養保健策略。本篇編排上，共分「**化妝品皮膚疾病的營養保健**」、「**傷口癒合、疤痕的營養保健**」及「**美容相關慢性性疾病的營養保健**」等三個章節。

第十四章 皮化妝品皮膚疾病的營養保健

正確地使用及選用合格的化妝品產品，是不會造成皮膚疾病的。伴隨著化妝品種類繁多，所使用的活性添加劑種類眾多，劑型不斷創新或是因為個人體質因素等，導致人們即使在日常生活中正常使用化妝品，還是有可能引起皮膚黏膜及其他附屬器官的損害，在此稱為**化妝品造成的皮膚不良反應（adverse skin reactions induced by cosmetics）**。由於大多數皮膚不良反應臨床表現與一些皮膚病相似，故統稱為**化妝品皮膚疾病（skin diseases induced by cosmetics）**。因化妝品造成的相關皮膚疾病，如「**因接觸、刺激及變應反應造成的皮膚炎症**」、「**因光感性造成的皮膚疾病**」、「**因皮膚色素異常造成的皮膚疾病**」、「**因皮脂溢出造成的皮膚疾病**」、「**因接觸造成的蕁麻疹**」及「**因接觸造成的毛髮與指甲的損害**」等等。這些因使用化妝品造成的相關皮膚疾病成因及發病機制、臨床表現、診斷及治療，讀者可以參見五南圖書股份有限公司出版之《**化妝品皮膚生理學**》一書。本章節針對數種因化妝品造成的皮膚疾病原因、臨床表現及如何以營養膳食改善該病症，進行詳細的介紹。

第一節　敏感性、變應性皮膚疾病與營養

因為長期接觸化妝品導致皮膚產生敏感性、刺激性或變應性反應，造成接觸部位皮膚或鄰近部位發生的炎症反應，在此稱為「**化妝品接觸性皮膚發炎疾病**」，占化妝品皮膚疾病的 70%～80% 以上。因接觸、刺激及變應反應產生的皮膚炎症，包括敏感性皮膚、接觸性皮膚炎、激素依賴性皮

膚炎、異位性皮膚炎、口周皮炎及唇炎等等。不當使用化妝品或對化妝品中成分產生敏感性、刺激性或變應性反應等因素，只是導致或加重皮膚發炎疾病的原因之一。

一、化妝品皮炎

1. 概述

化妝品接觸性皮炎（cosmetic contact dermatitis）是指接觸化妝品後，在接觸部位或鄰近部位發生的皮膚炎症。發病機制包括原發刺激和變態反應兩類。刺激性接觸皮炎是指外界物質透過非免疫性反應造成的皮膚局限性表淺性炎症，可能與化妝品對皮膚的刺激強度和皮膚的屏障功能是否完整有關。變應性接觸性皮炎是指接觸變應原後，透過免疫反應引起的皮膚炎症反應。常見能夠引起化妝品變應性接觸性皮炎的物質相當多，包括香料、防腐劑、乳化劑、抗氧化劑、防曬劑、植物添加劑等。最常見的則是香料和防腐劑。

2. 臨床表現

本病女性多於男性，30～40 歲為多見。疾病早期較輕，表現為局限性紅斑及細小鱗屑，不易引起患者注意，病情加重後，皮損面積擴大、大範圍皮膚紅斑和腫脹，自覺搔癢，皮膚乾燥、皮膚萎縮、變薄（圖 14-1）。

3. 營養保健

(1)增加維生素的攝取：多食富含維生素的食物，尤其是富含維生素 A 的食物適量多吃，如豬肝、胡蘿蔔、蛋黃等，以改善毛囊皮脂角化異常，防止毛囊阻塞。此外，應多吃含維生素 C、B$_1$ 豐富的食物，如新鮮蔬菜、水果等。

(2)補充富含鋅的食物：如動物肝、瘦肉、禽類、堅果類等，以改善人體內鋅含量的相對不足。

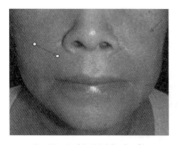

化妝品接觸性皮炎

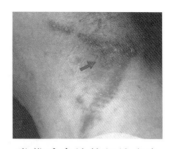

變態反應性接觸性皮炎

圖 14-1　接觸性皮炎的臨床特徵

圖片來源：成大醫院皮膚科南十字星系統、www.twwiki.com。

(3)控制脂肪的攝取：脂肪攝取不宜過多，否則會加重症狀，每天攝取脂肪量應在 50 g 左右。此外，少吃甜食，含糖較多的飲食會促進脂肪合成增加而導致產生更多脂肪。

(4)避免高碘飲食：高碘飲食會使毛囊角化或阻塞，應控制海帶、紫菜等海鮮產品的攝取。

二、溼疹

1. 概述

溼疹（**eczema**）是一種由多種內外因素引起的表皮及眞皮淺層常見炎症性皮膚疾病，一般認爲是多種內外因素相互作用引起的遲發性變態反應。皮損呈現多形性，常對稱分布、有滲出傾向、易反覆發作、搔癢劇烈，如圖 14-2。

2. 臨床表現

溼疹可分爲急性、亞急性和慢性三型。

(1)急性溼疹：可發生於身體任何部位，常見於頭、面、耳後、乳房、四肢遠端及陰部等處，常對稱分布，損害呈多形性。皮膚上

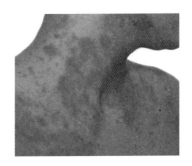

圖 14-2　溼疹的臨床表現

圖片來源：www.informationng.com。

首先出現多數密集的點狀紅斑及粟粒大小的丘疹和丘皰疹，並很快變成小水泡，水泡破裂後，形成點狀糜爛及結痂等。自覺症狀為劇烈搔癢、有灼痛，常因搔抓或熱水洗燙，造成糜面進一步向周圍擴散，使皮損邊緣及界限不清楚。若處理得當，炎症減輕，出現脫屑，皮疹可在 2～3 週內消退，如處理不當，病程延長，易發展為亞急性和慢性溼疹。

(2)亞急性溼疹：介於急性和慢性溼疹之間的過渡狀態，當急性溼疹的紅腫、滲出等急性炎症減輕後，皮疹轉為暗紅色，漸趨局限化，邊緣及界限較為清楚，癢感仍較劇烈。處理得當，數週內可痊癒，反之，易發展為慢性溼疹或再次急性發作。

(3)慢性溼疹：損害呈慢性炎症，患者皮膚浸潤肥厚，皮疹為暗紅色，表面粗糙，有脫屑、結痂，出現苔蘚化或皺裂，有色素沉著、抓痕、點狀滲出、血痂及鱗屑等。皮損比較局限，皮損邊緣及界限清楚，搔癢較劇烈或是陣發性。病程遷延不癒，可遷延數月甚至更久，病情反覆。

3. 營養保健

(1)忌食過敏食物：盡量避免食用容易引起過敏反應的食物，如魚蝦、蟹、牛肉、羊肉、雞、鴨、鵝、花粉等，以免引起過敏反應，導致溼疹復發或加重病情。

(2)忌食組織胺成分含量高的食物：如香蕉、菠蘿、鳳梨、茄子、葡萄酒、酵母中含有較高組織胺成分，雞肝、牛肉、香腸等，亦含有相當高量的組織胺，溼疹患者不宜食用。

(3)飲食宜清淡：避免食用刺激性食物如菸、酒、濃茶、咖啡，勿食辣椒、花椒、生薑、大蒜等辛辣及刺激性食物。

(4)多食用維生素 C 含量豐富的蔬菜和水果：如菠菜、花椰菜、橘子、柚子、桃、胡蘿蔔等。

(5)宜選用清熱利溼、健脾消食的食物：中醫認為溼疹主要是溼熱所致，飲食失調，溼從內生。因此，宜選擇平性、涼性或偏寒性食物，如馬蘭頭、空心菜、馬齒莧、綠豆等。

第二節　色素性皮膚疾病與營養

化妝品皮膚色素異常指應用化妝品引起的**皮膚色素性增生（skin hyperpigmentation）**或**皮膚色素性減少（skin hypopigmentation）**，以色素性增生較為常見，占化妝品皮膚病中 10%～30%。皮膚色素性增生疾病臨床表現為使用化妝品數週或數月後，逐漸出現淡褐色或褐色的密集斑片或斑點，多發生於面、頸部。可單獨發生，也可以和皮膚炎症同時存在，或發生在接觸性皮炎、光感性皮炎之後。部分色素性化妝品皮炎是接觸性皮炎的一種特殊類型，只不過在此類型皮炎中，炎症成分較輕的色素沉著特點顯著。很多這樣的患者實質上是長期反覆接觸小劑量變應原引起的化妝品過敏，致敏物主要是香料、煤焦油染料，光敏的作用較小。化妝品中的

鉛、汞、砷、染料均可透過干擾色素代謝增加皮膚色素。皮膚病理檢查可見基底層細胞液化變性、色素減少和輕微炎症。

皮膚中的黑色素能將日光中的有害光線過濾，消除紫外線引起的自由基，防止彈性纖維變性所導致的皮膚老化，能保護 DNA，使其免受有害因素引起的致突變效應，從而降低皮膚癌的發生率，具有抗衰老及防癌等功能。當皮膚中黑色素的生成及代謝發生異常時，就會導致色素增生性皮膚病（黃褐斑、雀斑、色素性沉著）和色素減少性皮膚病（如白癜風、單純糠疹）等皮膚色素異常的疾病發生。

一、黃褐斑

1. 概述

黃褐斑（chloasma, melasma）是常發生於面部的色素增加性皮膚疾病，是影響面容的常見疾病之一，多見於女性，如圖 14-3。初始通常是對稱地分布於顴部突和前額，大小不一，形狀也不規則，邊緣及界限較爲清楚，呈黃褐或淡黑色，平攤於皮膚上，擾之不礙手，沒有任何自覺症狀。久之延伸到鼻部、口唇周圍，顏色加深，形成褐色蝴蝶狀斑塊，春夏季往往加重，入冬以後顏色變淡。

2. 臨床表現

本病症女性多見，特別是育齡期婦女。皮損分布於面部，以顴部、頰部、頦部爲主，亦可累及眉弓、眼周、鼻背以及上唇等部位，損害爲淡黃褐色、暗褐色或深咖啡色斑，顏色深淺不一，如圖 14-3 所示。斑片形狀不規則或類圓形、條形或蝴蝶形。皮損一般不會累積在眼瞼和口腔黏膜。色斑邊緣清楚或呈現瀰漫性，局部無炎症及鱗屑。

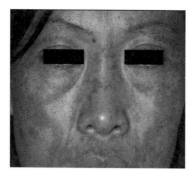

圖 14-3　　黃褐斑的臨床特徵

圖片來源：tjpf110.com。

3. 營養保健

(1)飲食營養治療

- 飲食規律，營養均衡。

- 多食用含有維生素 C 的食物：維生素 C 爲強效抗氧化劑，可將深色的氧化型色素轉化爲淺色的還原色型色素，並抑制多巴醌的氧化，減少黑色素的生成。應多食用新鮮蔬菜和水果，如獼猴桃、青椒、山楂、大棗、番茄等。

- 多食用含谷胱甘肽的食物：谷胱甘肽是由谷胺酸、半胱胺酸和甘胺酸透過胜肽鍵縮合而成的三肽化合物，可以抑制酪胺酸酶的活性，減少皮膚黑色素的合成。谷胱甘肽含量較高的食物有新鮮水果和蔬菜，如菠蘿、西瓜、草莓、番茄、黃瓜、胡蘿蔔、大蒜、十字花科蔬菜，如甘藍菜、花椰菜等。烹煮或其他熱處理過程會損失部分谷胱甘肽。玉米、酵母、動物肝臟、蚌殼類水產品中的谷胱甘肽含量也極爲豐富。

- 多食用富含硒的食物：富含硒的食物有大蒜、稻米、葵花籽、肉類和海產品等，硒可以刺激生物體內谷胱甘肽的合成。

- **多食用蛋白質和鐵質含量高的食物**：如蛋、奶、豆製品、瘦肉等蛋白質含量豐富，含鐵較多的食物有動物肝腎、葡萄乾、核桃、豆類等。

- **常食用富含維生素 A 和菸鹼酸的食物**：如胡蘿蔔、菠菜、禽蛋、奶製品、花生、豆類等。

- **其他**：忌食辛辣油煎食物，如酒、濃茶、咖啡等，也可選擇合適的藥膳來調理。

(2)黃褐斑的生活療法

- **防日曬，慎用各種化妝品**：禁忌使用含有激素、鉛、汞等有害物質的化妝品。

- **注意內分泌調節，保持愉快的心情，保持充足的睡眠**：神經系統、內分泌系統、消化排泄系統是人體的主要三大系統，維持人體各項功能的正常運作，這三大系統相互關聯及相互依存，一旦失調，會影響身體機能。既然黃褐斑與人體內分泌系統有直接關係，防治黃褐斑應該在去斑與調節內分泌上同時進行。

- **遠離各種輻射**：螢光燈、X 光機、紫外線照射儀等不良刺激均可產生類似強日光照射的後果，甚至比日光照射的損傷還大，結果是導致色斑加重。

二、雀斑

1. 概述

雀斑（freckles）是一種發生在皮膚日曬部位的針尖至芝麻大小的黑褐色點狀色素沉著。大多數是後天發生的，也有部分患者是先天發生的。但是不論是先天或後先，均與遺傳因素有密切關係。即罹患雀斑的患者具有一定的體質，具有這種體質的人在外界一些因素的作用下（如日曬、皮

膚乾燥等），便會發生雀斑。

2. 臨床表現

　　雀斑多在 4～5 歲時開始發病，女性居多。隨年齡增長皮疹逐漸增多，青春期最爲明顯，之後皮疹一般不再增加，老年皮疹逐漸減少。容易發生於暴露部位，如前額、面頰、下頜和頸部，以鼻梁部和眼瞼下多見，嚴重可累及雙上肢伸側及手背部，如圖 14-4 所示。典型皮損爲淡褐色至黃褐色針尖至米粒大小圓形或類圓形斑點，孤立而不融合，數目多少不一，密集散布，對稱分布。夏季斑點數目增多，顏色加深，損害變大。冬季相反，數目減少，色變淡，皮損縮小。雀斑患者的色素痣罹患機率較高。無自覺症狀及全身症狀。

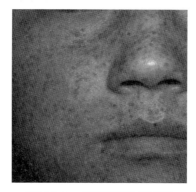

圖 14-4　雀斑的臨床特徵

圖片來源：xltkwj.com。

3. 營養保健（食物營養療法與生活療法同黃褐斑）

　　(1) 經常食用富含維生素 A、維生素 B_2、維生素 C 及維生素 E 的食物，如牛奶、優酪乳、黃豆、豌豆、芒果、梨子、棗子、柑橘、油菜、香菜、青椒、芹菜、芥菜、白蘿蔔等。

　　(2) 少食不易消化、辛辣刺激性食物，以及含色素性飲料，如濃茶、濃咖啡等。

三、色素性沉著

1. 概述

　　色素沉著（**pigmentation**）是人體皮膚由於種種原因而呈現不同顏色、不同範圍及不同深淺的色素變化。皮膚色素沉著按類型區分，有黃褐斑、妊娠斑、蝴蝶斑、老年斑、咖啡斑和雀斑等，是一種常見的多發性皮膚疾病。引起皮膚色素沉著的原因，主要有人體內分泌失調、新陳代謝功能減弱、皮膚乾燥、衰老；日曬、紫外線輻射；睡眠不足、身體勞累等等。隨著年齡的增長，色斑增多，嚴重影響人們的面部美觀，帶來了衰老的心理壓力，從而影響生活質量。色素沉著的成因，通常由於受陽光、紫外線輻射或化妝品、藥物及其他物質刺激，形成黑色的皮膚色素沉積，一部分隨著角質層脫落；一部分沉澱於底層，透過血液循環排出體外，以上功能一旦失調，便形成色素沉著。

2. 臨床症狀

　　皮膚色素沉著只是一個症狀，並不是疾病的診斷名詞。色素沉著可見於許多皮膚病，皮膚病學把以皮膚色素沉著為主要表現的疾病，統稱為「**皮膚色素沉著過度性疾病**」。該疾病的發病機制不外乎黑色素細胞數量增多或其活性增強。從病因上又可分為遺傳性（雀斑）、內分泌性（黃褐斑）、代謝性（瑞爾黑變病）、藥物性（固定藥疹）、炎症性（曬斑）、腫瘤性（色痣）、物理性（摩擦黑變病）以及人工性（紋身）等，如圖 14-5 所示。以上除腫瘤性疾病係由黑色素細胞數絕對增多外，其他多為黑色素細胞代謝異常所致。

3. 營養保健

(1)可從身體內部著手對面部斑點進行預防：可多食用含維生素 C 的蔬果，因為維生素 C 不僅能夠抑制黑色素的生成，而且還具有氧

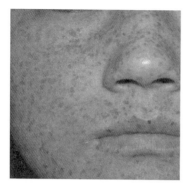

遺傳性（雀斑的臨床特徵）

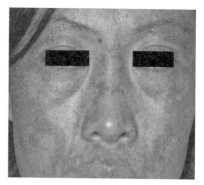

內分泌性（黃褐斑的臨床特徵）

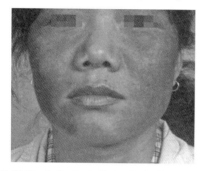

代謝性（瑞爾黑變病的臨床特徵）

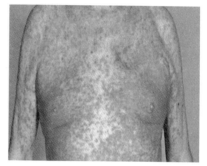

藥物性（固定藥疹的臨床特徵）

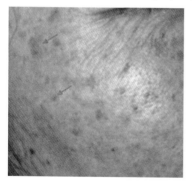

炎症性（曬斑的臨床特徵）

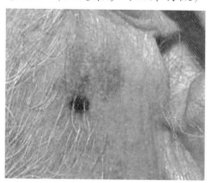

腫瘤性（色痣的臨床特徵）

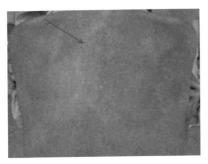
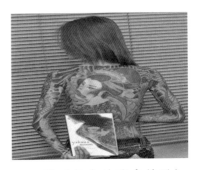

物理性（摩擦黑變病的臨床特徵）　　人工性（紋身的臨床特徵）

圖 14-5　色素性沉著的臨床特徵

圖片來源：xltkwj.com、tjpf110.com、pfkzhuanjia.blog.163.com、www.
medicalrealm.net、epaper.ntuh.gov.tw、www.jiankang.cn、
baike.sogou.com、japanese.china.org.cn。

化還原作用，大量的維生素 C 可使顏色較深的氧化型色素漸漸還原到淺色，甚至無色狀態。富含維生素 C 的食物如荔枝、龍眼、核桃、西瓜、蜂蜜、梨、大棗、韭菜、菠菜、橘子、蘿蔔、蓮藕、冬瓜、西紅柿、大蔥、柿子、絲瓜、香蕉、芹菜、黃瓜等。維生素 E 同樣具有氧化還原作用，捲心菜、胡蘿蔔、茄子、菜籽油、葵花籽油、雞肝等都富含維生素 E。

(2)注意飲食的搭配：含高感光物質的蔬菜，如芹菜、胡蘿蔔、香菜等，最好在晚餐食用，食用後不宜在強光下活動，以免黑色素的沉著。

(3)生活中盡量「隔熱」：夏日外出撐傘、戴遮陽帽，做完飯後清洗面部和手臂，尤其注意清洗被熱油濺到的部位，燙油易造成永久性的黃褐斑，對中老年人尤為重要，所以應立即用涼水沖洗乾淨；當你去美容院蒸臉時，要注意時間不宜過長，應適時即止，因為熱刺激是黑色素生成的主要原因。

(4)面部斑點多的女性，特別要注意經期中的保養：在這段時期多吃些有助於排除子宮內瘀血的食物，幫助子宮的機能運轉正常，而且能增加血液，不會給肝臟增加負擔，皮膚也不會出現斑點。

(5)注意臉部清潔和保養：可以在清潔面部後塗上一些具有美白效果的原液或精華液等。

(6)選擇適當的護膚品：不使用劣質化妝品，因其所含色素防腐劑能與汗水混合，侵入皮膚內層，加速面部斑點的產生。

(7)每天要保證充足的睡眠：勞累會導致皮膚緊張疲倦，血液偏酸，新陳代謝減緩，那時皮膚將無法取得充足的養分；角質層因缺乏水分而使皮膚黯然無光。

第三節　　皮脂溢出性皮膚疾病與營養

當皮脂腺分泌過度，會導致毛囊皮脂腺導管角化，皮脂排出不順暢，微生物繁殖，引起炎症和免疫反應而發生脂溢性皮膚疾病。也會因化妝品對毛囊口的機械性阻塞引起，如不恰當使用粉底霜、遮瑕膏、磨砂膏等，引起黑頭粉刺或加重已存在的痤瘡，造成毛囊炎症，稱為「**皮脂溢出性疾病**」。其中，以化妝品痤瘡最常見，占化妝品皮膚病的 3.5%～10%，表現為接觸部位出現密集性粉刺、丘疹、膿泡等。由於化妝品引起的痤瘡需符合以下條件：發病前有明確的化妝品接觸史、皮損發生於接觸部位。若原有尋常痤瘡，則可導致皮損加重。停用化妝品後，痤瘡樣皮損可以明顯改善或消退。因皮脂溢出造成的化妝品脂溢性皮膚疾病，有痤瘡（acne）、脂溢性皮炎（seborrheic dermatitis）及酒糟鼻（rosacea）等。

一、痤瘡

1. 概述

　　痤瘡（acne）是青春期常見的一種毛囊皮脂腺的炎性皮膚病，容易發生於面部，可產生多種損害，如粉刺、丘疹、膿泡、囊腫、結節等，如圖 14-6。常持續多年，時輕時重，易留下萎縮性疤痕、色素性沉著等損害，嚴重影響美觀。

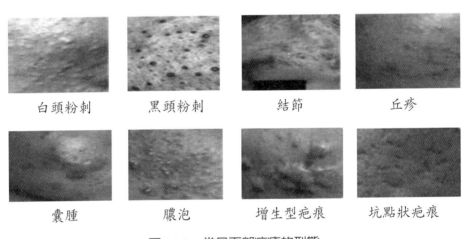

白頭粉刺　　　黑頭粉刺　　　　結節　　　　　丘疹

囊腫　　　　　膿泡　　　　增生型疤痕　　坑點狀疤痕

圖 14-6　常見面部痤瘡的型態

圖片來源：kk.news.cc。

2. 臨床表現

　　本病症容易發生於 15～30 歲青年男女，皮損容易發生於面部及上胸背部。痤瘡的非炎性症狀性皮損表現為開放性和閉合性粉刺。閉合性粉刺（又稱白頭）的典型皮損是約 1 毫米大小的膚色丘疹，無明顯毛囊開口，開放性粉刺（又稱黑頭）表現為圓頂狀丘疹伴有顯著擴張的毛囊開口。粉刺進一步發展會演變成各種炎症性皮損，表現為炎性丘疹、膿泡、結節和囊腫。炎性丘疹呈紅色，直徑 1～5 毫米（mm）不等。膿泡中充滿了白色

膿液。結節直徑大於 5 毫米，觸之有硬結和疼痛感。囊腫的位置更深，充滿了膿液和血液的混合物。這些皮損還可以形成大的炎性斑塊和竇道等。炎症性皮損消退後，常常遺留色素沉著、持久性紅斑、凹陷性或肥厚性疤痕。

3. 痤瘡的營養保健

(1)飲食營養治療

a.保持適量的能量攝取：一般能量控制在 2,000 kcal/d 左右，以維持理想體重。

b.減少脂肪的攝取：一般可控制在 50 g/d。脂肪攝取過多，可使皮脂腺分泌增加，加重病情。

c.保證充足的蛋白質攝取：一般保證 100 g/d 或占總能量的 20% 左右。充足的蛋白質可維持正常的表皮細胞代謝，有助於維持毛囊皮脂腺導管的通暢。

d.增加膳食纖維的攝取：膳食纖維可以減少食物中脂肪的吸收。富含膳食纖維的食物有莖葉蔬菜及新鮮水果，如芹菜、蘋果、梨等。

e.增加鋅的攝取：痤瘡患者有絕對或相對的鋅缺乏，血中鋅含量可能低於正常人群。鋅缺乏可影響維生素 A 的代謝和利用，維生素 A 可有效調節上皮分化，維持細胞的正常代謝，維生素 A 的利用障礙則會引起和加重毛囊皮脂腺導管的異常角化。因此，增加鋅的攝取可改善生物體的鋅缺乏，使痤瘡病情得以緩解。含鋅豐富的食物有牡蠣、禽畜肉、蛋類等。

f. 減少碘的攝取：碘攝取過多易引起毛囊口角化，使皮脂淤積。應減少食用紫菜、海帶等含碘豐富的食物。

g.適當補充維生素：維生素 A 可以調節上皮分化，改善毛囊皮脂腺導管和毛孔的阻塞，應適當食用富含維生素 A 的食物，如動物肝臟、奶製品等，以及南瓜、菠菜、油菜、豌豆苗、莧菜、番茄等富含豐富胡蘿蔔素的紅、綠、黃色蔬菜和水果。含 B 群維生素的食物，主要有粗雜糧、酵母、麥片、瘦豬肉等。

h.其他：多飲用水，盡量少食或忌食高糖高脂食物、辛辣刺激性食物等，避免咖啡、濃茶的攝取。易引起過敏的食物會使痤瘡加重，所以對於海魚、蝦等海鮮產品及羊肉等食物，應忌食。最好不吸菸、不喝酒及濃茶、咖啡等。

(2)痤瘡的生活療法

a.化妝品選用：應選用自然成分、無刺激性，適合個人膚質的護膚保養品，促使毛孔暢通、排除毒素、早晚配合清潔，保養嚴重青春痘時可針對性治療，按摩、去角質要斟酌處理。作息要正常，避免過度疲勞、睡眠不足、精神緊張，容易使痤瘡更加嚴重。

b.避免用手擠壓痤瘡：避免用手經常觸摸已長出的粉刺或用頭髮及粉底霜掩蓋皮疹，尤其要克服用手亂擠亂壓，以免造成永久的凹陷性疤痕。

c.注意環境：活動性、炎症性痤瘡（如丘疹、膿泡）患者要少曬太陽，有風沙、太冷、太熱、太潮溼的場所也對痤瘡不利。

d.注意運動：多做一些運動，以加快血液循環，促使體內的廢物即時排出體外，使皮膚在不斷的出汗過程中保持毛孔暢通，隨後加以清洗。

二、脂溢性皮炎

1. 概述

又稱爲脂溢性溼疹，是發生於皮脂腺豐富部位的一種慢性丘疹鱗屑性皮炎症性皮膚病。

2. 臨床表現

脂溢性皮炎（seborrheic dermatitis）又稱脂溢性溼疹，是一種容易發生於頭面部、耳部、胸背及摩擦的皮膚表面（間擦部位）的慢性炎症性皮膚病，如圖 14-7 所示。容易發生部位皮脂溢出較多而得名。本病多見於成人和新生兒，皮損主要出現在頭皮、眉弓、鼻唇溝、面頰、耳後、上胸、肩胛間區、臍區、外陰和腹股溝等皮脂腺豐富部位。初期表現爲毛囊周圍炎症性丘疹，之後隨病情發展可表現爲邊緣及界限比較清楚、略帶黃色的暗紅色斑片，其上覆蓋油膩的鱗屑或痂皮。自覺輕度搔癢，發生在軀幹部位的皮損常呈環狀。皮損多從頭皮開始，逐漸往下蔓延，嚴重者泛發全身，發展爲**紅皮病（erythroderma）**。

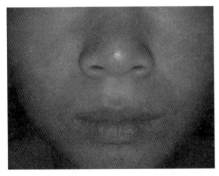
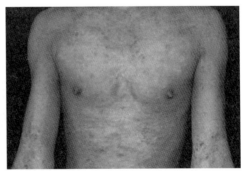

面部脂溢性皮炎　　　　　　　　胸背脂溢性皮炎

圖 14-7　脂溢性皮炎

圖片來源：www.tbxt.com 及 djbox.dj129.com。

嬰兒脂溢性皮炎常發生在出生後 2～10 週，頭皮覆蓋油膩的黃褐色鱗屑痂，基底漸紅。眉弓、鼻唇溝和耳後部位也可能受累，表現爲油膩性細小的鱗屑性紅色斑片。常在 3 週至 2 個月內逐漸減輕、癒痊。對於持久不癒者，應懷疑是否罹患異位性皮膚炎（又稱特應性皮膚炎）的可能性。

3. 營養保健

(1)**增加維生素的攝取**：宜食富含維生素 A 、 B_2 、 B_6 、E 的食物。因爲維生素 A 、 B_2 、 B_6 對脂肪的分泌有調節和抑制作用。維生素 E 有促進皮膚血液循環、改善皮脂腺功能的作用。富含上述維生素的食物，有動物肝、胡蘿蔔、南瓜、馬鈴薯、芝麻油、茱籽油。

(2)**減少脂肪的攝取**：這類食物攝取過多會促進皮脂腺的分泌，使病情加重。每天供給總膳食脂肪量應在 50 g 左右。可適當給予高蛋白飲食，因爲蛋白質有利於保持正常皮膚角化代謝和毛囊正常暢通，同時還應少吃甜食和鹹食。

(3)**忌食辛辣刺激性食物**：因刺激性食物可影響生物體內分泌，影響治療。辛辣刺激性食物有辣椒、胡椒、芥末、生蔥、生蒜、白酒等。

三、酒糟鼻

1. 概述

酒糟鼻（rosacea）又稱玫瑰痤瘡，俗稱紅鼻子。確切病因尚未清楚，多種因素都有可能誘發或加重疾病，包括局部血管收縮、神經失調、毛囊蠕形蟎（*Demodex folliculorum*）及局部反覆感染，食用辛辣食物、飲酒、冷熱刺激、神經緊張、情緒激動、內分泌功能障礙等均可能造成。此病可能發生於任何年齡，大多數女性發病年齡爲 30～50 歲，男性發病較早且病情較重。

2. 臨床表現

容易發生於面部中部，包括鼻尖、兩頰、眉間及下頸部，依據病情發展可以分爲紅斑期、丘疹膿泡期及鼻贅期三個階段，如圖 14-8 所示。

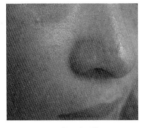 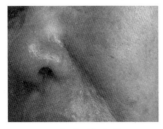 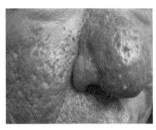

紅斑期　　　　　　　丘疹膿泡期　　　　　　鼻贅期

圖 14-8　　酒糟鼻的病情發展的三個階段

圖片來源：wlkc.xjpfkjpkc.com。

(1)紅斑期：早期爲面中部，特別是鼻部、面頰、頸部、額中部出現局限性紅斑，常對稱分布。開始爲暫時性，紅斑可以消退，在外界溫度變化、情緒激動、進食辛辣食物時出現，隨著病情發展，紅斑持續時間延長，逐漸爲持久不退的紅斑，伴有毛細管擴張、毛囊口擴大，以鼻尖爲甚。患者常伴有皮脂溢出，皮膚表面油膩發亮。在春季及情緒波動大、疲勞時常會加重。

(2)丘疹膿泡期：在紅斑的基礎上，出現針頭到綠豆大小的丘疹和膿泡，也會有結痂且毛細管擴張加重情況。皮損常成批出現，此起彼伏，持續不斷，時間可達數年或是更久，有陣發性加重。

(3)鼻贅期：在前兩期的基礎上，鼻部皮脂腺和結締組織增殖，形成紫紅色結痂狀或腫瘤狀突起。皮膚表面凸凹不平，毛細血管擴張明顯，毛囊口擴大，皮脂分泌旺盛。鼻贅期很少見，一般僅發生於中老年男性，而且從紅斑期發展至鼻贅期需要很長的時間，通

常要數年至數十年之久。

部分患者的酒糟鼻皮損還會發生在眼及眼周，表現為眼緣炎、結膜炎、角膜炎等。

3.營養保健：

(1)避免促使面部皮膚發紅的食物：如辣椒、芥末、生蔥、生蒜、酒、咖啡等刺激性食物。

(2)飲食應以清淡為主：少吃油膩食物，如動物油、肥肉、油炸食物等，以減少皮脂的分泌。

(3)多吃富含維生素 B_1、維生素 B_2 及維生素 A 豐富的食物：改善和促進代謝功能。

(4)避免曝曬和過冷熱的刺激，避免精神緊張，保持良好的心情和生活規律：有胃腸道疾病時，應即時治療及保持大便通暢。必要時，可口服殺死蠕形蟎蟲的滅靈藥片。另外，酒糟鼻是一種慢性疾病，治療過程較長，必須長期堅持才能見效。

習題

一、選擇題

1. 下列何者不易引起過敏性接觸性皮炎？

(A) 染髮劑、燙髮劑、整髮劑　　(B) 不含香料的肥皂

(C) 指甲油、去光油　　(D) 含色素的化妝品

答案：(B)

2. 下列方法中，能夠治療化妝品接觸性皮炎的營養保健原則，不正確的是？

(A) 多食用含脂肪的食物　　　　(B) 補充富含鋅的食物

(C) 增加多食富含維生素 A 的食物 (D) 避免高碘飲食

答案：(A)

3. 下列方法中，能夠治療溼疹的營養保健原則，不正確的是？

(A) 盡量避免食用容易引起過敏反應的食物

(B) 補充含組織胺的食物

(C) 多食用維生素 C 含量豐富的蔬菜和水果

(D) 避免食用刺激性食物

答案：(B)

4. 預防色素斑有關之營養素：

(A) 維生素 D、生物素

(B) 外用視網酸、維生素 C、維生素 E 及硒

(C) 葉酸、維生素 B_{12}

(D) 以上皆是

答案：(D)

5. 下列方法中，能夠治療黃褐斑的營養保健原則，不正確的是？

(A) 多食用富含穀胱甘肽的食物　(B) 多食用富含硒、鐵的食物

(C) 增加維生素 B_{12} 的攝取　　　(D) 增加維生素 A、維生素 C 的攝取

答案：(C)

6. 下列方法中，能夠改善色素性沉著的營養保健原則，不正確的是？

(A) 出外避免曬太陽

(B) 每天要有充足的睡眠

(C) 多食用維生素 C 含量豐富的蔬菜和水果

(D) 補充含高感光物質的蔬菜

答案：(D)

7. 粉刺之形成是下列何者分泌失調所引起？

(A) 汗腺　　(B) 皮脂腺　　(C) 胃腺　　(D) 胰島腺

答案：(C)

8. 皮脂分泌最旺盛的年齡？

(A) 10～12 歲　　(B) 15～20 歲　　(C) 20～25 歲　　(D) 25～30 歲

答案：(B)

9. 青春痘通常與青春期的什麼分泌量變化有關？

(A) 汗腺　　(B) 淋巴液　　(C) 性荷爾蒙　　(D) 血液

答案：(C)

10. 皮脂腺分泌油脂最多的部位是？

(A) 鼻頭　　(B) 下肢　　(C) 手掌　　(D) 腳底

答案：(A)

11. 護理青春痘時，應著重下列何者？

(A) 按摩　　(B) 清潔、消炎　　(C) 擠壓　　(D) 去角質

答案：(B)

12. 罹患化妝品脂溢性皮膚疾病者，飲食上宜多吃下列何者食品？

(A) 增加含維生素的食物　　　　(B) 增加含脂肪的食品

(C) 增加含刺激性的食物　　　　(D) 增加含碘的食品

答案：(A)

13. 若臉上有嚴重「青春痘」時，下列行為何者不適宜？

(A) 保持皮膚清潔　　　　　　　(B) 去看皮膚科醫生

(C) 畫濃妝掩飾　　　　　　　　(D) 注意飲食作息

答案：(C)

14. 下列方法中能夠治療痤瘡的營養保健有？

(A) 增加脂肪的攝取　　　　　　(B) 減少膳食纖維的攝取

(C) 減少鋅的減少　　　　　　　(D) 保證充足的蛋白質攝取

答案：(D)

15.痤瘡（青春痘）的治療是誰的工作？

(A) 美容從業人員

(B) 皮膚科醫師

(C) 皮膚科醫師或美容從業人員均可

(D) 有經驗者即可

答案：(B)

二、問答題

1. 請簡述接觸性皮炎的特性及營養保健原則？

2. 請簡述溼疹的特性及營養保健原則？

3. 簡述黃褐斑的特性及營養保健原則？

4. 簡述雀斑的特性及營養保健原則？

5. 簡述炎症後色素沉著的特性及營養保健原則？

6. 請簡述痤瘡的特性及營養保健原則？

7. 簡述酒糟鼻的特性及營養保健原則？

8. 簡述脂溢性皮炎的特性及營養保健原則？

參考文獻

1. 王志凡、萬巧英主編，營養與美容保健，**科學出版社**，2015。

2. 蔣鈺、楊金輝主編，美容營養學第二版，**科學出版社**，2015。

3. 張效銘著，化妝品皮膚生理學，**五南圖書出版股份有限公司**，2018。

4. Berardesca E, Farage M, and Maibach H. 2013. Sensitive skin: an overview.
   Int. J. Cosnetic Sci., 35: 2-8.

5. Dooms-Goossens A. 1993. Cosmetics as causes of allergic contact dermatitis. **Cuits.**, 52: 316-320.

6. Hamilton T, and de Gannes G C. 2011. Allergic contact dsermatitis to preservatives and fragrances in cosmetics. **Skin Therapy Lett.**, 16(4): 1-4.

7. Vocanson M, Hennino A, Rozieres A, Poyet G, and Nicolas J F. 2009. Effector and regulatory mechanisms in allergic contact dermatitis. **Allergy** 64: 1699-1714.

8. Berardesca E, Barbareschi M, Veraldi S, and Pimpinelli N. 2001. Evaluation of efficacy of a skin lipid mixture in patients with irritant contact dermatitis, allergic contact dermatitis or atopic dermatitis: a multicenter study. **Contact Dermatitis** 45: 280-285.

9. Flohr C. 2009. The role of allergic sensitisation in childhood eczema: an epidemilogist's perpective. **Allergol. Immunopathol.**, 37: 89-92.

10. Chong M, and Fonacier L. 2016. Treatment of Eczema: corticosteroids and beyond. **Clinic. Rev. Allergy Immunol.**, 51: 349-262.

11. Lawton S. 2016. Eczema and infant skin care. **J. Fam. Health** 26(3): 17-18.

12. Polder K D, Landau J M, Vergilis-Kalner I J, Goldberg L H, Friedman P M, and Bruce S. 2011. Laser eradication of pigmented lesions: a review. **Dermatol. Surg.**, 37(5): 572-595.

13. Jadotte Y T, and Schwartz R A. 2010. Melasma: insights and perspectives. **Acta Dermatovenerol. Croat.**, 18(2): 124-129.

14. Gupta A K, Gover M D, Nouri K, and Taylor S. 2006. The treatment of melasma: a review of clinical trials. **J. Am. Acad Dermatol.** 55(6): 1048-1065.

15. Katsambas A, and Papakonstantinous A. 2004. Acne: systemic treatment.

Clin. Dermatol., 22(5): 412-418.

16. Melinik B, Jansen T, and Grabbe S. 2007. Abuse of anabolic-androgenic steroids and bodybuilding acne: an underestimated health problem. **J. Dtsch. Dermatol. Ges.**, 5(2): 110-117.

17. Valia R G. 2006. Etiopathogenesis of seborrheic dermatitis. **Indian J. Dermatol. Lepoprol.**, 73(4): 253-255.

18. Swick B L, Baum C L, and Walling H W. 2009. Rappled-pattern trichoblastoma with apocrine differentiation arising in a nevus sebaceous: report of a case and review of the literature. **J. Cutan. Pathol.**, 36(11): 1200-1205.

19. Webster G F. 2011. Rosacea: pathogenesis and therapy. **G. Ital Dermatol. Venereol.**, 146(3): 235-241.

20. Jackson J M, and Pelle M. 2011. Topical rosacea therapy : the importance of vehicles for efficacy, tolerability and compliance. **J. Drugs Dermatol.**, 10(6): 627-633.

21. Apasrawirote W, Udompataikul M, and Rattanamongkolgul S. 2011. Topical antifungal agents for seborrheic dermatitis: systematic review and meta-analysis. **J. Med. Assoc. Thai.**, 94(6): 756-760.

第十五章　傷口癒合、疤痕的營養保健

　　疤痕（scar）為常見的損容性皮膚病，是生物體組織受到嚴重創傷後，傷口癒合過程的必然結果，也是傷口癒合的產物。適度的疤痕形成是創傷修復的正常生理表現，即生理性疤痕。但皮膚受到不同程度創傷後，癒合過程會出現受傷組織異常過度增生，形成**增生性疤痕（hypertrophic scar）**和**疤痕疙瘩（keloid scar）**，此時就會影響患者容貌，甚至導致功能異常，對患者的心理、生理危害巨大。本章節針對創傷癒合的基本過程、皮膚創傷癒合的類型、營養素對創傷癒合的作用、疤痕形成的機制與臨床表現、知道疤痕形成與營養物質的關係等內容，進行「**傷口癒合與營養**」及「**疤痕與營養**」兩個章節的介紹。

第一節　傷口癒合與營養

　　皮膚由表皮、真皮、皮下組織構成，也是人體最大的組織器官。皮膚具有屏障、感覺、調節體溫、吸收、分泌和排泄等功能。在新陳代謝、角質形成、色素代謝、毛髮和指甲生理等方面均有其特殊性。尤其是在阻止組織內各種營養物質、電解質和水分流失、維持生物體內環境穩定上，具有重要作用。當各種致傷因素或致病因素造成皮膚不同程度的破壞、缺損時，人體就要進行創傷修復以恢復功能。當皮膚損傷達到一定程度時，由於纖維增生性反應，皮膚創傷修復將以疤痕形成而告終。

一、創傷癒合的基本過程

　　皮膚創傷癒合又稱為皮膚創面或傷口癒合，過程通常分為炎症期、增生期和重塑期三個階段，如圖 15-1 所示。

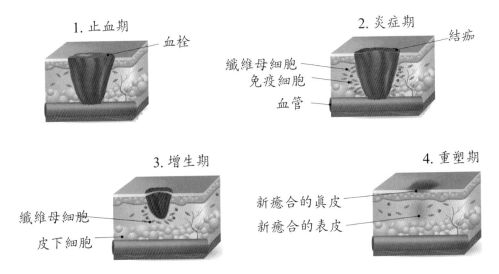

　　　　　　　　　圖 15-1　創傷癒合的過程

(一) 發炎期（inflammatory phase）

　　炎症是生物體對局部損傷的反應。局部急性炎症在損傷後立即發生，包括血液流動力學改變、血管通透性升高、中性粒細胞和單核細胞滲出及吞噬細胞作用三個主要方面。局部炎症對組織有一定的破壞作用，如粒細胞釋放的膠原酶可以降解結締組織的膠原。透過發炎反應清除傷損壞死細胞組織及外來異物，並為組織再生與修復奠定基礎。

(二) 增生期（proliferative phase）

　　人體組織損傷必須透過細胞增生、分化和細胞外基質的形成，完成修復過程。修復細胞的遷移、增生和分化活動，以及細胞外基質的合成、分

泌和沉澱，則是增生期的主要特徵。

1. 再上皮化：皮膚表淺損傷的修復，主要透過**再上皮化（re-epithelialization）** 完成。再上皮化主要包括角質形成細胞的遷移、增殖和分化三個階段。表皮受損後，受傷部位周圍表皮斷端內的基底細胞開始向創傷面遷移。通常在損傷後數小時開始有細胞的分裂增殖。當遷移的表皮細胞彼此相遇時，細胞的遷移和分裂活動停止。基底細胞開始進一步分化，最終形成表皮的各個層次。

2. 肉芽組織形成：眞皮或皮下組織損傷後的修復，需要透過**肉芽組織（granulation tissue）** 形成的方式進行。肉芽組織形成相關現象包括血管形成、纖維增生、傷口收縮。組織損傷後，鄰近創傷面的血管內皮細胞分裂增生、趨化，向無血管或少血管區遷移，逐漸形成毛細血管。肉芽組織的毛細血管還可以組織修復提供氧和必要的營養物質。在肉芽組織中，除大量新形成的毛細血管外，還存在豐富的成纖維細胞（fibroblast）和細胞外基質成分。成纖維細胞爲主要的組織修復細胞，細胞外基質成分主要爲膠原、彈性蛋白、纖維黏連蛋白、蛋白聚醣和透明質酸等。皮膚損傷數日後，傷口邊緣的整層皮膚向傷口中心移動，即傷口收縮。傷口中肉芽組織產生的收縮，主要源於含有收縮蛋白的肌成纖維細胞。傷口收縮是傷口癒合的重要組成部分，意義在於縮小創傷面。目前認爲傷口收縮與傷口邊緣肌成纖維細胞的牽拉作用有關，而與膠原形成無關。

(三) 重塑期（remolding phase）

在再上皮化和肉芽組織形成後，創傷癒合過程並未停止。組織重塑主要表現爲肉芽組織逐漸成熟，向疤痕組織轉化。整個過程包括膠原的不斷更新、膠原纖維交聯增加、膠原酶降解多餘的膠原纖維、豐富的毛細血管網消退、蛋白聚醣和水分減少、蛋白聚醣分布趨於合理。組織重塑可延續

至傷後數週甚至兩年。透過組織重塑可以改善皮膚組織的結構和強度，以達到盡量恢復組織原有結構和功能的目的。

二、皮膚創傷癒合的類型

(一) 一期癒合

　　見於組織缺損少、創傷邊緣整齊、無感染、經黏合或縫合後創面對合嚴密的傷口，如手術切口。這種傷口中只有少量血凝塊，炎症反應輕微，表皮再生在 24～48 小時內便可將傷口覆蓋。肉芽組織在第 3 天既可以由傷口邊緣長出，並很快將傷口填滿，5～6 天膠原纖維形成，約 2～3 週完全癒合，留下一條線狀疤痕。一期癒合的時間短，形成疤痕少。

(二) 二期癒合

　　見於創傷範圍較大、組織缺損較多、創傷邊緣不完整、無法整齊對合或伴有感染的傷口。需經肉芽組織填補缺損組織才能癒合。這種傷口的癒合與一期癒合相較有以下不同：1. 由於壞死組織多，或由於感染，繼續引起局部組織變質、壞死，炎症反應明顯。2 只有等到感染被控制，壞死組織被清除以後，再生才能開始。2. 傷口大，傷口收縮明顯，從傷口底部及邊緣長出多量的肉芽組織將傷口填平。3. 癒合的時間較長，形成的疤痕較大。

(三) 痂下癒合

　　傷口表面的血液、滲出液及壞死物質乾燥後形成黑褐色硬痂，在痂下進行上述癒合過程。待上皮再生完成後，痂皮即脫落。痂下癒合所需時間通常較無痂者長，因為此時要表皮再生必須首先將痂皮溶解，然後才能向前生長。痂皮由於乾燥不利於細菌生長，故對傷口有一定的保護作用。但如果痂皮下滲出物較多，尤其是已有細菌感染時，痂皮反而成了滲出物引流排出的障礙，使感染加重，則不利於癒合。

三、與組織損傷癒合有關的因子

控制組織損傷癒合的機制尚不完全清楚，癒合的生理過程與細胞激素作用如圖 15-2 所示。在此僅討論癒合時的促進生長因子及抑制生長因子。

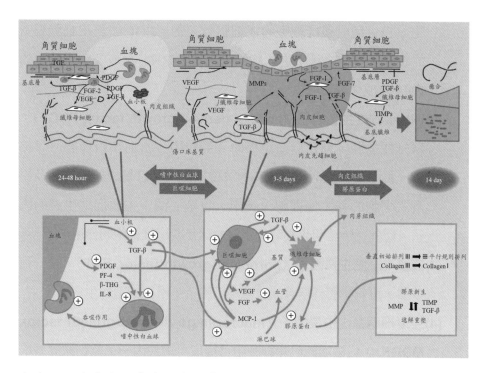

由左至右依序為正常傷口癒合機制。
*FGF: Fibroblast growth factors, IL-8: interleukin-8, MCP-1: monocyte chemotactic protein-1, PDGF: platelet-derived growth factor, TGF: transforming growth factor, VEGF: Vascular endothelial growth factor, β-THG: β-thromboglobulin, PF-4: platelet factor-4, ROS: reactive oxygen species, TIMPs: tissue inhibitors of matrix metalloproteinases, MMPs: metalloproteinases.

圖 15-2　癒合的生理過程與細胞激素作用

資料來源：郭及張，2012。

　　1. 促進生長因子：有下表皮生長因子、血小板源性生長因子、成纖維細胞生長因子、巨噬細胞源性生長因子、纖維蛋白等等。

(1)表皮生長因子（epidermal growth factor, EGF）：是一種多肽。自人尿中萃取者稱尿抑胃素。可使新生小鼠表皮細胞增生及角化，它也是成纖維細胞的促細胞分裂劑。EGF 與表皮細胞膜上的特殊受體結合後，進入胞漿內，導致 RNA 合成及隨之發生的 DNA 合成與表皮增生。

(2)血小板源性生長因子（platelet derived growth factor, PDGF）：為一種多肽，儲存於血小板的 α 顆粒中，當血小板與膠原等接觸、黏附而被激活時，PDGF 被釋放出來，它是成纖維細胞及平滑肌細胞的強大促細胞分裂劑，也是血清中主要促進生長的因子。體外實驗證明也具有趨化白血球及成纖維細胞的作用。

(3)成纖維細胞生長因子（fibroblast growth factor, FGF）：是一種多肽，可刺激體外培養的成纖維細胞及平滑肌細胞增生。

(4)巨噬細胞源性生長因子（macrophage-derived growth factor, MDGF）：從激活的巨噬細胞中可提取可溶性因子，能刺激體外培養的成纖維細胞生長，也可在體內刺激血管生長。

(5)纖維蛋白（fibrin）：與形成肉芽組織有關，纖維蛋白原與纖維蛋白的降解產物對各種白血球（包括巨噬細胞）有趨化作用。纖維連接蛋白對成纖維細胞有趨化作用。凝血酶是成纖維細胞及內皮細胞的促細胞分裂劑。體外實驗證明，膠原及膠原片段、PDGF、肝素、淋巴因子等對成纖維細胞亦有趨化作用。

四、影響創傷癒合的因素

　　影響創傷癒合的因素很多，敘述如下：

1. 受創傷的細胞類型：是影響癒合的重要因素，完善的癒合只能生於穩定和不穩定細胞受累時。若累及永久性細胞，則只能以形成瘢痕而癒合。

2. 血液供應：創傷組織的血液供應狀況是癒合的重要條件，若受累組織受外力壓迫或存在血管疾病（如血栓、動脈粥樣硬化、靜脈炎等），動脈血的輸入或靜脈血的引流減少，都不利於創傷的癒合，如股骨頸部的骨折常因無血管性骨壞死（又稱無菌性骨壞死，病因不清楚。可能與創傷後骨折、脫位有關）而推遲癒合。

3. 感染：感染原釋放的毒素，可引起組織細胞的變質、壞死以及水腫、靜脈性充血等，都不利於癒合。例如，手術切口可因明顯感染而不能一期癒合。

4. 營養：營養狀況對癒合有著極重要的影響。**(1) 蛋白質或胺基酸缺乏**：可明顯推遲癒合過程，而充足的蛋白質供給可促進癒合，有人認為蛋氨酸和胱氨酸對癒合很重要；**(2) 維生素 C 缺乏**：使脯氨酸及賴氨酸不能羥化，影響膠原的合成；**(3) 鋅缺乏時**：金屬酶以及 RNA、DNA 聚合酶的作用是依賴鋅的，鋅缺乏則影響 RNA 及 DNA 合成。

5. 內分泌：**(1) 腎上腺皮質激素**：如氫化皮質醇（cortisol）可抑制抗體產生，從多方面抑制炎症反應，從而影響癒合；**(2) 甲狀腺激素（thyroid hormone）**：對癒合是必需的。黏液水腫（見甲狀腺功能減退）時，病人的創傷癒合便明顯遲緩，糖尿病患者的嗜中性白血球趨化物減少，吞噬能力降低，因而易受感染。

6. 異物、血凝塊：均不利於癒合，也容易促使感染發生。其他如創傷組織損失多少、創傷部位的保護（如防止感染、保持適宜的溫度等），均與癒合有關。

五、營養素對創傷癒合的作用

營養物質是創傷癒合的基礎，在促進生物體組織修復過程的細胞增生、分化和細胞外基質的形成中，扮演著重要作用。營養狀況的好壞，將直接或間接地影響傷口癒合。患者的飲食中，缺乏維生素 C、鋅、鐵等微量元素，也會影響傷口的癒合速度。

1. 蛋白質：是影響創面癒合最重要的因素之一，蛋白質缺乏時，將導致毛細血管形成、成纖維細胞增殖、蛋白多醣合成、膠原合成及傷口重塑等方面的障礙。蛋白質的缺乏也會影響到免疫系統，表現在白血球吞噬作用的減弱及感染機會增加。膠原是連接組織的主要蛋白成分，主要由甘胺酸、脯胺酸和羥基胺酸構成。膠原合成需要賴胺酸和脯胺酸的羥基化，還需要諸如二價鐵離子和維生素 C 等輔助因子的作用。任何輔助因子的缺乏，都會導致傷口癒合再生不良或者緩慢，肉芽組織及膠原形成不良，傷口癒合延緩。建議補充胺基酸時。應考慮賴胺酸、色胺酸、蘇胺酸、絲胺酸、酪胺酸、組胺酸、谷胺酸、丙胺酸、脯胺酸以及支鏈胺基酸。精胺酸對人體有多方面的作用，包括對免疫功能、創傷面癒合、激素分泌、使血管舒張和內皮功能等調節。在生長發育高峰期，嚴重壓力和受傷狀態下，人體對它的需要增加。精胺酸也是脯胺酸的前驅物，充足的精胺酸含量，對於支持膠原生成血管和創傷面收縮是必需的。給予精胺酸在創傷面癒合治療中是一種有效的調節療法。谷胺酸是細胞間質膜成分中最豐富的胺基酸之一，並且是快速增殖細胞，如成纖維細胞、淋巴細胞、上皮細胞、巨噬細胞等代謝能量的主要來源。血清中谷胺酸的濃度在受到嚴重手術創傷膿毒症後顯著降低，而補充谷胺酸則有利於維持 NO 平衡和減少免疫抑制。谷胺酸在創面癒合早期的炎症反應發生中，發揮著關鍵作用，口服補充谷胺酸可以提高傷口張力和成熟膠原的量。含蛋白質豐富的食物，

包括各種瘦肉、牛奶、蛋類等。

2. 脂肪酸：是生物體提供能量、促進傷口癒合與組織修復的重要營養物質。多不飽和脂肪酸中的 ω-6（存在於大豆油）、ω-3（存在於魚油）系列脂肪酸，能提高生物體免疫能力，從而降低感染併發症的發生機會和提高患者的存活率。但對傷口癒合的作用還缺乏定論。

3. 碳水化合物：是創傷面癒合過程中主要能量來源。當被人體攝取碳水化合物後，經消化酶的作用，多糖轉化為單糖（主要是葡萄糖），經糖酵素水解和三羧酸循環，最終分解為二氧化碳和水，並釋放大量 ATP，以提供生物體能量。富含碳水化合物的食物，主要包括米、水果、蔬菜等。眾多碳水化合物中，葡萄糖最為重要，它是生產用於血管和新組織生成的 ATP 主要能量來源。葡萄糖在傷口癒合過程中的作用，主要表現在為參與傷口修復的各種細胞提供能量、刺激纖維生長、刺激膠原的產生，以形成新生組織。葡萄糖作為 ATP 合成的來源，還可以避免胺基酸和蛋白質的消耗。碳水化合物攝取不足引起能量缺乏時，創傷面難以癒合、生物體死亡率升高。能量攝取多時，可能因肥胖導致的供血不足造成潰瘍及感染機會增加，糖尿病的風險增加。

4. 微量元素：與創傷癒合相關的微量元素主要有鋅、銅、鐵，其中，鋅所具有的生理功能最多。手術後傷口癒合遲緩的病人，皮膚中鋅的含量大多比癒合良好的病人低。鋅極易與血漿中一些低分子量化合物結合，由腎過濾而排出，故手術刺激、外傷及燒傷患者尿中鋅的排出量增加。當蛋白質從尿中流失時，鋅也隨之流失。在創傷或手術後，或多或少有一段時間處於低鋅狀態，因此補鋅是十分必要的。鐵是脯胺酸和賴胺酸羥基化必需的，嚴重的鐵缺乏症會導致膠原合成障礙。傷口癒合時缺乏，會增加感染的機會。鐵的流失主要原因是創傷失血、血紅蛋白分解及組織溶解滲

出。銅是細胞色素氧化酶、超氧歧化酶的成分，以金屬酶的形式存在於體內，位於酶的活性部位。在膠原和彈性蛋白的交聯中扮演重要角色。另外，血漿銅藍蛋白參與鐵的代謝，也促進創傷癒合。鎂是參與蛋白及膠原合成酵素的輔助因子。

5. 維生素：無論是水溶性或是脂溶性維生素，在創傷癒合過程中，扮演著重要的作用。維生素 C 是一種強抗氧化劑，可以保護其他抗氧化劑和脂肪酸免遭氧化，使細胞膜免受氧化損傷。在膠原形成過程中，前膠原肽鏈中的兩個主要胺基酸：脯胺酸及賴胺酸，必須經羥化酶羥化，才能形成前膠原分子，維生素 C 具有催化羥化酶的作用。因此，維生素 C 缺乏時，前膠原分子難以形成，從而影響角原纖維的形成。維生素 C 缺乏影響腎上腺皮質功能，降低人體抗休克及抗感染功能，導致免疫力下降，從而增加傷口感染的機會。影響醣和蛋白質的代謝作用。含維生素 C 較多的食物是從各種蔬菜、水果而來，主要是綠色葉菜、橙、紅棗、桃、柑橘和柚子。維生素 B_1 是增加醣代謝過程中，丙酮酸氧化酶的組成部分，B_2 具有促進新陳代謝的作用。由於創傷後代謝增加，維生素 B 群消耗增多，特別是禁食患者，容易發生缺乏而影響創傷癒合。

脂溶性維生素在蛋白質合成和細胞分化過程中，扮演著不可缺少的作用。維生素 A、胡蘿蔔素是上皮細胞結構和功能所必須的，影響著許多蛋白質合成、細胞的分化、增殖和生長。維生素 A（視網醇）的生物學功能，包括抗氧化活性、促進成纖維細胞增殖、細胞分化與增殖的調節、促進膠原和透明質酸鹽的合成、降低基質金屬蛋白酶介導的胞外基質降解。維生素 A 在創傷癒合的炎症期有積極的作用，促進或有助於膠原的形成、血管再生和上皮的形成，增加傷口和吻合癒合的張力。含維生素 A、胡蘿蔔素較多的食物爲動物肝臟、胡蘿蔔、西紅柿等。維生素 E（生育酚）

作為一種抗氧化物，透過對抗氧化破壞而維持細胞膜的整體性，促進傷口癒合。動物實驗證明，維生素 E 在慢性癒合傷口中，有抑制疤痕過度生成的作用，並被作為抗疤痕形成成分而廣泛使用。維生素 E 也具有抗炎症作用。富含維生素 E 的食品有穀類、綠葉蔬菜、蛋黃、堅果類、肉及乳製品。

傷口癒合過程的營養素需求是複雜的，蛋白質、碳水化合物、多元不飽和脂肪酸、維生素 A、維生素 C、維生素 E、鋅、鐵、銅、鎂在傷口癒合過程中具有重要作用，任何成分缺乏都會影響傷口癒合。

四、創傷癒合的飲食原則

飲食對創傷癒合有很重要的作用，但不能盲目進補，要遵守下列幾點原則：

1. 補充蛋白質、維生素、水分，特別是膠原蛋白。
2. 選擇含膠原多的食物，如豬蹄、豬皮、甲魚、雞爪、雞翅、雞皮、牛蹄筋、魚類等。
3. 適時攝取水果，進行運動。
4. 堅持進食定時、定量、定餐，不要飢一餐、素一餐、葷一餐。戒菸、限酒。
5. 檢查身體狀況，如創傷恢復情況、心腦腎情況、體重等。

第二節　疤痕與營養

預防疤痕形成最好的方法是，盡量讓傷口在 14 天內癒合；當傷口超過 21 天才癒合，產生**增生性疤痕（hypertrophic scar）**的機率就很高。

一、疤痕組織形成

人類在進化的過程中，已失去大部分的再生能力，不像壁虎可在斷尾求生後長出完整的尾巴，人體的皮膚在嚴重缺損後，以疤痕組織取而代之。組織再生，不會產生疤痕；組織修復以疤痕爲最後產物，疤痕是傷口癒合過程的最後產物。臨床上，它象微著傷口已經過一個複雜的癒合過程，其中纖維母細胞扮演著重要的角色。由於纖維母細胞以及其產物膠原蛋白的增生，產生向傷口中心收縮的力量，促進癒合。接著，當傷口被表皮細胞完全覆蓋後，癒合才算完整。一般而言，癒合時間超過 21 天，**增生性疤痕（hypertrophic scar）**就會產生，如果傷口能在 14 天內完全癒合，癒合後只有色差問題，沒有疤痕肥厚的問題。

由此看來，疤痕形成和時間有密切關聯。然而，影響癒合時間的因素很多，如 1. 受傷時組織的缺損情形。2. 不當的治療。3. 感染。4. 慢性病，如糖尿病、肝硬化、貧血等影響。5. 年齡因素：老年人的傷口雖然癒合較慢，但是很少產生肥厚性疤痕，反而是正值發育時期的青少年，疤痕容易增厚。

受傷程度的嚴重性影響癒合時間，傷及網狀眞皮的燒傷，其癒合速度比傷及乳頭狀眞皮來得慢，同樣的，一個簡單的傷口相較一個複雜爆炸性的傷口，當然復原起來較輕鬆。因此，很多時候在受傷的那一刻，傷口的命運已註定。雖然如此，爲避免傷勢惡化，適當的緊急處置仍是必需的。有些傷口原本可在 14 天內完全癒合，卻因不當治療而延緩癒合，導致增生性疤痕的產生。

二、疤痕組織的型態

疤痕是各種創傷後引起的正常皮膚組織之外觀型態和組織病理學改

變的統稱，它是人體創傷修復過程中必然的產物。只要損傷到皮膚的真皮層以下就會留下疤痕。因個人體質不同、創傷或炎症的破壞程度不同，所形成的疤痕狀態也不相同。疤痕分為表淺性疤痕、增生性疤痕、萎縮性疤痕、疤痕疙瘩，如圖 15-3 所示。

疤痕型態	圖例	症狀說明
表淺性疤痕		外觀粗糙，有色素改變，沒有症狀，無功能障礙。
增生性疤痕	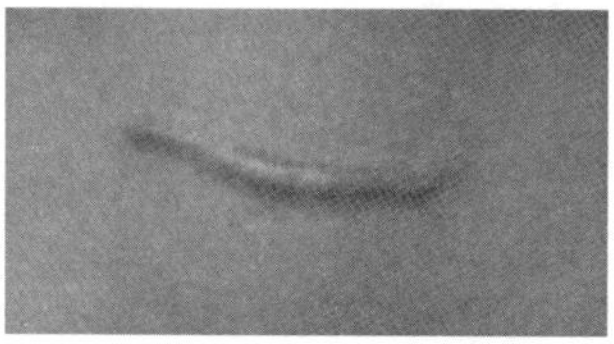	又稱肥大性疤痕，特點是疤痕硬且厚，充血、痛癢。
萎縮性疤痕		疤痕硬，充血差，呈淡紅色或白色，深部組織緊密黏連。
疤痕疙瘩	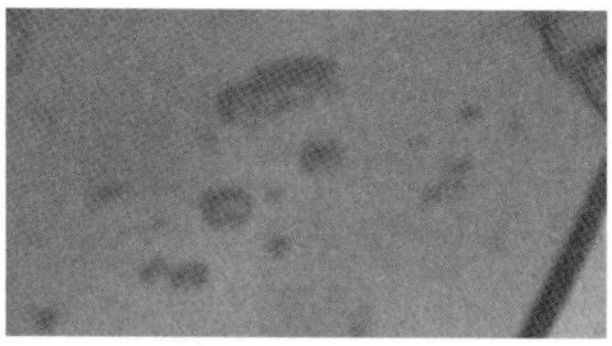	疤痕的邊緣及界限明顯高於皮膚表面，呈粉紅色或紫色，質硬、無彈性。

圖 15-3 疤痕的型態。

圖片來源：www.szpfmr.com。

(一) 疤痕形成的機制

皮膚的表淺損傷主要透過表皮基底細胞的增生、遷移並覆蓋創傷面而

完成傷口癒合過程，通常無疤痕形成或只有輕微疤痕。當傷及眞皮及皮下組織時，創傷癒合就成爲伴隨疤痕組織形成。在皮膚創傷癒合過程的重塑期，肉芽組織逐漸發生纖維化，豐富的膠原發生沉澱伴隨膠原的交聯結構趨向紊亂，終至疤痕形成，可以說疤痕組織即是纖維化的肉芽組織。

(二) 臨床表現

1. 表淺性疤痕（superficial scar）：一般累及表皮或眞皮淺層，皮膚表面粗糙或有色素變化，局部平坦、柔軟，一般無功能障礙，隨著時間的推移，疤痕將逐漸不明顯。

2. 增生性疤痕（hypertrophic scar）：損傷累及眞皮深層，疤痕明顯高於周圍正常皮膚，局部增厚變硬。在早期因有毛細血管充血，疤痕表面呈紅色、潮紅或紫色。在此時期，搔癢和痛爲主要症狀，甚至因爲搔抓而致表面破潰。於環境溫度增高、情緒激動或食用辛辣刺激食物時症狀加重。增生疤痕往往延續數月或幾年以後，才漸漸發生退行性變化。充血減少，表面顏色變淺，疤痕逐漸變軟、平坦、癢痛減輕以致消失，增生期的長短因人和病變部位不同而有所不同。一般來講，兒童和青壯年增生期較長，而 50 歲以上的老年人增生期較短。發生於血供比較豐富，如顏面部的疤痕，增生期較長，而發生於血供較差，如四肢末端、脛前區等部位的疤痕，增生期較短。增生期疤痕有時雖可厚達 2 公分以上，但與深部組織黏連不緊，可以推動，與周圍正常皮膚一般有較明顯的邊緣及界限。增生性疤痕的收縮性較萎縮性疤痕爲小。因此，發生於非功能部位的增生性疤痕一般不致引起嚴重的功能障礙，而關節部位大片的增生性疤痕，由於其厚硬的夾板作用，妨礙了關節活動，可引致功能障礙。位於關節屈伸面的增生性疤痕，在晚期可發生較明顯的收縮，從而產生如頜頸黏連等明顯的功能障礙。

3. 萎縮性疤痕（atrophic scar）：一般損傷較重，累及皮膚全層及皮下脂肪組織。疤痕堅硬、平坦或略高於皮膚表面，與深部組織如肌肉、肌腱、神經等緊密黏連。疤痕局部血液循環極差，呈淡紅色或白色，表皮極薄，不能耐受外力摩擦和負重，容易破潰而形成經久不癒的慢性潰瘍。如長期發生有時癒合有時潰瘍，晚期有發生惡變的可能，病理上多屬鱗狀上皮癌。萎縮性疤痕具有很大的收縮性，可牽拉鄰近的組織、器官，而造成嚴重的功能障礙。

4. 疤痕疙瘩（keloid scar）：一般表現為高出周圍正常皮膚、超出原損傷部位的持續性生長腫塊，推之較硬，彈性差，局部搔癢或痛，早期表面呈粉紅色或紫紅色，晚期多呈蒼白色，有時有過度色素沉著，與周圍正常皮膚有較明顯的邊緣及界限。病變範圍大小不一，從 2～3 mm 丘疹樣到大如手掌的片狀均有。其型態呈多樣性，可以是較為平坦的、有規則邊緣的對稱性突起，也可以是不平坦的、具有不規則突起的高低不平團塊，有時像蟹足樣，向周圍組織浸潤生長，又稱**蟹足腫（keloid）**。表面為萎縮的表皮，但耳垂內疤痕疙瘩的表皮可以接近正常皮膚。大多數病例為單發性，少數病例為多發性。疤痕疙瘩在損傷後幾週或幾月內迅速發展，可以持續性連續生長，也可以在相當長的一段時期內處於穩定狀態。病變可因殘存的毛囊腺體而產生炎性壞死，或因中央部分缺血而導致液化性壞死。疤痕疙瘩一般不發生變縮，除少數關節部位引起輕度活動受限外，一般不引起功能障礙。

三、防止疤痕形成的處理程序

根據疤痕的形成過程，要預防疤痕形成有兩個要點：**減少炎症的發生和縮短癒合時間**，只有做到這兩點，才能阻止纖維母細胞和肉芽組織的過

度增生。雖然目前科學技術還無法完全消除疤痕，也沒有辦法可以百分之百阻止疤痕的形成，只要學會用正確的方法及時處理小傷口，就可以避免大部分傷疤的形成。正確處理傷口方式，包括：迅速用正確的方法清理傷口、讓傷口保持溼潤、正確的包紮傷口。

1. 迅速用正確的方法清理傷口：受傷後我們需要迅速清理傷口，這樣才能避免感染。因為如果感染，就一定會拉長炎症期時間。具體方法可用酒精消毒的鑷子先將可見的石子或者其他碎片取出，再用清水或生理食鹽水將傷口清洗乾淨。之後用棉花棒沾取碘酒進行殺菌。如果皮膚被刺穿很深，無法止血，或是可以看到脂肪、肌肉，或內部的肌腱、韌帶和骨頭；或者傷口呈撕裂或鋸齒狀等，應請立即就醫。

2. 讓傷口保持溼潤：使用凡士林或讓傷口保持潮溼，可以縮短傷口癒合的時間。直到 1963 年，英國科學家 Winter 博士之對比試驗發現，溼潤的傷口在 2 週內就會癒合，保持乾燥的傷口則需要25～30天才能癒合。潮溼的環境符合傷口癒合所需的生理狀態，促進細胞的分裂和生長，可以讓傷口儘快癒合。另一方面，潮溼的環境也可以防止過多結痂。痂其實是一種自我保護現象，當傷口暴露在外時，它可以提供一個保護層。但它也為新生的組織細胞建立了屏障，影響膠原纖維對新生細胞的連接，讓傷口癒合花費更多的時間，膠原也容易在其周圍沉澱，容易留下疤痕！不過如果傷口已經結痂，就不要強行揭開了，耐心的等待它自然脫落。強行拔掉會不小心連帶損壞剛長出的細胞，產生二次傷口，影響癒合。

3. 正確的包紮傷口：使用水凝膠帶或者矽膠、矽酮敷料包紮傷口，這樣可以抑制細菌生長，幫助快速癒合。這些敷料可以在傷口癒合的過程中為組織提供潮溼的環境，加快癒合速度。另外，它們可以防止我們的傷口暴露在外，提供低氧的環境，從而抑制細菌的生長，防止感染。另外，

敷料也會提供溫和、持續的壓力，可以有效防止疤痕的產生。目前市面上比較可靠的去疤產品，也就是這些矽膠或矽酮的敷料。

4. 其他注意事項：首先，不要反覆摩擦傷口，即使它已經開始癒合了。隨著傷口癒合可能會有癢感，這個時候不要用手撓或用毛巾之類的東西摩擦解癢。新生的組織敏感脆弱，反覆摩擦會造成毛細血管擴張、細胞增生，增加疤痕產生風險的同時，我們也要避免陽光照射傷口。陽光中的紫外線會減緩傷口的癒合過程，也會刺激細胞產生色素，導致色素沉著。即使傷口已經癒合，也要塗抹防曬霜，保護脆弱的新生肌膚。在飲食上也要避免飲酒、吸菸和辛辣的食物這些都會減緩傷口的癒合速度，也會明顯的促進纖維增殖和一些炎症反應，導致傷疤的形成。

四、疤痕與營養物質

疤痕的細胞外基質是由不同類型的膠原、各種蛋白多醣或糖胺多醣、彈性蛋白及一些具有黏連作用的糖蛋白等一系列複雜成分構成。皮膚的修復開始於富含纖維蛋白的血栓形成，經歷了炎症期、肉芽組織形成和疤痕成熟等階段，最終形成主要由膠原組成的新生組織。參與修復的各種營養物質相關物質（如膠原、蛋白多醣、纖維蛋白及其他可溶性介質等）之間的相互作用和反饋控制機制主導了創傷面癒合的發展過程。該過程中任何異常都可能導致創面不癒或引起過度增生，形成增生性疤痕和疤痕疙瘩。疤痕基質由大量膠原、黏多醣等營養相關物質構成，對疤痕形成重要作用。

1. 疤痕與結締組織：結締組織是生物體的支持組織，主要包含細胞、纖維和基質三部分。其中，基質和纖維占絕大部分。基質的成分除了水分、電解質外，主要為黏多醣和黏蛋白。黏蛋白構成網狀結構，黏多醣充滿網狀結構之間。

2. 疤痕與膠原：膠原並不是某一個蛋白質的名稱，而是在結構上既具有共同特點又具有差別的一組蛋白質，因此有人把它們稱為膠原家族。膠原是結締組織及各種疤痕組織的主要大分子物質。膠原的產生是創傷修復過程的高峰，也是疤痕形成過程的決定性因素。疤痕組織中的膠原成分主要是為第 I 型膠原，其次為第 II 型膠原。它們兩者之間的比例可以反映疤痕組織成熟的程度。在新形成以及增生比較活躍的疤痕組織中，第 II 型膠原所占比例大。構成膠原的胺基酸主要有甘胺酸、脯胺酸、賴胺酸。維生素 C 使膠原合成的重要調節因子，它不僅是脯胺酸與賴胺酸羥化的必要輔助因子，它還能刺激膠原合成、增加前膠原的穩定性。

3. 疤痕與黏多醣：黏多醣的合成與分解先於膠原的合成與分解，一般認為黏多醣對於膠原的交聯和穩定有重要意義。黏多醣本身有一定強度，和膠原結合後抗強度更大。膠原的纖維、小纖維、纖維束之間是透過黏多醣等物理作用來連接。疤痕軟化的主要表現在於黏多醣減少，造成基質黏合斷裂，膠原鬆動伸展。

4. 疤痕與核心蛋白多醣：核心蛋白多醣是一種細胞外富含亮胺酸的小分子蛋白多醣。病理性疤痕是以過量細胞外基質沉澱為特徵的皮膚纖維化反應，膠原是主要細胞外基質成分，核心蛋白多醣能結合或修飾第 I 型膠原，調節膠原纖維的重組和生長。核心蛋白多醣缺乏時，第 I 型膠原纖維異常且生成減少。因此，核心蛋白多醣在膠原纖維合成和維持皮膚的動態平衡上扮演著重要作用。細胞生長因子在疤痕增生過程中，也扮演著重要作用。核心蛋白多醣可以抑制或調節生長因子受體的表現量，從而抑制病理性疤痕的形成。

5. 微量元素與疤痕：微量元素可以透過膠原合成和分解、改變成纖維細胞基因表現等方式，影響疤痕組織形成及轉變。疤痕中膠原合成與氧

自由基密切相關，鋅、銅、鐵、錳、硒作爲金屬酶類抗氧化劑，是超氧化歧化酶、谷胱甘肽過氧化物酶、過氧化氫酶的必需成分，對生物體內氧自由基的消除扮演重要作用。當生物體內微量元素下降時不利於對氧自由基的清除，過量的氧自由基會引起脯胺酸羥化酶、賴胺酸羥化酶活性提升，導致膠原合成的大量增加。同時，微量元素鋅、銅和膠原降解有密切相關。疤痕中膠原纖維的分解主要依賴於基質金屬蛋白酶，缺乏會導致膠原降解的減少。

五、疤痕營養禁忌

1. 勿亂食：禁戒油炸火炙食物、肥甘厚膩之味及辛辣燥性之食。此類食物會使脾胃壅滯，健運功能失常。此外還會增加血流量，爲疤痕的惡化創造環境。

2. 勿偏食：中醫認爲醫食同源。食物也具有寒熱溫涼四性和酸苦甘辛鹹五味。如有偏食則會導致身體攝入營養不均衡，也不利於疤痕的消退。

3. 禁食柑橘類食物：柑橘類食物會明顯刺激疤痕產生搔癢，對疤痕的修復非常不利。

4. 禁食雞、魚、牛、羊肉、辣椒、大蒜、豬蹄、南瓜、葡萄：進食此類食物疤痕部位會痛、癢。

5. 禁飲食過多或過少：過多食會損傷脾胃，致氣血生化不足。過少食容易營養不良，氣血亦會不足，導致正氣汗虛，邪氣氾濫。因此，疤痕修復期間應注意營養，進食避免過多或過少。

6. 禁過多蛋白的食物：高蛋白的食物能導致疤痕處凸起，造成疤痕增生的情況，一般建議不要吃太多。

除此之外，由於個人體質不同，可能出現的反應也會不同。如果攝入某些食物之後疤痕反應很強烈，應立即忌口。

習題

1. 創傷癒合分幾個階段？各自特點是什麼？
2. 蛋白質等營養素如何促進創傷癒合？
3. 舉例說明哪些食品有利於創傷癒合？
4. 疤痕形成與哪些營養物質有關？
5. 疤痕者的飲食禁忌有哪些？

參考文獻

1. 高天文、劉瑋主編，美容皮膚科學，**人民衛生出版社**，2012。
2. 王志凡、萬巧英主編，營養與美容保健，**科學出版社**，2015。
3. 蔣鈺、楊金輝主編，美容營養學第二版，**科學出版社**，2015。
4. 郭緒東、張天長，2012. 外傷傷口癒合與慢性傷口，**家庭醫學與基層醫療**，27(12)：414-421.
5. Baumann L S, and Spencer J M. 1999. The effects of topical vitamin E on the cosmetic appearance of scars. **Dermatol. Surg.,** 25: 311-315.
6. Bran G M, Goessler U R, Hormann K, and Riedel F. 2009. Keloids: current concepts of pathogenesis. **Int. J. Mol. Med.,** 24: 283-293.
7. English R S, and Shenefelt P. 1999. Keloids and hypertrophic scars. **Dermatol. Surg.,** 25: 631-638.
8. Metzger S. 2004.Clinical and financial advantages of moist wound management. **Home Healthc. Hurse** 22(9): 586-590.

9. Rosique R G, Rosique M J, and Farina Junior J A. 2015. Curbing inflammation in skin wound healing: a review. **Intern. J Inflam.,** Article ID 316235 htttp: //dx.doi.org/10.1155/2015/316235.

10. Winter G D, and Scales J T. 1963. Effect of air drying and dressings on the surface of a wound. **Nature** 197: 91-92.

第十六章 美容相關慢性疾病的營養保健

有一些慢性疾病，與飲食中營養素攝取過量或攝取不足有關。長期營養不均衡或特定營養素攝取過量或不足，會影響人體的外觀及正常的生理功能，導致罹患慢性疾病。本章節係針對與美容相關的慢性疾病，如「**肥胖**」、「**消瘦**」、「**貧血**」及「**營養缺乏症**」等疾病成因及營養保健策略進行說明。

第一節 肥胖與營養保健

肥胖是指一個人長時間攝取的熱量與消耗的熱量不平衡，造成體內脂肪超過正常比例，即體內脂肪蓄積過多的結果。世界衛生組織（WHO）對肥胖所下的註解，即個體之體重超過理想體重 20% 以上者，稱之為肥胖（水腫病患、運動選手除外）。肥胖除影響美觀外，更影響健康。肥胖者常併發糖尿病、心血管疾病、高血脂症、膽囊疾病、關節炎、痛風等。因此，必須重視肥胖問題。

一、肥胖定義

肥胖是指構成身體組成分中，脂肪組織所占的比率異常增加之狀態，亦即脂肪組織蓄積過多的狀態。英文之**肥胖（obesity）**一詞，源自拉丁語「Obesus」，意即「eat out」。身體的組成可簡單分為體脂肪（即脂肪組織）與**無脂肌質（lean body mass, LBM）**（非脂肪組織），非脂肪的部分主要包括骨骼、肌肉及水分。因此，全身體重可分為脂肪重與非脂肪

重，一般以脂肪占全身體重的百分比，作為肥胖的指標。脂肪分為必要的脂肪，及儲存的脂肪。身體的內臟及內分泌（荷爾蒙）需脂肪，以維持正常生理功能，此為必須的脂肪。女性必須的脂肪與男性不同，女性乳房及骨盆腔有較多的脂肪，以備孕育子女。儲存的脂肪主要位於皮下，稱為皮下脂肪，有保暖禦寒的作用。男性皮下脂肪約 12%，女性約 15%。一般多餘的脂肪儲存在皮下。所以，測量皮脂之厚度，可間接了解多餘脂肪的含量。

二、肥胖之判定

要精確地計算體脂肪含量非常地消耗時間、人力與金錢，所需要的儀器亦不是隨處可得，故一般均以人體測量可得之數據來判斷肥胖的程度。

(一) 理想體重

「**體想體重**」是體重與身高相對比，且瘦肉組織與體脂肪量在身體組成中，呈現最佳的生理狀態，意指保持健康及預防疾病最有利的體重。

1. **理想體重（ideal body weight, IBW）**：計算理想體重的公式如下：

$$理想體重 = (身高（公尺))^2 \times 22$$

2. **肥胖計算法**

$$肥胖度（\%）= 〔（實測體重 - 理想體重）/ 理想體重〕 \times 100$$

3. **肥胖度之判定**

(1) 體重超過**理想體重（ideal body weight）** 20% 以上，稱為肥胖。

(2) 超過 10～20%，稱為**體重過重（over-weight）**。

(3) 超過 20～40%，稱爲**溫和型肥胖（mild obesity）**。

(4) 超過 41～100%，稱爲**適中型肥胖（moderate obesity）**。

(5) 若超過 100% 以上，稱爲**病態型肥胖（morbidly obesity）**。

(二)身體質量指數

以**身體質量指數（body mass index, BMI）**評估肥胖程度，是目前被認爲與人體脂肪組織實際測量結果相關性最高的參考數值，易於使用，不受骨架大小影響，與身高相關性低，且男女均適用。以身體質量指數（BMI）評估肥胖程度之缺點是可能把非常肌肉化的人（如運動員）歸爲肥胖者，但這種人僅占非常少數。

表 16-1　肥胖度之判定

程度	肥胖度（%）
肥胖	超過 20% 以上
體重過重	超過 10～20%
正常	±10%
體重稍輕	減少 10～20%
消瘦	減少 20% 以上

表 16-2　身體質量指數與肥胖的指標

身體質量指數（BMI）	
BMI < 19	消瘦
BMI=20～24.9	0 級（正常）
BMI=25～29.9	I 級（輕度肥胖）
BMI=30～40	II 級（中度肥胖）
BMI > 40	III 級（嚴重肥胖）

參考資料：Forse A et al., 1989. Morbid obesity: weighting the treatment options-surgical options. Nur. Today 24(5): 10, p11.

身體質量指數之計算法為體重除以身高的公尺平方（W/H²）。公式為：

$$BMI = 體重（公斤）/ 身高（公尺）^2$$

衛生福利部對於國人身體質量指數之標準值，認定其值介於 18.5 ≤ BMI < 24 為正常範圍，介於 24 ≤ BMI < 27 者稱為過重，如表 16-3 所示。

表 16-3　國人成人肥胖定義（衛生福利部）

	身體質量指數（BMI）（kg/m²）	腰圍（公分）
體重過輕	BMI < 18.5	
正常範圍	18.5 ≤ BMI < 24	
異常範圍	過重：24 ≤ BMI < 27	男性：≥ 90 公分
	輕度肥胖：27 ≤ BMI < 30	女性：≥ 80 公分
	中度肥胖：30 ≤ BMI < 35	
	重度肥胖：BMI ≥ 35	

(三) 體脂肪量

1. 男性體脂肪正常量為 15～20%，超過 20% 以上，稱為肥胖。
2. 女性體脂肪正常量為 20～25%，超過 28% 以上，稱為肥胖。

(四) 皮下脂肪厚度

1. 男性**三頭肌皮下脂肪厚度（tricep skin fold, TSF）**正常值為 10～12 mm，當大於 15 mm 者稱為肥胖。
2. 女性三頭肌皮下脂肪厚度正常值為 20 mm，當大於 25 mm 者稱為肥胖。

(五) 腰圍與臀圍之比

根據研究顯示，超過理想體重越高者，其死亡率越高，而腰圍寬度與壽命成反比。**腰圍與臀圍比值（waist-to-hip ratio, WHR）**部分，男性腰臀比介於 0.85～0.9 之間為正常，如大於 1.0 時者稱為肥胖。女性腰臀比介於 0.7～0.8 之間為正常，如大於 0.8 時稱為肥胖。

三、肥胖的分類

脂肪組織是由脂肪細胞所構成。脂肪細胞大致呈圓形，內含細胞核、細胞質及三酸甘油酯（triglyceride），直徑最小約 10 微米。一般體重正常的成人有 250～300 億個脂肪細胞。肥胖者的脂肪細胞體積可能變大（肥厚），細胞數目也可能增加（增生）。通常成年人只有在極度肥胖時，脂肪細胞數目才會增加。否則，成年後的肥胖者大部分是脂肪細胞體積變大。

(一)臨床分類

可以分為原發性（或單純性）肥胖及續發性（或稱症狀性）肥胖，症狀性肥胖是由於內分泌異常或其他疾病所致。

1. 原發性肥胖：臨床上肥胖者中約 90% 以上均為原發性（單純性）肥胖。體內異常蓄積、分布之體脂肪，除形成物理性負擔外，體內之內分泌異常、代謝異常等，對健康影響更為複雜。

2. 續發性肥胖：包括內分泌性肥胖、中樞性肥胖、遺傳性（先天異常）肥胖、藥物性肥胖等。

(1)內分泌性肥胖：如庫興氏症候群（cushing syndrome），病態肥胖主要是因為分泌過多之腎上腺促糖皮質激素（glucocorticoid），使脂肪合成亢進及脂肪主要堆積在腹部形成**中心性肥胖（central obesity）**，過剩之腎上腺促糖皮質激素對脂肪細胞直接作用，刺激瘦體

素（leptin）之分泌。

(2)中樞性肥胖：當下視丘腹內側核存在的飽食中樞，有腫瘤或感染時，會致使食慾異常亢進，導致肥胖。

(3)遺傳性肥胖：肥胖者的特徵是男性脂肪分布以頸項部、軀幹部和頭部為主，而女性則以腹部、下腹部、胸部乳房及臀部為主，還有智能障礙、性腺不全等特徵。

(二)依脂肪細胞之型態分類

依據脂肪細胞的型態（asipose tissue morphology）可以分為**肥大型肥胖（hypertrophy obesity）**、**增殖型肥胖（hyperplasia obesity）**及**增殖肥大型肥胖（hperplastic hypertrophic obesity）**等三類。

1. 脂肪細胞肥大型肥胖：是指脂肪細胞數目接近正常，但脂肪細胞變大，此類型一般均屬於成年後及懷孕時期發生肥胖。脂肪常堆積在腹部、臀部、三頭肌部位或後上頸部。此類型肥胖與代謝上的疾病，如糖尿病、高血脂症、高血壓等較有關係。一經節食，體重恢復正常，體脂肪隨著減少，脂肪細胞也恢復原有大小。

2. 脂肪細胞增殖型肥胖：是指脂肪細胞數目大量增加，為正常人的3～5倍。人的一生中脂肪細胞快速分裂的三個時期，主要是懷孕最後三個月之胎兒期，極容易使脂肪細胞數目大量增加，脂肪平均分布在四肢及軀幹。此類型肥胖者約有 70% 以上，直到成人期仍是肥胖。同時，經體重控制後，減輕的體重是脂肪細胞體積變小，而不是脂肪細胞數目減少，故此類型肥胖者很難恢復理想體重。

3. 脂肪細胞增殖肥大型肥胖：是指脂肪細胞數目大量增加，同時伴隨細胞體積加大。通常幼兒期或青春發育期發生肥胖，脂肪細胞分布全身，較少代謝混亂的問題。

近年研究發現，脂肪細胞的大小有一定上限，一旦增大到最大極限，脂肪細胞就可能分裂。脂肪細胞數目一旦增加，就不太可能減少。由於每一個脂肪細胞都有其基本大小，因此脂肪細胞一旦分裂增殖，想再降回過去體重就非常不容易。當肥胖者減肥時，主要是脂肪細胞變小，而脂肪細胞的數目並沒有改變。

(三) 體型上的分類

所謂體型上的分類，即依據解剖學的觀念分類，近年來發現脂肪組織在體內貯存的部位與某些疾病發生率或治療效果有相關性，因此根據解剖學的觀念，又將肥胖分為**全身分布性的肥胖**（**generalized or diffuse obesity**）、**胸及腹部脂肪過多**（**android**）及**臀股型脂肪過多**（**gynoid**）。

1. 全身分布性的肥胖：通常為幼年發作型，治療效果較差，生長速度、活動型態均會受影響，內分泌也可能出現問題。

2. 胸及腹部脂肪過多：當男性腰圍（肚臍周圍長度）在 85 公分以上，女性在 90 公分以上時，就視為上半身肥胖或稱為**蘋果型肥胖**（**apple shape**）。肥胖者慢性併發性之罹患率，與肥胖度有關之外，體脂肪分布情況之不同而產生差異。多數男性肥胖時，多餘的脂肪主要分布在腰圍及上腹部，使體型呈肥胖。近年來發現，腹部脂肪過多對健康的危害大於其他部位堆積脂肪者。此類型肥胖之特點是游離脂肪酸之移動快速，罹患高血壓、心血管疾病、非胰島素依賴型糖尿病等相關疾病的機率高。上半身肥胖中，脂肪堆積於腹腔內臟器官周圍者，稱為「**內臟脂肪型肥胖**」。脂肪堆積於腹壁皮下者，稱為「**皮下脂肪型肥胖**」。內臟脂肪型肥胖又比皮下脂肪型肥胖更容易引起併發症。內臟脂肪型肥胖的併發症，除第 II 型糖尿病（胰島素非依賴型糖尿病）之外，與高脂血症（脂肪代謝異常）、高血壓、心血管疾病有密切關係。此類型肥胖併發各種疾病的風險極高。

3. 臀股型脂肪過多：脂肪囤積於腹部以下的下半身，稱為「**臀股型肥胖**」。臀股脂肪過多又稱女性化肥胖，一般女性肥胖時，多餘的脂肪主要分布在臀部和大腿，亦有臀股脂肪過多（梨型）併有胸、腹部脂肪過多者，以女性為多。

四、肥胖的成因

單純性肥胖主要是攝取的總熱量超過身體消耗的熱量，超出的熱量轉變成脂肪貯存在體內，造成脂肪的堆積，形成肥胖。造成單純性肥胖因素如下：

1. 遺傳因素：人類肥胖的發生可能有家族性。根據 Mayer 氏研究報告指出，父母體重均正常者，其小孩僅有 7% 的機會變成肥胖，雙親中有一方肥胖，小孩約有 40% 的機會肥胖，雙親皆肥胖者，其小孩約有 70～80% 的機會變成肥胖。相關研究顯示，人體白色脂肪組織中，具有肥胖遺傳基因（ob gene），脂肪細胞可分泌**瘦體素（leptin）**，可強力抑制攝食及抑制體重增加作用。當攝取食物時，血中葡萄糖及胰島素上升，白色脂肪組織中 ob- 基因分泌瘦體素，瘦體素進入血液，血液中之瘦體素增加，會抑制腦中的**神經胜肽（neuropeptide-Y, NPY）**之形成，降低食慾。當節食時，作用則相反，節食後，脂肪減少，脂肪細胞分泌之瘦體素減少，血液中瘦體素濃度降低，腦中的神經胜肽 -Y（NPY）製造過多，會刺激食慾，增加攝食。進行減重者常有同樣經驗，節食初期有明顯效果，但體重一旦減少 4 公斤後就很難再減下來，且對食物產生「**致命的吸引力**」，又開始大量進食，體重又恢復到減重前。

此外，運動與瘦體素也有關係，缺乏運動者，大腦對瘦體素之敏感性降低。因此脂肪細胞雖然分泌大量瘦體素，血液中之瘦體素增加，但肥胖

者的食慾並沒有受到抑制。相反的，如果增加運動量，肥胖者的腦部對瘦體素之敏感性增加，食慾就會降低。

2. 飲食習慣及嗜好：肥胖者之飲食習慣及嗜好的特徵如下：

(1)飲食過量。

(2)每日進餐次數少，但一次進食量多，往往集中於晚餐。進食同熱量者，分散在一至二餐吃完，較分為三至四餐吃完者，體內存較多脂肪。餐次愈多，消耗在消化吸收上之熱量也越多，可以被貯存利用的就相對減少。

(3)喜歡含有油脂及甜食的食物。

(4)產後肥胖族群常進食油脂含量相當高的麻油雞之類食物，形成產後過度進補而導致肥胖的族群。

3. 社會環境因素：因社交應酬或社會觀念、習慣等生活型態，增加食物的攝取量，造成肥胖。此外，壓力、焦慮、情緒困擾等常影響口慾嘴饞，心理醫學研究發現，咀嚼與進食能安撫情緒，暫時改善憂煩，但若常以進食來紓解壓力，肥胖就成為下一個壓力來源。

4. 腸道消化吸收功能特佳。

5. 運動不足：因為年齡或基礎代謝率降低、工作型態及職業改變，或是罹患關節炎及心臟疾病等慢性疾病，造成活動量降低及減少熱能需求而導致運動不足。

6. 心理因素：情緒上的因素，如焦慮、憂鬱、煩悶、孤獨、情緒困擾、遭受壓力或缺乏安全感、無法面對現實或無法適應環境時，常會以飲食作為補償，日久造成攝食過量而導致體重增加。

7. 設定點：人體內有一控制系統，決定體內保有之脂肪量。一般體

重正常者較早達到體內的設定點，即停止進食。肥胖者不易達到體內的設定點，即使已攝取足夠熱量，仍無法即時停止進食。故瘦者不易增加體重，肥胖者不易減輕體重。控制設定點的機制尚未清楚，在生命週期中，不同時期設定點會有所不同，唯一可以降低設定點的方法是增加運動量。

8. 食物熱效應：人體每日所消耗之總熱能，包括基礎代謝率、身體活動所需的能量及食物熱效應等三部分。肥胖者之食物熱效應可能較低，消耗之能量減少，基礎代謝率也相對低。

五、肥胖對健康的危害

1. 肥胖是引起高血壓罹病率增加的重要危險因素：肥胖者周圍動脈阻力增加，從而使血壓升高。BMI ≥ 28 者的高血壓罹病率是 BMI 在 24 以下者的 3.3 倍。男性腰圍達到或超過 85 公分，女性腰圍達到或超過 80 公分，其高血壓罹病率是腰圍正常者的 2.3 倍。一般減輕體重的試驗顯示，經減輕重治療後，收縮壓和舒張壓也隨平均體重的下降而降低。肥胖也增加了心臟的工作負擔。

2. 肥胖者易患糖尿病：體重超重、肥胖和腹部蓄積是第 2 型糖尿病發病的重要危險因素。BMI ≥ 28 者的第 2 型糖尿病罹病率為 BMI 在 24 以下者的 3.0 倍。男性和女性腰圍分別為 ≥ 85 公分和 ≥ 80 公分時，糖尿病的罹病率分別是腰圍正常者的 2～2.5 倍。肥胖患者的胰島素受體數減少和受體缺陷，發生胰島素抵抗（對胰島素不敏感）現象和空腹胰導素數值較高，影響到對葡萄糖的轉運、利用和蛋白質合成。中心型脂肪分布比全身型脂肪分布的人罹糖尿病的危險性更大，肥胖持續的時間越長，發生第 2 型糖尿病的危險性越大。

3. 血脂異常：血脂異常在肥胖者中十分常見，其特徵是血中三酸甘

油酯（TG）、低密度脂蛋白固醇載脂蛋白 B（LDL-apo B）的升高和高密度脂蛋白固醇（HDL）的降低。這種代謝特徵在內臟型肥胖者中更為多見。BMI24～25 和 28～29 者的高 TG 率分別為 14%、2%，高總膽固醇（TC）率分別是 31% 和 38%。

4. 動脈粥狀硬化性疾病：體質指數增高是冠狀動脈硬化發病的獨立危險因素，冠心病的發病率隨著體質指數的上升而增高。BMI>29 者的冠心病風險是 BMI < 21 者的 3.3 倍，他們的 BMI 與冠心病發病率之間呈現正相關。40 歲以前發生肥胖者的危險性更大。高血壓、糖尿病和血脂異常都是動脈粥狀硬化性疾病的重要危險因素，超重和肥胖者導致這些危險因素聚集，大大促進了動脈粥狀硬化的形成。BMI ≥ 24 和 BMI ≥ 28 者，有兩個以上危險因素聚集者，動脈粥狀硬化的患病率分別是 BMI 在 24 以下者的 2.2 和 2.8 倍。腰圍超標危險因素聚集者的罹病率為腰圍正常者的 2.1 倍。

5. 某些癌症：與內分泌有關的癌症（婦女停經後的乳腺癌、子宮內膜癌、卵巢癌、子宮頸癌；男性的前列腺癌）及某些消化系統癌症（如結腸直腸癌、膽囊癌、胰腺癌和肝癌）的發病率，與超重和肥胖存在正相關。但究竟是促進體重增長的膳食成分（如脂肪），還是肥胖本身與癌症的關係更為重要，值得進一步研究。

6. 肥胖導致的社會和心理問題：在發達國家和迅速發展的國家中，肥胖者必須與來自社會和環境的偏見、歧視做奮鬥。肥胖者也往往受社會觀點、新聞媒介宣傳的影響，對自身的體型不滿，總認為在社交中會受到排斥，尤其再受到中、高等教育的年輕女性易受這種心理驅使，把減肥作為時尚，往往出現體重處於正常範圍的人還在奮力減重的現象，有人甚至因此導致厭食症。從小就發胖的兒童容易產生自卑感，對各種社交活動產

生畏懼而不願意積極參與，造成心理問題。其中，暴飲暴食是肥胖患者中常見的一種心理病態行為。主要特點是常常出現無法控制的食慾亢進，大多發生於傍晚或夜間。夜裡醒來後想吃東西。越來越多的觀察發現，飲食習慣不良有時與肥胖者的節食行為有關，如在上餐少吃或不吃後，下餐大量進食的現象，嚴重影響治療效果。

肥胖除引發上述疾病，還會引發一系列其他疾病。WHO 根據肥胖發生各種疾病的相對危險度（RR），將病患分為三類：(1) 健康危險高度增加的疾患（RR > 3），如糖尿病、膽囊疾病、血脂異常、代謝綜合症、呼吸困難和睡眠暫停。(2) 健康危險中度增加的疾患（RR2～3），如冠心病、高血壓、骨關節炎、高尿酸血症和痛風。(3) 健康危險輕度增加的疾患（RR1～2），如癌症、性激素分泌異常、多發性卵巢囊腫綜合症、不育、腰背痛、增加麻醉危險性、母親肥胖引起胎兒缺陷等。

總之，肥胖除影響患者精神、心理和生理質量外，還會併發多種嚴重疾病，致使人的生活質量下降，壽命縮短。

六、營養保健原則

營養治療應位於綜合治療之首。只有長期堅持正確、系統的營養治療，改變不良的生活方式與生活習慣，做好平衡膳食，在此基礎上增加運動，才能達到治療的目的。

1. 控制熱量：肥胖者的能量攝取要保持負平衡，但控制需因人而異，適可而止，並應堅持適當活動，以增加其能量的消耗。控制能量的常用方法有以下四種：

(1)飢餓（hungry）：每日能量攝取小於 200 kcal 時為飢餓，體重喪失快，每週可達 2.7 公斤。飢餓時，除身體脂肪和體液減少外，人體

蛋白質等成分也有明顯喪失。

(2)半飢餓：也稱為**極低熱量法（very low calorie diets, VLCD）**，每天能量攝入 200～800 kcal（2,508 kJ），每月可減 7～10 公斤。VLCD 的飲食設計只能滿足人體蛋白質、維生素和無機鹽等營養素的最低需求。

(3)低熱量（low calorie diets, LCD）：每天能量攝入 800～1,200 kcal。LCD 由正常食物組成，挑選食物的原則是，每日膳食總能量攝取量低於每日能量需要、膳食必須提供能夠滿足生物體基本需要的其他營養素。肥胖者進食 LCD 較 VLCD 有利於節省身體蛋白質。

(4)節食（diet）：能量為 1,200～1,500 kcal。脂肪占總能量的 20% 以內，蛋白質 20%～25%，糖類 55% 左右。

對能量的限制方法中，應根據不同的病情及狀態，選擇相應的方法，對於嚴重肥胖的患者，可選用飢餓或半飢餓法，此時最好住院執行，並要密切觀察患者情況，如果出現異常應即時進行調整。減重速度也不宜過快，限制時間也不能太長，一般以 2～4 週為宜。

2. 限制糖類：糖類飽食感低，引起食慾增加。尤其對單糖類食品，因其消化吸收快，易使人體對糖負荷增加，反饋性使胰島素分泌增加，故要限制。肥胖者的糖類供應，宜在膳食總能量的 40%～55%，對於重度肥胖症，糖類至少也應占 20%，應堅持多醣膳食，少用果糖、麥芽糖等。

3. 保證蛋白質：採用低能膳食的中度以上肥胖者，蛋白質供應控制在總能量的 20%～30%。要保證優質蛋白的供給，如瘦肉類、魚類及禽類。在嚴格限制膳食能量供給情況下，蛋白質的營養過度將會導致肝腎功能的損傷，這又提示低能膳食中蛋白質供給量不可過高。

4. 嚴格控制脂肪：脂肪供應宜控制在總能量的 20%～25%，尤其要注意控制飽和脂肪酸的攝取，同時，膳食膽固醇的供給量每日應低於 300 mg 為宜。即使肥胖者無心血管疾病、無高膽固醇血症，也不能超過 500 mg。具體情況還應根據肥胖程度而調整。

5. 補充維生素、微量元素：因低能膳食會引起某些維生素和微量元素的缺乏，肥胖症因多半合併有高脂血症、冠狀動脈心臟病等，故應視患者具體的病情，需針對性補充所需的維生素與微量元素，尤其是維生素 B_1 和維生素 C 的補充。

肥胖者除進行合理的營養治療外，還需根據實際情況，結合運動療法、藥物療法、非藥物療法，方能取得最佳效果。對於一些 BMI ≥ 40 的極度肥胖者，採取飲食療法或藥物療法不能取得效果，又明顯影響其生活品質、危及生命的時候，還可採取必要的手術，如胃分流術、胃形成術等。

七、食物的選擇

1. 宜用食物：低血糖指數的穀類食物，包括各種禽畜類瘦肉、魚蝦類、豆類及其製品、低脂牛奶等。各類蔬菜、瓜果均可選擇，但應限量。

2. 忌用或少用食物：應嚴格限制零食、糖果和酒類，特別應限制低分子糖類食品，如蔗糖、麥芽糖、蜜餞等，及富含飽和脂肪酸的食物，如肥肉、豬油、牛油、動物內臟等。

第二節　消瘦與營養保健

消瘦是指人體內的肌肉纖弱、脂肪少，顯著低於正常人的平均水平。也就是說，只有體重低於正常標準，才能稱為**消瘦（marasmus）**。消瘦

者通常表現爲面形消瘦，皮下皮脂少，嚴重者全身肌肉萎縮，胸部肋骨清晰可見，四肢骨關節顯露，常被形成爲「**骨瘦如柴**」。瘦並不是人體健美的標誌，特別是有的人瘦得雙肩縮垂、胸廓扁平、臉面無肉，完全一副病態。更主要是體型過瘦會失去健康。體型過瘦的人往往抵抗力差、免疫力弱。

一、消瘦的診斷

1. 標準體重：消瘦症是指體重低於標準 15% 以上者。醫學上判斷消瘦的程度，是將人的實際體重與標準體重進行比較，實際體重低於標準體重 15%～25%、26%～40%、40% 以上，分別被稱爲輕度消瘦症、中度消瘦症和重度消瘦症，所謂標準體重，國際上通常採用 Broca，公式如下：

$$標準體重（kg）＝〔身高（cm）－100〕×0.9（男性）或 0.85（女性）$$

2. 皮脂厚度：脂肪組織是身體儲存能量的主要組織，可測量上臂肱三頭肌皮脂厚度、肩胛骨下皮脂厚度、髖骨或腹部皮脂厚度，但臨床多採用上臂肱三頭肌皮脂厚度測定。

(1)上臂肱三頭肌皮脂厚度測量（TSF）：被評估者手臂放鬆下垂，掌心貼著大腿，評估者站在被評估者背面，以拇指與食指在肩峰至尺骨鷹嘴突的中心捏起皮脂，捏時兩指間的距離爲 3 公分，用皮脂卡測量，重複 3 次取其平均值。理想值一般男性爲 12.5 釐米，女性爲 16.5 釐米。

(2)肩胛骨下皮脂厚度測量：被評估者採坐位或俯臥位，手臂及肩部放鬆，評估者以拇指與食指捏起肩胛骨下脂肪。測量方法及標準厚度同前。

(3)腹部皮脂厚度測量：在右腹部臍旁 2 公分部位測量。方法及標準同前。

3. 上臂圍和臂肌圍：上臂圍（arm circumference, AC）可間接反映皮下脂肪含量，測量部位同上臂肱三頭肌皮脂厚度，一般用軟尺測量。臂肌圍（arm muscle circumference, AMC）可間接反映生物體肌肉蛋白質狀況，與血清蛋白質含量密切相關。

臂肌圍（釐米）＝上臂圍（釐米）−（π×三頭肌皮膚層厚度（釐米））

計算實測值占理想或正常值的百分比（％）。理想值一般為男性為 24.8 公分，女性為 21.0 公分。

三、消瘦（營養不良）對體形和容貌的影響

由於熱量和蛋白質攝取不足或消耗增加或高分解代謝，使得肌肉組織於皮下脂肪逐漸耗損。同時，引起各種維生素和礦物質的缺乏，使皮膚黏膜變得乾燥，彈性減低，毛髮稀疏，皮下脂肪變薄，肌肉鬆弛，全身骨骼嶙峋突出。甚至由於全身抵抗力下降，多種器官功能受損，進而影響身體健康。嚴重時會影響形體與容貌。

四、引起消瘦的常見病因

(一) 食物攝取量不足

1. 飲食習慣不良：不定時定量進食或偏食引起的消瘦，多見於營養不良、佝僂病等。營養不良可分為營養不足和營養過度。但通常所說的營養不良，一般係指營養不足，皆因蛋白質和熱量攝取不足、消耗增加或高分解代謝所引起。

2. 營養不良的判斷：臨床上常以體重 3 個月下降 10% 以上，血清白蛋白 < 30 g/L、血紅蛋白 < 80 g/L，總淋巴細胞計數 < 1.2×10^9/L 為標準，做出營養不良的簡單判斷。進食或吞嚥困難引起的消瘦，常見於口腔消瘦、下頜關節炎、牙髓炎及食道腫瘤等。

3. 厭食引起的消瘦：常見於神經性厭食，多發生於發育期的少女，開始時並非厭食，而是由病態心理所支配，為追求苗條，擔心肥胖，主動採取節食或服瀉藥，或過度運動而導致極度消瘦。

4. 食慾減退引起的消瘦：常見於慢性胃炎、腎上腺皮質功能減退、急慢性感染、尿毒症及惡性腫瘤等。

(二) 食物消化、吸收、利用障礙

常見於消化功能和吸收功能紊亂者，如唾液澱粉酶、膽汁、胃蛋白酶、胰澱粉酶等消化液及消化酶缺乏，直接影響食物消化和營養的吸收。小腸吸收功能障礙，營養物質不能順利透過腸黏膜進入組織，對營養物質的吸收減少，均可引起消瘦。

(三) 對食物需求增加或消耗過多

對食物需求增加或消耗過多，如生長發育、妊娠、哺乳、過度勞累、甲狀腺亢進、長期發熱、惡性腫瘤、創傷及大手術後。

五、消瘦症與營養保健

治療消瘦症，首要了解自己消瘦的原因，從而對症下藥。消瘦症宜採用藥療、體療、食療等方法進行綜合調理。

(一) 飲食原則

體型消瘦的人要想健壯起來，消除皮膚皺摺，改變肌肉纖弱的形象，變得豐滿而勻稱、結實而健美，需在日常飲食中講究科學。所謂合理膳

食，就是要求膳食中所含的營養素種類齊全、數量充足、比例適當。不含對人體有害的物質。易於消化，能增進食慾。消瘦症攝取量應大於消耗的能量。飲食原則敘述如下：

1. 食品種類豐富多樣化：食物品種多樣化，才能保證營養素齊全。人體需要的幾十種營養素，任何一種食物都不能單獨滿足這種需要，因食物單一就會造成營養不良。

2. 食品粗細搭配：許多穀物越加工越精，營養損失越多。稻、麥類作物中的維生素、礦物質主要存在於皮殼中。精白麥中蛋白質的含量比全麥中少 1/6，維生素和鈣、磷、鐵等礦物質的含量也少了許多。白米與稻穀的營養素比較也是如此。在蔬菜中，莖葉和根中的營養素往往比較豐富，但有的人只挑嫩心吃而丟掉根葉，既浪費又不利身體健康。

3. 保證每日有足夠的優質蛋白質和熱能的供給：使瘦者豐腴、健美理想的飲食結構百分比為蛋白質占總量的 15%～18%，脂肪占總量的20%～30%，糖類占總量的 55%～60%。其中，食物中動物性蛋白質和豆類蛋白質應占蛋白質供給量的 1/3～1/2。一般來說，高蛋白質膳食不如多蛋白質膳食，食物少而精不如多而粗。體型消瘦者的膳食調配要合理化、多樣化，不要偏食。應補氣補血，以滋陰清熱為主，平時除食用富含動物性蛋白質的肉、蛋外，還要多吃些豆製品、核桃、綠豆、鱉、鯉魚、泥鰍、鯧魚、鴨肉等，可按個人口味適當選擇食用。另外，在身體無病條件下，在攝取高蛋白、高脂肪、高糖、高維生素食物的同時，還可以選擇一些開胃健脾助消化的食物，如水果、蔬菜類的蘋果、山楂、葡萄、柚子、梨、蘿蔔、扁豆，滋補品中的蜂蜜、白木耳、核桃肉、花生、蓮子、桂圓、棗子，以及各種動物內臟等。

4. 適當增加餐次或在兩餐間增加甜食：增加體內能量的儲存，可使強身效果更加理想。因為消瘦者的體內熱能不足，胃腸功能差，一次進餐量太多，消化吸收不了，反受其害。餐次時間間隔太長，加上食量又小，食物營養供不應求，同樣也不利強健身體。早餐應占全天總熱量的25%～30%，午餐應占全天總熱量的30%～35%，晚餐應占全天總能量的25%～30%，加餐應占全天總能量的5%～10%。

5. 注重晚餐的營養：夜間是人體內胰島素分泌最多、血中胰島素含量最高的時間。因此，體瘦者應注重晚餐，多攝取高熱量、高蛋白、高脂肪和高糖食物，在胰島素作用下，合成脂肪儲存於皮下，且糖和蛋白質轉化為脂肪的比例最高。

6. 少食燥熱、辛辣食品，並注意調整脾胃功能：因瘦者多虛火，故瘦者應少食燥熱及辛辣食品，如辣椒、薑、蒜、蔥及蝦、蟹等助火散氣的食物。此外，生冷食物也應少吃，如冷飲、雪糕、生菜等。瘦弱者還要注意調整脾胃功能，以促進食慾和消化吸收功能。對脾胃功能較弱者，除應注意少食多餐、不偏食、不暴飲暴食，不邊吃飯邊喝水外，還應適量多吃些具有補脾健胃功能的食物，如蓮子、山藥、扁豆、紫米、薏苡仁、紅棗、蜂蜜、鯽魚、豬肚等。

7. 改進烹調技術：食物的烹調加工也要講究科學，使食物的色香味俱佳，對肉類食物以蒸煮為佳，僅食肉、不喝湯是科學的。平時要盡量少吃煎炒食物，對蝦、薑、蒜、蔥以及蝦、蟹等助火散氣的食物應少食。且在用餐時應極力避免思考不愉快的事情，以免影響消化功能。

(二) 生活規律化

1. 制定豐富多彩的、有規律的生活制度：最好給自己訂一份有規律的作息時間表，做到生活起居飲食定時，每天堅持運動健身，養成良好的

衛生習慣等。同時應保持充足而良好的睡眠。人的睡眠若比較充足，胃口就比較好，且有利於食物的消化和吸收。

2. 加強鍛鍊：加強鍛鍊有利於改善食慾，也能使肌肉更強壯、體魄更健美，人體的肌肉如果長期得不到鍛鍊，肌纖維相對萎縮，變得薄弱無力，人就顯得瘦弱。

(三) 培養樂觀的態度

胸懷寬闊、樂觀豁達、笑口常開，則有利於神經系統和內分泌激素對各器官的調節，能增進食慾，增強胃腸道的消化吸收功能。笑能消除精神緊張、清醒頭腦、消除疲勞、進促睡眠，且能改善急躁、焦慮等不利情緒，達到「**樂以忘憂**」的健康狀態。

總之，豐富的營養物質、科學合理的膳食結構，有助於消瘦者達到豐腴健美的目的。

第三節　貧血

貧血（anemia）是由於血液中紅血球細胞數和**血紅素**（hemoglobin）含量降低，導致血液運氧功能受到影響而引起一系列的臨床症狀。血紅蛋白成年男子低於 130 g/L；成人女子低於 120 g/L、孕婦低於 110 g/L，均可診斷為貧血。貧血的原因有很多，其中以營養性貧血最為常見，如缺鐵性貧血和巨型紅血球細胞性貧血。

一、缺鐵性貧血

缺鐵性貧血（iron deficiency anemia, IDA）是體內用於合成血紅素的儲存鐵缺乏，使血紅素合成量減少，形成一種小細胞低色素性貧血，多見於嬰幼兒、孕婦乳乳母。

(一) 發病原因

1. 鐵攝取量減少：膳食中鐵攝取量不足或吸收不良，乃是造成缺鐵性貧血的重要原因。肉類食物中的血紅素不受植酸、草酸的影響，吸收率較高。而植物性食物中的非血紅素鐵吸收前，必須與結合的有機成分分離後，方可被吸收，因而易受植酸鹽、草酸鹽及茶葉、咖啡中的多酚類物質影響。慢性胃腸炎、消化性潰瘍、十二指腸及空腸病變等疾病也會影響鐵吸收，進而導致缺鐵性貧血。

2. 鐵的需求：兒童處於生長發育期，隨著體重增加，血容量和組織鐵相應增加。生長速度越快，鐵的需要量越大，越容易發生鐵缺乏。妊娠及哺乳期婦女需鐵量增加，青年婦女由於月經失血，需要量也相應增加。

3. 鐵失去過多：正常人每日從消化道、泌尿道及上皮組織損失約 1 mg 鐵。由於各種原因引起的腹瀉、消化道出血、月經過多、創傷性失血等，均可使鐵大量流失而造成貧血。

(二) 缺鐵性貧血的營養保健

對於缺鐵性貧血的患者，在進行營養治療的同時，應盡可能消除缺鐵性貧血的根本原因，以適當的途徑補充引起貧血的鐵及相關營養素，糾正貧血，必須給予高蛋白、高維生素膳食。WHO 針對缺鐵性貧血提出三大基本策略：即改善飲食、強化主食原料（如麵粉）及調味品（如醬油和魚露）中的鐵及服用相應製劑。在改善飲食中，應注意以下幾個方面：

1. 增加鐵的供給量：透過增加動物性食物，如畜肉類、禽肉類、魚類等動物性食物的攝取量，以增加鐵的吸收效率。

2. 增加蛋白質供給量：蛋白質是合成血紅素的原料，而且有些胺基酸如胱胺酸、半胱胺酸、賴胺酸等，也促進鐵吸收的作用，應按 1.5 g/kg

供給。

3. 增加維生素 C 和葉酸的供給量：綠葉蔬菜中所含維生素 C 可促進鐵的吸收，其中所含的葉酸、維生素 B_{12} 等，在改善貧血過程上扮演重要角色。因此，應攝取足量的蔬菜水果。

4. 避免食物干擾因素：食物中的草酸鹽和植酸鹽會影響鐵的吸收，茶葉中的鞣酸與咖啡、可可中的多酚類也會影響鐵的吸收，故應避免以上食物與含鐵豐富的食物同食。

5. 其他礦物質：銅能促進鐵的吸收及利用，補鐵的同時，應該補銅、鈣、鋅等，可影響鐵吸收。

6. 食物選擇與烹調：

(1)合理烹調：盡量採用鐵製炊具，不用油煎、炸食物。可用開水沖洗去除蔬菜中的草酸。

(2)食物的選擇：a. 宜用食物：含血紅素鐵豐富的食物，如畜禽肉類、內臟、動物全血等；含維生素 C 豐富的食物，如大棗、獼猴桃等；有補血功能的食物，如紅糖、香菇等，均為鐵的強化食物。**b. 忌用食物**：茶葉中的鞣酸、咖啡中的咖啡因等，均能減少食物中鐵的吸收，應盡量少食。

二、巨型紅血球細胞性貧血

巨型紅血球細胞性貧血（megaloblastic anemia, MA）是葉酸和（或）維生素 B_{12} 缺乏、細胞 DNA 合成障礙所引起的一種紅血球細胞數量減少、體積增大、血紅素含量正常的巨大細胞正常血色素性貧血。

(一) 相關營養素

1. 葉酸：是 DNA 合成過程中的重要輔酶。如果葉酸缺乏，DNA 的合成受阻，導致細胞週期停止在 S 期，從而使細胞核變形增大，更新速度快的造血組織首先受累，紅血球細胞成熟受阻，引起巨型紅血球細胞性貧血。

2. 維生素 B_{12}：促進葉酸進入細胞內，使無活性的甲基四氫葉酸變成有活性的 FH_4，提高了葉酸利用率。如果維生素 B_{12} 缺乏，將與葉酸缺乏一樣，都會影響 DNA 的合成。

3. 維生素 C：可促進葉酸吸收。維生素 C 缺乏時，葉酸無法轉化為具有活性的 FH_4 而被生物體利用。

(二) 巨型紅血球細胞性貧血與營養保健

1. 補充葉酸：葉酸廣泛存在動植物食物中，如牛肝、深綠色的蔬菜、香蕉、橘子等。應在日常膳食中多選用上述食物。必要時可選用口服製劑葉酸 5～10 mg、3 次／d。或肌內注射四氫葉酸鈣 5～10 mg、1 次／d。

2. 補充維生素 B_{12}：多選用富含維生素 B_{12} 的動物性食物，如牛肝、羊肉、雞蛋、雞肉等。老年人和胃腸道手術後的患者，因消化吸收功能較差，很難從食物中獲得足夠的維生素 B_{12}，需要肌內注射，可選用維生素 B_{12} 100μg、1 次／d。血中濃度恢復正常後，仍需繼續注射 2 週，每週 2 次，以增加生物體儲備。

3. 食物選擇

(1)宜用食物：

- **富含鐵的食物**：如動物的肝、豬心、豬肚等，其次為瘦肉、蛋黃、魚類、蝦、海帶、紫菜，以及龍眼、南瓜子、芝麻醬、黃

豆、黑豆、芹菜、油菜、杏桃李、葡萄乾、紅棗、橘子、柚子、無花果等。

- **富含優質蛋白質的食物**：如瘦肉類、蛋類等。富含葉酸的食物有新鮮蔬菜、水果，如胡蘿蔔、菠菜、馬鈴薯、蘋果、番茄等，大豆、牛肝、雞肉、牛肉、雞，含量亦較多。
- **富含維生素 B$_{12}$ 的食物以動物性食物較多**：如牛肝、羊肝、雞蛋、牛肉、羊乳、牛乳、雞肉等，臭豆腐、大豆和醬豆腐等含量亦很豐富。
- **符合維生素 C 的食物**：如新鮮蔬菜、水果，如橘柑類、棗子、獼猴桃、番茄、紅棗等水果，乾果、蔬菜等。

(2) **忌用或少用食物**：帶殼穀類和莖葉類蔬菜中的植酸鹽、草酸鹽可影響鐵的吸收，宜少食。茶葉、咖啡、可可均會影響鐵的吸收，宜少用。鈣鋅製劑、抑酸劑等均會影響鐵的吸收，應避免同時服用。

第四節　營養缺乏症

指長期缺乏某一營養素，無法維持正常生理功能需求而發生的臨床症狀，包括「**必需脂肪酸缺乏症**」、「**蛋白質—能量營養不良症（protein energy malnutrition, PEM）**」、「**維生素 A 缺乏症**」、「**維生素 B$_2$ 缺乏症**」、「**維生素 C 缺乏症**」、「**維生素 D 缺乏症**」、「**碘元素缺乏症**」等，關於營養素介紹、功用、代謝吸收及長期缺乏該營養素所造成的生理疾病，請參見課本第四章脂質與美容、第五章蛋白質與美容、第六章維生素與美容及第七章礦物質與美容，均有詳細的介紹，此節僅針對營養缺乏症的營養保健原則進行介紹。

一、必需脂肪酸缺乏症

必需脂肪酸（**essential fatty acid, EFA**）包括屬於 ω-6（n-6）脂肪酸的亞油酸和花生四烯酸及屬於 ω-3（n-3）脂肪酸的亞麻酸、花生四烯酸和二十二碳五烯酸。人體可以從亞油酸合成花生四烯酸，可以從亞麻酸合成花生四烯酸和二十二碳五烯酸。植物油如玉米油、棉籽油和大豆油，乃是由亞油酸和亞麻酸的來源。魚油是二十碳四烯酸和二十二碳五烯酸的來源。EFA 的需要量，成年人為膳食能量的 1%～2%，嬰兒為 3%，建議（ω-6）：（ω-3）脂肪酸為 10：1。

1. 症狀：用亞油酸含量低的脫脂奶粉配方餵養的足月產嬰兒，會發生生長發育遲緩、血小板減少、脫髮及全身鱗屑性皮炎，與先天性魚鱗病類似，並伴有皮膚途徑的失水增加。

2. 營養保健：補充亞油酸可使此綜合症好轉，均衡膳食則不可能發生缺乏症。過去會發生 EFA 缺乏的原因是長期進行無脂肪胃腸外營養，現在普遍使用的脂肪乳能防止這種情況發生。例如，10% 的大豆油乳劑含有 56 g/L 亞油酸和 8 g/L 亞麻酸。亞麻缺乏症的特徵為外周神經炎和視覺模糊，發生於一位患有短腸綜合症的 6 歲女童，在進行長達 9 個月含 77 g/L 亞油酸和僅含 0.1 g/L 亞麻酸的靜脈脂肪製品營養支持之後發生缺乏症，在補充亞麻酸之後，症狀和體徵即消失。在 EFA 缺乏早期，血漿中亞麻酸和花生四烯酸含量低，並有油酸去飽和（脫氫）代謝的異常副產物 5-、8-、11- 二十碳三烯酸。建議血漿中二十碳三烯酸與花生四烯酸比值的正常上限值為 0.2。在脂肪吸收不良、嚴重創傷及燒傷患者中，曾有觀察此比值而確定的 EFA 缺乏症。

二、蛋白質─能量營養不良症（protein energy malnutrition, PEM）

1. 定義

　　PEM 是膳食攝取量不能滿足人體對蛋白質和（或）能量的要求，以維持正常生理功能而發生的一組臨床症狀。其發生與人群的生活水平、居住環境、不良習慣及不良心理狀態等密切相關。也與某些慢性疾病因攝取蛋白質、能量不足，而對其需要量或耗損增加有關。因蛋白質─能量營養不良症的疾病有**紅孩兒症（kwashiorkor）**及**消瘦症（marasmus）**。

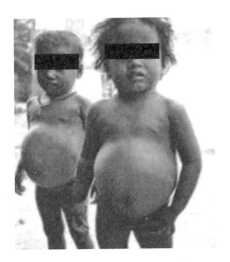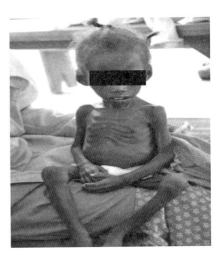

紅孩兒症（kwashiorkor）　　　　消瘦症（marasmus）

圖 16-1　蛋白質─能量營養不良症

圖片來源：shef3d.com、bodyofnaturenutrition.wordpress.com。

2. 營養保健

　　PEM 的發生主要是膳食中熱能與蛋白質攝取量不能適應人體的生理與功能需求，進而導致蛋白質、能量的代謝紊亂。病情一般比較嚴重，營養治療的關鍵是，在早期診斷的基礎上採用對患者有效、適當的營養素補

充方式，儘快改善營養素失衡給人體造成的損害。

(1)重度患者的治療：對於重症 PEM，首先要改善水、電解質紊亂、抗感染等，以消除威脅生命的主要因素，病情控制後，由少到多改善營養不足。病情穩定後的營養治療措施與輕、中度 PEM 相同。

a.抗感染：PEM 患者一般抵抗力下降，易發生肺炎和敗血症等，是嚴重 PEM 的直接死因。臨床表現可以很不明顯，典型徵象如發熱、心率加速、白血球細胞增多等現象可能不會出現。所以在臨床上遇到呼吸道感染、體溫降低與低血糖時，應即時進行胸部 X 射線檢查及血液培養。如發現有肺炎和敗血症時，應採用廣效範圍的抗生素進行治療。

b.改善水與電解質紊亂：這是 PEM 首先要改善的。WHO 推薦以每公升含氯化鈉 3.5 g、檸檬酸鈉 2.9 g（或碳酸氫鈉 2.5 g）、氯化鉀 1.5 g、葡萄糖 20 g。根據不同病情、不同年齡間歇供給，3～5 分鐘口服 10 ml，口服困難者可用鼻腔餵食。密切觀察口服後的反應和尿量，斟酌適當調節，嚴重者應即時給予輸液。病情緩解後逐漸過度用膳，注意鈉、鉀、鈣、鎂的補充。

c.補充蛋白質：提供蛋白質應該是高生物價並易於消化吸收的。治療初期宜從每日千克實際體重 0.8 g 開始，待病情穩定好轉，隨著總能量的供給量增加，蛋白質攝取量可提高到每日每千克體重 1.5～2.0 g，並保證 1/3 的優質蛋白，可選用以牛奶爲主的乳類製品，如脫脂牛奶粉、脫脂之醱酵乳。隨著病情的緩解與好轉，逐步過渡到膳食補充爲主，設計合理的食譜，提供魚類、肉類、禽類、蛋類等。

d.補充糖類，改善能量不足：根據 PEM 的病情進行適量補充，如嚴重者應給予靜脈點滴，酌情可採用全靜脈營養。但要注意

肝腎功能狀態。一般建議以膳食補充，既經濟又安全。也可配置高能量易於消化吸收的食物，少食多餐，可採取流質或半流質，逐漸過渡至普通飲食的方法，也可選用稀飯、蛋糕等食物。

(2)輕、中度 PEM 患者：主要飲食治療原則如下：

a.高熱、高蛋白：以牛奶、魚類、蛋類為宜，要多於正常情況。

b.補充礦物質：如麵條、米粉及果汁等，尤其是鉀、鎂、鐵等，但要低鈉。

c.充足的維生素：如維生素 A、維生素 C、維生素 B 群等。

輕、中度 PEM 患者，一般經 6～8 週治療後，可獲基本健康，以後尚需定期隨訪和繼續接受營養治療。

三、維生素A缺乏症

維生素 A 缺乏的原因，常發生於飲食中攝取的維生素 A 不足。維生素 A 缺乏時，影響皮膚、視覺，並抑制生長、骨骼異常、味蕾角化、無味覺、無食慾等。因維生素缺乏造成的疾病，如**夜盲症（night blindness）、乾眼症（xerophthalmia）、上皮組織細胞角質化（keratinization）**、皮膚粗糙老化、頭髮乾燥、失去光澤、頭皮屑增多、指甲容易斷裂，如前面圖 6-2 所示。

1. 發病原因

(1)原發性因素：4 歲以下兒童維生素 A 缺乏的發生率遠高於成人，主因是維生素 A 和胡蘿蔔素很難經由胎盤進入胎兒內。新生兒血清和肝臟維生素 A 含量明顯低於母體。如出生後不能得到充足的維生素 A，則極易出現維生素 A 缺乏症。成人缺乏的原發性原因主要是食物來源不足、膳食質量差等，引起維生素 A 攝入不足。

此外，不當儲存、烹調加工方式不當、長時間加熱、紫外線暴露等，均可能引起維生素 A 被破壞，減少攝取量。

(2)**繼發性因素**：維生素 A 屬於脂溶性維生素，與胡蘿蔔素在小腸的消化吸收都依賴膽鹽的幫助，膳食中脂肪含量與其吸收有密切關係。膳食中脂肪含量過低，胰腺炎或結石因膽汁和胰腺酶分泌減少，一些消化道疾病，如急性腸炎、粥樣腹瀉等造成胃腸功能紊亂，都可能影響維生素 A 和胡蘿蔔素的消化吸收。一些消化性傳染病，尤其是麻疹、猩紅熱、肺炎和結核病，都會使體內維生素 A 儲存耗盡，攝取則往往因食慾缺乏或消化功能紊亂而明顯減少，兩者的綜合結果勢必導致維生素 A 缺乏症發生。

2. 營養保健

(1)**原發性維生素 A 缺乏**：給予富有維生素 A 的食物，如豬肝、雞肝、羊肝、牛奶、蛋黃、胡蘿蔔、魚卵、豌豆苗、黃花菜、苜蓿、紅心甜薯、辣椒、河蟹、黃鱔、菠菜、韭菜、薺菜、萵苣葉，或果類如杏、芒果和柿等。症狀嚴重者給予大量維生素 A，若口服吸收不良，可以改為肌肉注射，使用時，應注意長期大量應用維生素 A 可產生維生素 A 過多症。如有合併其他維生素缺乏，宜做相應補充。

(2)**繼發性維生素 A 缺乏**：可因吸收不良（如腸疾病、胃切除）、代謝異常（發熱）或過分流失（腎炎）而發生維生素 A 缺乏。首先應治療原發疾病，並同時攝取富含維生素 A 的食物。

四、維生素D缺乏症

維生素 D 缺乏性，又叫骨軟化症，即骨礦化不足，為新形成的骨基質鈣化障礙，因此若維生素 D 缺乏，將導致鈣、磷代謝紊亂和臨床以骨

骼的鈣化障礙為主要特徵的疾病，維生素 D 是維持高等動物生命所必需的營養素，它是鈣代謝最重要的生物調節因子之一。維生素 D 不足導致的疾病，如嬰兒**軟骨症（ricket）**及成人**骨質軟化症（osteomalacia）**，如前面圖 6-6 所示。

1. 發病原因

(1)日光照射不足：維生素 D 由皮膚經日照產生，如日照不足，尤其是冬季，需定期透過膳食補充。

(2)維生素 D 攝取不足：動物性食品是天然維生素 D 的主要來源，海水魚、動物肝臟、魚肝油等都是維生素 D_2 的良好來源。從雞蛋、牛肉、植物油中，也可獲得不少量的維生素 D_2，而植物性食物中含維生素 D 較少。天然食物中所含維生素 D 不能滿足嬰幼兒對它的需要，需要多曬太陽，同時補充魚肝油。

(3)鈣含量過低或鈣磷比例不當：食物中鈣含量不足及鈣、磷比例不當，均可影響鈣、磷的吸收。人乳中鈣、磷含量雖低，但比例（2：1）適宜，容易被吸收，而牛乳鈣、磷含量較高，但鈣磷比例（1.2：1）不當，鈣的吸收率較低。

(4)需要量增多：早產兒因生長速度快和體內儲鈣不足，易患佝僂症（rickets）。嬰兒生長發育快，對維生素 D 和鈣的需要量增多，故易引起佝僂症。

(5)疾病和藥物影響：肝、腎疾病及胃腸道疾病影響維生素 D、鈣、磷的吸收和利用。長期使用苯妥英鈉、苯巴比妥鈉等藥物，會加速維生素 D 的分解和代謝而引起佝僂症。

2. 營養保健

(1)堅持母乳餵養：牛奶含有較母乳更多的鈣，但由於維生素 D 略低

於母乳，鈣磷比也相對較低，故牛奶餵養的嬰兒更容易缺鈣。所以應提倡母乳餵養，同時加強母乳營養，以保證乳汁中具有嬰兒生長發育所需要的營養密度。

(2)攝取富含維生素 D 的食物：嬰兒要即時添加維生素 D 較多的食物（肝、蛋黃等），多到戶外活動，以增加日光直接照射的機會。佝僂症激發期，勿使患兒久坐、久站，防止骨骼畸形。

(3)補充維生素 D：初期每天口服維生素 D，持續 1 個月後，改為預防量。佝僂症激發期口服，連服 1 個月改為預防量。若不能堅持口服或患有腹瀉病者，可採肌肉注射維生素 D。大劑量突擊療法，係 1 個月改以預防量口服。肌肉注射前先口服鈣劑 4～5 天，以免發生醫源性低鈣驚厥。

(4)補充鈣劑：維生素 D 治療期間，應同時服用鈣劑。

(5)合理搭配與烹調食物：以素食為例，膳食中存在許多可以影響鈣吸收的因素，如草酸、植酸、膳食纖維等。故在攝取富含鈣豐富的食物時，應盡量避免上述因素的影響。

五、維生素B$_2$缺乏症

維生素 B$_2$ 不足時，食慾不振、成長障礙、容易疲勞、畏光，眼瞼發癢、疼痛，角膜周圍因血管增生而充血。皮膚黏膜、口唇病變形成**舌炎（glossitis）、唇炎（cheilitis）、角口炎（angular cheilitis）、脂漏性皮膚炎（seborrheic dermatitis）**，如前面圖 6-4 所示。

1. 維生素 B$_2$ 缺乏症發病原因

(1)攝取量不足：維生素 B$_2$ 存在於奶類、肉類、蛋類、豆類、穀類、根莖與綠葉蔬菜中。一般成人每日需求量男性為 1.4～1.7 mg，女

性 1.2～1.3 mg，孕婦與乳母需求量增加，運動量增加、能量消耗多時，需求量亦隨之加大。如攝取動物性蛋白質與新鮮綠葉蔬菜不足，可致維生素 B_2 營養不良。紫外線照射、過度清洗蔬菜等，可破壞維生素 B_2 的生物活性。

(2)吸收障礙：某些疾病如嚴重慢性腹瀉，小腸發生病變有手術切除者，可導致維生素 B_2 吸收不良。此外，嗜酒者也因腸道吸收減少、生物利用度（bioavail ability）降低，導致維生素 B_2 不足。

(3)藥物與金屬影響：某些影響精神的藥物與各種抗瘧疾藥物；許多金屬及其他物質，都可以影響維生素的生物活性。

(4)排泄增加：當負氮平衡的情況下，包括糖尿病、停用胰島素後，或者用某些藥物後，如硼酸（boricacid）或長期服用維生素 B_1 製劑，也會出現維生素 B_2 排泄增加的現象。在高熱、禁食等情況下，也可導致排泄量反應提高。

2. 維生素 B_2 的營養保健

(1)合理營養：多攝取富含維生素 B_2 的食物，如牛奶、新鮮蔬菜、蛋黃等。同時，改進烹調方法，避免加工過程中維生素 B_2 的流失與破壞。

(2)服用維生素 B_2：可適當補充維生素 B_2 的營養補充劑、保健食品等。必要時可內服維生素 B_2 10 mg、複合維生素 B_2 1～2 片，一天三次，必要時進行肌肉注射。有口角糜爛者，可塗抹 0.05% 洗必泰軟膏或 2% 硼酸軟膏等。

(3)治療原發病：如因吸收不良或伴有全身其他疾病，應由專業醫師治療。

六、維生素C缺乏症

維生素 C 缺乏症較爲少見，缺乏症較會發生於極少攝取新鮮蔬菜、水果者，包括老年人、壓力大者及嗜酒者。

1. 維生素 C 缺乏症發病原因

(1)攝取不足：人體缺乏從葡萄糖和其他單糖合成維生素 C 的酵素，不能合成維生素 C，必須從外界攝入，如攝取量，不足即可導致**壞血病（scurvy）**，如圖 16-2 所示。

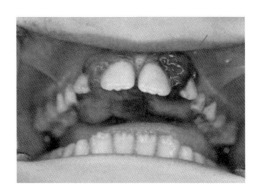

圖 16-2　壞血病的症狀

圖片來源：imgkid.com。

(2)消化、吸收障礙：消化不良和慢性腹瀉時，維生素 C 的吸收減少，胃酸缺乏時，維生素 C 容易在胃腸道內受到破壞。

(3)消耗增加：感染、發熱、外科手術、代謝增高和患病時，維生素 C 的需要量增加。

2. 維生素 C 的營養保健

(1)供應富含維生素 C 的食物：維生素 C 是水溶性維生素，人體儲存有限，故應常攝取富含維生素 C 的食物，如新鮮蔬果，尤其是棗子、獼猴桃、柑橘、草莓、青椒等。

(2)**改進烹調方法**：維生素 C 容易被氧化破壞，在烹飪時應盡可能減少成菜時間，避免高溫長時間烹煮。同時，應先洗後切，避免隨水流失。

(3)**營養補充劑**：必要時可適當服用維生素 C 補充劑或維生素 C 片。

七、鋅缺乏症

1. 鋅的缺乏症狀

(1)**營養性鋅缺乏性**：表現生長遲緩、免疫力降低、傷口癒合慢皮炎、性功能低下、食慾缺乏、味覺異常等。男性的第二性徵發育及女性生殖系統的發育演變延緩，女性月經初潮延遲或停經，骨骼發育受影響，影響腦功能，使智商降低。也可出現嗜睡症、抑鬱症和應激性（irritability）症狀。

(2)**後天腸性肢端皮炎（acquired acrodermatitis enteropathica）**：是一種體染色體隱性遺傳性疾病，係由腸道吸收鋅有缺陷所致。患兒血清及毛髮中鋅離子的含量降低。其特徵是腔口及四肢末端有特殊皮損、脫髮、慢性腹瀉、甲營養不良和生長遲緩，如圖16-3 所示。用鋅劑治療後，皮疹可迅速完全消退。長期接受靜脈輸注高營養者，如營養液中鋅含量低者使鋅耗竭，可發生獲得性腸病性肢端皮炎。

2. 鋅缺乏症的營養保健

(1)**補鋅**：

a.攝取含鋅豐富的食物：攝取含鋅豐富且容易吸收的食物，如牡蠣、可可、鯡魚。母乳中的鋅量也較高，範圍為 3～23 mg/L。鋅在魚類、肉類、動物肝腎中含量較高。水果、蔬菜等含量一

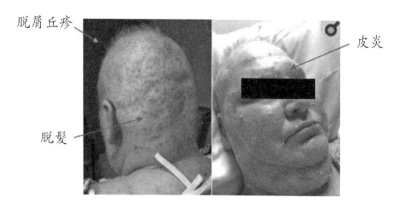

脫屑丘疹

脫髮

皮炎

圖 16-3 後天腸性肢端皮炎症狀

圖片來源：Maskarinec and Fowler, 2016。

般較低，且吸收利用率不高。食物補鋅時還應注意食物之間的合理搭配，避免草酸、植酸、膳食纖維及其他二價元素對鋅吸收利用之影響。

b.鋅劑：口服鋅劑，對於用食物補鋅達不到效果者，可以考慮補充鋅劑，其中以口服為首選，較符合人體健康生活的正常代謝過程，選用葡萄糖鋅、甘草鋅、酵母鋅等製劑。口服鋅的劑量為 0.5～1.0 mg/（kg.d）（按元素鋅計算），療程可以根據病情及症狀決定，對食慾缺乏、厭食、反覆感染、免疫功能下降，一般 4 週為一個療程，如為生長發育遲緩一般需以 8 週為一個療程。靜脈注射鋅劑，如患兒存在急性或嚴重缺鋅，因胃腸道功能紊亂、腹瀉、嘔吐等原因，不能進行口服或口服達不到治療目的，可採靜脈注射鋅劑，早產兒體重 < 3 kg 者，按照 0.3 mg/（kg.d）補給，足月兒至 5 歲按照 0.1 mg/（kg.d）補給，大於 5 歲可補給 2.5～4 mg/d。給予靜脈營養支持時，補鋅為 0.05 mg/（kg.d），即可滿足生理需要量。

(2)去除病因：對於繼發性原因引起的鋅缺乏患者，首先要去除病因，積極治療原發病，同時多食用富含鋅的食物。

(3)注意事項：補鋅應注意防止鋅中毒。

習題

一、選擇題

1. 幼年期發症的肥胖多屬：

    (A) 細胞肥大型　　　　　　　(B) 細胞增生型

    (C) 細胞增生肥大型　　　　　(D) 以上皆非

    答案：(C)

2. 超過多少標準體重（IBW）以上者稱為肥胖？

    (A) 20%　(B) 10%　(C) 30%　(D) 40%

    答案：(D)

3. 身體質量指數（BMI）之數值多少稱為正常體重？

    (A) $18.5 \leq BMI < 24$　(B) $25 \leq 29.9$　(C) 30～40　(D) ≤ 18

    答案：(A)

4. 所謂「肥胖者」的敘述，下列何者為是：

    (A) 細胞中胰島素接受體數量較少

    (B) 血脂肪增加

    (C) 血壓升高

    (D) 以上皆是

    答案：(D)

5. 下列有關運動與減重之記述，何者為是？

    (A) 運動量增加可使體內脂肪細胞變小、葡萄糖耐受性改善

(B) 血清胰島素量下降

(C) 血清三酸甘油酯量下降

(D) 以上皆是

答案：(D)

6. 下列有關肥胖減重者行為之記述，何者為是：

(A) 每日記錄自己飲食習慣及內容，並檢討

(B) 食物存放在不透明的容器中

(C) 餐後立刻清理餐桌

(D) 體重明顯下降，應獎勵自己

答案：(A)

7. 一位婦女體重為 60 公斤，身高為 150 公分，則其體型屬於下列何種類型？

(A) 體重過輕　(B) 標準體重　(C) 體重稍重　(D) 肥胖

答案：(D)

8. 下列有關肥胖之記述，何者為是？

(A) 每日攝取的總熱量超過需要量

(B) 蘋果型肥胖者較洋梨型肥胖者更易罹患高血壓、心血管病

(C) BMI 之計算為：體重／身高的平方公尺

(D) 以上皆是

答案：(D)

9. 減重過程應採何種方式較合適？

(A) 急速的減重可以有明顯效果，因此每攝取熱量 800 仟卡以下

(B) 每日攝取熱量 500 仟卡以下

(C) 每日攝取熱量不要少於 1,000 仟卡，和緩的減重比較不會引起嚴重營養不良、飢餓

(D) 以上皆是

答案：(C)

10. 以低熱量飲食減肥一段時間後，體重會停滯不動，不容易繼續下降，下列何者與此情況無直接相關？

　　(A) 可能是因為體脂肪所釋放的有害物質（toxins）擾亂體內的新陳代謝及內分泌功能所致

　　(B) 可能是因為在減重過程中體脂肪減少，引起身體調整新陳代謝速率，不讓體重下降之故

　　(C) 可增加身體活動量，例如運動，以提高基礎代謝率來克服此情況

　　(D) 此情況就是所謂的「yo-yo effect」

答案：(D)

11. 下列有關肥胖減重者行為之記述，何者為是？

　　(A) 減重過程中體重下降，會伴隨著體內基礎代謝率下降，腸胃道的蠕動變慢

　　(B) 長期的減重計畫需配合持續運動，藉由肌力訓練，增加肌肉組織，可以避免基礎代謝率下降

　　(C) 訂定減重目標，以減少目前體重之 10%，減重時間預定為 6 個月，達到目標後，維持減重後之體重 6 個月，再進行下一階段之減重計畫

　　(D) 以上皆是

答案：(C)

12. 消瘦症是指體重低於標準體重多少以上者？

　　(A) 5%　(B) 10%　(C) 15%　(D) 20%

答案：(C)

13. 關於治療消瘦症的飲食原則何者不正確？

(A) 食品越精越好，於是米要精米，麵要精麵，菜要嫩心

(B) 消瘦症多食用富含動物性蛋白質的肉、蛋

(C) 適當增加餐次或在兩餐之間增加些甜食

(D) 少食燥熱、辛辣食物，並注意調整脾胃功能

答案：(A)

14. 下列哪種疾病可能會導致消瘦症？

(A) 慢性胃炎　　(B) 慢性肝炎　　(C) 慢性胰腺炎　　(D) 以上皆是

答案：(D)

15. 下列敘述何者為是？

(A) 貧血時，指甲中央逐漸凹陷呈匙狀

(B) 缺乏生物素時，會使毛髮掉落

(C) 維生素 B_{12} 不足時，指甲乾、末端彎曲、色暗沉、薄平

(D) 以上皆是

答案：(D)

16. 下列何者最容易發生蛋白質熱量營養不良（protein energy malnutrition）？

(A) 停經婦女　　　　　　　　　(B) 養育小孩的婦女

(C) 斷奶後的兒童　　　　　　　(D) 中年男性

答案：(C)

17. 下列有關瓜希奧科兒症（kwashiorkor）與消瘦症（marasmus）之敘述，何者正確？

(A) 兩者都僅發生於 1 歲以內的嬰幼兒

(B) 瓜希奧科兒症因長期蛋白質缺乏，造成腦部發育受損

(C) 醫院外傷或燒傷患者因蛋白質需求高，若蛋白質攝取不足時，容易引起瓜希奧科兒症

(D) 消瘦症因長期極度缺乏蛋白質，以致缺乏脂蛋白，導致肝臟脂質堆

積

答案：(C)

18.下列有關瘦體素（leptin）的敘述，何者正確？

(A) 大部分肥胖者體內無法製造瘦體素

(B) 瘦體素主要由脂肪組織所分泌

(C) 將瘦體素注入瘦體素缺乏的小鼠身上時，會刺激飢餓感

(D) 瘦體素與肥胖並無關係

答案：(B)

19.睡眠不足會造成肥胖，是因為當睡眠被剝奪時，會影響與肥胖相關的荷爾蒙之）分泌，則下列敘述何者正確？

(A) leptin 與 ghrelin 均增加　　(B) leptin 與 ghrelin 均減少

(C) leptin 增加，ghrelin 減少　　(D) leptin 減少，ghrelin 增加

答案：(D)

20.血色性沉著症（hemochromatiosis）之病人不應攝取高劑量的維生素 C，可能是因為維生素 C 參與下列何種營養素的代謝？

(A) 鐵　(B) 鋅　(C) 錳　(D) 谷胱甘肽（glutathione）

答案：(A)

二、簡答題

1. 試述肥胖的定義、類型。

2. 何謂 BMI？試述其界定標準。

3. 試寫出身體質量指數（BMI）之計算公式。

4. 何謂優優症候群（yo-yo syndrome）？並簡述為何減肥不易？

5. 肥胖者之飲食原則有哪些？食物選擇與烹調上應注意哪些事項？

參考文獻

1. 黃玲珠編著，美容營養學，**華立圖書股份有限公司**，2006。

2. 賈潤紅主編，美容營養學，**科學出版社**，2011。

3. 王素華著，黃純宜總校閱，美容營養學修訂版，**新文京開發出版股份有限公司**，2013。

4. 王志凡、萬巧英主編，營養與美容保健，**科學出版社**，2015。

5. 蔣鈺、楊金輝主編，美容營養學第二版，**科學出版社**，2015。

6. 蔡秀玲、張振崗、戴瑄、葉寶華、鍾淑英、蕭清娟、鄭兆君、蕭千祐合著，謝明哲總校閱，實用營養學（七版）修訂版，**華格那出版有限公司**，2017。

7. 蔡秀玲、張振崗、戴瑄、葉寶華、鍾淑英、蕭清娟、鄭兆君、蕭千祐合著，許青雲總校閱，營養學概論（六版），**華格那出版有限公司**，2017。

8. Byrd-Bredbenner, C., Moe, G., Beshgetoor, D., and Berning, J 原著，蕭寧馨編譯，透視營養學－導讀版 Wardlaw's Perspectives in Nutrition, 8/e，**藝軒圖書出版社**，2013。

9. Smith, A. M., and Collene, A. L. 原著，蕭寧馨編譯，蕭慧美、黃惠玲、湯雅理、林士民、李亦臻精編，當代營養學 Wardlaw'sContemporary Nutrition, 10e，**東華書局暨新月圖書公司**，2018。

10. Robinson, Lawler, Elizabeth, Chenoweth 原著，連潔群、楊又才翻譯，丘志威、許瑞芬、駱菲莉、盧義發、蔡淑芬校閱，新編實用營養學 Normal and Therapeutic Nutrition.，**藝軒圖書出版社**，1995。

11. Mahan L K, and Escott-Stump S: Krause's Food, Nutrition and Diet Therapy, **W. B. Saunder Co**. 14th ed. 2016.

12. Robinson, C. H. Lawler, W. L. Chenoweth, and A. E. Garwick: Normal and Therapeutric Nutrition, **MacMillan Pubishing Co. Inc.**, New York. 17th ed. 1990.

13. Maskarinec S A, and Fowler V G Jr. 2016. Persistent Rash in a Patient Receiving Total Parenteral Nutrition. JAMA 315(20): 2223-2224.

附錄一　國人膳食營養素參考攝取量

國人膳食營養素參考攝取量第七版（Dietary Reference Intakes, DRIs）

衛生福利部國民健康署　　　　　　　　　　　　中華民國 100 年修訂

營養素 單位年齡[1]		身高 公分（cm）		體重 公斤（kg）		熱量[2][3] 大卡（kcal）	
		男	女	男	女	男	女
0～6 月		61	60	6	6	100／公斤	
7～12 月		72	70	9	8	90／公斤	
1～3 歲	（稍低） （適度）	92	91	13	13	1150 1350	1150 1350
4～6 歲	（稍低） （適度）	113	112	20	19	1550 1800	1400 1650
7～9 歲	（稍低） （適度）	130	130	28	27	1800 2100	1650 1900
10～12 歲	（稍低） （適度）	147	148	38	39	2050 2350	1950 2250
13～15 歲	（稍低） （適度）	168	158	55	49	2400 2800	2050 2350
16～18 歲	（低） （稍低） （適度） （高）	172	160	62	51	2150 2500 2900 3350	1650 1900 2250 2550
19～30 歲	（低） （稍低） （適度） （高）	171	159	64	52	1850 2150 2400 2700	1450 1650 1900 2100

營養素		身高		體重		熱量 [2][3]	
單位年齡 [1]		公分（cm）		公斤（kg）		大卡（kcal）	
31～50 歲	（低） （稍低） （適度） （高）	170	157	64	54	1800 2100 2400 2650	1450 1650 1900 2100
51～70 歲	（低） （稍低） （適度） （高）	165	153	60	52	1700 1950 2250 2500	1400 1600 1800 2000
71 歲～	（低） （稍低） （適度）	163	150	58	50	1650 1900 2150	1300 1500 1700
懷孕	第一期 第二期 第三期					+0 +300 +300	
哺乳期						+500	

* 表中未標明 AI（足夠攝取量 Adequate Intakes）值者，即為 RDA（建議量 Recommended Dietary allowance）值

（註）(1) 年齡係以足歲計算。

(2)1 大卡（Cal；kcal）＝4.184 仟焦耳（kj）。

(3)「低、稍低、適度、高」表示生活活動強度之程度。

國人膳食營養素參考攝取量第七版（Dietary Reference Intakes, DRIs）

衛生福利部國民健康署

中華民國 100 年修訂

營養素 年齡(1)	蛋白質(2) 公克 (g) 男	女	維生素 A(4) 微克 (μg RE) 男	女	維生素 D(5) 微克 (μg) AI	維生素 E(6) 毫克 (mg α-TE) AI	維生素 K 微克 (μg) 男	女	維生素 C 毫克 (mg)	維生素 B₁ 毫克 (mg) 男	女	維生素 B₂ 毫克 (mg) 男	女	菸鹼素(7) 毫克 (mg NE) 男	女	維生素 B₆ 毫克 (mg) 男	女	維生素 B₁₂ 微克 (μg) 男	女	葉酸 微克 (μg)
0-6 月	2.3/公斤		AI=400		10	3	2.0		AI=40	AI=0.3		AI=0.3		AI=2		AI=0.1		AI=0.4	AI=70
7-12 月	2.1/公斤		AI=400		10	4	2.5		AI=50	AI=0.3		AI=0.4		AI=4		AI=0.3		AI=0.6	AI=85
1-3 歲	20		400		5	5	30		40	0.6		0.7		9		0.5		0.9	170
4-6 歲	30		400		5	6	55		50	0.9	0.8	1.0	0.9	12	11	0.6		1.2	200
7-9 歲	40		400		5	8	55		60	1.0	0.9	1.2	1.0	14	12	0.8		1.5	250
10-12 歲	55	50	500	500	5	10	60		80	1.1	1.1	1.3	1.2	15	15	1.3		2.0	2.2	300
13-15 歲	70	60	600	500	5	12	75		100	1.3	1.1	1.5	1.3	18	15	1.4	1.3	2.4	400
16-18 歲	75	55	700	500	5	13	75		100	1.4	1.1	1.6	1.2	18	15	1.5	1.3	2.4	400
19-30 歲	60	50	600	500	5	12	120	90	100	1.2	0.9	1.3	1.0	16	14	1.5	1.5	2.4	400
31-50 歲	60	50	600	500	5	12	120	90	100	1.2	0.9	1.3	1.0	16	14	1.5	1.5	2.4	400
51-70 歲	55	50	600	500	10	12	120	90	100	1.2	0.9	1.3	1.0	16	14	1.6	1.6	2.4	400
71 歲-	60	50	600	500	10	12	120	90	100	1.2	0.9	1.3	1.0	16	14	1.6	1.6	2.4	400
懷孕 第一期	+10		+0		+5	+2	+0		+10	+0		+0		+0		+0.4		+0.2	+200
懷孕 第二期	+10		+0		+5	+2	+0		+10	+0.2		+0.2		+2		+0.4		+0.2	+200
懷孕 第三期	+10		+100		+5	+2	+0		+10	+0.2		+0.2		+2		+0.4		+0.2	+200
哺乳期	+15		+400		+5	+3	+0		+40	+0.3		+0.4		+4		+0.4		+0.4	+100

* 表中未標明 AI（足夠攝取量 Adequate Intakes）值者，即為 RDA（建議量 Recommended Dietary allowance）值。

（註）(1) 年齡係以足歲計算。
(2) 動物性蛋白在總蛋白質中的比例，1 歲以下的嬰兒以占 2/3 以上為宜。
(3) 日常國人膳食中之鐵質攝取量，不足以彌補婦女懷孕、分娩失血及泌乳時之損失，建議自懷孕第三期至分娩後兩個月內每日另以鐵鹽供給 30 毫克之鐵質。

(4) R.E.（Retinol Equivalent）即視網醇當量
1μgR.E.＝1μg 視網醇（Retinol）＝6μg β-胡蘿蔔素（β-Carotene）
(5) 維生素 D 係以維生素 D3（Cholecalciferol）為計量標準。
1μg＝40I.U. 維生素 D3
(6) α-T.E.（α-TocopherolEquivalent）即 α- 生育醇當量。
1mg α-T.E.＝1mg α-Tocopherol
(7) N.E.（Niacin Equivalent）即菸鹼素當量。
菸鹼素包括菸鹼酸及菸鹼醯胺，以菸鹼素當量表示之。

國人膳食營養素參考攝取量第七版（Dietary Reference Intakes, DRIs）

衛生福利部 國民健康署

中華民國 100 年修訂

營養素 單位(1) 年齡	膽素 (AI) 毫克 (mg) 男	女	生物素 (AI) 微克 (μg)	泛酸 (AI) 毫克 (mg)	鈣 (AI) 毫克 (mg)	磷 (AI) 毫克 (mg)	鎂 (AI) 毫克 (mg) 男	女	鐵(3) 毫克 (mg) 男	女	鋅 (AI) 毫克 (mg) 男	女	碘 (AI) 微克 (μg)	硒 (AI) 微克 (μg)	氟 (AI) 毫克 (mg)
0-6 月	140		5.0	1.7	300	200	AI = 25		7		5		AI = 110	AI = 15	0.1
7-12 月	160		6.5	1.8	400	300	AI = 70		10		5		AI = 130	AI = 20	0.4
1-3 歲	180		9.0	2.0	500	400	80		10		5		65	20	0.7
4-6 歲	220		12.0	2.5	600	500	120		10		5		90	25	1.0
7-9 歲	280		16.0	3.0	800	600	170		10		8		100	30	1.5
10-12 歲	350	350	20.0	4.0	1000	800	230	230	15		10		110	40	2.0
13-15 歲	460	380	25.0	4.5	1200	1000	350	320	15		15	12	120	50	3.0
16-18 歲	500	370	27.0	5.0	1200	1000	390	330	15		15	12	130	55	3.0
19-30 歲	450	390	30.0	5.0	1000	800	380	320	10	15	15	12	140	55	3.0
31-50 歲	450	390	30.0	5.0	1000	800	380	320	10	15	15	12	140	55	3.0
51-70 歲	450	390	30.0	5.0	1000	800	360	310	10		15	12	140	55	3.0
71 歲 -	450	390	30.0	5.0	1000	800	350	300	10		15	12	140	55	3.0
懷孕 第一期	+20		+0	+1.0	+0	+0	+35		+0		+3		+60	+5	+0
懷孕 第二期	+20		+0	+1.0	+0	+0	+35		+0		+3		+60	+5	+0
懷孕 第三期	+20		+0	+1.0	+0	+0	+35		+30		+3		+60	+5	+0
哺乳期	+140		+5.0	+2.0	+0	+0	+0		+30		+3		+110	+15	+0

* 表中未標明 AI（足夠攝取量 Adequate Intakes）值者，即為 RDA（建議量 Recommended Dietary allowance）值。

（註）(1) 年齡係以足歲計算。

(2) 動物性蛋白質佔總蛋白質中的比例，1 歲以下的嬰兒需要多。

(3) 日常國人膳食中之鐵質攝取量，不足以彌補婦女懷孕、分娩失血及泌乳時之損失，建議自懷孕第三期至分娩後兩個月內每日另以鐵鹽供給 30 毫克之鐵質。

(4) R.E.（Retinol Equivalent）即視網醇當量。1μg R.E. = 1μg 視網醇（Retinol）= 6μg β- 胡蘿蔔素（β-Carotene）

(5) 維生素 D 係以維生素 D3（Cholecalciferol）為計量標準。1μg = 40I.U. 維生素 D3

(6) α-T.E.（α-Tocopherol Equivalent）即 α-生育醇當量。1mg α-T.E. = 1mgα-Tocopherol

(7) N.E.（Niacin Equivalent）即菸鹼素當量。菸鹼素包括菸鹼酸及菸鹼醯胺，以菸鹼素當量表示之。

第七版

上限攝取量（Tolerable Upper Intakes Levels, UL）

營養素 單位／年齡	維生素A 微克 (μg RE)	維生素D 微克 (μg)	維生素E 毫克 (mg α-TE)	維生素C 毫克 (mg)	維生素B6 毫克 (mg)	菸鹼素 毫克 (mg NE)	葉酸 微克 (μg)	膽素 毫克 (mg)	鈣 毫克 (mg)	磷 毫克 (mg)	鎂 毫克 (mg)	鐵‡ 毫克 (mg)	鋅 毫克 (mg)	碘 微克 (μg)	硒 微克 (μg)	氟 毫克 (mg)
0-6 月	600	25										30	7		40	0.7
7-12 月	600	25										30	7		60	0.9
1-3 歲	600	50	200	400	30	10	300	1000		3000	145	30	9	200	90	1.3
4-6 歲	900	50	300	650	40	15	400	1000		3000	230	30	11	300	135	2
7-9 歲	900	50	300	650	40	20	500	1000		3000	275	30	15	400	185	3
10-12 歲	1700	50	600	1200	60	25	700	2000	2500	4000	580	40	22	600	280	10
13-15 歲	2800	50	800	1800	60	30	800	2000	2500	4000	700	40	29	800	400	10
16-18 歲	2800	50	800	1800	60	30	900	3000	2500	4000	700	40	35	1000	400	10
19-30 歲	3000	50	1000	2000	80	35	1000	3500	2500	4000	700	40	35	1000	400	10
31-50 歲	3000	50	1000	2000	80	35	1000	3500	2500	4000	700	40	35	1000	400	10
51-70 歲	3000	50	1000	2000	80	35	1000	3500	2500	4000	700	40	35	1000	400	10
71 歲 -	3000	50	1000	2000	80	35	1000	3500	2500	3000	700	40	35	1000	400	10
懷孕 第一期	3000	50	1000	2000	80	35	1000	3500	2500	3500	700	40	35	1000	400	10
懷孕 第二期	3000	50	1000	2000	80	35	1000	3500	2500	3500	700	40	35	1000	400	10
懷孕 第三期	3000	50	1000	2000	80	35	1000	3500	2500	3500	700	40	35	1000	400	10
哺乳期	3000	50	1000	2000	80	35	1000	3500	2500	4000	700	40	35	1000	400	10

‡此量不包括非強化飲食之含鐵量，只適用於強化食品與補充劑等之總鐵量。

國人膳食營養素參考攝取量 107 年修訂版草案 （Dietary Reference Intakes, DRIs）

衛生福利部 國民健康署　　　　　　　　　　　　　　　　　　　　　　　　中華民國 107 年修訂

營養素／年齡	身高(cm)男/女	體重(kg)男/女	熱量(kcal)	蛋白質(g)	碳水化合物(g)	膳食纖維(g)男/女	維生素A(μg RE)	維生素D(μg)	維生素E(mg α-TE)	維生素K(μg)	維生素C(mg)	維生素B₁(mg)	維生素B₂(mg)	菸鹼素(mg NE)	維生素B₆(mg)	維生素B₁₂(μg)	葉酸(μg)	膽素(mg)	生物素(μg)	泛酸(mg)	鈣(mg)	磷(mg)	鎂(mg)	鐵(mg)	鋅(mg)	碘(μg)	硒(μg)	氟(mg)
0-6月	61/61	6/6	100/公斤	2.3/公斤	AI=60		AI=400	10	3	2.0	AI=40	AI=0.3	AI=0.3	AI=2	AI=0.1	AI=0.4	AI=70	AI=140	5.0	1.7	AI=300	200	AI=25	7	5	AI=110	AI=15	0.1
7-12月	72/70	9/8	90/公斤	2.1/公斤	AI=95		AI=400	10	4	2.5	AI=50	AI=0.3	AI=0.4	AI=4	AI=0.3	AI=0.6	AI=85	AI=160	6.5	1.8	AI=400	300	AI=70	10	5	AI=130	AI=20	0.4
1-3歲（稍低/適度）	92/91	13/13	男 1150/1350；女 1150/1350	20	130	男 16/19；女 16/19	400	10	5	30	40	0.6	0.7	9	0.5	0.9	170	180	9.0	2.0	500	400	80	10	5	65	20	0.7
4-6歲（稍低/適度）	113/112	20/19	男 1550/1800；女 1400/1650	30	130	男 20/23；女 20/23	400	10	6	55	50	男 0.9/女 0.8	男 1.0/女 0.9	男 12/女 11	0.6	1.2	200	220	12.0	2.5	600	500	120	10	5	90	25	1.0
7-9歲（稍低/適度）	130/130	28/27	男 1800/2100；女 1650/1900	40	130	男 25/29；女 23/27	男 500/女 500	10	8	55	60	1.0/0.9	1.2/1.0	14/12	0.8	1.5	250	280	16.0	3.0	800	600	170	10	8	100	30	1.5
10-12歲（稍低/適度）	147/148	38/39	男 2050/2350；女 1950/2250	55/50	130	男 29/33；女 27/32	男 600/女 500	10	10	60	80	1.1/1.1	1.3/1.2	15/15	1.3	男 2.0/女 2.2	300	男 350/女 350	20.0	4.0	1000	800	男 230/女 230	15	10	120	40	2.0
13-15歲（稍低/適度）	168/158	55/49	男 2400/2800；女 2050/2350	70/60	130	男 34/39；女 29/33	男 600/女 500	10	12	75	100	1.3/1.1	1.5/1.3	18/15	男 1.4/女 1.3	2.4	400	男 460/女 380	25.0	4.5	1200	1000	350/320	15	男 15/女 12	150	50	3.0
16-18歲（低/稍低/適度/高）	172/160	62/51	男 2150/2500/2900/3350；女 1650/1900/2250/2550	75/55	130	男 30/35/41/47；女 23/27/32/36	700/500	10	13	75	100	1.4/1.1	1.6/1.2	18/15	1.5/1.3	2.4	400	500/370	27.0	5.0	1200	1000	390/330	男 10/女 15	15/12	150	55	3.0
19-30歲（低/稍低/適度/高）	171/159	64/52	男 1850/2150/2400/2700；女 1450/1650/1900/2100	60/50	130	男 26/30/34/38；女 20/23/27/29	600/500	10	12	男 120/女 90	100	1.2/0.9	1.3/1.0	16/14	1.5/1.5	2.4	400	450/390	30.0	5.0	1000	800	380/320	男 10/女 15	15/12	150	55	3.0
31-50歲（低/稍低/適度/高）	170/157	64/54	男 1800/2100/2400/2650；女 1450/1650/1900/2100	60/50	130	男 25/29/34/37；女 20/23/27/29	600/500	10	12	120/90	100	1.2/0.9	1.3/1.0	16/14	1.5/1.5	2.4	400	450/390	30.0	5.0	1000	800	380/320	10/15	15/12	150	55	3.0
51-70歲（低/稍低/適度/高）	165/153	60/52	男 1700/1950/2250/2500；女 1400/1600/1800/2000	55/50	130	男 24/27/32/35；女 20/23/27/28	600/500	15	12	120/90	100	1.2/0.9	1.3/1.0	16/14	1.6/1.6	2.4	400	450/390	30.0	5.0	1000	800	360/310	10/10	15/12	150	55	3.0
71歲-（低/稍低/適度）	163/150	58/50	男 1650/1900/2150；女 1300/1500/1700	60/50	130	男 23/27/30；女 18/21/24	600/500	15	12	120/90	100	1.2/0.9	1.3/1.0	16/14	1.6/1.6	2.4	400	450/390	30.0	5.0	1000	800	350/300	10/10	15/12	150	55	3.0
懷孕 第一期		+0	+0	+10	+45	+5	+0	+0	+2	+0	+10	+0	+0	+0	+0.4	+0.2	+200	+20	+0	+1.0	+0	+0	+35	+0	+3	+75	+5	+0
懷孕 第二期		+0	+300	+10	+45	+5	+0	+0	+2	+0	+10	+0.2	+0.2	+2	+0.4	+0.2	+200	+20	+0	+1.0	+0	+0	+35	+0	+3	+75	+5	+0
懷孕 第三期		+0	+300	+10	+45	+5	+100	+0	+2	+0	+10	+0.2	+0.2	+2	+0.4	+0.2	+200	+20	+0	+1.0	+0	+0	+35	+30	+3	+75	+5	+0
哺乳期		+0	+500	+15	+80	+7	+400	+0	+3	+0	+40	+0.3	+0.4	+4	+0.4	+0.2	+100	+140	+5.0	+2.0	+0	+0	+0	+30	+3	+100	+15	+0

* 表中未標明 AI（足夠攝取量 Adequate Intakes）值者，即為 RDA（建議量 Recommended Dietary allowance）值

（註）
(1) 年齡係以足歲計算。

(2) 1 大卡（Cal：kcal）=4.184 仟焦耳（kj）

(3) 「低、稍低、適度、高」表示生活活動強度之程度。

(4) 動物性蛋白在總蛋白質中的比例，1 歲以下的嬰兒以占 2/3 以上為宜。

(5) 日常國人膳食中之鐵質攝取量，不足以滿足懷孕、分娩失血及泌乳時之損失，建議自懷孕第三期至分娩後兩個月內每日另以鐵鹽供給 30 毫克之鐵質。

(6) R.E. (Retinol Equivalent) 即視網醇當量。1μg R.E.＝1μg 視網醇（Retinol）＝6μg β-胡蘿蔔素（β-Carotene）

(7) 維生素 D 係以維生素 D3 (Cholecalciferol) 為計量標準。1μg＝40 I.U. 維生素 D3

(8) α-T.E. (α-Tocopherol Equivalent) 即 α-生育醇當量。1mg α-T.E.＝1mg α-Tocopherol

(9) N.E. (Niacin Equivalent) 即菸鹼素當量。菸鹼素包括菸鹼酸及菸鹼醯胺，以菸鹼素當量表示之。

附錄二　食物代換表

一、食物代換表

依食物所含營養素，分為主食、奶類、肉類、蔬菜類、水果類及油脂類等六大類，將各類食物所含醣、脂肪、蛋白質等三種營養素之約值計算出來，並訂定成食物代換表，如表 1-1，列出同類各食品一份之重量及家常量、食物之營養價值，以便計算。應用此食物代換表進行飲食定量，再以同類食物中互相代換的方式設計飲食。

表 1-1　食物分量代換表

品名	蛋白質	脂肪	醣類	熱量
奶類（全脂）	8	8	12	150
（低脂）	8	4	12	120
（脫脂）	8	＋	12	80
肉、魚、（低脂）	7	3	＋	55
蛋、豆類（中脂）	7	5	＋	75
（高脂）	7	10	＋	120
主食類	2	＋	15	70
蔬菜類	1		5	25
水果類	＋		15	60
油脂		5		45

＋：表示微量。

註解：有關主食類部分，若採糖尿病、低蛋白質飲食時，米食蛋白質含量以 1.5 公克、麵食蛋白質含量以 2.5 公克計算。

二、各類食物飲食代換表

(一) 奶類

奶類分為全脂奶、低脂奶及脫脂奶。奶類每份為 240 毫升，每份含 8 公克蛋白質、8 公克脂肪與 12 克醣類、熱量 150 仟卡。低脂奶每份含 8 公克蛋白質、4 公克脂肪與 12 克醣類、熱量 120 仟卡。脫脂奶每份含 8 公克蛋白質與 12 克醣類、熱量 80 仟卡。

蒸發奶與發酵乳以適量代換之。脫脂奶與脫脂之發酵乳含微量脂肪，不予計算。計畫飲食時，奶類選擇脫脂奶或是脫脂之發酵乳，則脂肪不予計算，以每份含蛋白質 8 公克與 12 公克醣類，脂肪不予計算之。

乳酪及奶油歸類在油脂類，乾酪則在瘦肉類。

表 1-2　奶類代換表

奶類	全脂	早餐＿＿份、早點＿＿份、午餐＿＿份、午點＿＿份、晚餐＿＿份、晚點＿＿份		
		每份含蛋白質 8 公克、脂肪 8 公克、醣類有 12 公克，熱量 150 大卡		
		名稱	分量	計算
		全脂奶	1 杯	240 毫升
		全脂奶粉	4 湯匙	35 公克
		蒸發奶	1/2 杯	120 毫升
		每份含蛋白質 8 公克、脂肪 4 公克、醣類有 12 公克，熱量 150 大卡		
		低脂奶	1 杯	240 毫升
		低脂奶粉	3 湯匙	25 公克
		每份含蛋白質 8 公克、醣類有 12 公克，熱量 80 大卡		
		名稱	分量	計算
		脫脂奶	1 杯	240 毫升
		脫脂奶粉	3 湯匙	25 公克

(二) 五穀根莖類

五穀根莖類包括如米、麵粉、麵包、饅頭、餅乾等，如表 1-3 所示。與富含澱粉的蔬菜類，如玉米、乾豆類、馬鈴薯與紅薯等。每份主食類以含 2 公克蛋白質與 15 公克醣類，熱量以 70 仟卡計算。同屬一份主食類之各種食物，重量各不同。

表 1-3　五穀根莖類代換表

	早餐__份、早點__份、午餐__份、午點__份、晚餐__份、晚點__份					
	每份含蛋白質 2 公克、醣類有 15 公克，熱量 70 大卡					
	名稱	分量	可食重量（公克）	名稱	分量	可食重量（公克）
五穀根莖類	米、小米、糯米……等	1/10 杯	20	大麥、小麥、蕎麥、燕麥……等		20
	*西谷米（粉圓）	2 湯匙	20	麥片		20
	*米苔目（溼）		80	麥粉、麵粉	3 湯匙	20
	*米粉（乾）		20	麵條（乾）		20
	*米粉（溼）		30-50	麵條（溼）		30
	爆米花（不加奶油）	1 杯	15	麵條（熟）	1/2 碗	60
	飯	1/4 碗	50	拉麵	1/4 杯	25
	粥（濃稠）	1/2 碗	125	油麵	1/2 杯	45
	◎薏仁	1 1/2 湯碗	20	鍋燒麵		60
	◎蓮子（乾）	32 粒	20	◎通心粉（乾）	1/3 杯	30
	栗子（乾）	6 粒（大）	20	麵條（乾）		25
	玉米粒	1/3 根或 1/2 杯	50	饅頭	1/4 個（大）	30

五穀根莖類	菱角	12 粒	80	吐司	1 片（小）	25
	馬鈴薯（3 個／斤）	1/2 個（中）	90	餐包	1 個（小）	25
	番薯（4 個／斤）	1/2 個（小）	60	漢堡麵包	1/2 個	25
	山藥	1 個（小）	70	蘇打餅乾	3 片	20
	芋頭	滾刀塊 3～4 塊或 1/5 個（中）	60	餃子皮	4 張	30
	荸薺	10 粒	100	餛飩皮	3-7 張	30
	南瓜		100	春捲皮	2 張	30
	蓮藕		120	燒餅（+1/2 茶匙油）	1/2 個	30
	白年糕、芋粿	約 10 粒	30	油條（+1 茶匙油）	1/2 根	35
	小湯圓（無餡）	約 10 粒	30	甜不辣		35
	蘿蔔糕 6×8×1.5 公分	1 塊	70	◎紅豆、綠豆、蠶豆、刀豆		20
	豬血糕		30	◎花豆		40
	△菠蘿麵包 △奶酥麵包	1/3 個（小）	20	◎豌豆仁		85

註解：

1. ＊蛋白質含量較其他主食為低：另如：冬粉、涼粉皮、藕粉、粉條、仙草、愛玉之蛋白質含量亦甚低，飲食需限制蛋白質時可多利用。

2. ◎每份蛋白質含量（公克）：薏仁 2.8，蓮子 3.2，通心粉 4.6，豌豆仁 5.0，紅豆 4.7，綠豆 4.9，花豆 4.4，刀豆 4.9，蠶豆 6.2，較其他主食為高。

3. △菠蘿、奶酥麵包類油脂含量較高。

(三) 肉、魚、蛋、豆類

肉、魚、蛋、豆類依其脂肪含量之不同，分為低脂、中脂、高脂及特脂四組。

- 第一組含脂肪量較低的肉類，每份含 7 公克蛋白質與 3 公克脂肪，熱量以 55 仟卡計算。肉、魚、蛋、豆類低脂代換表，如表 1-4 所示。

- 第二組含脂肪中等量的肉類，每份含 7 公克蛋白質與 5 公克脂肪，熱量以 75 仟卡計算。肉、魚、蛋、豆類中脂代換表，如表 1-5 所示。

- 第三組含脂肪量多的肉類，每份含 7 公克蛋白質與 8 公克脂肪，熱量以 120 仟卡計算。此類含脂肪量稍高，應少食用。肉、魚、蛋、豆類高脂代換表，如表 1-5 所示。

- 第四組含脂肪量特別多的特高脂肪肉類，每份含 7 公克蛋白質與 10 公克，熱量以 135 仟卡計算。此類含脂肪量高，應盡量避免食用。肉、魚、蛋、豆類特高脂代換表，如表 1-5 所示。

- 豆類及其製品，每份含 7 公克蛋白質與 3 公克脂肪，熱量以 55 仟卡計算。豆類及其製品代換表，如表 1-6 所示。

表 1-4　肉、魚、蛋、豆類（低脂）代換表

低脂肉、魚、蛋類	早餐＿＿份、早點＿＿份、午餐＿＿份、午點＿＿份、晚餐＿＿份、晚點＿＿份			
	每份含 7 公克蛋白質與 3 公克脂肪以下，熱量 55 仟卡			
	項目	食物名稱	可食部分生重（公克）	可食部分熟重（公克）
	水產	蝦米、小魚乾	10	30
		小蝦米、牡蠣乾	20	

低脂肉、魚、蛋類	水產	魚脯	30	
		一般魚類	35	
		草蝦	30	
		小卷（鹹）	35	
		花枝	40	30
		章魚	55	
		＊魚丸（不包肉）（+12 公克醣類）	60	60
		牡蠣	65	35
		文蛤	60	
		白海參	100	
	家畜	豬大里肌（瘦豬後腿肉）（瘦豬前腿肉）	35	
		牛腩、牛腱		
		＊牛肉乾（+10 公克醣類）	20	
		＊豬肉乾（+10 公克醣類）	25	
		＊火腿（+5 公克醣類）	45	
	家禽	雞里肌、雞胸肉	30	30
		雞腿	35	
	◎內臟	牛肚、豬心、豬肝	40	30
		雞肝、雞胗		
		膽肝	25	25
		豬腎	60	
		豬血	220	
	蛋	雞蛋白	70	25

註解：
1. ＊含醣類成分、熱量較其他食物為高。
2. ◎含膽固醇較高。

表 1-5　肉、魚、蛋、豆類（中脂、高脂、特高脂）代換表

早餐__份、早點__份、午餐__份、午點__份、晚餐__份、晚點__份			
每份含 7 公克蛋白質與 5 公克脂肪，熱量 75 仟卡			
項目	食物名稱	可食部分生重（公克）	可食部分熟重（公克）
中脂肉、魚、蛋類 水產	虱目魚、烏魚、肉鯽、鹹鰱魚	35	30
	*魚肉鬆（+10 公克醣類）	25	
	*虱目魚丸、*花枝丸（+7 公克醣類）	50	
	*旗魚丸、*魚丸（包肉）（+7 公克醣類）	60	
家畜	家畜豬大排、豬小排、羊肉、豬腳	35	30
	*豬肉鬆（+5 公克醣類）	20	
家禽	雞翅、雞排	35	
	雞爪	30	
	鴨賞	20	
內臟	豬舌	65	
	豬肚	60	
	豬小腸	100	
	豬腦	35	
蛋	雞蛋		
高脂 每份含 7 公克蛋白質與 10 公克脂肪，熱量 120 仟卡			
水產	秋刀魚	35	
	鱈魚	50	
家畜	豬後腿肉、牛條肉	30	
	臘肉	35	
	*豬肉酥（+5 公克醣類）	20	
◎內臟	雞心	50	

特高脂	每份含7公克蛋白質與10公克以上，熱量以135仟卡以上，應避免食用			
	家畜	豬蹄膀	40	
		梅花肉、豬前腿肉、五花肉	45	
		豬大腸	100	
	加工製品	香腸、蒜味香腸	40	
		熱狗	50	

註解：
1. ＊含醣類成分、熱量較其他食物爲高。
2. ◎含膽固醇較高。

表 1-6　豆類及其製品代換表

豆類及其製品	早餐＿＿份、早點＿＿份、午餐＿＿份、午點＿＿份、晚餐＿＿份、晚點＿＿份		
	每份含7公克蛋白質與3公克脂肪，熱量55仟卡		
	食物名稱	可食部分生重（公克）	可食部分熟重（公克）
	黃豆（+5公克醣類）	20	
	毛豆（+5公克醣類）	60	
	豆皮	15	
	豆包（溼）	25	
	豆腐乳	30	
	臭豆腐	60	
	豆漿	240毫升	
	麵腸	40	
	麵丸	40	
	烤麩	40	

每份含 7 公克蛋白質與 5 公克脂肪，熱量 75 仟卡		
食物名稱	可食部分生重（公克）	可食部分熟重（公克）
豆枝	20	
干絲、百頁、百頁結	25	
油豆腐（+2.5 公克油脂）	35	
豆鼓	35	
五香豆干	45	
素雞	50	
黃豆干	70	
豆腐	110	
每份含 7 公克蛋白質，10 公克脂肪，熱量 120 仟卡		
食物名稱	可食部分生重（公克）	可食部分熟重（公克）
麵筋泡	20	

（左側欄位：豆類及其製品）

(四)蔬菜類

蔬菜類每碟（重 100 公克）的量彼此代換，蔬菜類代換表如表 1-7 所示。蔬菜類每份含蛋白質 1 公克、醣類 5 公克，熱量以 25 仟卡計算，富含澱粉類的蔬菜則歸入主食類。

表 1-7　蔬菜類代換表

早餐＿＿份、早點＿＿份、午餐＿＿份、午點＿＿份、晚餐＿＿份、晚點＿＿份			
每份 100 公克（可食用部分）含 1 公克蛋白質，5 公克醣類，熱量 25 仟卡			
冬瓜	海茸	白莧菜	花菜
絲瓜（角瓜）	苦瓜	鮮雪裡紅	空心菜
葫蘆	小白菜	綠竹筍	菁藍

（左側欄位：蔬菜）

佛手瓜	大白菜	金針（溼）	綠豆芽
西洋菜	捲心萵菜	清江菜	*醃製蔬菜
大黃瓜	苜蓿芽	芥藍菜	石筍
扁蒲	*大頭菜	韭菜	*萵苣菜
蘿蔔	萵仔菜	大心菜（帶葉）	高麗菜
絲瓜（長）	捲心芥菜	麻竹筍	芥菜
芋莖	*萵苣	桂竹筍	蘆筍
芹菜	韭黃	*京水菜	*鮑魚菇
木耳（溼）	番茄（小）	*胡蘿蔔	紅鳳菜
茄子	番茄（大）	小黃瓜	皇宮菜
萵苣莖	扁豆	玉蜀黍	韭菜花
青椒	恭菜	茭白筍	蘆筍（罐頭）
洋蔥	*冬筍	紫色甘藍	*美國菜花
玉米筍	紅菜豆	菜豆	小麥草
金絲菇	水甕菜	肉豆	豌豆嬰
四季豆	九層塔	*龍鬚菜	*豌豆苗
塌棵菜	*孟宗筍	洋菇	*黃豆芽
*菠菜	甜豌豆夾	薺菜	皇帝豆
束莧菜	角葉	豌豆莢	
高麗菜心	*紅莧葉	蘑菇	
*草菇	黃秋葵	水厥菜	
蘆筍花	香菇（溼）	番薯	

註解：1. 醃製品蔬菜類含鈉量高，應少量食用。
2. *表示每份蔬菜含鉀量≥ 300 毫克。
3. 本表下欄蔬菜蛋白質含量較高。

(五) 水果類

　　每種水果一份皆以含醣類 15 公克，熱量 60 仟卡計算，每份水果的重量則依種類之不同而異，水果類代換表如表 1-8 所示。

表 1-8　水果類代換表

	食物名稱	購買量 （公克）	可食用量 （公克）	分量 （個）	備註 直徑×高（公分）
水果	早餐___份、早點___份、午餐___份、午點___份、晚餐___份、晚點___份				
	每份含醣類 15 公克，熱量 60 仟卡				
	香瓜	185	130		
	紅柿（6 個／斤）	75	70	0.75	
	浸柿（硬）（4 個／斤）	100	90	0.4	
	紅毛丹	145	75		
	柿乾（11 個／斤）	35	30	2/3	
	黑棗	20	20	4	
	李子（14 個／斤）	155	145	4	
	石榴（1.5 個／斤）	150	90	1/3	
	人參果	85			
	蘋果（4 個／斤）	125	110	0.8	
	葡萄	125	100	13	
	橫山新興梨（2 個／斤）	140	120	0.5	
	紅棗	25	20	9	
	葡萄柚（1.5 個／斤）	170	140	0.4	
	楊桃（2 個／斤）	190	180	2/3	
	百香果（8 個／斤）	130	60	1.5	
	櫻桃	85	80	9	
	24 世紀冬梨（2.75 個／斤）	155	130	0.4	
	桶柑	150	115		
	山竹（6.75 個／斤）	440	90	5	
	荔枝（27 個／斤）	110	90	5	

	枇杷	190	125		
	榴連	35			
	仙桃	75	50		
	香蕉（3 1/3/ 根／斤）	75	55	0.5	（小）
	椰子	475	75		
	白文旦（1 1/6 個／斤）	190	115	1/3	10×13
	白柚（4 斤／個）	270	150	0.1	18.5×14.4
	加州李（1.25 個／斤）	130	120	1	
	蓮霧（7 1/3 個／斤）	235	225	3	
	椪柑（3 個／斤）	180	150	1	
	龍眼	130	80		
水果	水蜜桃（4 個／斤）	145	135	1	（小）
	紅柚（2 斤／個）	280	160	0.2	
	油柑（金棗）（30 斤／個）	120	120	6	
	龍眼乾	90	30		
	芒果（1 個／斤）	150	100	0.25	9.2×7.0
	鳳梨（4.5 斤／個）	205	125	0.1	
	柳丁（4 個／斤）	170	130	1	（大）
	＊太陽瓜	240	215		
	奇異果（6 個／斤）	125	110	1.25	
	釋迦（2 個／斤）	130	60	0.4	
	檸檬（3.3 個／斤）	280	190	1.5	
	鳳眼果	60	35		
	紅西瓜（20 斤／個）	300	180	1 片	0.25 個切 8 片
	番石榴（泰國）（1.6 個／斤）	180	140	0.5	
	＊草莓（32 個／斤）	170	160	9	

水果	木瓜（1 個／斤）	275	200	1/6	
	鴨梨（1.25 個／斤）	135	95	0.25	
	梨仔瓜（美濃）（1.25 個／斤）	255	165	0.5	6.5×7.5
	黃西瓜（5.5 斤／個）	335	210	0.1	
	綠棗（E.P.）（11 個／斤）	145		3	
	桃子	250	220	0.4	
	＊哈蜜瓜（1.8 斤／個）	455	330	0.4	

註解：1. ＊表示每份水果含鉀量≥ 300 毫克。
　　　 2. 黃西瓜、綠棗、桃子、哈蜜瓜蛋白質含量較高。

(六) 油脂類

此類食物以一茶匙 5 公克重的動物、植物油為一份，每份含脂肪 5 公克，熱量以 45 仟卡計算。油脂類代換表如表 1-9 所示。

表 1-9　油脂類代換表

	早餐＿＿份、早點＿＿份、午餐＿＿份、午點＿＿份、晚餐＿＿份、晚點＿＿份			
	每份含脂肪 5 公克，熱量 45 仟卡			
	食物名稱	購買重量（公克）	可食用部分重量（公克）	可食分量
油脂類	植物油（大豆油、玉米油、紅花籽油、葵花籽油、花生油）	5	5	1 茶匙
	動物油（豬油、牛油）	5	5	1 茶匙
	麻油	5	5	1 茶匙
	椰子油	5	5	1 茶匙

	瑪琪琳	5	5	1 茶匙
	蛋黃醬	5	5	1 茶匙
	沙拉醬（法國式、義大利式）	10	10	2 茶匙
	鮮奶油	15	15	1 湯匙
	＊奶油乳酪	12	12	2 茶匙
	＊腰果	8	8	5 粒
	＊各式花生	8	8	10 粒
油脂類	花生粉	8	8	1 湯匙
	＊花生醬	8	8	1 茶匙
	黑（白）芝麻	8	8	2 茶匙
	＊開心果	14	7	10 粒
	＊核桃仁	7	7	2 粒
	＊杏仁果	7	7	5 粒
	＊瓜子	20（約 50 粒）	7	1 湯匙
	＊南瓜子	12（約 30 粒）	8	1 湯匙
	＊培根	10	10	1 片（25×3.5×0.1 公分）
	酪梨	70	50	4 湯匙

註解：＊表示熱量主要來自脂肪，但亦含有少許蛋白質（≧1 gm）。
資料來源：行政院衛生福利部 http://food.doh.gov.tw/。

📖 中文索引

英文索引

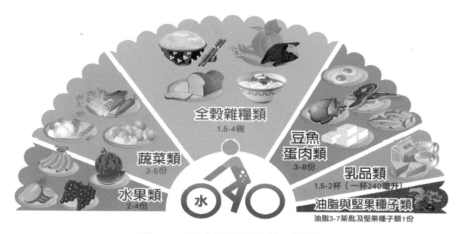

圖 2-1　國人每日飲食指南建議

圖片來源：衛生福利部國民健康署 http://www.hpa.gov.tw/Home/Index.
aspx。

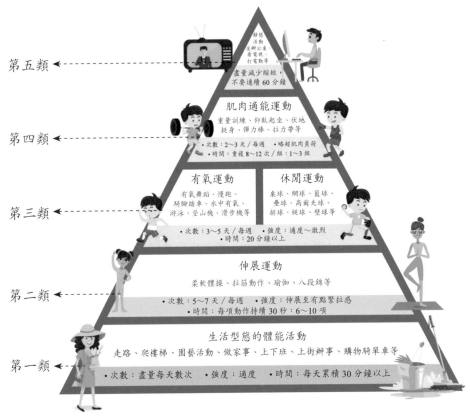

第五類

第四類

第三類

第二類

第一類

靜態
活動
坐辦公桌、
看電視、
打電動等
盡量減少縮短，
不要連續 60 分鐘

肌肉適能運動
重量訓練、仰臥起坐、伏地
挺身、彈力棒、拉力帶等
• 次數：2～3 天／每週　• 略超肌肉負荷
• 時間：重複 8～12 次／組：1～3 組

有氧運動
有氧舞蹈、慢跑、
騎腳踏車、水中有氧、
游泳、登山機、滑步機等

休閒運動
桌球、網球、籃球、
壘球、高爾夫球、
排球、槌球、壁球等

• 次數：3～5 天／每週　• 強度：適度～激烈
• 時間：20 分鐘以上

伸展運動
柔軟體操、拉筋動作、瑜伽、八段錦等
• 次數：5～7 天／每週　• 強度：伸展至有點緊拉感
• 時間：每項動作持續 30 秒：6～10 項

生活型態的體能活動
走路、爬樓梯、園藝活動、做家事、上下班、上街辦事、購物騎單車等
• 次數：盡量每天數次　• 強度：適度　• 時間：每天累積 30 分鐘以上

圖 2-2　運動健康金字塔分類。

圖片來源：lucashawk.pixnet.net、國立成功大學醫學中心家庭醫學部社
區醫學科編印，2004。

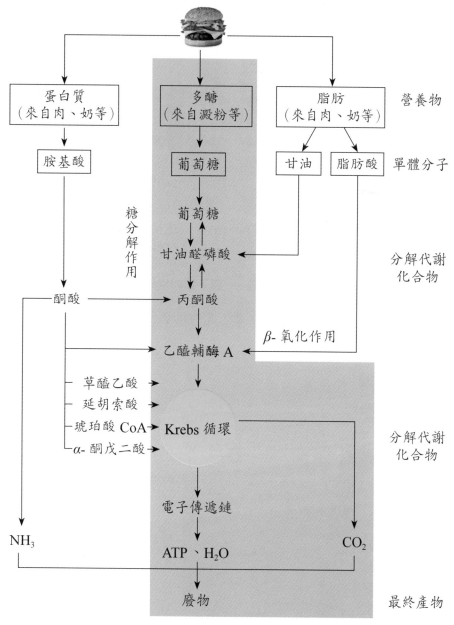

圖 3-6　碳水化合物在人體內的營養代謝

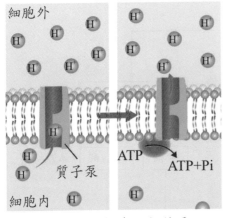 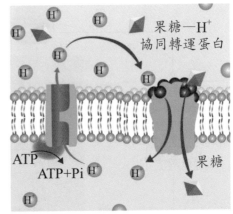

(a) 質子泵中，載體蛋白利用 ATP
　　進行 H⁺ 的運輸。

(b) 協同運輸由質子泵產生的電化學
　　梯度所蘊藏的能量，可協助果糖
　　分子等跨膜運輸。

圖 3-7　主動運輸——質子泵與協同運輸

圖片來源：Campbell and Farrell 原著，生物化學，2011。

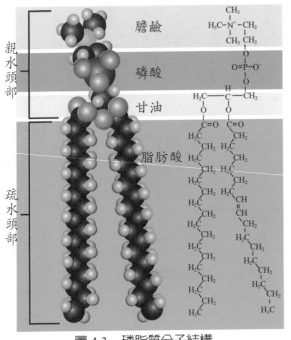 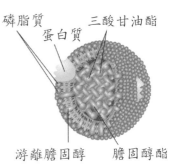

圖 4-3　磷脂質分子結構

圖 4-4　脂蛋白的構造

圖片來源：Campbell and Farrell 原著，生物化學，2011。

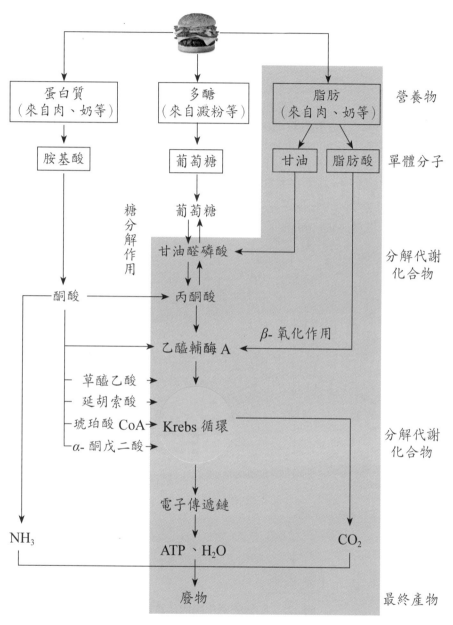

圖 4-6　脂肪在人體內的營養代謝

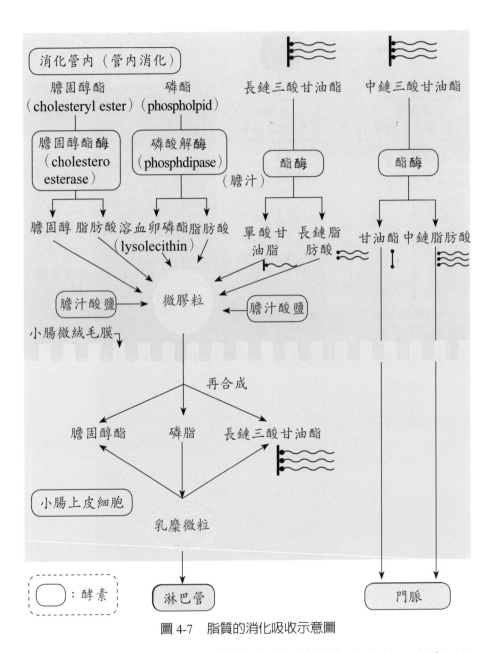

圖 4-7　脂質的消化吸收示意圖

圖片來源：travel.ettoday.net、川島由起子，看得見的營養學，大是文化
出版社，2016。

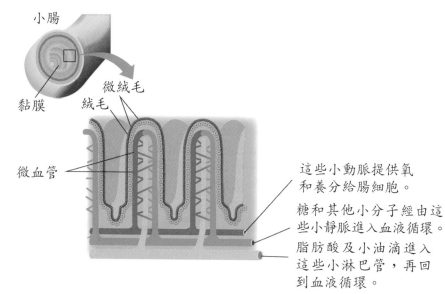

小腸

微絨毛
絨毛

黏膜

微血管

這些小動脈提供氧
和養分給腸細胞。

糖和其他小分子經由這
些小靜脈進入血液循環。

脂肪酸及小油滴進入
這些小淋巴管,再回
到血液循環。

圖 4-8　脂質透過絨毛吸收

資料來源:Campbell and Farrell 原著,生物化學,2011。

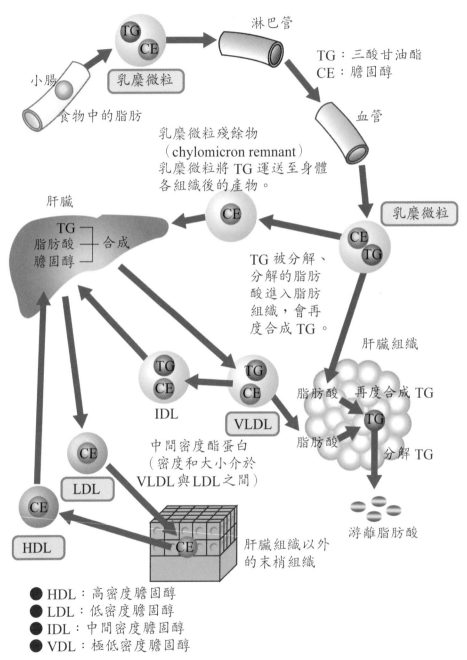

淋巴管

TG：三酸甘油酯
CE：膽固醇

小腸

食物中的脂肪

乳糜微粒

血管

乳糜微粒殘餘物
（chylomicron remnant）
乳糜微粒將 TG 運送至身體
各組織後的產物。

乳糜微粒

肝臟

TG
脂肪酸 ┐合成
膽固醇 ┘

TG 被分解、
分解的脂肪
酸進入脂肪
組織，會再
度合成 TG。

肝臟組織

脂肪酸　再度合成 TG

IDL

VLDL

脂肪酸

分解 TG

中間密度酯蛋白
（密度和大小介於
VLDL 與 LDL 之間）

LDL

游離脂肪酸

HDL

肝臟組織以外
的末梢組織

● HDL：高密度膽固醇
● LDL：低密度膽固醇
● IDL：中間密度膽固醇
● VDL：極低密度膽固醇

圖 4-9　體內脂質的運輸方式

圖片來源：health.ettoday.net、川島由起子，看得見的營養學，大是文化
　　　　 出版社，2016。

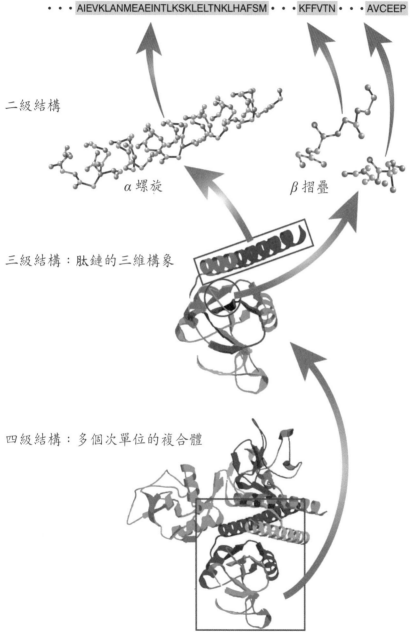

一級結構：胺基酸序列

· · · AIEVKLANMEAEINTLKSKLELTNKLHAFSM · · · KFFVTN · · · AVCEEP

二級結構

α 螺旋　　　　　　　　　　β 摺疊

三級結構：肽鏈的三維構象

四級結構：多個次單位的複合體

圖 5-3　蛋白質的四級模型

圖片來源：Campbell and Farrell 原著，生物化學，2011。

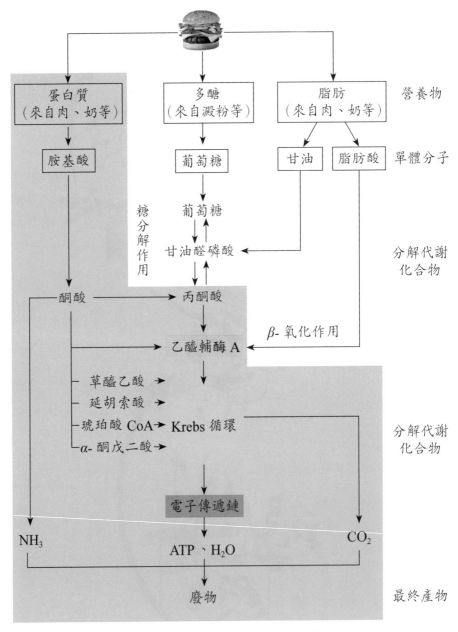

圖 5-4 蛋白質在人物體內的營養代謝

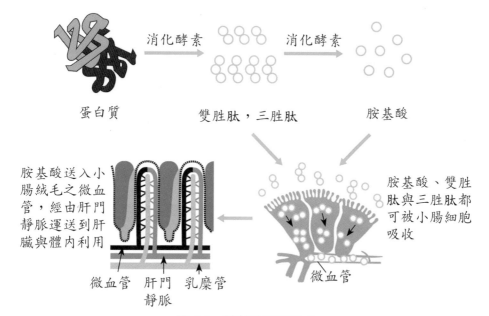

消化酵素

消化酵素

蛋白質

雙胜肽，三胜肽

胺基酸

胺基酸送入小
腸絨毛之微血
管，經由肝門
靜脈運送到肝
臟與體內利用

胺基酸、雙胜
肽與三胜肽都
可被小腸細胞
吸收

微血管　肝門　乳糜管
　　　　靜脈

微血管

圖 5-5　胺基酸吸收方式

圖片來源：professorcslin.com。

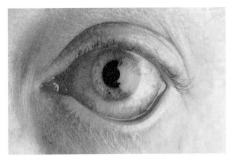

(a) 夜盲症（night blindness）

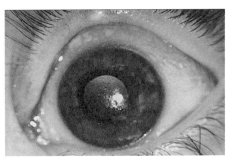

(b) 乾眼症（xerophthalmia）

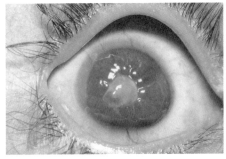

(c) 角膜軟化（keratomalacia）

(d) 毛囊角化症（follicular hyperkeratosis）

圖 6-3　維生素 A 缺乏症的疾病

圖片來源：www.vitaminsestore.com、jamanetwork.com、flickr.com、
https://healthylives.tw/Article/565。

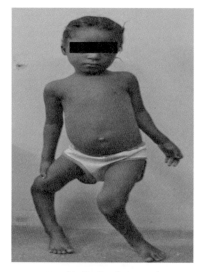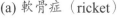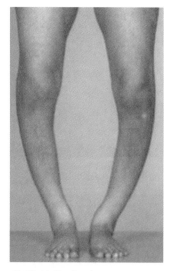

(a) 軟骨症（ricket）　　　(b) 骨質軟化症（osteomalacia）

圖 6-6　維生素 D 缺乏症的疾病。

圖片來源：www.thachers.org 、 www.orthopaedicsone.com 。

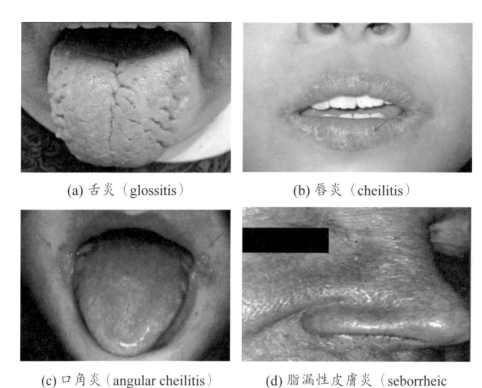

(a) 舌炎（glossitis）　　　　　(b) 唇炎（cheilitis）

(c) 口角炎（angular cheilitis）　　(d) 脂漏性皮膚炎（seborrheic dermatitis）

圖 6-11　維生素 B_2 缺乏症

圖片來源：www.lookfordiagnosis.com、beautylore.com、www.studyblue. com。

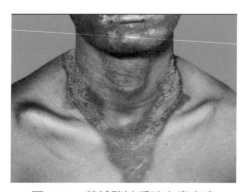

圖 6-13　菸鹼酸缺乏時之癩皮症

圖片來源：medchrome.com。

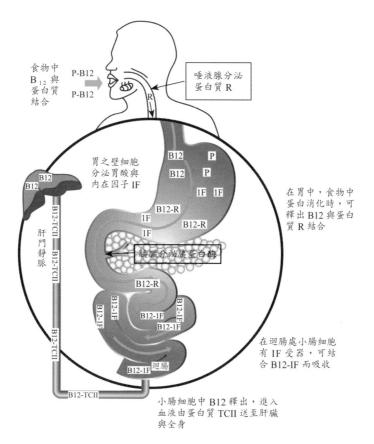

食物中
B$_{12}$與
蛋白質
結合

P-B12
P-B12

唾液腺分泌
蛋白質 R

R

胃之壁細胞
分泌胃酸與
內在因子 IF

B12   P
B12   P
IF   IF
B12-R
1F
1F   B12-R

在胃中，食物中
蛋白消化時，可
釋出 B12 與蛋白
質 R 結合

B12
B12
肝
門
靜
脈

B12-TCII
B12-TCII
B12-TCII
B12-TCII

胰臟分泌胰蛋白酶

B12-R

B12-1F
B12-1F

B12-1F   B12-1F
B12-1F
B12-1F   迴腸

在迴腸處小腸細胞
有 IF 受器，可結
合 B12-IF 而吸收

B12-TCII

小腸細胞中 B12 釋出，進入
血液由蛋白質 TCII 送至肝臟
與全身

圖 6-19　維生素 B$_{12}$ 的吸收機制

圖片來源：nutri.jtf.org.tw。

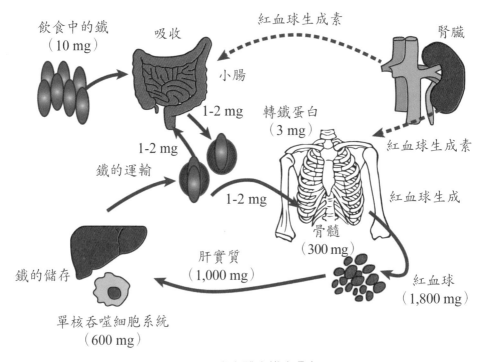

圖 7-1　成人體內鐵之分布

圖片來源：Geisser and Burckhardt, 2011。

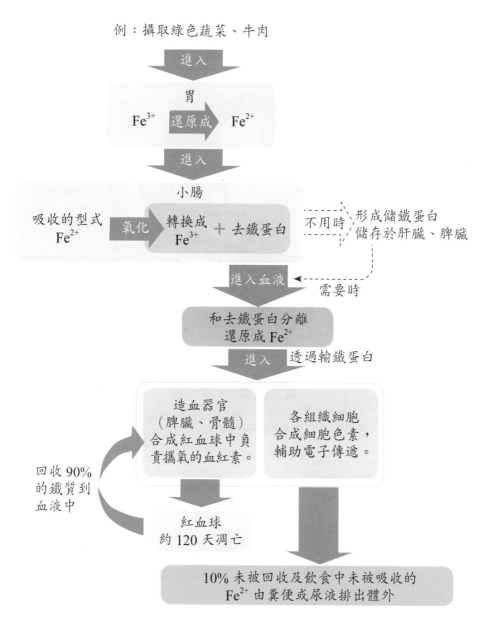

圖 7-2 成人體內鐵的吸收與循環

圖片來源：www.cite.com.tw、李幸真等人，圖解身體教我的營養法則，
2012。

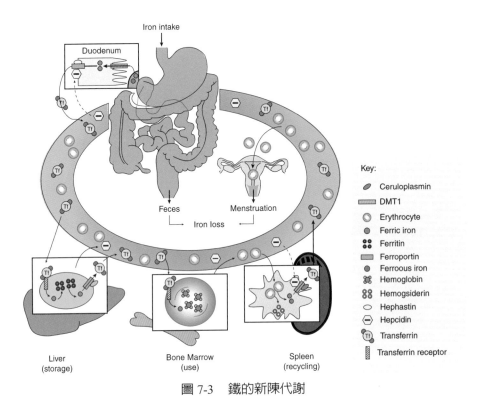

圖 7-3　鐵的新陳代謝

圖片來源：www.fxmedicine.com.au。

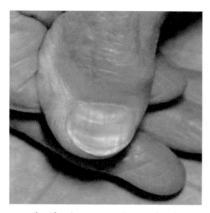 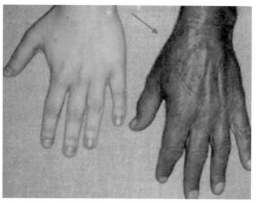

(a) 鐵質的缺乏症：色素血 　　(b) 鐵質過多：色素性肝硬變（pigmen-
球小貧血（hypochromic 　　　　tary cirrhosis），血鐵質沉著並伴有組
microcytic anemia），指甲上 　　織損傷。
出現縱向溝脊。

圖 7-4　鐵質異常的疾病症狀

圖片來源：married2medicine.hubpages.com、hemochromatosis.purzuit.
com。

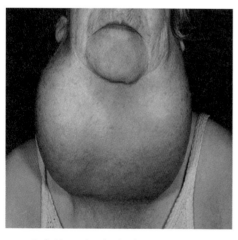 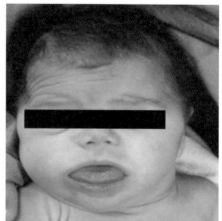

(a) 區域性甲狀腺腫（endemic goiter）　　　(b) 呆小症（cretinism）

圖 7-5　碘異常的疾病

圖片來源：www.sideshare.net、sideplayer.com。

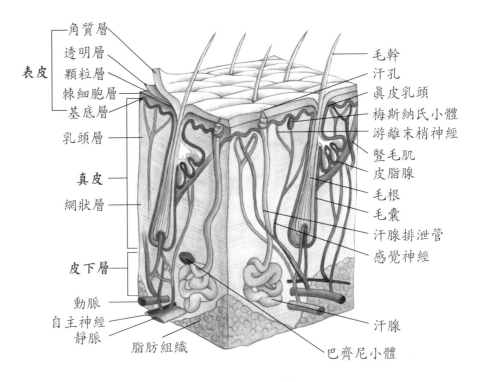

角質層
透明層
顆粒層
棘細胞層
基底層
乳頭層
網狀層
表皮
真皮
皮下層
動脈
自主神經
靜脈
脂肪組織
毛幹
汗孔
真皮乳頭
梅斯納氏小體
游離末梢神經
豎毛肌
皮脂腺
毛根
毛囊
汗腺排泄管
感覺神經
汗腺
巴齊尼小體

圖 8-1　皮膚的結構

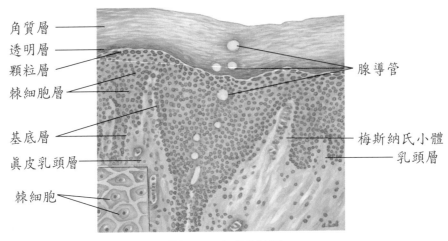

角質層
透明層
顆粒層
棘細胞層
基底層
真皮乳頭層
棘細胞
腺導管
梅斯納氏小體
乳頭層

圖 8-2　表皮的結構

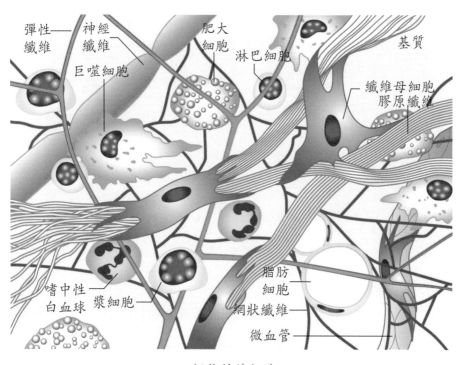

網狀結締組織

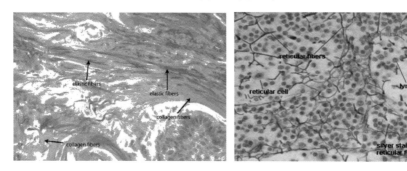

膠原纖維及彈力纖維　　　　　　　網狀纖維

圖 8-3　網狀層結締組織圖

圖片來源：www.slideshare.net、imgarcade.com、smallcollation.blogspot.com。

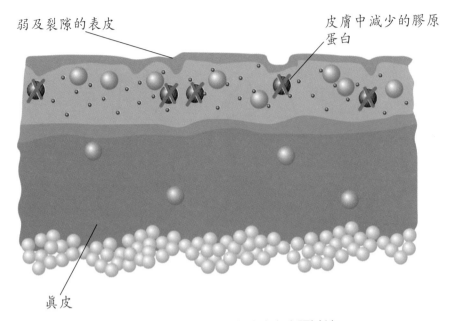

弱及裂隙的表皮

皮膚中減少的膠原
蛋白

眞皮

圖 8-4　缺乏膠原蛋白的皮膚出現皺紋

圖片來源：www.enhancementscometicsurgery.com。

皮膚類型	皮膚圖例	敘述
油性皮膚	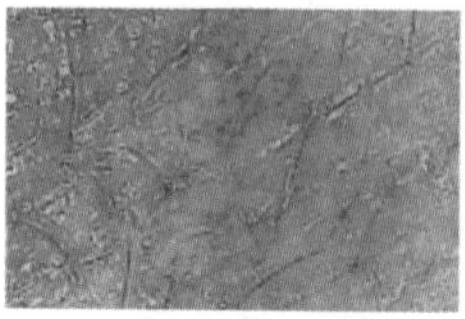 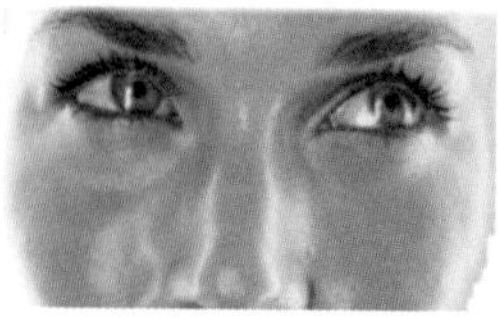	水分多，皮脂多。皮膚紋理粗且深，毛孔粗大，表面黏膩／潤澤。
乾性皮膚	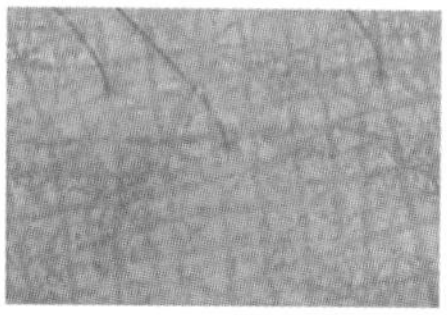 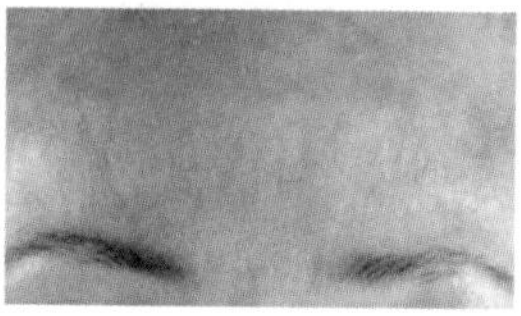	水分少，皮脂少。皮膚紋理亂，毛孔小，乾燥且沒有光澤。
中性皮膚	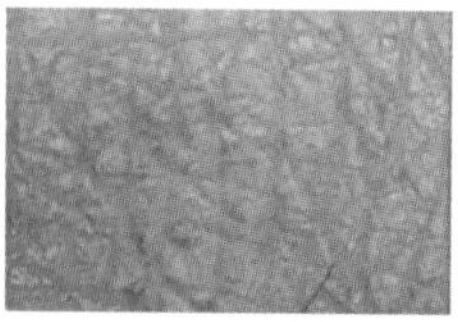 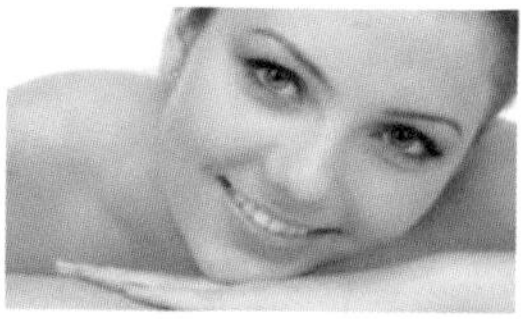	水分多，皮脂少。皮膚紋理清晰，毛孔較小，表面光滑，不油膩。
混合型皮膚	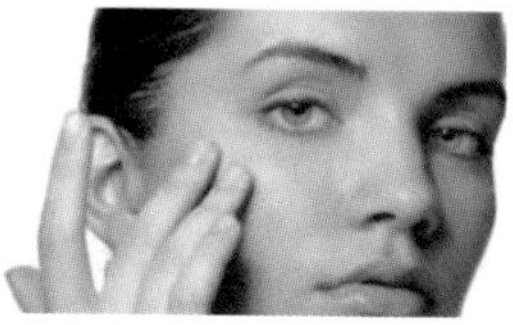	水分少，皮脂多。皮膚紋理不明顯，毛孔粗大，表面黏膩／潤澤。
敏感性皮膚	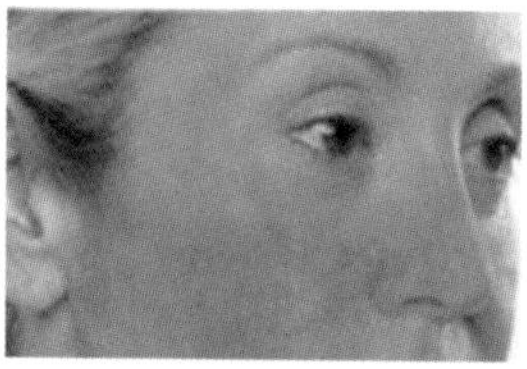	皮膚紋理很明顯，皮膚失去光澤及彈性，因出汗、曬太陽、流汗而皮膚泛紅，紅腫、痕癢難耐。

圖 8-5　皮膚類型分類

圖片來源：wodtan365.pixnet.net、www.simplebeautifullife.net/how-to-find-your-skin-type/。

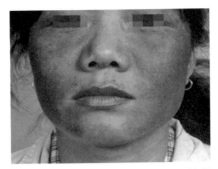

圖 9-3　瑞爾黑變病的臨床表現特徵

資料來源：pfkzhuanjia.blog.163.com。

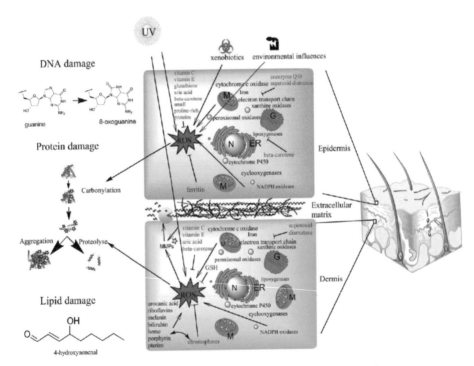

圖 10-4　紫外線會造成表皮及真皮內的活性氧傷害

圖片來源：Rinnerthaler et al., 2015。

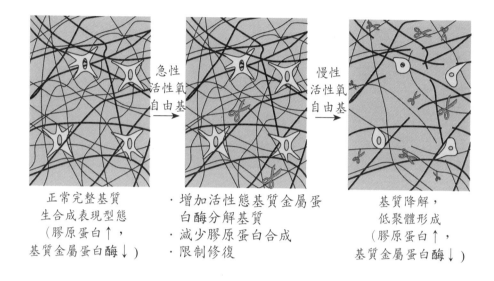

正常完整基質
生合成表現型態
（膠原蛋白↑，
基質金屬蛋白酶↓）

急性
活性氧
自由基

・增加活性態基質金屬蛋
　白酶分解基質
・減少膠原蛋白合成
・限制修復

慢性
活性氧
自由基

基質降解，
低聚體形成
（膠原蛋白↑，
基質金屬蛋白酶↓）

圖 10-5　紫外線傷害造成皮膚細胞基質的組成產生降解

圖片來源：Rittie and Fisher, 2014。

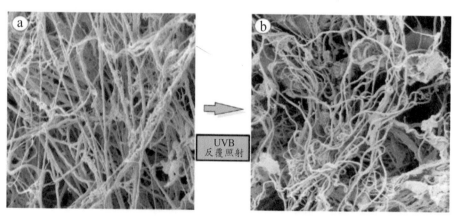

圖 10-6　彈力蛋白纖維經 UVB 反覆照射後產生降解現象

圖片來源：Imokawa and Ishida, 2015。

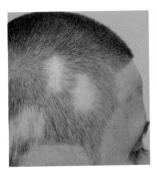 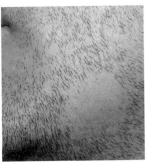 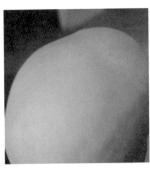

斑禿（alopecia areata）　　　普禿　　　全禿（alopecia totalis）
（alopecia universalis）

圖 11-4　斑禿、普禿及全禿

圖片來源：http://www.tutoushe.com/post/1679.html。

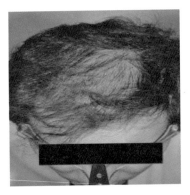 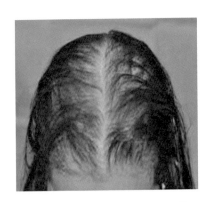

男性型雄性激素源性脫髮（AGA IV）　　女性型雄性激素源性脫髮

圖 11-5　雄性激素源性脫髮

資料來源：蔡及蔡，2008、Jimenez et al., 2014。

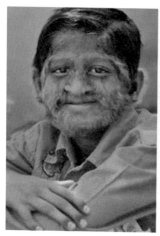
先天性全身多毛症

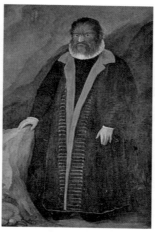
毛髮增多症

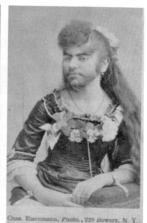
女性多毛症

圖 11-8 多毛症

圖片來源：tc.wangchao.net.cn、http://upload.wikmedia.org/wikpedia/commons/6/68/ petrusGonsal vus、http://en.wikipedia.org/wiki/File: Hirsutism-3.jpg。

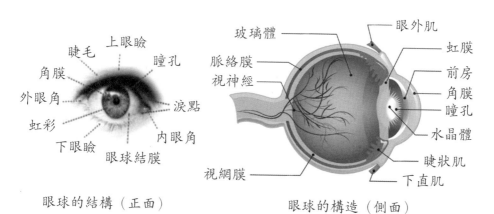

眼球的結構（正面）

眼球的構造（側面）

圖 12-1　眼球的結構

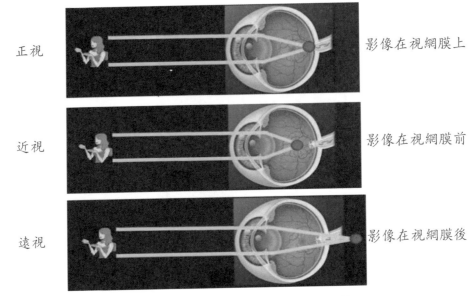

正視   影像在視網膜上

近視   影像在視網膜前

遠視   影像在視網膜後

圖 12-2 　屈光不正時，看遠方影像狀態

圖片來源：www.dreye.net.tw。

表 12-1　黑眼圈類型分析

類型	特徵	成因	圖例
色素型 （pigmented）	深淺不一的咖啡色伴有膚色不均問題	➤遺傳 ➤長期日曬 ➤卸妝不完全 ➤刺激性飲食習慣	
血管型 （vascular）	紅藍色，疲倦時會加深爲烏青色	➤慢性鼻塞 ➤過敏性鼻炎 ➤異位性皮膚炎 ➤長期配戴隱形眼鏡 ➤用眼過度、眼壓高	
結構型 （structural）	明顯眼袋或淚溝	➤眼皮老化鬆弛造成的皺褶紋路與眼袋 ➤淚溝 ➤暫時性浮腫	
混合型 （mixed）	深淺不一的暗藍黑色	➤綜合黑色素沉澱與血管曲張現象的結果	

圖片來源：Huang et al., 2014。

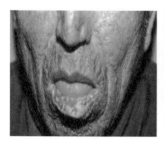 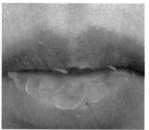 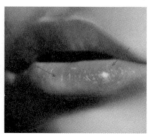

　　光化性唇炎　　　　　　剝脫性唇炎　　　　　　腺性唇炎

圖 12-3　唇炎的臨床特徵

圖片來源：www.tspf120.com、jib.xywy.com、www.39yst.com。

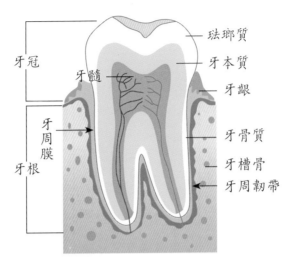

圖　牙齒及周圍組織剖面圖

圖片來源：web.htps.tn.edu.tw。

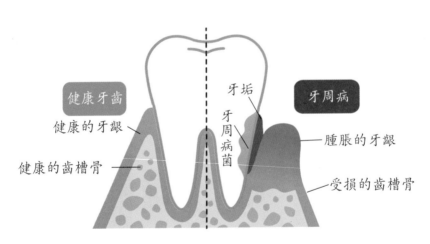

圖 12-5　牙周病與健康牙齒的比較示意圖

圖片來源：www.whilteessence.com.tw。

淺齲（牙釉質齲、牙骨質齲）

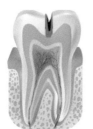

破壞淺表牙釉質
尚無痛感

中齲（牙本質淺層齲）

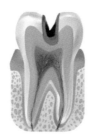

侵入牙本質
冷熱刺激痛

深齲（牙本質齲）

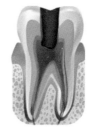

傷及牙神經
劇烈疼痛

圖 12-6　齲齒的類型及特性

圖片來源：www.how01.com。

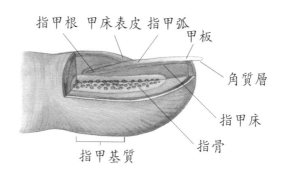

指甲根　甲床表皮　指甲弧
甲板
角質層
指甲床
指骨
指甲基質

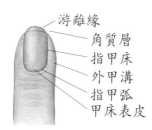

游離緣
角質層
指甲床
外甲溝
指甲弧
甲床表皮

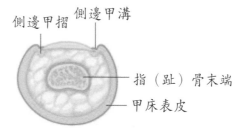

側邊甲摺　側邊甲溝
指（趾）骨末端
甲床表皮

圖 12-7　指甲構造示意圖

圖片來源：de Berker, 2009。

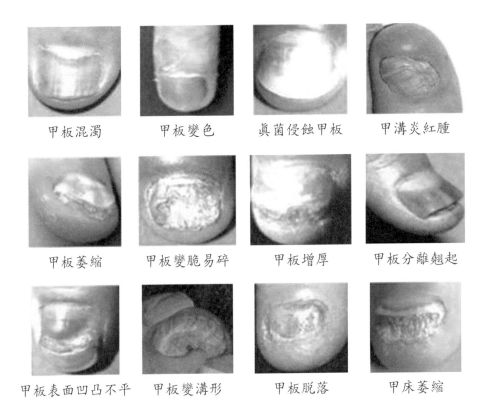

甲板混濁　　　甲板變色　　　眞菌侵蝕甲板　　甲溝炎紅腫

甲板萎縮　　　甲板變脆易碎　　甲板增厚　　　甲板分離翹起

甲板表面凹凸不平　甲板變溝形　　　甲板脫落　　　甲床萎縮

圖 12-8　常見的甲受損型態

圖片來源：www.jjshzj.com、www.gypfb.com。

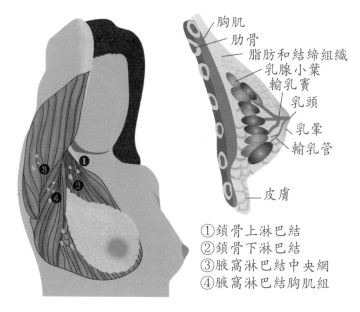

胸肌
肋骨
脂肪和結締組織
乳腺小葉
輸乳竇
乳頭
乳暈
輸乳管
皮膚

①鎖骨上淋巴結
②鎖骨下淋巴結
③腋窩淋巴結中央網
④腋窩淋巴結胸肌組

圖 13-1　乳房結構及淋巴分布

圖片來源：hepingnaoliu.baike.com。

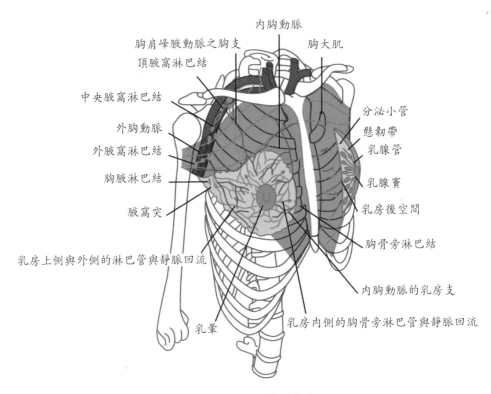

內胸動脈

胸肩峰腋動脈之胸支
頂腋窩淋巴結

胸大肌

中央腋窩淋巴結

分泌小管
懸韌帶
乳腺管

外胸動脈
外腋窩淋巴結

乳腺實

胸腋淋巴結

乳房後空間

腋窩突

胸骨旁淋巴結

乳房上側與外側的淋巴管與靜脈回流

內胸動脈的乳房支

乳暈

乳房內側的胸骨旁淋巴管與靜脈回流

圖 13-2　乳房的動脈分布

圖片來源：GRAY'S 醫用解剖學，p.116。

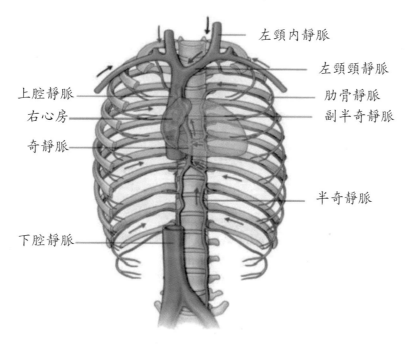

圖 13-3　乳房的靜脈回流

圖片來源：GRAY'S 醫用解剖學，p.110。

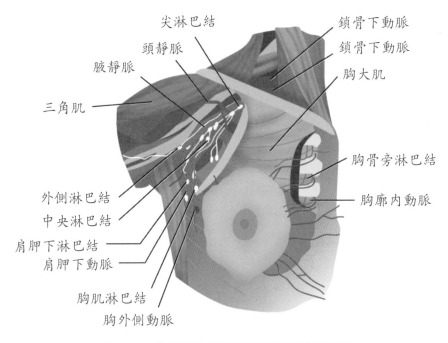

尖淋巴結

頭靜脈

腋靜脈

三角肌

鎖骨下動脈

鎖骨下動脈

胸大肌

胸骨旁淋巴結

胸廓內動脈

外側淋巴結

中央淋巴結

肩胛下淋巴結

肩胛下動脈

胸肌淋巴結

胸外側動脈

圖 13-4　乳房與腋下淋巴管及淋巴結示意圖

圖片來源：www.bu-shen.com。

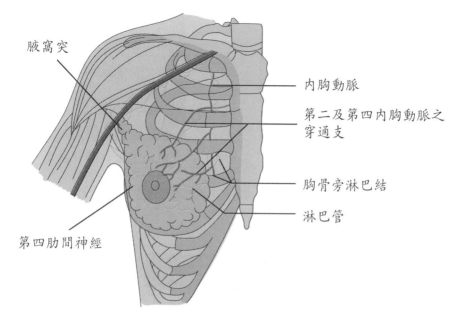

圖 13-5　乳房的神經分布

圖片來源：GRAY'S 醫用解剖學，p.109。

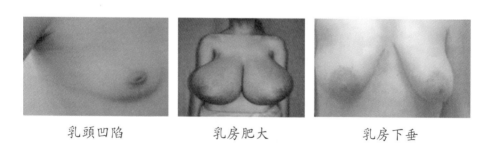

乳頭凹陷　　　　乳房肥大　　　　乳房下垂

圖 13-6　乳房的型態缺陷圖示

圖片來源：Long and Zhao, 2011、Kirwan L, 2002、Hisham et al, 2017。

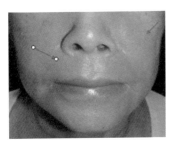 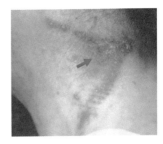

化妝品接觸性皮炎　　　　　變態反應性接觸性皮炎

圖 14-1　　接觸性皮炎的臨床特徵

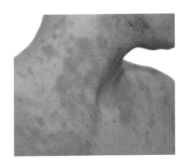

圖 14-2　　溼疹的臨床表現

圖片來源：www.informationng.com。

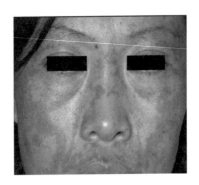

圖 14-3　　黃褐斑的臨床特徵

圖片來源：tjpf110.com。

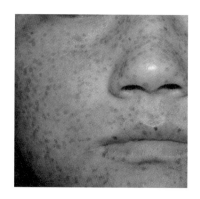

圖 14-4　雀斑的臨床特徵

圖片來源：xltkwj.com。

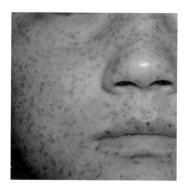

遺傳性（雀斑的臨床特徵）

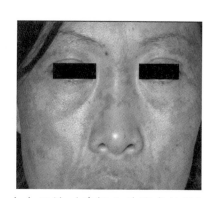

內分泌性（黃褐斑的臨床特徵）

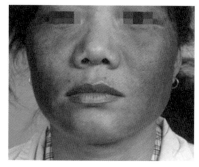

代謝性（瑞爾黑變病的臨床特徵）

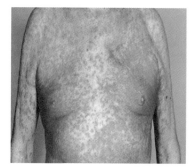

藥物性（固定藥疹的臨床特徵）

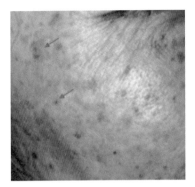
炎症性（曬斑的臨床特徵）

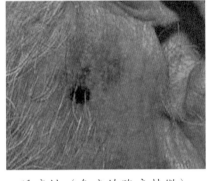
腫瘤性（色痣的臨床特徵）

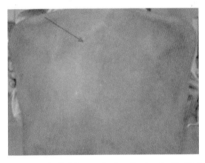
物理性（摩擦黑變病的臨床特徵）

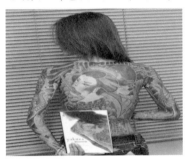
人工性（紋身的臨床特徵）

圖 14-5　色素性沉著的臨床特徵

圖片來源：xltkwj.com、tjpf110.com、pfkzhuanjia.blog.163.com、www.
medicalrealm.net、epaper.ntuh.gov.tw、www.jiankang.cn、
baike.sogou.com、japanese.china.org.cn。

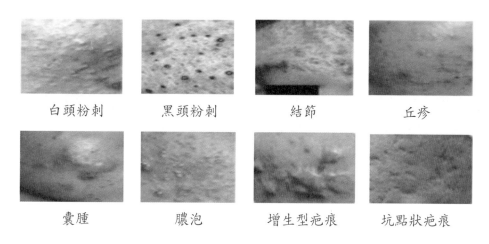

| 白頭粉刺 | 黑頭粉刺 | 結節 | 丘疹 |

| 囊腫 | 膿泡 | 增生型疤痕 | 坑點狀疤痕 |

圖 14-6　常見面部痤瘡的型態

圖片來源：kk.news.cc。

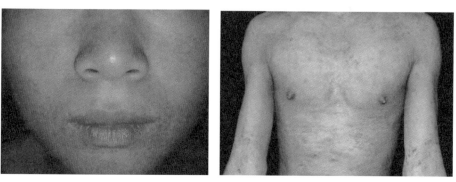

面部脂溢性皮炎　　　　　　　　胸背脂溢性皮炎

圖 14-7　脂溢性皮炎

圖片來源：www.tbxt.com 及 djbox.dj129.com。

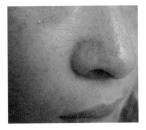 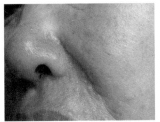 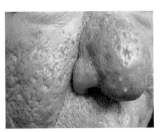

紅斑期　　　　　　　　丘疹膿泡期　　　　　　鼻贅期

圖 14-8　酒糟鼻的病情發展的三個階段

圖片來源：wlkc.xjpfkjpkc.com。

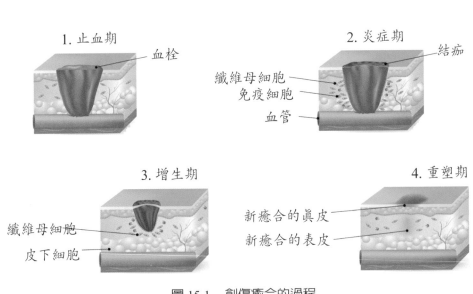

圖 15-1　創傷癒合的過程

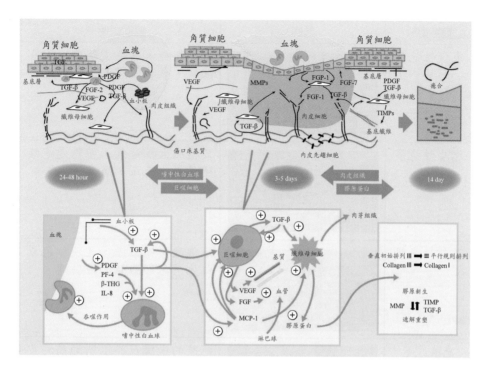

由左至右依序為正常傷口癒合機制。

*FGF: Fibroblast growth factors, IL-8: interleukin-8, MCP-1: monocyte chemotactic protein-1, PDGF: platelet-derived growth factor, TGF: transforming growth factor, VEGF: Vascular endothelial growth factor, β-THG: β-thromboglobulin, PF-4: platelet factor-4, ROS: reactive oxygen species, TIMPs: tissue inhibitors of matrix metalloproteinases, MMPs: metalloproteinases.

圖 15-2　癒合的生理過程與細胞激素作作

資料來源：郭及張，2012。

疤痕型態	圖例	症狀說明
表淺性疤痕		外觀粗糙，有色素改變，沒有症狀，無功能障礙。
增生性疤痕	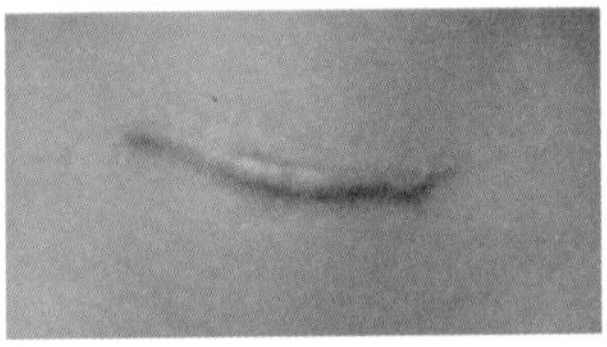	又稱肥大性疤痕，特點是疤痕硬且厚，充血、痛癢。
萎縮性疤痕	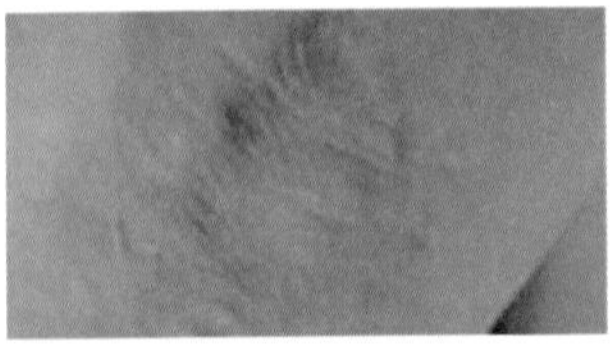	疤痕硬，充血差，呈淡紅色或白色，深部組織緊密黏連。
疤痕疙瘩	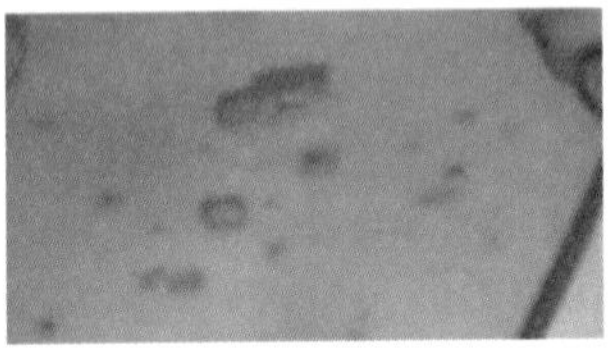	疤痕的邊緣及界限明顯高於皮膚表面，呈粉紅色或紫色，質硬、無彈性。

圖 15-3　疤痕的型態。

圖片來源：www.szpfmr.com。

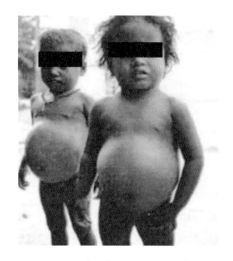 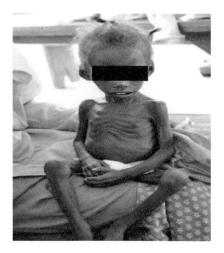

紅孩兒症（kwashiorkor）　　　　消瘦症（marasmus）

圖 16-1　蛋白質─能量營養不良症

圖片來源：shef3d.com、bodyofnaturenutrition.wordpress.com。

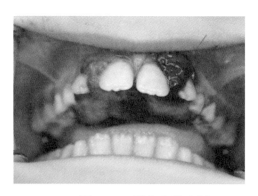

圖 16-2　壞血病的症狀

圖片來源：imgkid.com。

脫屑丘疹

脫髮

皮炎

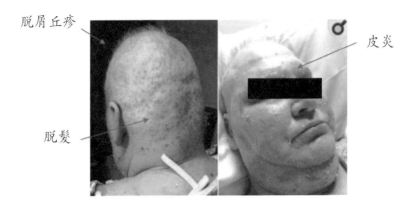

圖 16-3　後天腸性肢端皮炎症狀

圖片來源：Maskarinec and Fowler, 2016。

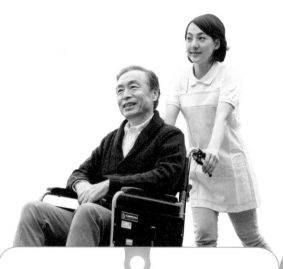

液體營養品 4.0

**傷後或術後，會消腫更好
加強營養吸收後利用
讓您消腫復原更順暢**

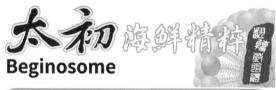

太初 海鮮精粹 翻轉微脂體
Beginosome

適用族群

中高齡營養	體力不足、虛弱、衰弱的營養品
手術前後	儲備體力、調理傷口、加速復原
孕產後滋補	剖腹產、自然產產後復原、泌乳

太初翻轉微脂體

- 💚 臺灣發明專利、農委會技術授權
- 💚 翻轉技術，啟動細胞自動辨識吞噬－巨噬細胞活化細胞M2修復機制
- 💚 免疫重置，讓腫脹組織喘息復原
- 💚 富含EPA、DHA及細胞主要磷脂質
- 💚 身體相似結構、無肝及腎臟負擔

「太初海鮮精粹」含有豐富的小分子胺基酸、多種維生素、鈣鎂鋅硒等微量元素及膠質，提供身體完整的天然營養素。
「翻轉微脂體」除提供細胞所需EPA及DHA，磷脂醯絲胺酸幫助維護大腦活動。翻轉技術將加速腫脹組織喘息復原，更有利於補充營養、幫助緩解發炎及調理傷口。

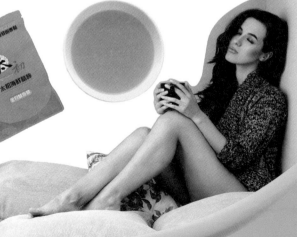

益之堂科技股份有限公司

🌐 *www.fl-9.com*
📞 02-8692-1919

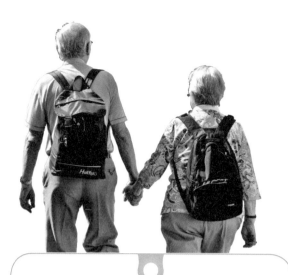

幫助增加肌耐力的初衷

有運動的你、
沒運動的你都可試試
激力~ 兩歲以上都適用

激力双效動能 益生菌

適用族群		產品特性	
中高齡	體力不足、行動力差	**高活性菌種**	增強肌肉質量及體能
運動量不足	不想運動但想維持肌肉質量	**增強體力**	增加脂肪遞補能量運用
運動族群	提昇肌肉質量	**增加腸道益菌**	幫助維護消化道機能

一般兔子
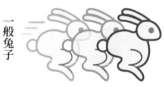

激力兔子
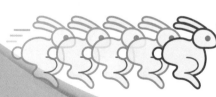

13.62Min

+ 58%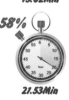
21.53Min

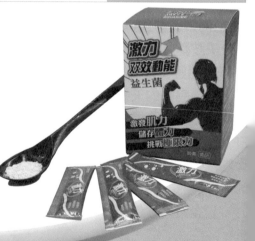

益之堂科技股份有限公司

🌐 *www.fl-9.com*
📞 02-8692-1919

國家圖書館出版品預行編目資料

營養與美容／張效銘，高益添著. -- 初版.
-- 臺北市：五南，2020.01
    面；　公分
    ISBN 978-957-763-800-7（平裝）

1.營養　2.美容

411.3   108020984

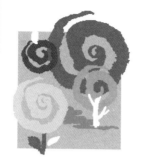

5J88

營養與美容

作　　者 — 張效銘（224.2）、高益添

發 行 人 — 楊榮川

總 經 理 — 楊士清

總 編 輯 — 楊秀麗

主　　編 — 王正華

責任編輯 — 金明芬

封面設計 — 王麗娟

出 版 者 — 五南圖書出版股份有限公司

地　　址：106台北市大安區和平東路二段339號4樓

電　　話：(02)2705-5066　　傳　　真：(02)2706-6100

網　　址：http://www.wunan.com.tw

電子郵件：wunan@wunan.com.tw

劃撥帳號：01068953

戶　　名：五南圖書出版股份有限公司

法律顧問　林勝安律師事務所　林勝安律師

出版日期　2020年1月初版一刷

定　　價　新臺幣820元

經典永恆・名著常在

五十週年的獻禮——經典名著文庫

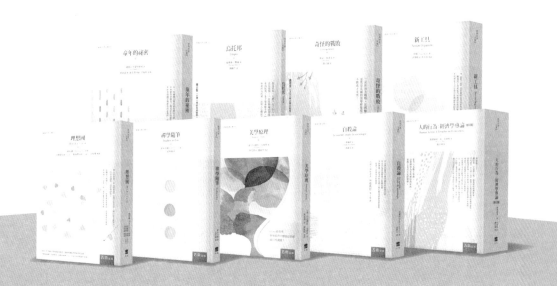

五南，五十年了，半個世紀，人生旅程的一大半，走過來了。

思索著，邁向百年的未來歷程，能為知識界、文化學術界作些什麼？

在速食文化的生態下，有什麼值得讓人雋永品味的？

歷代經典・當今名著，經過時間的洗禮，千錘百鍊，流傳至今，光芒耀人；

不僅使我們能領悟前人的智慧，同時也增深加廣我們思考的深度與視野。

我們決心投入巨資，有計畫的系統梳選，成立「經典名著文庫」，

希望收入古今中外思想性的、充滿睿智與獨見的經典、名著。

這是一項理想性的、永續性的巨大出版工程。

不在意讀者的眾寡，只考慮它的學術價值，力求完整展現先哲思想的軌跡；

為知識界開啟一片智慧之窗，營造一座百花綻放的世界文明公園，

任君邀遊、取菁吸蜜、嘉惠學子！